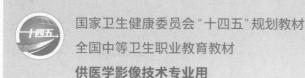

国家卫生健康委员会"十四五"规划教材

全国中等卫生职业教育教材

供医学影像技术专业用

医学影像诊断基础

第4版

主　编　赵洪全　罗天蔚

副主编　刘楠楠　冯自成

编　者　（以姓氏笔画为序）

王　芳（山东大学齐鲁医院）　　　　张子东（烟台业达医院）

王露露（阜阳卫生学校）　　　　　　罗天蔚（四川卫生康复职业学院）

田欣雨（烟台市疾病预防控制中心）　赵洪全（烟台业达医院）

冯自成（山东省临沂卫生学校）　　　姜　舒（山东省千佛山医院）

兰天明（山东省莱阳卫生学校）　　　韩芳媛（长治卫生学校）

刘楠楠（沈阳市中医药学校）　　　　魏彦伟（山东省第一康复医院）

杜贵金（临沂市人民医院）

人民卫生出版社

·北　京·

图书在版编目（CIP）数据

医学影像诊断基础 / 赵洪全，罗天蔚主编 . —4 版
. —北京：人民卫生出版社，2022.11（2024.6 重印）

　ISBN 978-7-117-34151-6

　Ⅰ . ①医…　Ⅱ . ①赵…　②罗…　Ⅲ . ①影像诊断–医
学院校–教材　Ⅳ . ①R445

中国版本图书馆 CIP 数据核字（2022）第 229429 号

人卫智网　www.ipmph.com	医学教育、学术、考试、健康， 购书智慧智能综合服务平台	
人卫官网　www.pmph.com	人卫官方资讯发布平台	

医学影像诊断基础
Yixue Yingxiang Zhenduan Jichu
第 4 版

主　　编：赵洪全　罗天蔚
出版发行：人民卫生出版社（中继线 010-59780011）
地　　址：北京市朝阳区潘家园南里 19 号
邮　　编：100021
E - mail：pmph @ pmph.com
购书热线：010-59787592　010-59787584　010-65264830
印　　刷：三河市潮河印业有限公司
经　　销：新华书店
开　　本：850×1168　1/16　　印张：27
字　　数：575 千字
版　　次：2003 年 2 月第 1 版　　2022 年 11 月第 4 版
印　　次：2024 年 6 月第 3 次印刷
标准书号：ISBN 978-7-117-34151-6
定　　价：78.00 元
打击盗版举报电话：010-59787491　E-mail：WQ @ pmph.com
质量问题联系电话：010-59787234　E-mail：zhiliang @ pmph.com
数字融合服务电话：4001118166　　E-mail：zengzhi @ pmph.com

修订说明

为服务卫生健康事业高质量发展，满足高素质技术技能人才的培养需求，人民卫生出版社在教育部、国家卫生健康委员会的领导和支持下，按照新修订的《中华人民共和国职业教育法》实施要求，紧紧围绕落实立德树人根本任务，依据最新版《职业教育专业目录》和《中等职业学校专业教学标准》，由全国卫生健康职业教育教学指导委员会指导，经过广泛的调研论证，启动了全国中等卫生职业教育护理、医学检验技术、医学影像技术、康复技术等专业第四轮规划教材修订工作。

第四轮修订坚持以习近平新时代中国特色社会主义思想为指导，全面落实党的二十大精神进教材和《习近平新时代中国特色社会主义思想进课程教材指南》《"党的领导"相关内容进大中小学课程教材指南》等要求，突出育人宗旨、就业导向，强调德技并修、知行合一，注重中高衔接、立体建设。坚持一体化设计，提升信息化水平，精选教材内容，反映课程思政实践成果，落实岗课赛证融通综合育人，体现新知识、新技术、新工艺和新方法。

第四轮教材按照《儿童青少年学习用品近视防控卫生要求》（GB 40070—2021）进行整体设计，纸张、印刷质量以及正文用字、行空等均达到要求，更有利于学生用眼卫生和健康学习。

前　言

医学影像诊断基础是医学影像技术专业的核心课程之一。第4版《医学影像诊断基础》是全国中等卫生职业教育"十四五"规划教材。本教材全面落实党的二十大进教材的要求，严格按照"三基、五性、三特定"的基本要求，以培养具有崇高道德水准的高素质劳动者与技能型人才为中心任务，坚持正确政治方向和价值导向。

本教材相比第3版教材进行了部分内容的更新和修订。①教材结合临床增加了职业道德和素质培养的内容，落实立德树人。②教材按照世界卫生组织最新骨肿瘤和中枢神经系统肿瘤分类方法，修订了相关内容；内容增加了影像技术比较，主要介绍各系统或部位常用影像技术的优缺点，作为本专业学生的基础知识进行学习。③教材结合临床实际需要，适当介绍传染病防控知识；增加低剂量CT肺癌筛查内容；增加纵隔气肿、腹部闭合损伤等外伤急诊内容；结合我国老龄化的实际情况，增加骨质疏松症内容。④对第3版教材中部分图片箭头标示的问题进行完善，适当增加CT后处理图片，以体现CT技术的发展。⑤正文删除第3版教材的读片窗及参考答案等内容，相关内容转到实训指导中，以作业的形式提供不同案例进行讨论学习。⑥数字内容中，精选制作了50余例正常和典型病例的CT影像视频，影像全面、直观，有利于提高教学效果。

本版教材在第3版教材基础上修订，保留了其主要内容和图片，对第3版主编和各位编者表示真诚感谢。同时修订过程中参考了国内外部分专家和教授的著作，在此一并表示衷心感谢。

本次教材修订过程中，全体编写人员努力工作、认真负责，但不足之处在所难免，真诚希望广大同仁批评指正。

赵洪全　罗天蔚

2023年9月

目 录

第一章 | 总 论

01章
01章 数字资源

1. 具有较强的辐射防护意识和能力；良好的人文关怀、爱护伤者意识；较强的沟通能力。
2. 掌握医学影像诊断的原则及影像诊断报告的内容。
3. 熟悉常用医学影像技术的诊断原理、临床应用优势和不足。
4. 了解影像诊断报告书写的注意事项及方法步骤，影像存储与传输系统在影像诊断工作中的应用。
5. 能在临床工作中向患者和家属解析影像检查的意义；向临床医护人员介绍常用医学影像技术的优势和局限性。

 工作情景与任务

导入情景

患者在就诊过程中，临床医生常根据患者的病情为患者申请 X 射线摄影、CT、MRI 或超声检查等检查项目。

请思考：

1. 临床医生为什么要申请这些检查？患者及其家属是否应知晓检查的目的和意义？

2. 影像科医生是如何通过分析检查获得的影像，得出受检者健康或疑患某种疾病的结论的？

第一节　医学影像诊断应用原理

医学影像诊断是运用现代科学技术,通过影像观察人体内部形态结构和功能的变化,结合临床分析、归纳与综合判断,对疾病作出科学的诊断。随着科技的发展,应用于临床诊断的医学影像技术越来越多,主要包括以下多种技术:①以传统 X 射线诊断为基础的放射诊断技术,包括计算机 X 射线摄影(computed radiography, CR)与数字 X 射线摄影(digital radiography, DR);②X 射线计算机体层摄影(X-ray computed tomography, X-ray CT);③磁共振成像(magnetic resonance imaging, MRI);④超声成像(ultrasonography);⑤数字减影血管造影(digital subtraction angiography, DSA);⑥发射计算机断层显像(emission computed tomography, ECT),包括单光子发射计算机断层成像(singlephoton emission computed tomography, SPECT)与正电子发射断层成像(positron emission tomography, PET)等多种先进技术。本课程主要学习 X 射线摄影、CT 和 MRI 医学影像诊断方面的基础知识。

医学影像诊断的主要依据是影像,各种医学影像技术得到的影像都是以从黑到白不同灰度或不同色彩的影像来显示。但不同的成像技术,其影像的灰度、色彩所反映的组织结构是不同的。X 射线与 CT 的成像基础是依据相邻组织间的密度差别,而 MRI 则是依据 MR 信号的差别。所以,正常器官、组织结构及其病变在不同成像技术所获得影像上的表现是不同的。如骨皮质在 X 射线和 CT 影像上呈白影,而在 MRI 上则呈黑影。因此,在进行医学影像诊断时,需要掌握不同影像技术的基本成像原理及影像特点,才能对影像进行分析,对疾病作出正确的诊断。

一、常用影像技术的成像原理及影像特点

1. X 射线成像原理及影像特点　X 射线之所以能使人体组织结构在荧光屏上或胶片上形成影像,一方面是其具有穿透性、荧光效应和感光效应等特性,另一方面是人体组织结构之间有密度和厚度的差别。当 X 射线透过人体不同组织结构时,被吸收的程度不同,到达荧光屏或胶片上的 X 射线量存在差异。这样,在荧光屏或 X 射线片上就形成明暗或黑白对比不同的影像。X 射线影像是由从黑到白不同灰度的影像组成,是灰阶影像。这些不同灰度的影像是以光学密度反映人体组织结构的解剖及病理状态的。物质的密度高、比重大,吸收的 X 射线量就多,在 X 射线影像上呈白影;反之亦然。另外,X 射线影像是 X 射线束穿透某一部位的不同密度和厚度组织结构后的投影总和,是该穿透路径上各个组织结构相互叠加的复合影像。

2. CT 成像原理及影像特点　CT 是用 X 射线束从多个方向对人体检查部位具有一定厚度的层块进行扫描,由探测器接收透过该层块的 X 射线,转变为可见光后,由光电转换器转变为电信号,再经模拟 / 数字(A/D)转换器转为数字,输入计算机处理,经数字 /

模拟（D/A）转换器转为由黑到白不等灰度的影像。所以，CT 影像是由一定数目像素组成的灰阶影像，是数字影像，是重建的体层影像。

CT 影像是由一定数目从黑到白不同灰度的像素按矩阵排列所构成的灰阶影像。这些像素反映的是相应体素的 X 射线吸收系数。像素越小，数目越多，构成的影像越细致，即空间分辨力越高。CT 与 X 射线影像相比，密度分辨力高是其突出特点。CT 影像是以不同的灰度来表示，反映器官和组织对 X 射线的吸收程度。因此，与 X 射线影像所示的黑白影像一样：黑影表示低吸收区，即低密度区，如肺；白影表示高吸收区，即高密度区，如骨骼。

CT 影像不仅以不同灰度显示其密度的高低，还可用组织对 X 射线的吸收系数说明其密度高低的程度，具有一个量化的标准。实际工作中，不直接用吸收系数，而是换算成 CT 值，用 CT 值量化密度高低，单位为亨氏单位（Hounsfield unit，Hu）。

为了显示整个器官，现代 CT 通过容积扫描，获得多帧连续的体层影像，并且 CT 的原始横断面影像能够进行多种后处理，通过 CT 设备上的影像重组程序，可获得多种二维和三维影像，显著提高 CT 的医学诊断价值。二维影像常用的如冠状面或矢状面多平面重组（multiplanar reformation，MPR）影像和曲面重组（curved planar reformation，CPR）影像等；三维影像包括各种三维容积重组（volume rendering，VR）影像、遮盖表面重组（shaded surface display，SSD）影像及 CT 仿真内镜（CT virtual endoscope，CTVE）影像等。

3. MRI 原理及影像特点　MRI 是利用氢核，在静磁场中吸收射频能量，产生共振后释放出微弱射频能量而成像的一种影像技术。MRI 突出的优点是多方位成像，不仅可行横断面，还可行冠状面、矢状面及任意斜面的直接成像。MRI 是多参数、多序列成像，采用不同的扫描序列和成像参数，可获得 T_1 加权像（T_1 weighted image，T_1WI）、T_2 加权像（T_2 weighted image，T_2WI）、质子密度加权像（proton density weighted image，PdWI），还有波谱影像、功能影像、分子影像等。T_1WI 有利于观察解剖结构，T_2WI 对显示病变组织较好，波谱影像、功能影像等显示组织的功能和代谢情况。

人体不同器官的正常组织与病理组织的 T_1 值是相对固定的，而且它们之间有一定的差别，T_2 值也是如此。这种组织间弛豫时间上的差别，是 MRI 的基础。值得注意的是，MRI 的影像虽然也以不同的灰度显示，但其反映的是 MRI 信号强度的不同或弛豫时间 T_1 与 T_2 的长短，这有别于 CT 影像灰度反映的是组织密度差别。一般而言，组织信号强，影像所对应的部分就亮；组织信号弱，影像所对应的部分就暗。由组织反映出的不同的信号强度变化，就构成组织器官之间、正常组织和病理组织之间的明暗不一的影像。

二、常用影像技术比较

医学影像诊断主要是依据各种影像技术得到的影像，不论是 X 射线、CT 或 MRI 都是用从黑到白不同灰度或不同色彩来显示的影像。由于上述 X 射线、CT 和 MRI 的成像原理不同，它们在不同脏器、部位，以及不同种类疾病诊断中的应用价值有明显差异。不同的影像技术在疾病诊断中有各自的优缺点和适应范围,各种影像技术可联合使用,互为补充,相得益彰,有利于疾病的鉴别诊断。医学影像技师除了应掌握各种医学影像技术的成像原理,还要了解其诊断价值及应用限度,能为患者和临床人员选择和推荐适合诊断需要的技术和方法,提高疾病诊断的准确率。

1. X射线摄影 目前X射线摄影已由模拟X射线摄影发展为数字X射线摄影。数字X射线摄影具有影像清晰、经济、简便等优点,在许多疾病的诊断中有优势。数字X射线摄影主要用于骨关节外伤、慢性关节病等常见病的诊断,胸部疾病的初步筛查和诊断,胸部健康筛查,职业病筛查等方面。移动X射线机用于床边检查,为外伤、危重患者等活动不便者带来便利。X射线钡餐造影、泌尿系造影、心脑血管造影等多种造影检查诊断价值较高。近年来,由于内镜的应用,普通胃肠道钡剂造影有减少趋势,多作为内镜检查的补充。胸部健康筛查过去多用透视的方法,现已逐渐被数字X射线摄影取代。

X射线检查的限度在于脑与脊髓疾病,腹部肝、胆、胰、脾疾病,四肢神经、血管、肌肉疾病等。由于缺少明显的自然对比,应用价值受限,已逐步被CT、超声检查和MRI取代。尽管CT和MRI等对疾病诊断有很大的优越性,但并不能完全取代X射线检查。X射线诊断仍然是医学影像诊断最基本的方法。

X射线检查临床广泛应用,但需要重视的一个重要问题是射线防护。自X射线应用于临床的同时,科学家已发现了X射线对人体的危害,全社会应高度重视。目前国际社会公认的放射防护三项基本原则是实践的正当性,放射防护的最优化和个人剂量的限制。

自2006年3月1日起施行的中华人民共和国卫生部令第46号《放射诊疗管理规定》是我国制定的有关放射线防护专项法规之一。同学们作为医学影像技术专业的学习和实践者,对本专业的相关法律法规应仔细学习,深刻理解,严格执行。《放射诊疗管理规定》规定:不得将核素显像检查和X射线胸部检查列入对婴幼儿及少年儿童体检的常规检查项目;对育龄妇女腹部或骨盆进行核素显像检查或X射线检查前,应问明是否怀孕;非特殊需要,对受孕后八至十五周的育龄妇女,不得进行下腹部放射影像检查。实际工作过程中在与受检者和临床医护人员沟通时,对类似法规条款的解释和执行要准确,不应扩大影像检查应用范围,也不能过严限制检查;既要防止因过度的恐惧射线危害而放弃检查,也要避免不必要的检查,防止滥用影像检查。同时在所有X射线和CT检查过程中,都要按照防护规则,为患者和陪检者做好辐射防护。

2. CT CT影像密度分辨力高,可以更好地显示由软组织构成的器官,如脑、脊髓、纵隔、肝、胆、胰及盆部器官等,能够弥补X射线摄影的不足。CT影像在良好的解剖影像背景上可显示出病变的影像,特别是CT增强扫描通过多期增强扫描或动态增强扫描增加了疾病诊断的信息,对肿瘤性、血管性、炎症性等多种疾病的诊断和鉴别有重要的应用价值,是一种应用比较广泛、相较安全和无创的影像技术。

目前CT在下述各系统疾病的诊断可以作为首选:中枢神经系统疾病的诊断CT价值较高,对颅内肿瘤、脓肿与肉芽肿、寄生虫病、外伤性血肿与颅脑损伤、缺血性脑梗死与脑出血,以及椎管内肿瘤与椎间盘突出症等疾病的诊断效果好,诊断较为可靠。胸部疾病的 CT 诊断,已日益显示出它的优越性。对肺癌和纵隔肿瘤等的诊断很有帮助。低辐射剂量扫描可用于肺癌高危人群的普查。肺间质和实质性病变也可以得到较好的显示。CT 对 X 射线平片较难显示的病变,如和心脏、大血管重叠病变的显示,更具有优越性。对胸膜、膈、胸壁病变,也可清楚显示。多排螺旋 CT(multi-row spiral computed tomography)可清楚地显示冠状动脉和心瓣膜的钙化和大血管壁的钙化。腹部及盆部疾病的 CT 应用也日益广泛,主要用于肝、胆、胰、脾,腹膜腔及腹膜后间隙、肾上腺及泌尿生殖系统疾病的诊断。胃肠病变向腔外侵犯,以及邻近和远处转移等,CT 检查也有较高价值。CT 显示骨细微病变,如细小骨折、松质骨破坏与增生的细节,较 X 射线摄影清晰。多排螺旋 CT 通过注射对比剂可获得比较精细和清晰的血管重组影像,即 CT 血管成像(computed tomography angiography,CTA)。头颈部 CTA、颅脑 CTA、冠状动脉 CTA、主动脉及各主要动脉分支 CTA、肺动脉 CTA 等对相应血管性病变的诊断有重要帮助,而且能做到三维实时显示,临床应用日趋广泛。

以 X 射线为基础的 CT 扫描技术,同样需要注意辐射量的控制问题,应按照上述防护原则,为受检者和陪检者做好防护。另外 CT 增强扫描使用大剂量对比剂可能出现过敏反应和肾毒性等不良反应,也要高度重视。

3. MRI MRI 的多方位、多参数、多角度倾斜扫描对中枢神经系统病变的定位、定性诊断非常优越。在中枢神经系统疾病的诊断中,MRI 除对颅骨骨折及颅内急性出血显示不敏感外,对颅内肿瘤、颅内感染、脑血管病变、脑白质病变、脑发育畸形、脑退行性病变、脑室及蛛网膜下腔病变、脑挫伤、颅内亚急性血肿,以及脊髓的肿瘤、炎症、血管性病变及外伤的诊断,均具有较大的优势。MRI 诊断超急性期脑梗死优于 CT。MRI 不产生骨伪影,对后颅凹及颅颈交界区病变的诊断优于 CT。MRI 的多参数技术在肝脏病变的鉴别诊断中具有重要价值。有时不需对比剂即可通过 T_1WI 和 T_2WI 等不同序列的影像直接鉴别肝囊肿、海绵状血管瘤、肝癌及转移癌。磁共振胰胆管成像技术对胰胆管病变的显示具有独特的优势。胰腺周围有脂肪衬托,采用脂肪抑制技术可使胰腺得以充分显示。MRI 对肾脏疾病的诊断具有重要价值。磁共振尿路成像(magnetic resonance urography,MRU)可直接显示尿路,对输尿管狭窄、梗阻具有重要诊断价值。MRI 可清晰显示盆腔的解剖结构,尤其对女性盆腔疾病诊断价值高,对盆腔内血管及淋巴结的鉴别较容易,是盆腔肿瘤、炎症、子宫内膜异位症、转移癌等病变的最佳影像诊断技术。MRI 也是诊断前列腺癌的有效方法。MRI 对四肢骨骨髓炎、四肢软组织内肿瘤及血管畸形有较好的显示效果,可清晰显示软骨、关节囊、关节液及关节韧带,对关节软骨损伤、韧带损伤、关节积液等病变的诊断具有其他影像技术无法比拟的价值。

MRI 的限度在于肺部疾病的诊断价值低于 CT,对肺内细小病变、间质病变、肺内钙化的检出不敏感。由于 MR 的磁场对电子器件及铁磁性物质的作用,现有技术下有些患者不宜行 MRI,均应视为 MRI 的禁忌证,应慎重应用。如植入心脏起搏器的患者;体内有胰岛素泵、神经刺激器的患者;颅脑手术后动脉夹存留的患者;体内铁磁性异物存留者,如枪炮伤后弹片存留、眼内金属异物存留等;心脏手术后,有人工金属瓣膜的患者;以及妊娠3个月以内的患者等。另外MRI时间较长,有幽闭恐惧症的患者可能很难予以配合完成该检查,这也是其不足的方面之一。

 知识拓展

为什么植入心脏起搏器等电子治疗仪器的患者不能做MRI?

心脏起搏器是一种植入体内的微型电子治疗仪器,通过脉冲发生器发放规律的电脉冲,经导线和电极传导,刺激电极所接触的心肌,使心脏激动和收缩,保持跳动,从而达到治疗某些心脏疾病的目的。起搏器采用了大量电磁元件,结构精密。MRI检查时,强磁场可能导致起搏器元件损害,起搏器功能失常,这些均可给患者带来很大的风险。因此植入心脏起搏器的患者严禁进入MR扫描间,以防意外。近年来有关于抗磁性起搏器研发与应用的报道,相对于普通起搏器,其磁性弱,在1.5T以下的磁共振机检查时无明显的危险性。因此,对植入这类起搏器的患者是否可做MRI,应咨询临床专业人员、生产厂商等。

第二节　医学影像诊断的原则及诊断报告的书写

一、医学影像诊断的原则

医学影像诊断应该遵循的原则:全面观察、具体分析、结合临床、综合诊断。

1. 全面观察　熟悉人体的正常结构和功能,不同成像技术的正常影像表现非常重要,这是分析影像辨认异常表现的先决条件。在上述基础上,读片要按照时间先后排序,仔细观察影像资料的全部信息,避免遗漏影像上的异常征象。如观察胸部平片只注意了肺部,忽略了胸廓,没有发现锁骨骨折。因而只有全面观察影像信息,才能识别出异常的影像表现。

2. 具体分析　对于发现的异常征象,要进一步具体分析其影像信息所代表的病理改变。如通过对肺内肿块的发病部位、形态、数目、大小、密度、边缘、与邻近器官及结构的关系、动态变化等各方面进行分析,才能判断肿块的良、恶性,避免误诊。

3. 结合临床　由于医学影像存在着"同病异影、异病同影"的现象,所以必须结合患者的实际临床症状、体征、年龄、性别、生长和居住史、职业史、接触史、实验室检查,及其他相关的检查资料全面综合分析判断,才能作出正确的诊断。如发现距骨关节面破坏、硬化、塌陷,结合患者自幼在东北某地方病分布地区生长史,可首先考虑大骨节病的诊断。

4. 综合诊断　通过评估影像上的异常影像表现所反映的病理变化,可以提出初步的影像诊断。需要注意的是,由于异常影像表现常缺乏特异性,对于复杂病变的诊断,还需要多种影像技术结合临床资料综合分析,才能使影像诊断更加准确。如在分析不典型的脊柱结核的病例时,需要将 X 射线摄影、CT、MRI、ECT 的多种影像与临床病史、症状、体征及相关实验室检查资料相结合。这样各种影像技术与临床相互补充、相互印证,从多个方面反映影像所代表的真实病理改变,使诊断结论更加趋向正确。

二、 正确书写医学影像诊断报告

(一)充分做好书写前的准备工作

1. 审核影像检查申请单或全院影像存储与传输系统上记录的信息　申请单记载着患者的姓名、性别、年龄等一般资料,临床病史、症状、体征和其他相关资料。要认真审核这些内容,若这些项目尤其是病史、症状、体征填写不完全,应及时予以补充。在认真审核临床资料的基础上,还需了解患者影像检查的目的。不同患者的检查目的各不相同,有些患者是初诊检查,目的是进行疾病诊断或排除某些疾病;有些是治疗后复查观察疗效或进行健康体检。由于检查目的不同,选择的影像技术和检查方法也会有差异,影像上重点观察的内容以及诊断的要点也有所不同。

2. 审核影像检查质量　审核影像技术和检查方法是否符合要求,明确所分析的影像是通过哪一种成像技术和检查方法获得的,影像上标注的一般资料是否和申请单相符,确定所分析的影像质量是否能够满足诊断要求。只有符合这些条件,才能够做进一步分析,所作出的诊断才能具有较高的临床价值。

3. 审核其他相关资料　相关资料包括与疾病密切相关的各种实验室检查、各种功能检查和其他辅助检查,还包括其他影像技术检查、治疗后随访的影像资料和报告。这些检查结果可以支持或否定最初诊断的意见或结论,对于疾病的最后确诊也有着重要的意义。

4. 观察分析影像　首先要认真观察影像上的全部信息,确定异常表现;其次重点对病变进行具体的分析和归纳,确定其代表的病理意义;最后结合临床资料综合判断,作出影像诊断结论。

(二)认真书写影像诊断报告

影像诊断报告要用打印机打印,不具备打印条件的单位,书写时要求字迹清楚、字体规范、不得涂改,禁用不标准简化字、自造字及网络语言,书写时要使用医学专用术语,语言流畅,表达准确,符合逻辑,并且要正确运用标点符号。

影像诊断报告一般包括以下项目:

1. 一般资料　姓名、性别、年龄、门诊号、住院号、检查号、检查部位、检查时间、报告时间,应注意报告上的这些信息与申请单和影像上标注的相应项目内容三方统一。使用影像存储与传输系统和报告工作站的情况下,上述信息多是在科室预约登记时电脑刷卡自动录入,要注意核对,发现差错及时纠正。

2. 影像技术和检查方法　要清楚描述采用的影像技术、检查方法、检查步骤（如 CT 增强扫描的时相）、使用材料（对比剂名称、用量）及检查时患者的状态（如神志不清）。

3. 影像表现　在全面观察影像后描述异常表现、正常表现及其他表现。

（1）异常表现描述：重点描述、说明病灶的部位、数目、大小、形态、边缘、密度或信号及增强后的变化，与邻近器官及结构的关系，功能的改变。在异常表现中不应出现疾病名称的术语。

（2）正常表现描述：简明扼要地描述影像上显示的正常组织结构和器官，表明这些部位已经观察，排除了病变的可能，避免漏诊。

（3）其他表现描述：要注意描述对疾病诊断和鉴别诊断有重要帮助的阳性和阴性征象。如孤立性肺结节，应描述其内有无钙化、轮廓有无分叶、边缘有无毛刺、周围有无卫星灶，这些征象对于良、恶性病变的鉴别有重要意义。注意要回应临床关切，对临床医生特别提出的问题要有针对性说明。

（4）注意准确使用专业用语：不同影像技术成像原理不同，影像描述用词也不同，如超声影像描述回声用强、低、无来形容；CT 或 X 射线影像描述病灶密度用高、等、低来形容；MRI 则是信号强、等、低，或者 T_1WI 时间长、短对应影像的低或高信号，T_2WI 时间长、短对应高或低信号进行形容。以上用词之间不能互相替代、混乱使用。

4. 结论或诊断　结论和诊断是影像诊断报告的结果，要特别注意它的准确性，书写时应注意以下几点：

（1）结论或诊断与影像表现必须对应一致，内容相符，不能出现无关联、互相矛盾和遗漏的情况。

（2）若影像检查的描述中未发现异常，则结论或诊断应是表现正常或未见异常。

（3）疾病的影像诊断可分为以下几种情况：①在影像表现的描述中发现异常，应在结论或诊断中指明病变的部位、范围和性质，如"右肺中心型肺癌并右肺上叶阻塞性肺不张，纵隔淋巴结肿大"。②发现异常，但确定病变性质有困难时，则应描述病变的部位、形状、大小，指明病变性质待定或列出几种可能性，并按可能性大小排序。同时，还要提出进一步检查的建议（包括建议完善其他影像检查、实验室检查或辅助检查等）。③当影像表现中描述有几种不同疾病异常表现时，结论或诊断中应根据这些病变临床价值进行排序，如"1. 肝左叶肝癌；2. 胆囊结石；3. 肝右叶囊肿"。

（4）用词的准确性：在书写结论或诊断时，更应注意用词的准确性，疾病的名称要符合诊断标准规定，不要有错字、别字、漏字，特别注意不能出现病变部位、器官名称、左右侧别描述错误，否则可导致严重后果。

5. 书写医师和复核医师签名　书写医师和复核医师签名为诊断报告书的最后一项内容，一般应当亲笔手签，以表示对报告内容负有责任。其中书写医师在完成报告初稿后，要认真检查各项内容，确认无误后，转交复核医师。复核医师通常年资高于书写医师，应逐一复审报告中各项内容，并再次核对申请单、影像和报告书所示姓名、性别、年龄和检查项目的一致性，确定无误后，签字准发报告。

三、影像存储与传输系统在影像诊断工作中的应用

CR、DR、CT、MRI、DSA、ECT 等数字化影像,可以通过计算机技术进行影像存储与传输。用于保存和传输医学影像的设备与软件系统,称为影像存储与传输系统(picture archiving and communication system, PACS)。PACS 根据联网范围可分为微型、小型、中型和大型。小型 PACS 为放射科内部或影像科内部规模的网络,大型 PACS 则与全医院信息系统相连接,供各临床科室使用。医院内大型 PACS 将影像科同临床各科室,包括门诊、急诊、监护室、手术室联网,使这些科室可直接在本科室提取 PACS 存储的影像,有利于及时制订治疗方案。

PACS 也使临床远程多学科会诊、远程影像诊断和影像医疗联合体的建设成为可能。随着技术发展,PACS 的应用越来越广泛,功能不断扩展。近年,随着智能手机、5G 技术、云存储技术的推广应用,PACS 存储的大量影像信息实现了云存储和传输,将患者的检查登录信息通过二维码扫描即可用智能手机和电脑调取检查影像,远程会诊更为便捷。

影像科的诊断报告工作站电脑通过 PACS 联网,方便诊断医生调取影像、分析影像、完成诊断工作。工作站软件可以进行影像后处理,影像比较分析,完成计算机辅助诊断(computer aided diagnostic system, CAD)等工作。诊断报告工作站通常存储常用影像技术、常见检查部位、常见病的诊断报告模板,诊断医师依照具体检查项目和影像,选择调出相应目录下的报告模板,然后详细修改模板内容,签发诊断报告,提高了工作效率。需要注意的是,医师不能简化报告的修改流程和步骤,不能粗心大意,不能出现错误描述检查部位、描述性别和器官、描述病变等诊断报告质量问题,导致医疗差错和不良后果。

> **本章小结**
>
> 本章学习重点是医学影像诊断的应用原理、影像诊断原则、影像诊断报告的正确书写。学习难点是各种影像技术的成像原理及特点、应用优势及限制。在学习过程中注意结合其他课程学过的知识,比较 X 射线检查、CT、MRI 技术在医学影像诊断中的成像特点、优势及限制,掌握医学影像诊断原则,熟悉医学影像诊断报告书写内容、注意事项。

（赵洪全　罗天蔚）

 思考题

1. 简述 X 射线摄影和 CT 的成像原理。
2. 简述 X 射线摄影和 CT 的临床应用优势。
3. 简述医学影像诊断的原则。
4. 简述医学影像诊断报告包括的主要内容。

第二章 | 呼吸系统

02章 数字资源

1. 具有"同病异影,异病同影"的影像诊断思维意识,良好的沟通合作能力,初步的影像阅片能力,院内感染的防控能力。
2. 掌握呼吸系统正常及异常的影像表现。
3. 熟悉呼吸系统常见病的影像表现及临床表现。
4. 学会各种影像检查方法在呼吸系统的选择与应用。

胸部有着良好的天然对比,影像检查能较好地显示胸廓、肺、纵隔(心脏及大血管)、膈等解剖结构。

第一节 正常影像表现

一、正常 X 射线影像表现

胸部 X 射线影像是胸部各种组织和器官重叠的影像,因而明确后前位及侧位 X 射线胸片上各组织结构的正常 X 射线影像表现,是胸部疾病 X 射线诊断的基础(图 2-1-1)。

（一）胸廓

胸廓包括骨骼和软组织,正常胸廓两侧对称。

1. 骨性胸廓 骨性胸廓由肋骨、胸椎、胸骨、锁骨和肩胛骨组成。

（1）肋骨:肋骨后段呈水平由内向外走行,密度较高显影更清晰。前段由外上方斜向内下方走行,密度稍淡,第 1~10 肋骨前端有肋软骨与胸骨相连。肋软骨未钙化时不显影,故 X 射线胸片上肋骨的前段呈游离状态。成人肋软骨常见钙化,表现为不规则的斑片状致密影,注意与肺内病变鉴别。两侧肋骨对称,肋间隙宽度相等。在正位 X 射线胸片上,胸骨角与第2肋骨前端在同一平面上,第4肋骨后端与胸锁关节等高,第6前肋和第10后肋与右侧膈大约在同一平面上。相邻肋骨之间的区域称为肋间隙,肋骨及肋间隙常被用作胸部病变的定位标志。

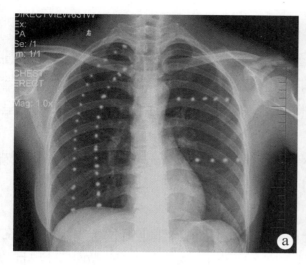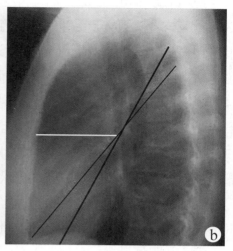

图 2-1-1　正常胸部正侧位片

a. 后前位,肺野划分如虚线所示;b. 侧位,黑线代表右侧斜裂,白线代表水平裂,粗黑线代表左侧斜裂。

肋骨常见的先天变异:①颈肋,位于第7颈椎旁,单侧或两侧,较第1对肋骨短而小。②叉状肋,肋骨前端增宽呈叉状,或者有小突起。③肋骨联合,多发生于肋骨后段近脊椎旁处,以第5~6肋骨最常见,注意与肺内病变的鉴别。

（2）胸椎:标准正位X射线胸片上第1~4胸椎清晰可见,下部胸椎在心脏大血管的后方隐约可见。胸椎横突可从纵隔边缘突入肺内,注意与纵隔肿大淋巴结相鉴别。

（3）胸骨:胸骨由胸骨柄、胸骨体、剑突三部分构成。柄、体交界处略向前突形成胸骨角,与第2肋骨前端在同一平面上。标准后前位X射线胸片上胸骨大多与纵隔重叠而显影不清,仅胸骨柄两侧缘突出于纵隔影之外。侧位X射线胸片上可显示胸骨,并可分辨出胸骨柄与胸骨体。

（4）锁骨:锁骨左右对称呈横S形位于双肺上野,外端与肩峰形成肩锁关节,内端与第1肋骨前端相重叠。在正位X射线胸片上锁骨内端与胸骨柄形成胸锁关节,与胸部中线距离相等,此作为摄片时投照体位是否端正的标志。锁骨内端下缘有半圆形凹陷,为菱形韧带附着处,称为"菱形窝",注意与骨质破坏的鉴别。

（5）肩胛骨:在标准后前位X射线胸片上,肩胛骨应投影于肺野之外。投照时如果上肢内旋不足则肩胛骨内缘可与肺野上外侧重叠呈带状致密影,需要与肺内病变或胸膜肥厚相鉴别。

2. 胸廓软组织

（1）胸锁乳突肌:胸锁乳突肌是自颈部两侧纵行向下延伸的带状软组织影,其内缘模糊,外缘清晰,下端到达肺尖后附着于锁骨内侧端,左右对称。当颈部向一侧偏斜时,两侧的影像可不对称,易被误认为肺尖部病变。

（2）胸大肌:肌肉发达的男性,胸大肌于两肺中野外侧,形成倒八字形或扇形软组织影,右侧常较明显,不可误认为肺内病变。

（3）乳房与乳头:成年女性的乳房在两肺下野,呈半圆形左右对称的密度增高影,下缘清晰,向外上逐渐延伸到腋缘,上部密度逐渐变淡至消失。在第5前肋间,乳头呈小圆形致密影、边缘清晰、左右对称,易被误认为肺内结节性病灶,透视下转动患者的体位即可鉴别。

（4）皮下脂肪:标准后前位X射线胸片上,在两侧胸壁及肩部皮肤下面,可见呈半透明的条状阴影,女性和肥胖者更为明显。

（5）伴随阴影:在肺尖部第2后肋骨的下缘,可见1~2mm宽的线条状影,为胸膜在肺尖部的反褶及胸膜外肋骨下的软组织所形成。

（二）气管和支气管

气管起于喉部环状软骨下缘,相当于第6~7颈椎平面,向下走行位于上纵隔中部,在第5~6胸椎平面分为左、右主支气管。气管的宽度一般为1.5~2cm。X射线胸部平片对气管、主支气管和叶支气管及分支不能很好地显示,以往通过支气管造影观察支气管情况,目前已被CT取代观察支气管情况,并结合各种后处理技术可更清楚地观察气管和支气管分支。

（三）肺

肺位于胸腔内纵隔两旁,为圆锥形含气的弹性器官。

1. 肺实质与肺间质　肺实质指具有气体交换功能的含气间隙及结构,包括一、二、三级呼吸性细支气管、肺泡管、肺泡囊、肺泡及肺泡壁。X射线胸片上表现为透亮的肺野。肺间质指连接、支撑和营养肺实质的组织结构,包括支气管、血管、淋巴管及其周围的结缔组织,正常X射线胸片上肺间质不能显影,当病理情况下可显示其异常影像。

2. 肺野　在X射线胸片上位于纵隔两旁密度均匀一致的透亮区称为肺野。肺野的透亮度与肺含气量、肺血流量、胸壁软组织的厚度等多种因素相关。深吸气时,肺内含气量增多,透亮度加大;深呼气时,肺内含气量减少,透亮度降低。为了描述病变的位置,两侧肺野通常分别划分为上、中、下三野,以及内、中、外三带(图2-1-2)。

肺野的分区,通过两侧第2和第4肋骨前端下缘分别划两条水平线,将肺野划分为上、中、下三野。此外,习惯上将第1肋骨圈以内的部分称为肺尖区,锁骨以下至第2肋骨圈外缘以内的部分称为锁骨下区。

肺野的分带,用两条平行于胸廓的弧线将每侧肺野纵向等分为内、中、外三带,内带包含肺门影,中带可见明显的肺纹理,外带肺纹理稀少或几乎不显示。

3. 肺叶　肺叶由叶间胸膜分隔而成。右肺由水平裂和斜裂分为上、中、下三叶,左肺由斜裂分为上、下两叶。在正位X射线胸片上,各个肺叶相邻部分互相重叠不能清楚显示其边界,而侧位X射线胸片上,由于斜裂和水平裂的显示,可以清楚地显示各个肺叶的形态、分布和范围,彼此不重叠。

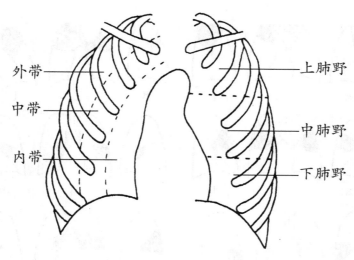

外带
中带
内带
上肺野
中肺野
下肺野

图 2-1-2 肺野的分区分带示意图

肺副叶属于肺分叶的先天变异,常见的有奇叶、下副叶(心后叶)等。

4. 肺段 每个肺叶由 2~5 个肺段组成。每个肺段有其单独的段支气管。肺段多呈圆锥形,尖端指向肺门,底部朝向肺的外围。各个肺段与相应的支气管同名(表 2-1-1)。通常肺段之间无明确的边界,当肺段发生病理性实变或肺不张时方能清楚显示。熟悉各个肺段相对固定的位置,有助于判断病变发生的解剖位置(图 2-1-3)。

5. 肺门 肺门是由肺根部的肺动脉、肺静脉、支气管、淋巴组织构成的复合影像结构,其中肺动脉为肺门影的主要成分,肺静脉次之。肺血管性、炎症性、肿瘤性病变及淋巴结增大等均可使肺门影的大小、形态、密度等发生异常改变。

表 2-1-1 两侧肺叶和肺段名称及序号

右肺		左肺	
右上叶	1 尖段	左上叶上部	1+2 尖后段
	2 后端		3 前段
	3 前段	左上叶舌部	4 上舌段
右中叶	4 外段		5 下舌段
	5 内段		
右下叶	6 背段(上段)	左下叶	6 背段(上段)
	7 内基底段		7+8 前内基底段
	8 前基底段		9 外基底段
	9 外基底段		10 后基底段
	10 后基底段		

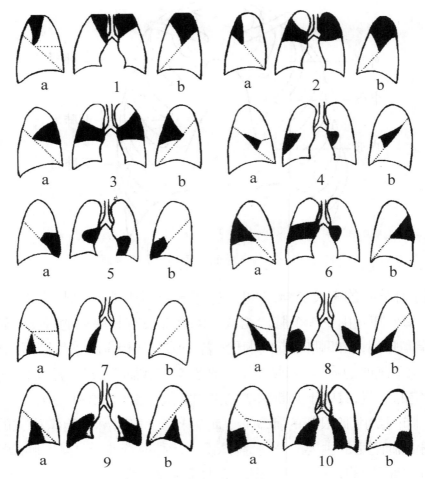

图 2-1-3　肺叶和肺段的示意图

虚线代表肺叶间隙；1~10 代表肺段序号；a 代表右侧位，b 代表左侧位。

（1）正位肺门：正位肺门位于两肺中野内带第 2~4 前肋间区域内，左侧肺门通常比右侧高 1~2cm。肺门附近的血管断面呈边缘光滑的圆点状致密影，并有环状的支气管断面伴随（图 2-1-4）。

1）右侧肺门：右侧肺门分上、下两部分。上部约占 1/3，由右上肺静脉干、右上肺动脉及右下肺动脉的后回归支构成，外缘由右上肺静脉的下后静脉干构成。下部约占 2/3，由右下肺动脉干构成，其内侧为含气的中间段支气管的条状透亮影。右肺门上下部之间形成的夹角称为肺门角，当水平裂显影时，常呈水平方向指向肺门角。肺门角角顶正常时可圆钝，但不应消失。若消失、有半圆或圆形阴影凸出则为病理性改变或血管变异。

2）左侧肺门：左侧肺门分上、下两部分。上部由左肺动脉弓及分支、左上肺静脉干及分支构成。下部由左下肺动脉及分支构成，大部分与心影重叠而掩盖。左肺动脉弓位于左主支气管与左上叶支气管之间，呈半圆形凸起，边缘光滑。舌叶动脉起自左肺动脉弓的腹侧，向下呈弧形走行，有时呈环状，易误认为空洞。

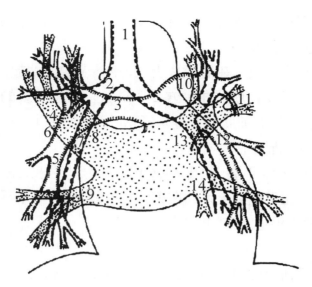

图 2-1-4　正位肺门结构示意图

1. 气管；2. 右主支气管；3. 右肺动脉；4. 下后静脉干；5. 右下肺动脉；6. 肺门角；7. 中间支气管；8. 右上肺静脉；9. 右下肺静脉；10. 左肺动脉弓；11. 舌叶动脉；12. 左下肺动脉；13. 左上肺静脉；14. 左下肺静脉。

（2）侧位肺门：侧位 X 射线胸片上左右肺门影重叠，表现为一尾巴拖长的"逗号"。右侧肺门偏前下方，左侧偏后上方中央呈纵向椭圆形阴影。肺门阴影的前缘为上肺静脉干，后上缘为左肺动脉弓。肺门阴影的中央有两个圆形透亮影，为左、右上叶支气管的轴向投影，右侧在上，左侧在下。肺门阴影的下方呈树枝状向后下走行的为双下肺动脉，右侧在前，左侧在后（图 2-1-5）。

6. 肺纹理　肺纹理由肺动脉、肺静脉、支气管、淋巴管组成，X 射线影像表现自肺门向外周呈放射状分布的树枝状影。肺动脉及分支影像密度较高而清晰，走行较垂直；肺静脉及分支影像密度较淡而模糊，走行略呈水平状；支气管和淋巴管通常不显影。正常情况下，肺纹理主要分布在肺野的中、内带，向外延伸逐渐变细，至肺野外围几乎不能辨认。

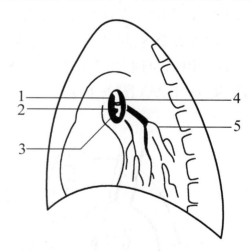

图 2-1-5　侧位肺门结构示意图

1. 右侧上叶支气管断面；2. 左侧上叶支气管断面；3. 右上肺静脉干；4. 左肺动脉弓；5. 双下肺动脉。

（四）胸膜

胸膜分脏、壁两层，脏层胸膜包绕在肺的表面，并伸入到肺叶之间。壁层胸膜紧贴在胸壁的内侧、纵隔两侧和膈的上面。脏、壁两层胸膜之间为潜在的胸膜腔，呈密闭负压状态。正常胸膜菲薄,一般情况在 X 射线片上不显影。某些位置的胸膜反褶处或叶间胸膜走行与 X 射线平行时方可显影。

1. 斜裂　斜裂又称为主裂。在侧位片上,右侧斜裂的上端起自第 4~5 胸椎水平,向前下方斜行,下端止于膈面距前肋膈角后方 2~3cm 处。左侧斜裂的上端起自第 3~4 胸椎水平,向前下方斜行,止于膈面前肋膈角处。通常叶间胸膜面均有一定的弯曲弧度,呈线状致密影,只能在侧位片上显示。

2. 横裂　横裂又称为水平裂,位于右肺上叶与中叶之间,正、侧位上均可显影,呈 1~2mm 的横行直线影。在正位片上大约在第 4 肋前段平面,呈水平方向指向肺门角。侧位片上大约从斜裂中部水平走向肺的前缘。

（五）纵隔

纵隔位于两肺之间,肋骨之后与胸椎之前,上起自胸廓入口,下至两侧膈面。纵隔内主要有心脏及大血管,气管及主支气管、食管以及淋巴、胸腺,神经、结缔组织等结构和组织。

1. 纵隔分区　纵隔分区在纵隔病变的 X 射线诊断中具有重要的意义。纵隔分区的方法有多种,以三分区法和九分区法较常用。

（1）三分区法:三分区法是将纵隔划分为前、中、后三个部分。在胸骨之后,心脏、升主动脉和气管之前为前纵隔;食管及之后的胸椎旁区域为后纵隔;前后纵隔之间的区域为中纵隔,共三个区域（图 2-1-6）。

（2）九分区法:九分区法是在三分区法的基础上,从胸骨角至第 4 胸椎椎体下缘划一条水平线,再通过肺门下缘至第 8 胸椎下缘划一条水平线,将纵隔分为上、中、下三个部分,共九个区域（图 2-1-7）。

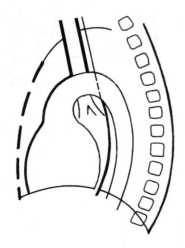

图 2-1-6　纵隔三分区法示意图

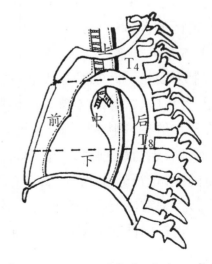

图 2-1-7　纵隔九分区法示意图

2. 纵隔的形态、宽度　纵隔的形态、宽度会随着年龄、呼吸、体型、体位等因素的不同有较大的差异。一般婴幼儿的纵隔影宽而短,随着年龄增长逐渐变狭长。呼气相纵隔影变宽而短；吸气相纵隔影变狭而长。卧位与站立位比较，纵隔影变宽而短；肥胖者与瘦弱者比较，纵隔影变宽而短。

（六）膈

膈由薄层肌腱组织构成，呈圆顶状，一般右膈顶在第 5 肋前端至第 6 前肋间水平，相当于第 9 或第 10 后肋骨平面，通常右膈比左膈高 1~2cm。膈的圆顶偏内侧及前方，所以呈内高外低，前高后低状。正位 X 射线胸片上，膈内侧与心脏形成心膈角，与胸壁间形成尖锐的肋膈角。侧位片上，膈前端与前胸壁形成前肋膈角，与后胸壁形成后肋膈角，位置低而深。

在平静呼吸状态下，膈运动幅度为 1~2.5cm，深呼吸时可达 3~6cm，膈运动大致两侧对称。部分膈较薄弱者，可在膈穹上缘局部呈半圆形凸起，称为局限性膈膨升，右侧较常见，深吸气时明显。有时在深吸气状态下膈呈波浪状，称为波浪膈，系因膈附着于不同的肋骨前端，在吸气时受肋骨的牵引所致。

二、正常 CT 影像表现

（一）胸廓

CT 纵隔窗可以清晰地显示胸廓骨性部分和软组织部分。

1. 骨性胸廓　胸壁前方为胸骨和胸锁关节，两侧对称，骨皮质和骨髓腔清晰可见。两侧肋骨对称，由后上斜向前下方走行，在 CT 横断面同一层面内不能显示其全长，只能显示后肋或前肋部分断面。第 1 肋软骨钙化常突向肺野，类似肺内结节。胸椎位于胸廓后部，可显示椎体和椎弓各部及椎管内结构。肩胛骨位于后胸壁两侧，左右对称（图 2-1-8）。

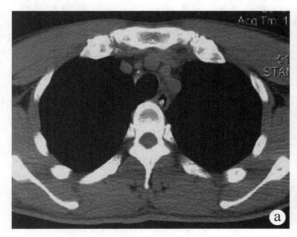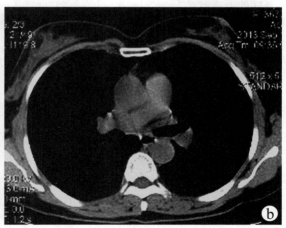

图 2-1-8　胸廓正常 CT 影像表现（纵隔窗）

a. 胸骨柄层面，纵隔窗显示胸骨、肋骨、胸锁关节、胸椎、肩胛骨等结构；b. 隆凸下层面，纵隔窗显示骨质结构、胸部肌肉及女性乳房等。

2. 胸廓软组织影　在前胸壁第 5 肋层面以上有胸大肌和胸小肌,最前方为女性乳房,可见皮肤、皮下组织和乳腺结构。第 7 肋层面以下为腹直肌和腹外斜肌。后胸壁脊柱两旁为背阔肌、斜方肌、菱形肌等。腋窝部有丰富的脂肪,其内淋巴结肿大时易于发现。

（二）气管和支气管

气管位于中线位置,起自第 6 颈椎水平,止于第 5 胸椎水平。CT 影像上,气管多呈马蹄形或椭圆形,管壁光滑,边界清楚。40 岁以上,气管壁可见不连续性高密度钙化。右主支气管粗而短,直径约 15mm,左主支气管细而长,直径约 13mm。主支气管及较大分支若走行与扫描层面平行时,肺窗上呈条状低密度影像;与扫描层面垂直时,呈环形低密度影像;与扫描层面斜交时,呈卵圆形低密度影像。肺门处支气管分支与同名肺动脉血管伴行（图 2-1-9）。

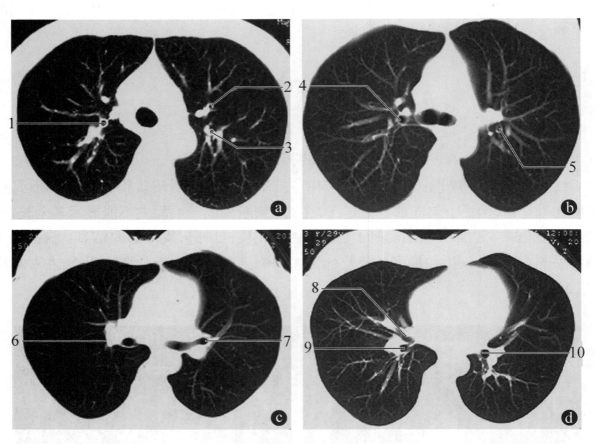

图 2-1-9　气管支气管正常 CT 影像表现（肺窗）

a. 经双肺上叶支气管层面;b. 经气管分杈层面;c. 经左肺舌叶支气管层面;d. 经双下肺支气管层面;1. 右上叶尖段支气管;2. 左上叶前段支气管;3. 左上叶尖后段支气管;4. 右上叶支气管;5. 左上叶尖后段支气管;6. 右中间段支气管;7. 左舌叶支气管;8. 右中叶支气管;9. 右下叶支气管;10. 左下叶支气管。

（三）肺

1. 肺门　双侧肺门处,肺动脉分支与相应支气管伴随走行,肺静脉多不与支气管伴行。正常左肺门略高于右肺门,血管位置变异较大。右肺动脉在肺门处分出上、下肺动脉,继续分出肺段动脉分支;左肺动脉跨越左主支气管分出左上肺动脉后延续为左下肺动脉。肺静脉包括上肺静脉干和双下肺静脉干,均汇入左心房。

肺组织分布于纵隔两侧表现为密度均匀一致的透亮区,以肺门为中心向外围呈放射状从粗到细走行的血管分支及伴行的支气管,称为支气管血管束,相当于平片上的肺纹理。支气管血管束走行与扫描层面平行时,呈条状高密度;与扫描层面垂直或斜交时,呈圆形或卵圆形高密度。肺动脉与同级别支气管伴行,二者直径相近。各肺段之间没有明确边界,而肺段及肺叶的位置主要依据叶间裂的位置关系,以及肺段支气管、肺段动静脉的分支走行,作为判断参考依据(图2-1-10)。

2. 肺叶、肺段 在CT影像上,肺叶位置依据叶间裂、肺叶支气管及肺叶动脉的位置关系来确定。两侧斜裂后方为下叶,右侧斜裂前方分别为上叶和中叶,水平裂分隔右上、中叶。肺段的位置依据肺段支气管、肺段动脉的分支走行来判定,段与段之间无明确分界。

3. 肺小叶 肺小叶由小叶间隔、小叶核心、小叶实质组成。小叶间隔由结缔组织和

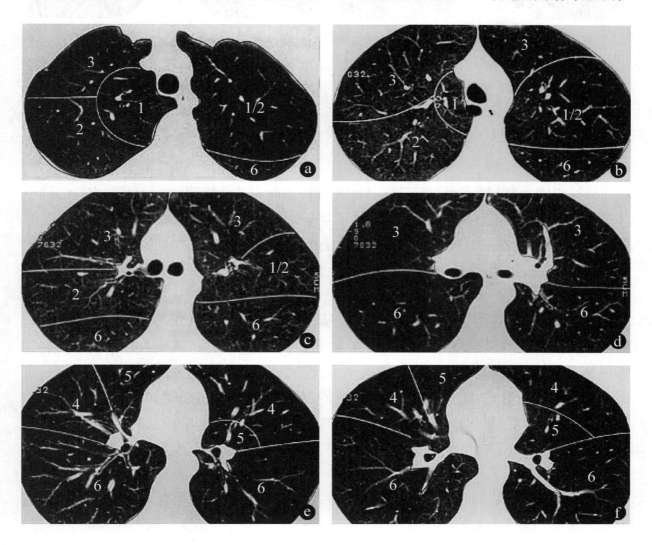

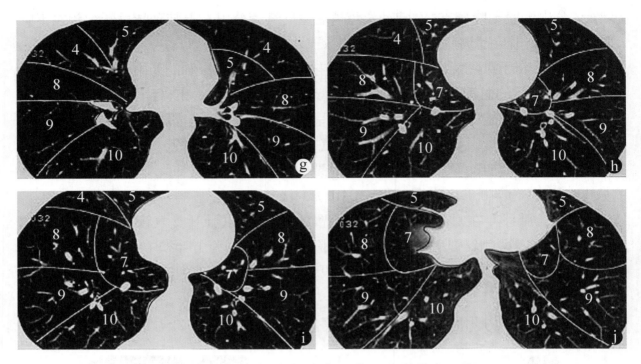

图 2-1-10　胸部肺窗正常 CT 影像表现

a. 主动脉弓以上层面；b. 主动脉弓层面；c. 经气管分杈层面；d. 主动脉肺动脉窗层面；e、f、g. 经双下肺支气管层面；h、i、j. 经双下肺基底段静脉层面；1. 尖段；2. 后段；3. 前段；1/2. 尖后段；4. 右外侧段（左上舌段）；5. 右内侧段（左下舌段）；6. 背段（上段）；7. 内基底段；8. 前基底段；9. 外基底段；10. 后基底段；7+8. 左前内基底段。

小叶静脉组成；小叶核心为小叶动脉、细支气管；小叶实质为肺腺泡。大多数完整的肺小叶分布在肺周边，靠近中央的肺小叶结构不完全，没有完整的间隔。常规 CT 扫描小叶间隔一般不能显示，在高分辨率 CT 上偶可见由相邻小叶间隔围成的锥形或多边形结构，底向胸膜，尖向肺门，直径 10~25mm 大小的肺小叶。

（四）胸膜

胸膜分壁层、脏层，覆盖在肺、纵隔及膈、胸壁之间，常规 CT 不能显示全部胸膜。肺叶之间由脏层胸膜组成叶间裂，是 CT 影像上肺叶分界的重要标志，叶间裂分斜裂和水平裂，在常规 CT 上呈无肺纹理的透亮带，在高分辨率 CT 影像呈高密度线状影。水平裂有三种表现形式：①呈水平位时，为宽的三角形少血管带，起于肺动脉中间部，止于侧胸壁；②向前下斜行时，在斜裂前方见第二条少血管带；③呈波浪状时，为几条少血管带（图 2-1-11）。

（五）纵隔

CT 显示纵隔结构明显优于 X 射线平片，尤其纵隔窗影像观察纵隔内的结构价值更大。

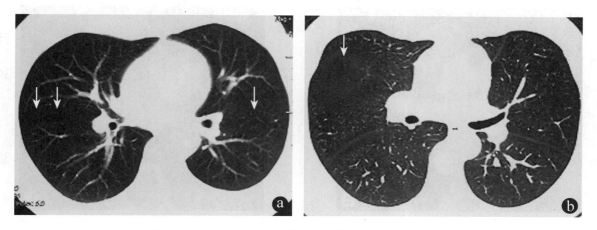

图 2-1-11　胸膜正常 CT 影像表现（肺窗）

a. 普通 CT 扫描：两侧斜裂表现为无肺纹理的透明带（↑）；b. 高分辨率 CT 影像：
右水平裂为椭圆形无肺纹理的透明带（↑），两侧斜裂为高密度线状影。

　　1. 纵隔横断面 CT 影像表现　　纵隔内包括心脏、大血管、气管、主支气管、食管、淋巴
结等主要结构，下面选取六个具有代表性的层面来描述（图 2-1-12）。

　　（1）胸锁关节层面：三组血管在气管两旁分布排列，通常头臂静脉管径最大，位于前
外侧方，呈椭圆形；靠后靠近食管的是锁骨下动脉，靠前靠气管两侧的是左右颈总动脉；
食管位于气管与胸椎之间。

　　（2）主动脉弓层面：主动脉弓自右前向左后方向斜行，前部位于气管前方，中部位于

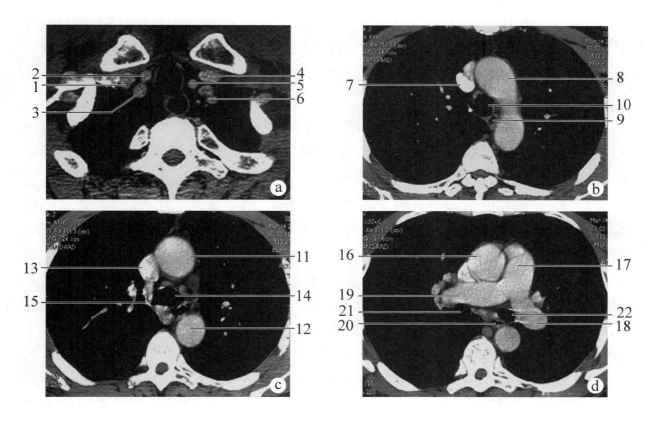

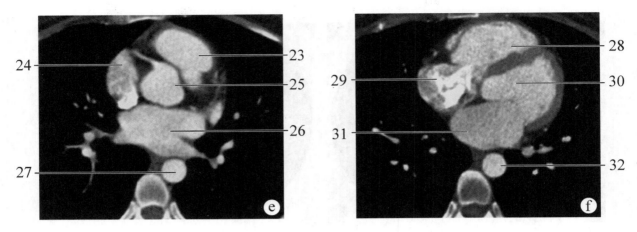

图 2-1-12　纵隔正常 CT 影像表现

a. 胸锁关节层面；b. 主动脉弓层面；c. 主动脉窗层面；d. 肺动脉层面；e. 左心房层面；f. 四腔心层面；1. 右头臂静脉；2. 右颈总动脉；3. 右锁骨下动脉；4. 左头臂静脉；5. 左颈总动脉；6. 左锁骨下动脉；7. 上腔静脉；8. 主动脉弓；9. 食管；10. 气管；11. 升主动脉；12. 降主动脉；13. 上腔静脉；14. 气管；15. 奇静脉；16. 升主动脉；17. 主肺动脉；18. 左肺动脉；19. 右肺动脉；20. 食管；21. 右主支气管；22. 左主支气管；23. 右心室流出道；24. 右心房；25. 升主动脉；26. 左心房；27. 胸主动脉；28. 右心室；29. 右心房；30. 左心室；31. 左心房；32. 胸主动脉。

气管左侧,后部连于胸主动脉。上腔静脉居气管的右前方,可见头臂静脉汇入上腔静脉,食管位于气管、主动脉弓及胸椎之间。

（3）主动脉窗层面:主动脉窗上界为主动脉弓下缘,下界为左侧肺动脉,前方为气管,后方为食管。在此层面,升主动脉居气管前方,降主动脉居胸椎左侧,二者直径比例为（2.2~1.1）∶1。上腔静脉位于升主动脉右后方,奇静脉弓常自椎体前方贴着气管右侧壁弧形走行进入上腔静脉的后方。

（4）肺动脉层面:左、右主支气管及隆突的前方为主肺动脉干及呈人字形的左右分支。右肺动脉自主肺动脉分出后,于升主动脉和右主支气管之间,向右后方走行;左肺动脉于左主支气管的前外侧,斜向左后方走行。

（5）左心房层面:左心房层面相当于主动脉根部平面,主肺动脉干位于升主动脉根部左前方,降主动脉位于脊柱左侧,右心房位于主动脉根部右侧,脊柱前方为左心房,左心房两侧为双侧下肺静脉汇入的影像。

（6）四腔心层面:四腔心层面可见左、右心室及左、右心房。脊柱前方为左心房,左心房两侧为两侧下肺静脉,左心房左前为左心室。胸骨后为右心室,左右心室之间为室间隔,右心房位于右心室右后方,右心房与左心房之间为房间隔。

2. 胸腺和淋巴结

（1）胸腺:胸腺位于上纵隔的血管前间隙内,大部分位于主动脉和主肺动脉之间3~4cm 范围内。胸腺大小、形态、密度随年龄而变化。幼儿期胸腺较大,后逐渐增大,至青春期最大,以后又缓慢萎缩。20~40 岁胸腺逐渐被脂肪所代替,于前纵隔呈小卵圆形或条片状,密度低于肌肉,随年龄增大密度逐渐减低,60 岁以后近脂肪密度。

（2）淋巴结:纵隔是胸部淋巴结循环集中点,多数沿气管、支气管分布,主要有气管旁淋巴结、气管支气管淋巴结、奇静脉淋巴结、支气管肺淋巴结和隆突下淋巴结等。CT 在判断淋巴结所在位置及大小方面有重要价值,正常淋巴结直径多 <10mm,一般前纵隔淋巴结较多,隆突下淋巴结较大。通常将淋巴结直径 11~14mm 视为临界性,≥15mm 为病理性,≥20mm 多为恶性或转移性。

纵隔中最重要的淋巴结集中分布于纵隔中部,气管两侧,气管分叉及主支气管周围。根据淋巴结位置分布,淋巴结分为三组。

1）气管旁淋巴结组:分布于气管两侧及气管前方,分为上、中、下三群,三群之间互相交通,以右侧较多。

2）气管支气管上淋巴结组:位于气管下部和左、右主支气管上方。左气管支气管上淋巴结位于主动脉弓凹面,较散在。右气管支气管上淋巴结位于奇静脉弓内侧和右肺动脉上方。

3）气管支气管下淋巴结组:位于左、右主支气管分叉下方,又称为隆突下淋巴结,收集两肺下叶、右肺中叶和右肺上叶下部的一部分集合淋巴管。隆突下淋巴结是左、右肺淋巴管共同汇入的部位,故两侧的肺癌均可累及此处淋巴结。

（六）膈

膈呈圆顶状,把胸腔与腹腔分开。由于膈厚度仅几毫米,与相同密度的肝、脾相邻,加之 CT 扫描的容积效应,使正常膈很难显示。膈的后下部分为膈脚,CT 影像表现为椎体两侧弧形软组织影,左右厚度可一致或部分稍增厚,在连续层面可见。

第二节　异常影像表现

一、异常 X 射线影像表现

（一）支气管改变

支气管改变包括管腔狭窄和管腔阻塞,常见的原因主要有肿块、异物、炎症、血凝块、分泌物淤积、水肿、淋巴结肿大及外在压迫。不完全的阻塞可以引起阻塞性肺气肿,完全阻塞引起阻塞性肺不张。X 射线检查大多无法显示支气管管腔的情况,但可以显示管腔狭窄阻塞后的继发性肺气肿和肺不张表现。

1. 阻塞性肺气肿　阻塞性肺气肿指较大支气管或终末细支气管的含气腔隙过度充气异常扩大,或者伴有肺泡壁的破裂。多数肺泡破裂合并成较大的含气空腔称为肺大疱,根据病变程度和累及范围不同分为局限性肺气肿和弥漫性肺气肿。

（1）局限性阻塞性肺气肿：较小支气管的狭窄或阻塞，产生活瓣作用，吸气时支气管腔略微扩张，空气能通过狭窄支气管进入肺泡；呼气时管腔收缩气体通过狭窄处比较困难，肺泡内残留气体逐渐增多，致狭窄远端过度充气扩张。X 射线影像表现取决于阻塞的部位和范围，一侧肺或一叶肺透亮度增加，肺纹理稀疏，范围大者伴有胸廓饱满、肋间隙加宽和膈下移，范围小者无相应改变（图 2-2-1）。

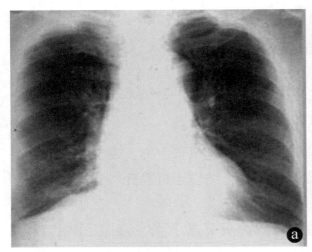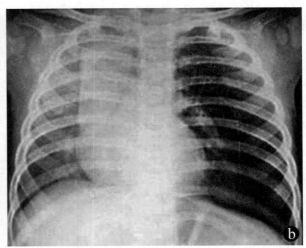

图 2-2-1　局限性肺气肿 X 射线影像表现

a. 左肺上野透光度增强，肺纹理稀疏；b. 左侧肺野透光度增强，肺纹理稀疏，纵隔心影向右侧推移，左侧胸廓饱满，膈低平。

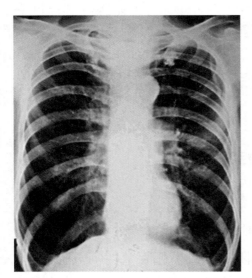

图 2-2-2　弥漫性肺气肿 X 射线影像表现

胸廓饱满，肋间隙增宽，肺野透亮度增强，中外带肺纹理纤细，心影狭长，膈低平。

（2）弥漫性阻塞性肺气肿：在慢性支气管炎及支气管哮喘等慢性病变中，终末细支气管由于慢性炎症及狭窄，形成活瓣性阻塞，导致双肺弥漫性充气扩张。X 射线影像表现：①桶状胸，胸廓前后径增大，肋间隙增宽，肋骨走行变平。②双肺透光度增加，呼气末和吸气末两时相比较，双肺透光度的变化减少。③肺纹理稀疏、纤细、变直。④双侧膈低平，动度减弱，肋膈角增大。⑤纵隔心影狭长居中，心脏影像呈垂直位（图 2-2-2）。

2. 阻塞性肺不张　支气管完全阻塞后，相应肺组织完全或部分没有气体而不能膨胀，导致体积萎缩，可发生在主支气管、叶支气管和段支气管。

（1）一侧性肺不张：一侧性肺不张为主支气管的完全阻塞。X 射线影像表现：①患侧肺野密度增高均匀一致。②纵隔心影向患侧移位，患侧膈上移，肋间隙变窄。③健侧肺野代偿性肺气肿。

（2）肺叶不张：肺叶不张为叶支气管的完全阻塞。X射线影像表现：①不张肺叶体积缩小，密度均匀性增高。②相邻叶间裂向心性移位。③邻近肺叶可以有代偿性肺气肿。④纵隔、膈、肺门不同程度地向患侧移位。因解剖部位和肺叶本身形态的差别，不同肺叶不张具有不一样的X射线影像表现（图2-2-3）。

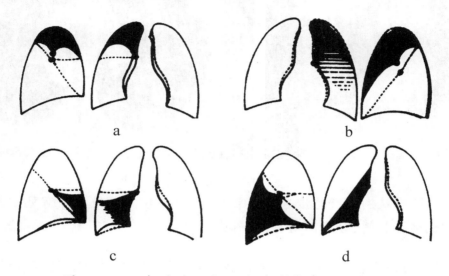

图2-2-3　各叶肺不张X射线影像表现示意图

a. 右上叶肺不张；b. 左上叶肺不张；c. 右中叶肺不张；d. 右下叶肺不张。

（二）肺部改变

1. 渗出　渗出为肺组织的急性炎症反应。肺泡里的空气被浆液、纤维素、炎性细胞所替代，肺组织发生实变。渗出性病变多见于急性肺炎、浸润型肺结核、肺水肿等。X射线影像表现：①病灶呈片状密度增高影像，大小不一，密度均匀。②边缘模糊，与正常肺组织之间没有明确的边界而呈逐渐移行状态，若毗邻叶间胸膜则边界可以清晰。③病变范围呈小片或大片状，可相互融合，在大片实变影中可见含气支气管的透亮影像，称为空气支气管征。④病灶变化较快，及时治疗，1~2周内可以吸收（图2-2-4）。

2. 增殖　增殖为肺组织的慢性炎症反应，在肺泡里形成肉芽组织增生，以成纤维细胞、血管内皮细胞和组织细胞增生为主。增殖性病变多见于肺部慢性炎症和肺结核。X射线影像表现：①病灶呈数毫米至1cm大小的高密度结节状影像，分布多不均匀。②边界较清晰，无融合趋势。③病灶变化较慢（图2-2-5）。

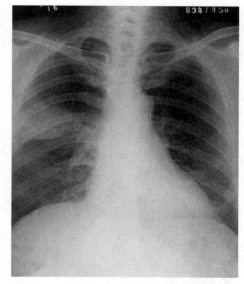

图2-2-4　渗出性病变X射线影像表现

右上中肺野大片密度增高影，密度均匀，上缘模糊，下缘邻近水平裂而边界清楚。

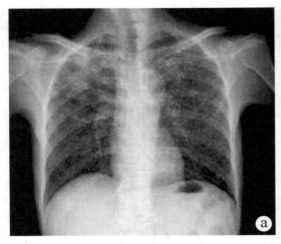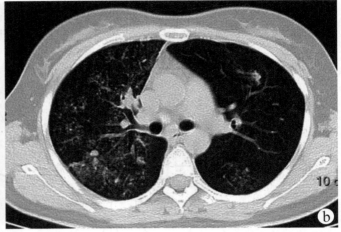

图 2-2-5　增殖性病变影像表现

a. 胸部后前位示双侧肺野弥漫分布粟粒样结节影；b. CT 平扫肺窗见多发结节状密度增高灶，边界较清，分布不均匀，呈树芽征。

3. 纤维化　纤维化为肺组织的慢性炎症或增殖性病变在修复愈合过程中，由纤维组织逐渐替代肉芽组织形成瘢痕而发生纤维化。纤维性病变多见于慢性肺炎、慢性支气管炎、肺脓肿、肺结核、硅沉着病等，可分为局限性和弥漫性两大类。X 射线影像表现：①局限性纤维化呈索条、线样、斑块或结节状致密影，边缘清晰，走行僵直不规则。②弥漫性纤维化呈网状、蜂窝状、紊乱的索条状密度增高影，自肺门至外带弥漫性分布。

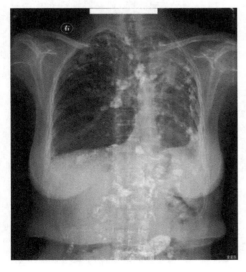

图 2-2-6　钙化的 X 射线影像表现

胸部后前位示双侧肺野弥漫分布高密度钙化影。

4. 钙化　钙化为肺组织退行性改变或坏死分解后钙盐沉积，为病变愈合的一种表现形式。钙化性病变多见于肺结核愈合阶段、肺肿瘤、硅沉着病、肺转移性肿瘤。X 射线影像表现为高密度影像，边缘清晰锐利，大小形状不一，可呈斑点、斑块、球形或条状。肺结核病钙化呈斑点或斑片状，多位于双肺上野；肺错构瘤钙化呈"爆米花样"改变；硅沉着病淋巴结钙化多呈蛋壳样（图 2-2-6）。

5. 空洞与空腔　空洞为病变肺组织坏死液化经支气管引流排出形成，空洞壁由坏死组织、肉芽组织、纤维组织、肿瘤组织形成。空洞多见于肺结核、肺脓肿、肺癌。空洞根据洞壁的厚度分为无壁空洞、薄壁空洞、厚壁空洞，X 射线影像表现见图 2-2-7。

（1）无壁空洞：空洞为大片实变肺组织内多发的小透亮影，边缘不规则如虫蚀样，常见于干酪性

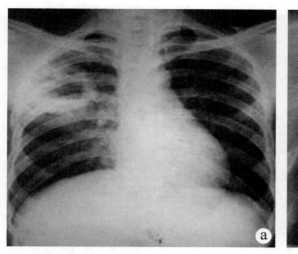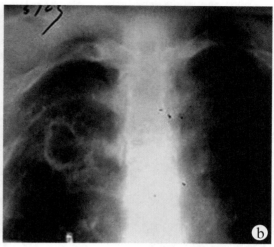

图 2-2-7　空洞的 X 射线影像表现

a. 右上肺野大片状致密影,边界模糊,其内见厚壁空洞和液气平面,局部肺纹理
增多模糊;b. 右上肺野类圆形薄壁空洞,边界清楚。

肺炎。

（2）薄壁空洞:空洞壁厚度≤3mm,为圆形、椭圆形、不规则形薄壁透光区,边界较清晰,空洞内较少有液平面,常见于肺结核。

（3）厚壁空洞:空洞壁厚度>3mm,为圆形、椭圆形、不规则形厚壁透光区,常见于肺脓肿和肺癌。肺脓肿的空洞周围可见边缘模糊的片状密度增高影,空洞内常有明显的液平面;肺癌的空洞常为偏心性,外缘呈分叶状肿块,可有短毛刺;空洞内缘凹凸不平,有时可见壁结节。

空腔则是肺内原有的腔隙病理性扩大,如肺大疱、含气肺囊肿、肺气囊等。其 X 射线影像表现为壁菲薄无结构透亮区,边界清楚。

6. 肿块　病灶直径≤3cm 者为结节,直径 >3cm 者为肿块。结节或肿块按照数目多少分为单发或多发,单发者常见于结核球、肺癌、炎性假瘤,多发者常见于肺转移性肿瘤。按照性质,肺部肿块可分为瘤性肿块、非瘤性肿块,瘤性肿块又分为良性肿块、恶性肿块（图 2-2-8 ）。

（1）良性肿块:肿块多有包膜,呈膨胀性生长,形状多呈圆形、类圆形,边缘光滑清楚。

（2）恶性肿块:肿块无包膜,呈浸润性生长,形状不规则,边缘有分叶、细短毛刺、脐凹征或胸膜凹陷征等。较大的恶性肿块容易发生坏死液化而常见厚壁空洞。

（3）转移性肿瘤:肿瘤表现为多发大小不一的结节状或球形密度增高影。

（4）非瘤性肿块:炎性假瘤密度多不均匀,有长毛刺;结核球容易出现钙化,周围有卫星病灶;含液囊肿轮廓光滑,容易随胸腔压力变化而发生形态改变。

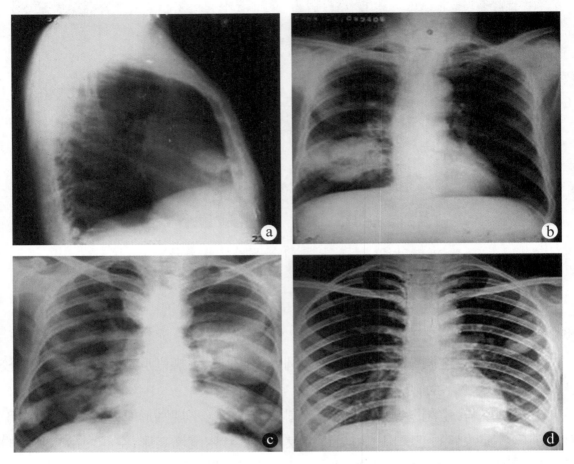

图 2-2-8　良、恶性肿块的 X 射线影像表现

a. 右中肺野贴近前胸壁球形致密影,边缘光滑清楚; b. 右下肺野类圆形肿块,边缘不光滑,有分叶状和短毛刺,其内密度不均; c. 双肺多发大小不一的棉团状肿块影,边缘较光滑清楚; d. 左中肺野球形致密影,边缘光滑清楚。

（三）胸膜改变

1. 胸腔积液　正常胸膜腔内的少量液体有润滑作用,在病理状态下,液体量增加即为胸腔积液。各种不同疾病所致的积液密度近似,X 射线检查只能确定有无积液及程度,对其性质不能区分。根据液体在胸膜腔内是否随体位移动,胸腔积液分为游离性胸腔积液和局限性胸腔积液。

（1）游离性胸腔积液:游离性胸腔积液根据积液量的多少分三类（图 2-2-9）。

1）少量胸腔积液:极少量胸腔积液常规后前位不易发现,积液量达 300ml 以上,立位 X 射线胸片可见肋膈角变浅、变钝、模糊。

2）中量胸腔积液:液体上缘到达第 4 肋前端以上,第 2 肋前端以下,其上缘呈外高内低的弧形曲线,系胸腔的负压、液体的重力、肺组织的弹性、液体的表面张力等因素共同作用所致。弧线以下为均匀一致的密度增高影,与膈相连,心膈角、肋膈角消失,患侧肋间

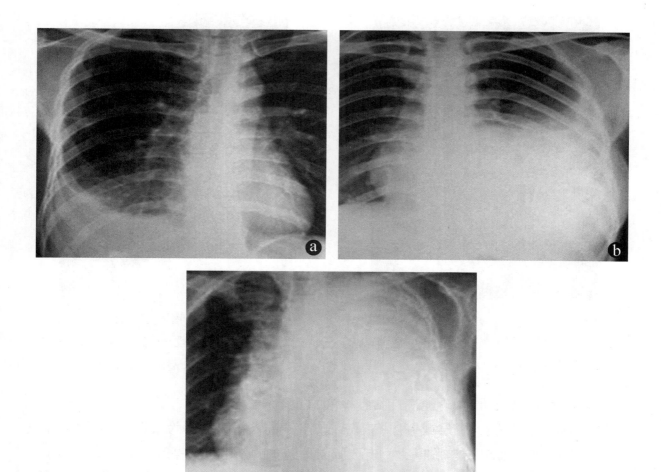

图 2-2-9　游离性胸腔积液 X 射线影像表现

a. 右侧少量胸腔积液；b. 左侧中量胸腔积液；c. 左侧大量胸腔积液。

隙增宽，纵隔心影向健侧移位。

3）大量胸腔积液：液体上缘到达第 2 肋前端以上，患侧肺野呈大片密度增高影，均匀一致，肋膈角消失，患侧肋间隙增宽，纵隔心影向健侧移位。

（2）局限性胸腔积液

1）包裹性积液：包裹性积液指脏层、壁层胸膜粘连，液体局限于胸膜腔的某一部位，好发于侧胸壁、后胸壁。X 射线影像表现呈宽基底、紧贴胸壁、突向肺野的半圆形或 D 形致密影，上下缘与胸壁之间形成钝角，密度均匀，边缘清晰（图 2-2-10）。

2）叶间积液：液体局限在水平裂或斜裂内，X 射线影像表现为沿叶间裂走行分布的梭形致密影，积液量少时呈带状，量多时宽度加大甚至呈球形，密度均匀，边缘清晰（图 2-2-11）。

3）肺底积液：液体聚集在肺底与膈之间，以右侧多见，X 射线影像表现容易与右侧膈升高混淆，但抬高的"膈顶"最高点偏外 1/3，站立位身体向患侧倾斜 60° 或采用仰卧

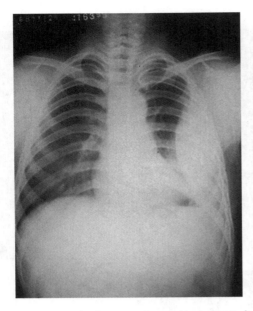

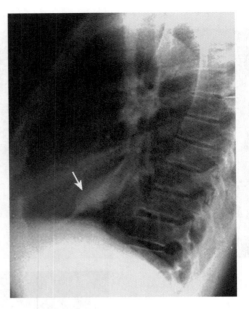

图 2-2-10　包裹性积液 X 射线影像表现
左侧胸壁上呈 D 形致密影,宽基底紧贴胸
壁,边界光滑清楚,密度均匀。

图 2-2-11　叶间积液 X 射线影像表现
侧位片沿斜裂下段走行呈梭形的密度
增高影(↑),边缘光滑,密度均匀。

位,可见肺底积液流动而出现游离性胸腔积液的征象。

2. 气胸和液气胸　脏层或壁层胸膜破裂,空气进入胸膜腔即为气胸,X 射线影像表
现为被压缩的肺组织边缘与胸壁之间有无肺纹理结构的条带状透亮区。若液体和气体同
时存在于胸膜腔内即为液气胸,X 射线影像表现为站立位可见液气平面横贯胸腔,平面
上方靠肺门侧可见被压缩的肺组织(图 2-2-12)。

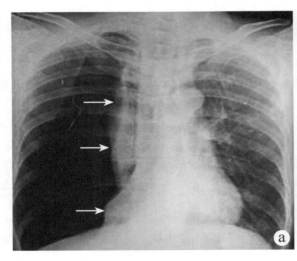

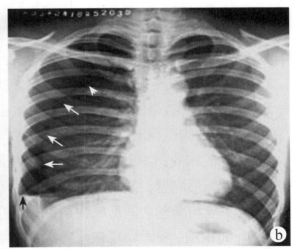

图 2-2-12　气胸和液气胸 X 射线影像表现
a. 气胸,右侧胸腔见大片无肺纹理透亮区,右侧肺组织被压缩至肺门处(箭头所
示);b. 液气胸,右外侧平行侧胸壁的无肺纹理弧形透亮带,内侧可见被压缩的肺组
织边缘和下肺野的液气平面(箭头所示)。

3. 胸膜增厚和粘连　炎性纤维素渗出、肉芽组织增生、外伤出血机化均可引起胸膜增厚和粘连，二者可以同时存在。局限性胸膜增厚粘连多发生于肋膈角，X 射线影像表现为肋膈角变浅变钝。广泛性胸膜增厚粘连，X 射线影像表现为患侧胸廓塌陷，肋间隙变窄，膈顶升高，活动明显受限，患侧肺野密度增高或表现为沿胸廓内缘呈条带状致密影。

4. 胸膜钙化　X 射线影像表现为片状、不规则点状、条状高密度影，边缘清晰，多见于结核性胸膜炎、化脓性胸膜炎、胸膜腔出血机化、硅沉着病等。

（四）纵隔改变

1. 位置的改变　肺不张、广泛胸膜肥厚、肺广泛性纤维化、肺叶切除术可牵拉纵隔向患侧移位。胸腔积液、气胸、肺内巨大肿瘤、纵隔肿瘤可将纵隔推向健侧。

2. 形态的改变　纵隔增宽常见于炎症、出血、肿瘤、淋巴结肿大及血管性病变，其中纵隔肿瘤最常见。纵隔变窄主要见于弥漫性肺气肿，双侧压力升高，纵隔受压，心影变窄呈垂位。

3. 纵隔气肿　系颈部、纵隔、心脏、食管、肺部手术或外伤引起纵隔积气，X 射线影像表现为纵隔边缘有条带状透亮影，轮廓清楚。

（五）膈改变

1. 位置的改变　腹腔肿瘤、一侧肺不张、膈麻痹可使患侧膈升高。大量腹水、晚期妊娠、大量肠胀气，可使双侧膈升高。慢性弥漫性肺气肿可使双侧膈降低。一侧性肺气肿、一侧性气胸、一侧大量胸腔积液可使患侧膈降低。

2. 形态的改变　膈胸膜粘连表现为膈顶幕状突起。阻塞性肺气肿表现为患侧或双侧膈顶变平或呈阶梯状。少量胸腔积液或局限性胸膜肥厚表现为肋膈角变浅变钝或膈面模糊。

3. 运动功能的改变　膈胸膜粘连、膈膨出、膈麻痹、肺气肿时，膈的运动减弱或消失。而肿瘤、外伤、手术导致一侧膈神经损伤，吸气时患侧膈升高，健侧膈下降；呼气时运动相反，称为矛盾运动。

二、异常 CT 影像表现

（一）支气管改变

CT 检查可以显示支气管狭窄、阻塞的部位、原因，以及继发性肺气肿、肺不张。高分辨率 CT 可以发现早期肺气肿，显示肺小叶结构的异常改变。

1. 阻塞性肺气肿

（1）局限性阻塞性肺气肿：CT 影像表现为局部肺透亮度增加，肺纹理稀疏。

（2）弥漫性阻塞性肺气肿：CT 影像表现为双肺纹理稀疏、变细、变直，胸廓饱满，肋间隙宽，肺边缘部可见肺大疱。

2. 阻塞性肺不张

（1）一侧性肺不张：患侧肺组织体积缩小，呈软组织致密影，边缘清晰，周围结构向患侧移位。增强扫描强化明显,常可发现支气管阻塞的原因和部位。

（2）肺叶不张:各肺叶不张 CT 影像表现有所不同,共同的征象为肺叶体积缩小,尖指向肺门的三角形软组织致密影,密度均匀,邻近结构有移位(图 2-2-13)。增强扫描不张肺叶强化明显,可与肿块鉴别。

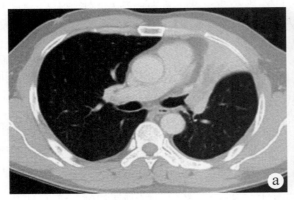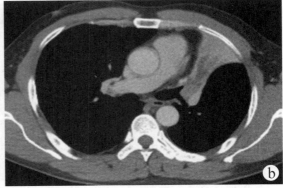

图 2-2-13　左上叶肺不张 CT 影像表现

a. 肺窗;b. 纵隔窗。左肺上叶支气管开口处软组织密度肿块,左上叶支气管"截断",左上叶肺不张,肿块强化程度低于不张的肺组织。

（3）肺段不张:呈三角形致密影,边缘内凹,尖指向肺门。

（二）肺部改变

1. 渗出　CT 影像表现为密度均匀的大片实变影中可见空气支气管征象。如渗出病变在肺窗上显示为淡薄的密度增高,呈磨砂玻璃样,肺纹理可见,纵隔窗上病灶可消失,完全不显影。如渗出病变在肺窗上为较高的致密影,见不到肺纹理,纵隔窗上病灶会明显缩小不消失。与 X 射线异常改变一样,CT 所见渗出性病变多见于急性肺炎、浸润性肺结核、肺出血、肺水肿等(图 2-2-14)。

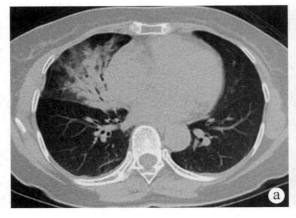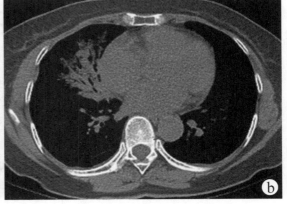

图 2-2-14　渗出与实变 CT 影像表现

a. 肺窗:右肺中叶大片状实变影,其内见空气支气管征;b. 纵隔窗:实变影内支气管通畅,支气管壁未见增厚。

2. 增殖　CT影像表现为病灶密度高，边界较清楚，病灶多较小，甚至呈粟粒状小结节。与X射线异常改变一样，CT所见增殖性病变多见于肺部慢性炎症及肺结核（图2-2-15）。

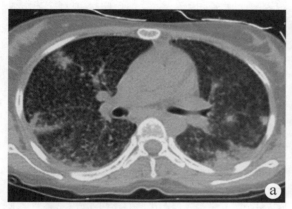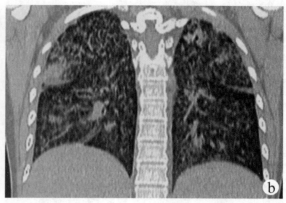

图2-2-15　增殖病变CT影像表现

a. 横断位；b. 冠状位MPR。双肺弥漫分布粟粒结节影，越靠上病灶越多，部分病灶边界清晰。

3. 纤维化　CT检查对纤维化病变较敏感，局限性纤维化表现为条索状僵直高密度影，与肺纹理走行分布不一致。弥漫性纤维化呈现为自肺门向外伸展紊乱、条状、网状、蜂窝状影，其间可见颗粒状或小结节状影。纤维性病变多见于慢性肺炎、支气管炎、肺脓肿、肺结核、硅沉着病等。

4. 钙化　对钙化病灶的显示CT较X射线敏感，高分辨率CT对小钙化灶检出率较高，在纵隔窗上钙化灶密度类似骨骼，呈细颗粒状、结节状、斑片状、层状，形态多样，边界清楚，CT值常达100Hu以上的高密度影。钙化性病变多见于肺结核愈合阶段、肺肿瘤、硅沉着病、肺转移性肿瘤等（图2-2-16）。

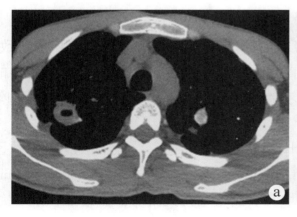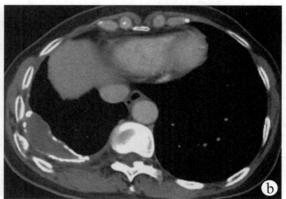

图2-2-16　钙化CT影像表现

a. 纵隔窗：左肺上叶结核球伴钙化；b. 纵隔窗：另一病例，右侧包裹性胸腔积液，胸膜增厚粘连钙化，右侧胸廓塌陷。

5. 空洞与空腔　CT 影像表现与 X 射线影像表现相似,但在显示空洞的大小、形态、空洞内外情况方面优于 X 射线,有利于病变的定性(图 2-2-17)。

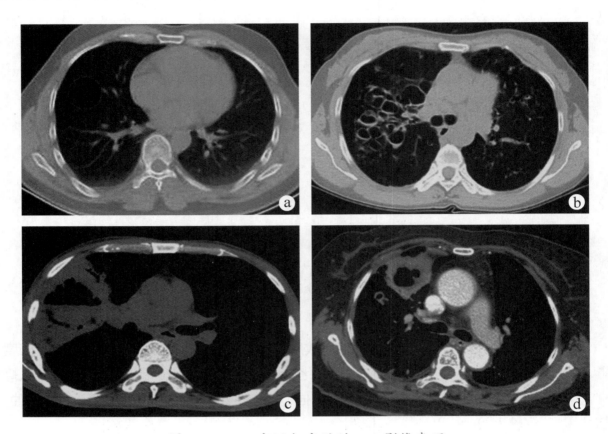

图 2-2-17　空洞与空腔的 CT 影像表现

a. 右肺中叶单发囊腔,圆形,边界清楚;b. 右肺上叶多发囊腔,部分可见气液平面;c. 右肺上叶厚壁空洞平扫,洞内见气液平面,洞外围见斑片状浸润,符合肺脓肿 CT 影像表现;d. 右肺上叶厚壁空洞,内缘凹凸不平,增强扫描空洞壁见不均匀强化,符合癌性空洞的 CT 影像表现。

6. 肿块

(1)良性肿块:多呈圆形、类圆形,边缘光滑清楚,无毛刺,少分叶,密度均匀一致。但结核球的钙化,错构瘤的脂肪成分及牙齿骨骼,含液囊肿中的液体成分,气液囊肿中的气体和液体成分等,均成为良性肿块密度不均匀的原因。增强扫描,可均匀强化或不均匀强化。

(2)恶性肿块:形状不规则,边缘有分叶、细短毛刺、脐凹征等。较大的恶性肿块因坏死液化呈偏心性厚壁空洞,洞内可见壁结节向腔内突出。有时小的肿块内可见 1~3mm 的透亮区(小泡征)或伴空气支气管征。肿块胸膜侧可见胸膜向内呈幕状、三角形或线状影称为胸膜凹陷征。肿块肺门侧可见血管影向肿块聚集,在肿块区中断或支气管在肿块边缘呈截断征象或管腔狭窄,管壁增厚(图 2-2-18)。增强扫描,肿块均匀或不均匀强化。恶性肿块常见于肺癌。

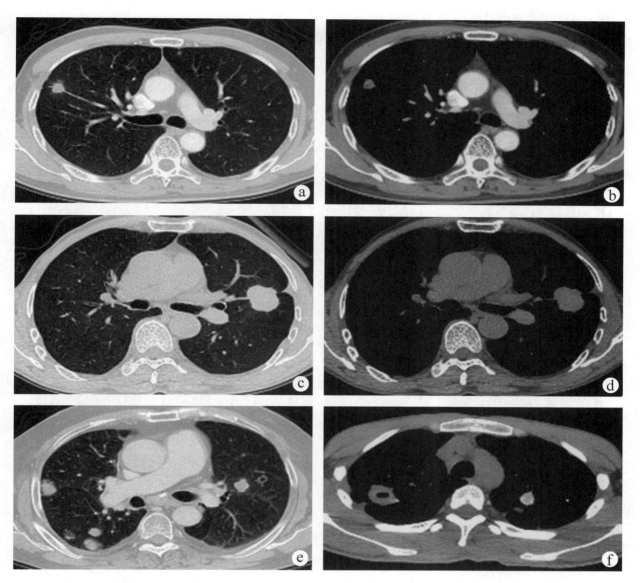

图 2-2-18　肿块 CT 影像表现

a. 肺窗；b. 纵隔窗：右肺上叶软组织结节，强化不均匀，结节内见空泡征，肺血管分支与之相连，有分叶、毛刺征；c. 肺窗，d. 纵隔窗：左肺上叶软组织肿块，密度均匀，见分叶、毛刺及胸膜凹陷征；e. 肺窗：双肺多发大小不一类圆形结节密度增高影，边界清楚；f. 纵隔窗：左肺上叶结核球伴钙化，右肺上叶厚壁空洞。

（三）胸膜改变

1. 胸腔积液（图 2-2-19）

（1）游离性胸腔积液：少量积液 CT 影像表现为紧贴后胸壁弧形窄带状液体密度影，边缘光滑整齐。改变体位，液体可有移动。中量积液 CT 影像表现为后胸壁下稍宽带状液体密度影，邻近肺组织轻度受压。大量积液 CT 影像表现为胸腔被液体密度占据，肺组织被压缩至肺门处呈软组织影，纵隔向对侧移位。

（2）包裹性积液：CT 影像表现为侧胸壁向肺野突出的 D 形液体密度影，宽基底紧贴胸壁,与胸壁夹角成钝角,边缘清楚光滑。

（3）叶间胸膜积液：CT影像表现为叶间裂走行区呈梭形或带状液体密度影,积液量大时呈类圆形似肿瘤,但位置相对固定在叶间裂走向上,CT值为液体密度,可与肺内实质性肿块鉴别。

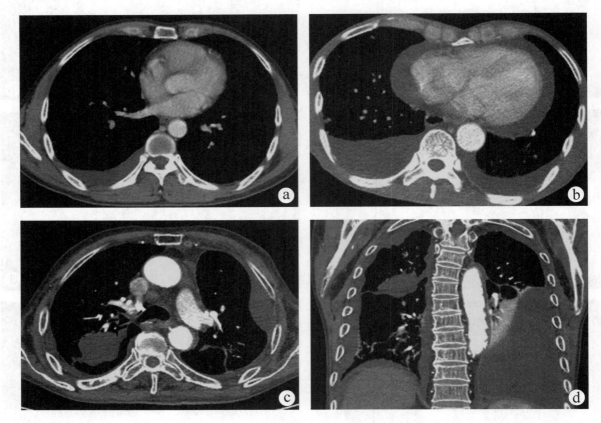

图2-2-19　胸腔积液的CT影像表现

a. 游离性胸腔积液,右后胸壁下弧形带状液性密度影,清楚光滑；b. 双侧胸腔积液,心包腔积液,增强扫描无强化；c. 包裹性积液,自左胸壁向肺野内突出液体密度影,均匀光滑；d. 叶间胸膜积液,右斜裂部位梭形液体密度影,均匀光滑。

2. 气胸和液气胸（图2-2-20）

（1）气胸：肺窗上可见胸腔外围呈带状无肺纹理的透亮带,内侧见弧形平行于胸壁内面的脏层胸膜的细线影,肺组织不同程度受压,严重时肺被压缩至肺门呈类圆形软组织密度影,纵隔移向对侧。

（2）液气胸：由于重力作用,液气胸在CT检查时见气液平面,气体在上向腹侧,液体在下向背侧,肺组织被压缩贴紧肺门。

3. 胸膜（图2-2-21）

（1）胸膜增厚与粘连常同时存在,增厚的胸膜沿胸壁呈带状软组织密度影,表面不光滑,厚薄不一。若胸膜厚度超过2cm时考虑恶性的可能。

（2）胸膜钙化：钙化呈弧形或带状高密度影,CT值接近骨骼。

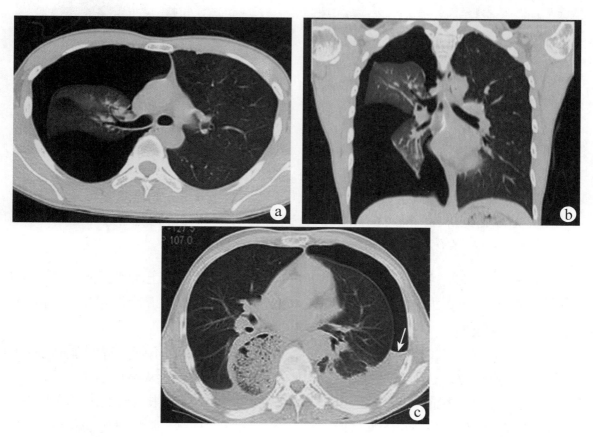

图 2-2-20　气胸和液气胸的 CT 影像表现

a. 横断位；b. 冠状位：右侧胸膜下不规则无肺纹理透亮区，右肺组织受压，体积缩小；c. 横断位：左侧胸膜下弧形无肺纹理透亮区靠近前胸壁，弧形带状液性密度影靠近后胸壁，二者间见液气平面(↑)。右侧后胸壁下弧形带状液性密度影。

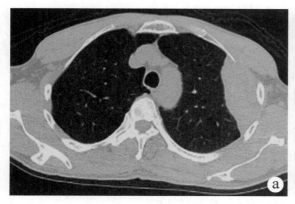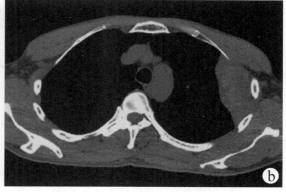

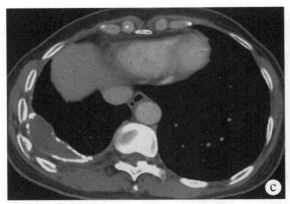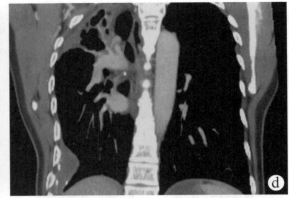

图 2-2-21　胸膜增厚、粘连、钙化、肿块的 CT 影像表现

a. 肺窗；b. 纵隔窗：胸膜间皮瘤，左侧胸膜下软组织密度影，自胸壁突向左肺野，边界清楚，夹角成钝角；c. 横断位；d. 冠状位 MPR：另一病例，胸膜增厚粘连钙化，邻近胸膜增厚粘连，右侧胸廓塌陷。

（3）胸膜肿块：局限者呈软组织密度的肿块，宽基底与胸壁相连，增强扫描有明显强化。弥漫性胸膜肿瘤则呈表面凹凸不平或结节状、波浪状胸膜增厚，范围广泛时可累及一侧胸壁。

（四）纵隔改变

1. 位置的改变　CT 影像表现与 X 射线影像表现相似，肺不张、广泛胸膜肥厚等可牵拉纵隔向患侧移位，气胸、大量胸腔积液、肺内巨大肿瘤可推压纵隔向健侧移位。

2. 形态的改变　纵隔内占位性病变较大时或心血管异常扩张可导致纵隔变形增宽。

3. 密度的改变　纵隔病变因 CT 值不同分为脂肪性病变、实性病变、囊性病变及血管性病变。CT 检查对鉴别血管性与非血管性病变、良性与恶性病变价值很大。

（1）脂肪性病变：平扫 CT 值 −120~−30Hu，增强扫描可见血管强化，脂肪成分不强化。

（2）实性病变：平扫 CT 值 50~70Hu，增强扫描良性病变均匀轻度强化，恶性病变强化明显，多不均匀。

（3）囊性病变：类圆形，平扫 CT 值 −10~+10Hu，增强扫描囊壁不强化或轻度强化，囊液不强化。

（4）血管性病变：增强扫描可以明确显示动脉瘤、动脉夹层及附壁血栓。

第三节　影像技术比较

各种影像技术均可用于胸部疾病的诊断。由于成像原理不同，以及病变的不同阶段、不同部位及不同病理性质等，各种影像技术的优势也不同。

一、X 射线检查的应用价值与限度

1. 应用价值　检查简单方便，X 射线平片多能较清楚地显示病变。X 射线检查目前主要应用于健康普查、疾病初诊及临床随访。肺的健康筛查中,可发现症状不明显的某些疾病,如较大的肺癌、肺结核等。呼吸系统疾病种类繁多,X射线检查多能指明病变的部位,作出初步诊断,对较多量的气胸和明显的肋骨骨折可作出明确诊断。X射线检查还可以进行动态观察,通过随访、复查了解疾病的病情变化,判断疗效或了解术后状况。

2. 应用限度　X射线检查是三维物体的二维平面投影,前后或左右结构互相重叠,一些隐蔽部位的病变易漏诊,如心影后的小病灶或后肋膈角区的病灶等。同时X射线的密度分辨力低,肺内较小的肺结节易漏诊;对于纵隔内的病变,除了纵隔内积气或有较大钙化灶的病灶外,X射线检查不能直接显示纵隔内病变。从射线防护角度考虑,在健康筛查等工作中应逐渐由数字平片代替透视。

二、CT检查的应用价值与限度

1. 应用价值　CT是胸部疾病重要和理想的检查方法。其价值体现:①可用于鉴别肿块是实性、液性、脂肪性还是血管性。②了解肿块的内部结构及边缘的微细变化并进一步鉴别肿块的性质。③了解粟粒性病灶的分布与数目。④显示肺大疱、局限性轻度肺气肿等轻微改变。⑤显示细小网状、线样、蜂窝状病变,鉴别肺间质性病变。⑥显示支气管扩张、气管与支气管腔内狭窄或梗阻、支气管阻塞征象。⑦鉴别纵隔内外病变、胸膜内外病变、膈上下病变,显示肺内病变对纵隔或胸膜的侵犯。⑧显示纵隔内及肺门区肿大淋巴结,了解淋巴结内钙化。

2. 应用限度　虽然CT对胸部疾病诊断明显优于X射线胸片,但有时一些病变如肺癌、肺结核、肺炎的表现相似,弥漫性间质性病变表现亦相似,缺乏特异性,导致诊断与鉴别诊断较为困难。此外,CT检查的辐射量明显高于X射线胸片,应尽量通过低剂量CT检查有效降低辐射量。

三、MRI检查的应用价值与限度

1. 应用价值　MRI可多方位成像,对于鉴别肺内外病变、纵隔内外病变、膈上下病变,了解病变的起源有很大帮助。在鉴别纵隔肿块为血管性与非血管性、实性与囊性、侵袭性与非侵袭性方面亦很有价值。MRI通常能区别肺部肿瘤与其阻塞远侧的实变。对神经源性肿瘤的诊断有重要价值,能显示肿瘤与周围组织的关系及肿瘤侵犯范围。近年来,肺MRI快速成像、肺血管成像、肺实质灌注成像、应用对比剂氟化气体检查等新技术不同程度地改善了肺的影像质量,将扩大MRI在胸部的应用范围。

2. 应用限度　由于肺信号弱,加上呼吸运动和心脏大血管搏动所致伪影的干扰,MRI对肺部微细结构的显示差,不适用于慢性支气管炎、肺气肿、肺大疱、肺间质性炎症、支气管扩张等以间质改变为主的疾病的诊断。MRI对钙化灶的显示不敏感,也难以显示肋骨或胸骨的骨折,故很少用于胸部外伤。

四、常用影像技术的优选和综合应用

根据前面学过的知识,各种影像技术均可用于呼吸系统疾病的诊断。由于成像原理不同,以及病变的不同阶段、不同部位及不同性质等,各种影像技术的优势也不同。某些疾病往往仅凭一种影像技术难以确定诊断,需要多种影像技术综合应用,相互补充、相互印证。掌握各种影像技术在呼吸系统疾病诊断的价值与限度,是进行影像技术优选和综合应用的前提。优选的原则如下:

1. 经济原则 多种成像可用于呼吸系统病变的检查,其检查费用差别较大,在选择影像技术时,应充分考虑患者的经济承受能力,先使用费用较低的影像技术。

2. 简便原则 根据临床上病情的轻重缓急进行选择,如危重患者、急诊患者,时间性很强,要求尽快有一个影像诊断的结果,可先选择操作简便的检查。

3. 实用原则 某种影像技术在呼吸系统某些疾病的诊断中有其优势与限度,应扬长避短,如肺间质性病变、肺内粟粒性病变、支气管扩张等,应选用 CT 检查。

4. 安全原则 X 射线和 CT 检查是利用 X 射线成像,具有一定的辐射作用,而 MRI 检查为电磁波,不存在 X 射线辐射。多次重复检查或对婴幼儿或妊娠期妇女(不包括早期妊娠者)的检查,应尽可能应用 MRI 检查,必须应用 X 射线和 CT 检查时,也应注意控制检查时的辐射剂量。

综上所述,呼吸系统疾病的较佳检查方法是数字 X 射线摄影和 CT 检查,X 射线胸片可检出大部分胸部病变,是筛选和动态观察病变的有效和经济的方法。CT 密度分辨力高,无前后结构重叠,能发现直径 >2mm 的病灶,CT 仿真内镜技术能模拟纤维支气管镜效果,探查气管和支气管内占位性病变;CT 肺功能成像除了能了解形态学改变外,还能定性和定量地了解肺通气功能。MRI 检查有利于对纵隔病变的定位和定性诊断,可清楚显示肺及纵隔内增大的淋巴结。此外,利用磁共振血管成像(magnetic resonance angiography,MRA)技术可清楚显示心脏和大血管与肺及纵隔肿瘤的关系,以利于术前判断肿瘤分期和制订治疗计划或术后复查。超声一般不用于胸部病变的诊断,但它是胸腔或心包积液穿刺引流的最佳导向工具。血管造影对胸部病变诊断价值低,仅作为导向工具用作肿瘤的介入治疗和制止咯血等。

第四节 支气管疾病

一、慢性支气管炎

慢性支气管炎指支气管黏膜及其周围组织的慢性非特异性炎症,为一种多病因的呼吸道常见病,多见于老年人。

【疾病概要】

1. 病因病理　支气管的炎性改变最初发生在较大支气管,随病变发展逐渐累及细支气管。炎症改变起于黏膜层,黏膜充血、水肿、糜烂甚至溃疡;黏液腺体增生、肥大,分泌亢进;纤毛上皮倒伏甚或脱落,净化功能减低,分泌物淤积。较小支气管的慢性炎症可导致管壁软骨变性萎缩,管壁弹力纤维破坏,进而导致呼气性支气管塌陷,同时分泌物淤积,结果产生支气管的不完全阻塞。支气管黏膜慢性炎症导致的肉芽组织及纤维组织增生,引起的管壁增厚及管腔狭窄,也可产生支气管不完全阻塞。

2. 临床表现　早期主要是咳嗽、咳痰,痰为白色黏液泡沫状,黏稠不易咳出。并发感染时,痰量增多且呈黄色脓性,多在冬季发病,咳嗽、咳痰反复发作而病情加重。晚期因阻塞性肺气肿和/或肺源性心脏病可出现气急、呼吸困难、心悸,端坐呼吸等症状。临床诊断标准为慢性咳嗽、咳痰或伴有喘息,连续 2 年或以上,每年发病至少持续 3 个月,排除其他心肺疾病即可诊断。

【影像表现】

1. X 射线影像表现　早期无异常 X 射线征象。当病变发展到一定阶段,X 射线胸片可出现某些异常征象,主要表现为肺纹理增多、紊乱、扭曲及变形。由于支气管增厚,当其走行与 X 射线垂直时,可表现平行的线状致密影,形如双轨,故称为轨道征。肺组织的纤维化可表现为索条状或网状影,其内可伴有小点状影。弥漫性肺气肿表现为肺野透亮度增加,肋间隙增宽,心脏呈垂直形,膈低平(图 2-4-1)。长期肺气肿胸腔内压力增高,气管两侧壁受挤压,气管可呈刀鞘状。小叶中心性肺气肿表现为肺透明度不均匀,或者形成肺大疱。肺血管纹理近肺门处增粗(右下肺动脉横径超过 15mm),而外围分支细小。为肺动脉高压征象。

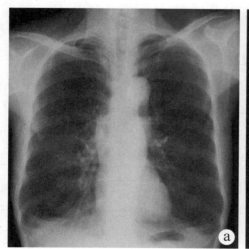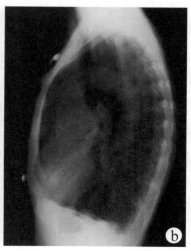

图 2-4-1　慢性支气管炎 X 射线影像表现

a、b 分别为胸部 X 射线正、侧位片,可见两肺容积增大、透亮度增高,肺纹理稀疏,膈低平,肋膈角变钝,肋间隙增宽;侧位片可见胸廓前后径明显增大,心前间隙增宽。

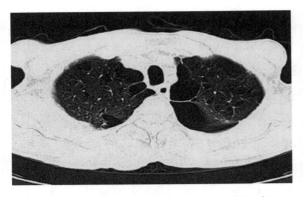

图 2-4-2　慢性支气管炎 CT 影像表现
（肺窗）

慢性支气管炎合并肺气肿、肺大疱。

2. CT 影像表现　CT 扫描一般很少用于慢性支气管炎的诊断，主要是在 X 射线检查基础上用于鉴别诊断。CT 显示支气管壁增厚，易显示轨道征，管腔不同程度狭窄或扩张，肺纹理扭曲。出现肺气肿者显示肺组织密度低而不均匀，小血管影稀疏、细小，胸膜下区常可见肺大疱影，气管呈刀鞘状改变（图 2-4-2）。间质纤维化者可见弥漫性网状影。出现肺动脉高压者可见近肺门部的肺动脉扩张，而外围小动脉影明显减少，呈残根状表现。

二、支气管扩张

支气管扩张指支气管内径不可逆地异常扩大，为较常见的一种慢性支气管疾病。发病年龄以儿童及青年期为多，随年龄增大，病变可逐渐加重。该病多见于左肺下叶、左肺舌叶及右肺下叶，可两肺同时存在。

【疾病概要】

1. 病因病理　先天性支气管扩张病理改变为管壁平滑肌、腺体和软骨减少或缺如，同时有支气管上皮脱落，支气管内炎性细胞浸润，管壁肿胀和周围纤维组织增生。后天性支气管扩张的主要病因为慢性感染引起支气管壁组织的破坏；支气管内分泌物淤积及长期剧烈咳嗽，引起支气管内压增高；肺不张及肺纤维化对支气管产生的外在性牵引。

支气管扩张根据形态分类：①柱状支气管扩张，扩张的支气管远端与近端宽度相近。②囊状支气管扩张，扩张的支气管远端的宽度大于近端，远端呈球囊状。③静脉曲张型支气管扩张，扩张的程度稍大于柱状，管壁有局限性收缩致支气管形态不规则，形似静脉曲张。三种类型可同时混合存在或以其中一种为主。

2. 临床表现　慢性咳嗽、大量脓痰、反复咯血为支气管扩张的三个主要表现。咯血量从痰中带血到大量咯血，与病情严重程度、病变范围不一定成比例。部分患者以反复咯血为唯一症状，平时可无咳嗽和咳痰，称为干性支气管扩张，常继发于肺结核所致的上叶病变。病变广泛者可有呼吸困难、发绀及杵状指等。

【影像表现】

1. X 射线影像表现　早期轻度支气管扩张在平片上可无异常发现。较严重的支气管扩张，由于支气管及肺间质的慢性炎症引起管壁增厚及纤维结缔组织增生而致局部肺纹理增多、增粗、排列紊乱。扩张而含气的支气管可表现为粗细不规则的管状透明影,扩张而含有分泌物的支气管则表现为不规则的杵状致密影。囊状支气管扩张呈囊状或蜂窝状影,表现为多个圆形或卵圆形薄壁透亮区,有时囊底有小液平(图2-4-3),多伴有肺纹理粗乱或肺实质炎症。支气管扩张继发感染时,表现为小斑片状或较大片状密度增高影,边缘模糊。

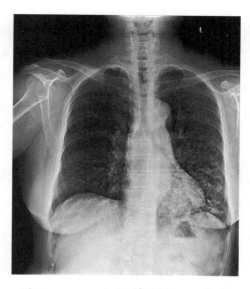

图 2-4-3　支气管扩张 X 射线影像表现

左下肺纹理增粗、紊乱,呈蜂窝状改变。

2. CT 影像表现　CT 是目前诊断支气管扩张的非常有效的检查方法。

(1)柱状支气管扩张:当扩张的支气管走行与 CT 层面平行时表现为轨道状,称为轨道征;当其和 CT 层面呈垂直走行时表现为厚壁的圆形透亮影,与伴行的肺动脉共同形成印戒征(图2-4-4)。

(2)囊状型支气管扩张:支气管远端呈囊状膨大,成簇的囊状扩张形成葡萄串影,合并感染时囊内可出现气液平面(图2-4-5)。

(3)静脉曲张型支气管扩张:表现为支气管腔呈粗细不均的增宽,壁不规则,可呈念珠状。

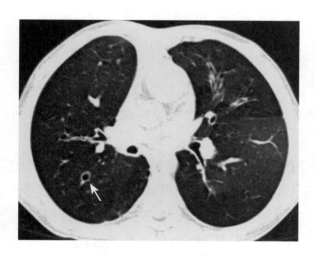

图 2-4-4　柱状支气管扩张 CT 影像表现

CT 肺窗,右上肺后段可见支气管管腔增宽,其内径大于伴行肺动脉,形成印戒征(↑)。

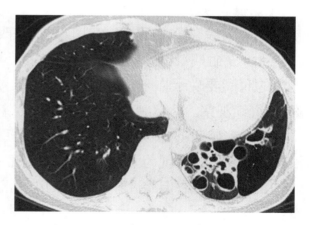

图 2-4-5　囊状支气管扩张 CT 影像表现

CT 肺窗,左下肺可见多发囊性支气管扩张,呈蜂窝状改变,部分扩张支气管管腔内可见小的气液平面。

第五节 肺 部 疾 病

一、大叶性肺炎

大叶性肺炎为细菌引起的急性肺部炎症,主要致病菌为肺炎链球菌,常累及一个或多个完整肺叶,也可仅累及肺段。

【 疾病概要 】

1. 病因病理　病理上常分为四期。①充血期:肺泡壁毛细血管充血扩张,肺泡内少量浆液渗出,肺泡腔内仍存有空气。②红色肝变期:此期肺大体切面呈红色肝样,因肺泡内充有大量红细胞和纤维蛋白等渗出物所致。③灰色肝变期:随着肺泡内红细胞减少,代之以大量白细胞,肺切面呈灰色肝样。④消散期:肺泡内纤维蛋白渗出物溶解、吸收,肺泡重新充气。经积极有效治疗,通常 1 周后病变开始转入消散期。病理上的动态变化决定了各期影像表现的不同。

2. 临床表现　本病青壮年常见。临床常以起病急,寒战高热、胸痛、咯铁锈色痰为特征。可有叩诊浊音,语颤增强,呼吸音减低和肺部啰音等体征。如早期应用抗生素其临床过程常不典型。血常规可见白细胞总数及中性粒细胞数量明显增高。

【 影像表现 】

1. X 射线影像表现　影像表现与病理改变密切相关。

(1)充血期:因肺泡内仍有气体,多无明显 X 射线征象,故大叶性肺炎 X 射线征象出现的时间要晚于临床其他方面的表现。此期内 X 射线征象为阴性时,也不能排除肺炎,应继续观察。

(2)实变期:实变期包括红色肝样变期和灰色肝样变期。此时肺泡内大量炎性渗出液,肺发生实变,表现为大片均匀致密影,形态和范围与受累的肺叶或肺段和影像表现一致,边缘模糊不清,但靠近叶间裂时则边缘清楚,见图 2-2-4 和图 2-5-1。实变肺组织内有含气支气管时,表现为大片致密影内可见透亮的支气管影,称为空气支气管征。

(3)消散期:消散期常于体温下降 1 周左右开始消散,表现为原大片实变影密度逐渐减低、密度不均、范围缩小,呈"失均匀性"。大部分患者完全吸收不留痕迹,但有少数患者吸收不全转变为机化性肺炎。

2. CT 影像表现　大叶性肺炎通过胸部 X 射线片结合临床表现,一般不难诊断。胸部 CT 检查是对普通 X 射线检查的重要补充,尤其是对病灶的形态、边缘、分布、病灶内支气管情况,纵隔肺门淋巴结及胸膜病变的观察。病变表现为均匀一致密度增高灶,范围与肺叶或肺段一致,边缘模糊,靠近叶间裂侧的边缘较清楚。病变区内可见空气支气管征(图 2-2-14,图 2-5-2)。消散期呈散在、多发斑片状影,逐渐消失。

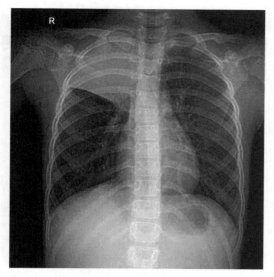

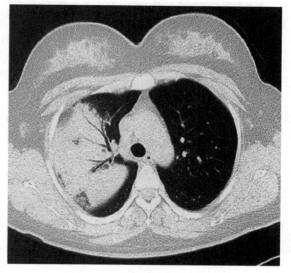

图 2-5-1 大叶性肺炎 X 射线影像表现
右肺上叶均匀一致密度增高影,下缘平
直清楚。

图 2-5-2 空气支气管征
右肺上叶大片实变影,内可见空气支气
管征。

二、支气管肺炎

支气管肺炎又称为小叶性肺炎。病原体以细菌比较常见。常见的致病菌为肺炎链球菌、葡萄球菌等,多见于婴幼儿、老年人及极度衰弱的患者。

【疾病概要】

1. 病因病理 支气管肺炎多由支气管炎和细支气管炎发展而来。病变以小叶支气管为中心,经过终末细支气管延及肺泡,在支气管和肺泡内产生炎性渗出物。病变范围为小叶性,呈散在性两侧分布,也可融合成片状。由于细支气管炎性充血水肿及渗出,易导致细支气管不同程度的阻塞,可出现小叶性肺气肿、小叶性或节段性不张。

2. 临床表现 多有高热、咳嗽、咳泡沫样黏痰或脓痰,并伴有呼吸困难、发绀及胸痛等,胸部听诊有中、小水泡音。发生于极度衰竭的老年人时,因机体反应性低,体温可不升高,血白细胞计数也可不增多。

【影像表现】

1. X 射线影像表现 病变多位于两肺中、下肺野内、中带,沿肺纹理分布;表现为多发散在斑片状密度增高影,边缘模糊不清,可融合成较大的片状影(图 2-5-3);支气管壁充血水肿引起肺纹理增多、增粗、模糊。

2. CT 影像表现 支气管肺炎的诊断主要依靠 X 射线检查,CT 检查主要用于其继发症的诊断。CT 主要影像表现为两肺中、下肺野散在分布,大小不等的斑片状影,可融合成大片状,伴有小叶性肺气肿或小叶性肺不张(图 2-5-4)。继发支气管扩张时,可出现轨道征、印戒征,或者囊状、蜂窝状阴影。继发肺脓肿时,实变影内可出现空洞,CT 易于显示小空洞。

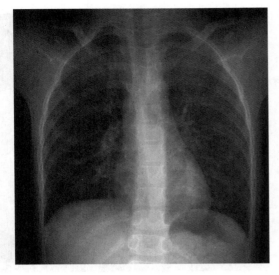 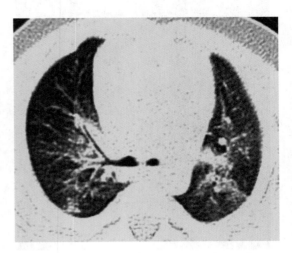

图 2-5-3　支气管肺炎 X 射线影像表现
胸部正位片,可见两肺野中内带沿肺纹理
分布多发小斑片状密度增高影,边缘模糊,
以右下肺为著。

图 2-5-4　支气管肺炎 CT 影像表现
CT 肺窗,两下肺可见散在小片状密度
增高影,两肺纹理模糊不清。

三、间质性肺炎

间质性肺炎系肺间质的炎症,病因有感染性与非感染性之分。感染性间质性肺炎可由细菌或病毒感染所致,以病毒感染所致者较多见,多见于小儿,常继发于麻疹、百日咳或流行性感冒等急性传染病。

【疾病概要】

1. 病因病理　炎症主要累及支气管和血管周围、肺泡间隔、肺泡壁、小叶间隔等肺间质。肺间质内有水肿和淋巴细胞的浸润,同时炎症沿间质内的淋巴管蔓延引起局限性淋巴管炎和淋巴结炎。

2. 临床表现　除原发的急性传染病症状外,临床表现常同时出现气急、发绀、咳嗽、鼻翼扇动等,而体征较少。对于婴幼儿,由于其肺间质组织发育良好,血供丰富,肺泡弹力组织不发达,故当间质发生炎症时,呼吸急促等缺氧症状比较显著。

【影像表现】

1. X 射线影像表现　两肺弥漫分布网状及小点状阴影,病变分布广泛,好发于两肺门区附近及肺下野。由于肺门周围间质炎性浸润和肺门淋巴结炎,导致肺门阴影增大,密度增高,但结构不清。肺纹理增粗、模糊(图 2-5-5)。累及细支气管时,可伴有局限性肺气肿征象。间质性肺炎吸收较肺泡炎症缓慢,吸收过程中,肺内粟粒状、点状影先消失,然后紊乱的条纹影逐渐减少而消失。

2. CT 影像表现　高分辨率 CT 可很好地显示间质性肺炎的影像特点:病变早期,肺内出现片状磨玻璃样密度增高影,并可见小叶内间质及小叶间隔增厚。随着病变发展,可出现小叶间隔及支气管束增粗且不规则。病变严重,肺间质纤维化呈广泛网状或蜂窝状阴影。可有肺门及纵隔淋巴结肿大(图2-5-6)。

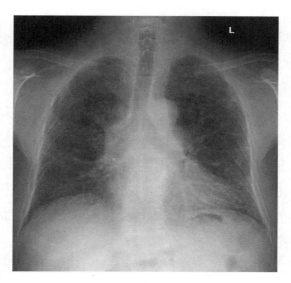

图 2-5-5　间质性肺炎 X 射线影像表现
胸部正位片,显示两肺纹理紊乱,多发条索状影交织成
网络状,其内可见斑片状密度增高影,边缘模糊。

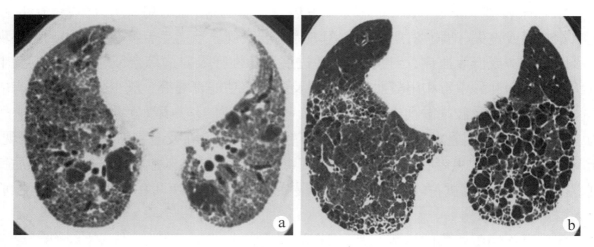

图 2-5-6　间质性肺炎 CT 影像表现(肺窗)
a. 早期可见斑片状磨玻璃密度影,部分呈网格状;b. 后期呈蜂窝状改变,可见胸膜下线影。

四、新型冠状病毒感染

新型冠状病毒感染是近年新发的由新型冠状病毒引起的急性传染病。引发该病的新型冠状病毒在世界范围传播过程中基因组经过了多种变异,形成了多种变异毒株;不同毒株的传播力、致病性等生物学特性存在较大差异。在此仅学习该病的相关基础知识。

【疾病概要】

根据《新型冠状病毒感染诊疗方案（试行第十版）》，新型冠状病毒感染概要如下：

1. 病因病理　肺早期和较轻病变区见肺泡腔内浆液、纤维蛋白渗出以及透明膜形成，炎症细胞以单核细胞和淋巴细胞为主；肺泡隔毛细血管充血。随病变进展和加重，大量单核细胞／巨噬细胞和纤维蛋白充满肺泡腔；Ⅱ型肺泡上皮细胞增生、部分细胞脱落，可见多核巨细胞，偶见红染包涵体。易见肺血管炎、血栓形成（混合血栓、透明血栓），可见血栓栓塞。肺内各级支气管黏膜部分上皮脱落，腔内可见渗出物和黏液。小支气管和细支气管易见黏液栓形成。肺组织易见灶性出血，可见出血性梗死、细菌和／或真菌感染。部分肺泡过度充气、肺泡隔断裂或囊腔形成。病程较长的病例，见肺泡腔渗出物肉质变和肺间质纤维化。其他部位如脾、肺门淋巴结和骨髓，心脏和血管，肝和胆囊，肾，脑组织等也可有一定病理改变。

2. 流行病学　传染源主要是新型冠状病毒感染者，在潜伏期即有传染性，发病后 3d 内传染性最强。经呼吸道飞沫和密切接触传播是主要的传播途径。在相对封闭的环境中经气溶胶传播。接触被病毒污染的物品后也可造成感染。人群普遍易感。感染后或接种新型冠状病毒疫苗后可获得一定的免疫力。

3. 临床表现　以咽干、咽痛、咳嗽和发热为主要表现。部分患者可以鼻塞、流涕、嗅觉味觉减退或丧失、结膜炎、肌痛和腹泻等为主要表现。重症患者多在发病 1 周后出现呼吸困难和／或低氧血症，严重者可快速进展为急性呼吸窘迫综合征、脓毒症休克、难以纠正的代谢性酸中毒和出凝血功能障碍及多器官功能衰竭等。极少数患者还可有中枢神经系统受累及肢端缺血性坏死等表现。值得注意的是重型、危重型患者病程中可为中低热，甚至无明显发热。新型冠状病毒轻型感染以上呼吸道感染为主要临床表现，无肺炎表现。少数患者在感染新型冠状病毒后可无明显临床症状。多数患者预后良好，少数患者病情危重，多见于老年人、有慢性基础疾病者、晚期妊娠和围产期女性、肥胖人群。

新型冠状病毒感染的诊断原则：根据流行病学史、临床表现、实验室检查等综合分析作出诊断。新型冠状病毒核酸检测阳性为确诊的首要标准。影像表现只是临床表现的一个方面。根据病情，临床分为轻型、中型、重型、危重型四种。轻型患者影像无肺炎表现。

【影像表现】

胸部影像表现，早期呈现多发小斑片影及间质改变，以肺外带明显。进而发展为双肺多发磨玻璃影、浸润影，严重者可出现肺实变，胸腔积液少见（图 2-5-7）。多器官功能衰竭时，心功能不全患者可见心影增大和肺水肿。

CT 显示肺内病变清楚，应作为诊断该病的主要影像技术。

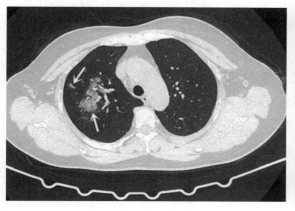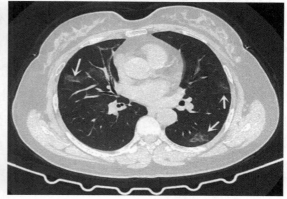

图 2-5-7　新型冠状病毒感染 CT 影像表现

双肺见多发大小不等的斑片状密度增高灶,部分呈毛玻璃样密度,右上肺见实变灶(↑)。

 知识拓展

影像检查中感染防控的措施

影像科工作人员在检查过程中与患者近距离接触,存在被病原体感染的风险,不同受检者之间也存在互相传染的风险。因此,要强化预防意识,认真学习传染病防控知识,掌握防控措施和方法,在工作中严格执行。

注意医患同防,在严格落实标准预防措施的基础上,根据疾病传播途径做好额外预防措施,避免发生交叉感染。在不影响检查操作和影像质量的前提下,应要求患者在检查过程中佩戴好一次性医用外科口罩等防护用品,按照传染病防控要求采取防护隔离措施,所有发热患者的检查都使用一次性垫单。合理安排患者检查时间,尽可能减少患者在放射检查场所和候诊区的停留时间。

检查室划分功能区,采取分区管理。有条件的情况下应采取设备隔离措施,使用专用检查设备,有遥控摆位功能的设备应采用遥控摆位,减少与发热患者的接触,检查室内空气和设备表面应定时消毒。

 知识拓展

标准预防和额外预防的定义,如何理解预防 院内感染的重要性?

标准预防是保护医患双方安全的重要措施,主要包括手卫生、正确使用个人防护用品、呼吸道卫生和咳嗽礼仪、诊疗设备及环境清洁消毒、患者安置、安全注射、医用织物洗涤和医疗废物管理等。额外预防是在标准预防基础上，针对感染性疾病病原学特点和传播途径，以阻断接触传播、飞沫传播或空气传播途径为目的，而采取的针对性综合防控措施。

上述新型冠状病毒感染的相关知识，充分说明全面、认真执行预防措施，对预防传染病在医院内扩散有十分重要的意义。影像专业技术人员要重视标准预防，不要等检查完了、接触过以后，发现受检者是传染病患者，才想起预防隔离措施，这非常可能导致不良的后果。

五、肺 脓 肿

肺脓肿是多种化脓性细菌所引起的肺组织破坏性疾病。早期肺实质呈化脓性肺炎，继之发生液化坏死形成脓肿。按病程及病变演变的不同而分为急性肺脓肿与慢性肺脓肿。

【疾病概要】

1. 病因病理　肺脓肿常见致病菌为金黄色葡萄球菌、肺炎双球菌及厌氧菌等，多为混合感染。肺脓肿的感染途径可为吸入性、血源性或附近器官感染的直接蔓延所致，吸入性最常见。

吸入性肺脓肿的化脓性细菌随分泌物或异物经支气管吸入后，首先引起肺部化脓性炎症，范围可大可小，大者可占据整个肺叶。1~2周后病灶中心发生坏死、液化形成脓肿，如脓肿与支气管相通，则脓液经支气管排出后形成空洞。病变多侵犯远端支气管，故易破入胸腔，引起胸腔积液、脓胸或脓气胸。

急性肺脓肿经抗炎治疗后一般4~6周可逐渐吸收，若脓肿引流不畅，治疗不及时有效，洞壁大量肉芽组织和纤维组织增生而转变为慢性肺脓肿。

2. 临床表现　急性肺脓肿起病急，有高热、寒战、咳嗽、胸痛等症状，发病1~2周后可咳出大量脓痰，厌氧菌感染者痰味较臭，有时痰中带血，全身中毒症状重，白细胞总数明显增高。慢性肺脓肿以咳嗽、咳脓痰、咯血为主，伴不规则发热、贫血消瘦，白细胞总数可无明显改变。

【影像表现】

1. X射线影像表现　病灶可单发或多发，多发者常见于血源性肺脓肿；早期呈肺内致密的团状影，其后形成厚壁空洞，内壁常较光整，底部常见气液平面。①急性肺脓肿：由于脓肿周围存在炎性浸润，空洞壁周围常见模糊的渗出影（图2-5-8）。

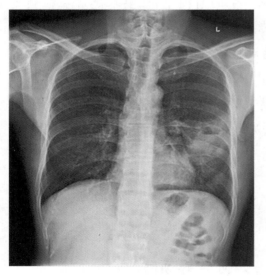

图2-5-8　急性肺脓肿X射线影像表现

左下肺可见一处厚壁空洞，边缘模糊，内见液平。

50

②慢性肺脓肿：脓肿周围炎性浸润吸收减少，空洞壁变薄，腔也缩小，周围有较多紊乱的条索状纤维病灶。

2. CT 影像表现　CT 对脓肿壁的显示优于 X 射线平片，能更早显示实变影中有无早期坏死液化灶。

（1）化脓性炎症阶段：大片均匀致密影，内可见低密度坏死、液化灶，可早期诊断肺脓肿。

（2）空洞形成阶段：圆形或类圆形厚壁空洞，内壁较光滑，外缘模糊，周围有大片实变影，空洞内可见气液平面（图 2-2-17c，图 2-5-9）。增强显示病灶内未坏死部分有不同程度强化，脓肿壁呈明显环状强化。

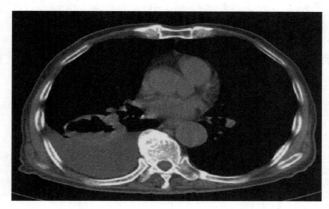

图 2-5-9　肺脓肿 CT 影像表现

右下肺可见一厚壁空洞，边缘清楚，内见液平，右侧可见胸腔积液。

（3）慢性肺脓肿阶段：空洞内外壁较光滑、清楚，洞内可有或无气液平面。空洞周围可有紊乱的条索状或斑片状影，邻近胸膜常有局限性增厚和粘连。

六、肺　结　核

肺结核是由结核分枝杆菌引起的一种常见的肺内慢性传染性疾病。

【疾病概要】

1. 病因病理　肺结核的基本病理改变为渗出、增殖和变质。渗出病变常发生在早期或机体免疫力低下，菌量多，毒力强或变态反应较强时，主要表现为浆液性或纤维素性肺泡炎；渗出物可完全吸收，也可转变为增殖性病变。当菌量少、毒力低或人体免疫力较强时则以增殖性病变为主，形成典型的结核性肉芽肿；当菌量大、毒力强、机体抵抗力低、变态反应明显或未适当治疗时，渗出、增殖病变常可发展为坏死性病变，肉眼下呈干酪样改变。

以上三种病变可同时存在，但常以某一种为主。当人体抵抗力增强或经正规抗结核药物治疗，细菌可逐渐被抑制、杀灭，病变通过吸收、纤维化或钙化等方式愈合；病变进展时,病灶可扩大、溶解、液化和形成空洞,并经支气管发生肺内播散,也可经血行播散至其他脏器。

2. 临床表现　肺结核常见临床症状有咳嗽、咳痰、咯血、胸痛,有的患者可有明显的全身中毒症状:低热、盗汗、乏力、食欲减退、明显消瘦等。痰检找到结核分枝杆菌、痰培养阳性或纤维支气管镜检查发现结核性病变是诊断肺结核的可靠依据。结核分枝杆菌素纯蛋白衍化物试验阳性也有助于诊断。

中华人民共和国卫生行业标准《结核病分类》(WS 196—2017)按照发病部位将结核病分为肺结核和肺外结核;将肺结核分为以下5种类型:

(1)原发型肺结核:原发型肺结核含原发综合征及胸内淋巴结结核。

(2)血行播散型肺结核:血行播散型肺结核含急性血行播散型肺结核(急性粟粒型肺结核),以及亚急性、慢性血行播散型肺结核。

(3)继发型肺结核:继发型肺结核含浸润性肺结核、纤维空洞性肺结核和干酪样肺炎等。

(4)气管、支气管结核:气管、支气管结核包括气管、支气管黏膜及黏膜下层的结核病。

(5)结核性胸膜炎:结核性胸膜炎含结核性干性胸膜炎、结核性渗出性胸膜炎、结核性脓胸。

【各型肺结核临床和影像表现】

（一）原发型肺结核

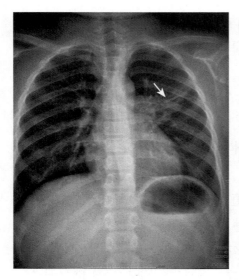

图 2-5-10　原发综合征 X 射线影像表现
左肺上叶片状密度增高影,边缘模糊,与增大的左肺门相连,呈哑铃状(↑)。

原发型肺结核为人体初次感染结核分枝杆菌所引起的肺结核病,最常见于儿童,少数见于青年。

1. X 射线影像表现

(1)原发综合征:原发病灶表现为云絮或斑片状模糊阴影,也可为肺叶或肺段范围内的实变影。结核性淋巴炎表现为肺门和/或纵隔淋巴结肿大,向同侧肺野内突出的致密影。原发病灶与肿大的肺门淋巴结之间有一条或数条条索状密度增高影,边缘模糊,是为结核性淋巴管炎。典型的原发综合征表现为原发病灶、淋巴管炎与肺门淋巴结三者之间形成哑铃状影(图 2-5-10),但此种典型征象临床不多见。

(2)胸内淋巴结结核:原发综合征中原发病灶的炎症改变一般较轻且易被吸收,而淋巴结炎吸收速度较缓慢,故当原发病灶完全吸收后,仅留肺门和/或纵隔淋巴结肿大,此称为胸内淋巴结结核,表现为肺门或纵隔向肺野内突出的圆形或类圆形致密影。其中,边缘模糊,周围有炎性渗出的为炎症型;炎症吸收被结缔组织包绕,边缘清楚的为结节型(图2-5-11)。

2. CT影像表现 CT可清晰显示肺内原发病灶、淋巴管炎和肿大的淋巴结,更易于显示肿大淋巴结的形态、大小、边缘及部位等,尤其是纵隔内淋巴结。CT增强扫描显示淋巴结内干酪性坏死部分不强化,边缘呈环形强化(图2-5-12)。

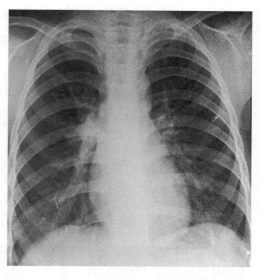

图2-5-11 胸内淋巴结结核
X射线影像表现
右肺门增大,边缘清楚。

(二)血行播散型肺结核

血行播散型肺结核是结核分枝杆菌侵入血液后播散至肺内所致,主要病变为增殖性结节。根据结核分枝杆菌侵入血行的途径、数量、次数和机体的反应,血行播散型肺结核分为急性粟粒性肺结核和亚急性或慢性血行播散型肺结核。

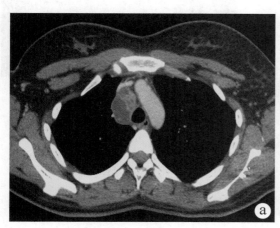
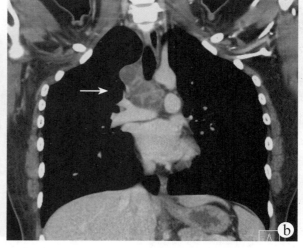

图2-5-12 胸内淋巴结结核CT影像表现

a. CT横轴位增强;b. 冠状位MPR;右上纵隔可见软组织密度影(↑),增强后呈环形强化影(↑),中间呈低密度液化区。

1. 急性粟粒性肺结核 急性粟粒性肺结核为大量结核分枝杆菌一次或短时间内数次侵入血液循环所致。大多起病急,中毒症状重,有高热、寒战、盗汗、乏力、咳嗽、咳痰、胸痛等。

(1)X射线影像表现:早期仅见肺纹理增强。约2周后出现广泛分布的粟粒大小结节状密度增高影,病变典型表现为三均匀征,即分布均匀、大小均匀(直径1~2mm)、密度均匀(图2-5-13)。由于病灶数量多且分布密集,两肺野可呈磨玻璃样改变。肺纹理被掩盖而不易辨别。

（2）CT影像表现：CT更易显示肺内粟粒状病灶，尤其是高分辨率CT能显示发病初期X射线不能显示的病灶。

2. 亚急性或慢性血行播散型肺结核　亚急性或慢性血行播散型肺结核为少量结核分枝杆菌较长时间内反复多次侵入血液循环所致。临床症状可不明显或有轻度结核中毒症状。

（1）X射线影像表现：病理改变多样而复杂，以增殖为主。病灶大小不一，从粟粒至直径1cm左右。密度不一，渗出密度浅淡，边缘模糊，增殖密度较高，边缘清楚，钙化密度更高，边缘锐利。分布不一，多分布在两肺中上肺野，即三不均匀征（图2-5-14）。

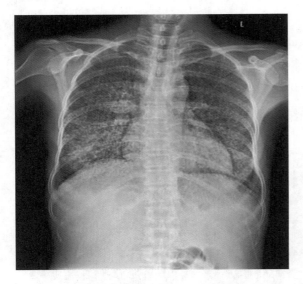

图2-5-13　急性粟粒性肺结核X射线
影像表现
两肺野分布均匀，大小均匀（1~2mm），
密度均匀的小结节状病变。

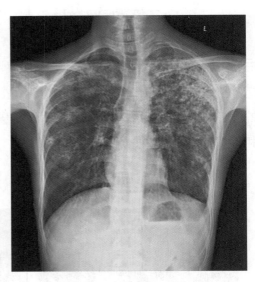

图2-5-14　亚急性及慢性血性播
散性肺结核X射线影像表现
两肺病灶大小不一，密度不均匀，分
布不均匀，以右上肺野分布为多。

（2）CT影像表现：显示病灶的分布、大小、密度比X射线平片敏感，易显示细小钙化。

（三）继发型肺结核

继发型肺结核为成年人肺结核中最常见类型，包括浸润性肺结核、纤维空洞性肺结核和干酪样肺炎。多为已静止的原发病灶的重新活动，即内源性，偶为外源性再度感染。肺内病变包括浸润病变、干酪病变、增殖病变、空洞病变、结核球以及纤维、钙化等多种不同性质的病变，多以一种或数种为主。影像表现与病变性质有关，X射线和CT影像表现特点类似。

1. X射线影像表现

（1）渗出浸润为主型：病灶大多呈斑片状或云絮状密度增高影，边缘模糊，好发于上叶尖后段（正位X射线胸片对应肺尖和锁骨下区）或下叶背段，以尖后段最多见。病灶可单发或多发,分布于一侧或两侧肺野(图2-5-15)。部分病灶内见密度减低区为病灶溶解、空洞形成的表现。空洞可为厚壁、薄壁和形态不规则的纤维性空洞,空洞周围可见斑片状、斑点状及条索状卫星病灶,有时可见空洞所致其他肺野的支气管播散灶,呈大小不等的斑片状或斑点状高密度影。

（2）增殖病变为主型:病灶呈斑点状或结节状宽度增高影,数量多少不一,大小不等,边缘较清晰,排列成梅花瓣或树芽状,为结核病的典型表现。

（3）干酪坏死为主型:此型包括干酪性肺炎和结核球。①干酪性肺炎:为大量结核分枝杆菌侵入肺组织而迅速引起的干酪样坏死性肺炎。一般发生于一个肺叶或肺段,呈高密度实变影,与大叶性肺炎相似,以上叶多见,有时密度不均匀,内可见形态不规则、大小不一的无壁空洞。有时同侧和/或对侧肺野可见支气管播散灶,呈斑片状或斑点状阴影。②结核球:是干酪性坏死病变被纤维组织包绕而形成的球形病灶,也可因空洞的引流支气管阻塞后被干酪物质充填所致。好发于上叶尖后段及下叶背段。多为单发,少数为多发,形态圆形或椭圆形,边缘清楚,大小多在2~3cm,密度较高且均匀(图2-5-16),其内的干酪物质可液化经支气管排出后形成空洞,多为厚壁空洞,有时可见环形或斑点状钙化邻近肺野可见卫星病灶。

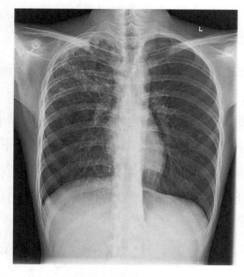

图2-5-15　浸润性肺结核X射线影像表现
右上肺野云絮状、条索状阴影,边缘模糊。

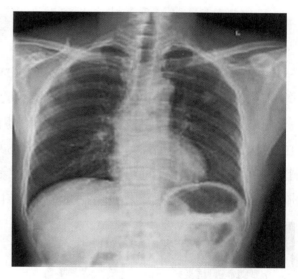

图2-5-16　结核球X射线影像表现
左上肺野一类圆形密度增高影,边缘清楚。

（4）空洞为主型:此型属于继发性肺结核晚期类型,由纤维厚壁空洞、广泛纤维性病变及支气管播散灶组成。由于广泛纤维化,使同侧肺门上提,肺纹理呈垂柳征,还可使同侧胸廓塌陷,肋间隙变窄,纵隔牵拉向患侧移位。邻近肺野出现代偿性肺气肿表现。合并胸膜增厚、粘连(图2-5-17)。

2. CT影像表现

（1）渗出浸润为主型:表现为不规则结节状或斑片状密度增高灶,边缘较模糊,密度不甚均匀,有时病灶内可见小空洞。浸润性病变常与纤维化并存,可伴有邻近的支气管扩张,有时也可见局限性肺气肿表现。

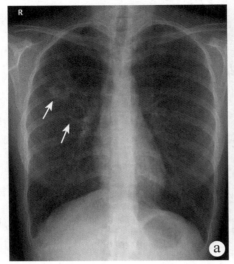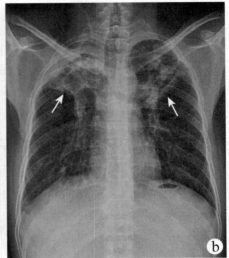

图 2-5-17　结核性空洞 X 射线影像表现

a. 右上肺可见片状密度增高,边缘模糊,其内可见两个薄壁空洞
(↑);b. 两上肺斑片状及条索状影(↑),右上肺可见多发小空洞,
邻近胸膜增厚,两肺门上提,两下肺纹理呈垂柳状。

(2)增殖病变为主型:增殖性病灶 CT 扫描表现为多发密度较高的结节,分布不均匀,边缘较清楚,病灶内或周围可见不规则钙化灶,可见图 2-2-5b。

(3)干酪坏死为主型:表现为上肺大叶性实变,其内密度不均匀可见多个小空洞,呈虫蚀状,下肺常可见沿支气管分布的播散病灶。结核球呈圆形或类圆形,多数密度不均,其内常可见钙化,有时可见小空洞影;边缘清楚,部分可呈浅分叶状,少数可见毛刺征或胸膜凹陷征,周围常可见卫星病灶,可见图 2-2-18f;增强扫描时病灶不强化或仅出现边缘环形强化。

(4)空洞为主型:可为薄壁或厚壁空洞,洞内很少有液平,空洞周围有较多的索条状致密影,常见钙化(图 2-5-18)。支气管血管束粗粗、扭曲,可伴有支气管扩张。病变同侧和对侧可见新旧不一的结节状支气管播散病灶,多呈增殖性病变表现,典型者 CT 影像表现为树芽状。

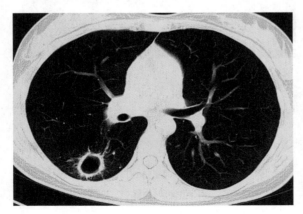

图 2-5-18　结核性空洞 CT 影像表现

CT 肺窗在右上肺后段见类圆形的薄壁空洞,内壁光滑,外缘毛糙。

(四)气管、支气管结核

该型肺结核 X 射线胸片和 CT 影像表现复杂多样,与支气管、肺、胸膜和纵隔病变密切相关。以下征象常提示诊断：①出现变化较快的肺不张、局灶性肺气肿。②一侧或两侧反复出现支气管播散灶。③时大时小的张力性空洞或空洞内有小气液面。④肺内无明显病灶，但痰抗酸染色阳性。⑤支气管壁增厚的范围较长，或者出现多部位的支气管损害，管腔狭窄、扭曲、变形。病变支气管周围无明显软组织块。疑似诊断的患者经纤维支气管镜采样做组织、细胞学检查是该型结核最重要的诊断手段。

（五）结核性胸膜炎

结核性胸膜炎是结核分枝杆菌及其代谢产物进入高敏感状态的胸膜腔引起的胸膜炎症，多见于儿童和青少年，分为干性和渗出性结核性胸膜炎、结核性脓胸。干性胸膜炎主要表现为胸痛，病变进展则出现胸腔积液即渗出性胸膜炎；渗出性胸膜炎起病急、高热，伴有明显全身中毒症状，积液量大时可有气急和呼吸困难等表现。结核性脓胸吸收缓慢，病史较长。

1. 干性结核性胸膜炎　干性结核性胸膜炎尚未产生明显渗出液，影像表现常呈阴性。

2. 渗出性结核性胸膜炎　渗出性结核性胸膜炎有明显渗出液产生，多为单侧，液体一般为浆液或血液，可游离或被包裹。影像表现为胸腔积液的征象。

3. 结核性脓胸　结核性脓胸主要表现是胸膜肥厚、粘连、钙化，胸膜腔干酪样物较稠厚、密度较高，吸收缓慢或吸收不完全，可见图 2-2-16b。

【鉴别诊断】

1. 原发病灶与大叶性肺炎鉴别　原发病灶范围较小，伴同侧肺门淋巴结增大；大叶性肺炎范围较大，可为一个肺叶或肺段，肺门淋巴结一般不大。

2. 胸内淋巴结结核与恶性淋巴瘤鉴别　二者均有肺门淋巴结增大，但胸内淋巴结结核为一侧肺门淋巴结增大，而恶性淋巴瘤常为两侧肺门淋巴结增大。

3. 干酪性肺炎与大叶性肺炎鉴别　干酪性肺炎密度较高，且不均匀，内可见虫蚀状空洞，同侧或对侧肺野可见支气管播散灶。大叶性肺炎密度均匀，无支气管播散灶，可见空气支气管征。

总之，肺结核的诊断需根据病史、体检、实验室检查、痰菌检查、痰培养及影像检查综合分析。

 知识拓展

肺结核的传播途径是什么？放射科工作人员如何
预防肺结核在医院内传播？

肺结核的主要传播途径包括呼吸道传播、消化道传播、母婴传播。肺结核的预防首先需要在新生儿、婴幼儿接种卡介苗，但卡介苗不能百分之百地预防结核病的感染，日常生活和工作中需要加强营养，增强体质，提高免疫力。医院影像科检查肺结核患者较多，存在传染风险。技术人员与肺结核患者接触,需要戴手套和口罩,尽可能地与患者保持适当的距离,检查机房注意通风,设备表面和室内空气应定时消毒。

七、肺 肿 瘤

 导入情景

患者,男性,57 岁。患者有吸烟史 30 年,咳嗽逐渐加重 2 个月,痰带血丝 2d 来诊。临床查体无明显异常。

请思考:
该患者首选哪种影像检查?

肺肿瘤分原发性与转移性两大类。原发性肺肿瘤又分良性和恶性,恶性者占绝大多数,其中 98% 为原发性支气管肺癌,少数为肺肉瘤及类癌等。

(一)原发性支气管肺癌

原发性支气管肺癌指起源于支气管、细支气管肺泡上皮及腺上皮的恶性肿瘤,通常简称为肺癌,发病率呈逐年增高趋势。患者死亡率较高。既往临床发现的肺癌多属中、晚期,现在随着 CT 技术广泛应用和人们健康意识提高,特别是低剂量 CT 肺癌筛查技术的应用,越来越多早期肺癌被检出。吸烟仍是公认的主要致病因素,其他因素包括大气污染、遗传等。

【疾病概要】

1. 病因病理 原发性支气管肺癌根据肺癌的发病部位,分为中央型、周围型和弥漫型。病理组织学将肺癌分为鳞状上皮癌(鳞癌)、腺癌、鳞腺癌、大细胞癌、小细胞癌、类癌等。

中央型肺癌指发生于主支气管、叶支气管、段支气管的肺癌,以鳞状上皮癌多见;根据生长方式分为管内型、管外型和管壁型,可单独或同时存在。肿瘤向支气管腔内生长使管腔狭窄或阻塞,引起阻塞性肺气肿、阻塞性肺不张或阻塞性肺炎,即所谓三阻症。

周围型肺癌指发生于肺段以下支气管的肺癌,组织学类型以肺腺癌最为多见,也见于鳞癌、小细胞癌、大细胞癌及类癌。直径 <3cm 无转移者定义为早期肺癌。肿瘤内可形成瘢痕或坏死,坏死物经支气管排出后形成空洞者称为空洞型肺癌。肺上沟瘤特指发生在肺尖部的周围型肺癌,又称为肺尖癌。

弥漫型肺癌指肿瘤在肺内弥漫性分布,以肺腺癌多见。其中,多发结节型为癌组织沿淋巴管蔓延,呈多发粟粒结节灶;肺炎型为癌组织沿肺泡壁蔓延,呈一叶或多叶肺炎样实变。

2. 临床表现 肺癌早期多无症状。发展到一定阶段可出现咯血、刺激性咳嗽和胸痛等。间断性痰中带少量鲜血是肺癌的重要临床表现。部分患者可无任何临床症状而在胸部影像检查时偶然发现。当肿瘤发生转移后，出现相应的临床症状和体征。

【影像表现】

1. X射线影像表现

（1）中央型肺癌

1）直接征象：癌灶较小时X射线片可无任何异常发现，或者仅有肺门轻度增大、结构不清。随着肿瘤的增大显示为肺门区不规则高密度肿块影，为中央型肺癌的直接征象。

2）间接征象：主要是癌组织引起支气管阻塞的征象。①阻塞性肺气肿：可为中央型肺癌最早的间接征象，是癌灶局限于支气管内或支气管壁轻度增厚所致。表现为一个肺叶或肺段的体积增大，肺野透亮度增高，肺纹理稀疏，纵隔、膈移位，纵隔摆动等征象。②阻塞性肺不张：是癌灶完全阻塞支气管所致。表现为肺叶体积缩小，密度增高，纵隔、膈、叶间裂向患侧移位。当右肺上叶不张时，肺叶体积缩小，水平裂向上向内移位，凹面向下，与肺门肿块的下缘相连，称为反S征或横S征（图2-5-19）。③阻塞性肺炎：阻塞肺叶相应的部位可见斑片状密度增高影。特点为抗炎治疗吸收缓慢或不易吸收，且在同一部位反复出现。

（2）周围型肺癌

1）早期征象：直径3cm以下，呈密度不均、边缘较模糊的结节状或小片状阴影，其中部分病灶内部可见小的透亮区，称为空泡征。

2）肺野肿块：肺野肿块是周围型肺癌的直接征象。直径3~5cm或更大，形态为圆形、椭圆形或不规则形。肿块密度较均匀、密实，也可形成癌性空洞，特点为单发、厚壁、偏心性、内壁凹凸不平、无明显气液平面。肿块边缘可呈凹凸不平的分叶征或长短不一的毛刺征。侵犯胸膜可引起胸膜凹陷征，可见图2-2-8b和图2-5-20。

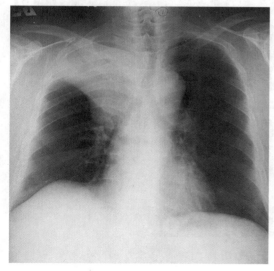

图2-5-19 中央型肺癌X射线影像表现 右肺门肿块与右肺上叶不张形成反S征。

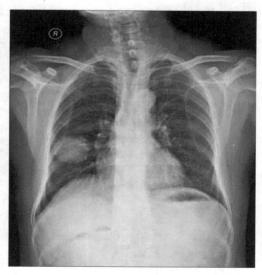

图2-5-20 周围型肺癌X射线影像表现 右下肺野一类圆形肿块，表现周围型肺癌的特征。

（3）弥漫型肺癌：①早期表现为孤立结节或肺炎样浸润影,易误诊为周围型肺癌或肺炎。②晚期表现为两肺弥漫分布粟粒状、结节状及斑片状阴影,病变大小不等、分布不均、以两肺中、下肺野为主。

2. CT 影像表现　由于 CT 影像具有密度分辨力高,断面影像无重叠,能检出微小的早期病变,能发现纵隔肿大的淋巴结,能确定肿瘤侵犯胸膜的范围,能确定肿瘤与周围大血管的关系等诸多优点,故 CT 在肺癌的诊断中发挥了重要作用,在肺癌的早期诊断、临床分期、临床治疗效果观察等方面有重要的价值。

（1）中央型肺癌

1）直接征象：当肿瘤局限于支气管内时,薄层 CT 或高分辨率 CT 可见支气管管壁不规则增厚及腔内、外结节,引起支气管狭窄甚至截断,范围较局限,管腔形态不规则,狭窄段常呈楔形。当病变进展时可见肺门肿块,CT 多平面重组及三维容积重组能够显示肿瘤的部位、范围及狭窄支气管远端的情况（图 2-5-21）。

2）间接征象：阻塞性肺气肿表现为病变肺叶或肺段对应部位的密度减低区；阻塞性

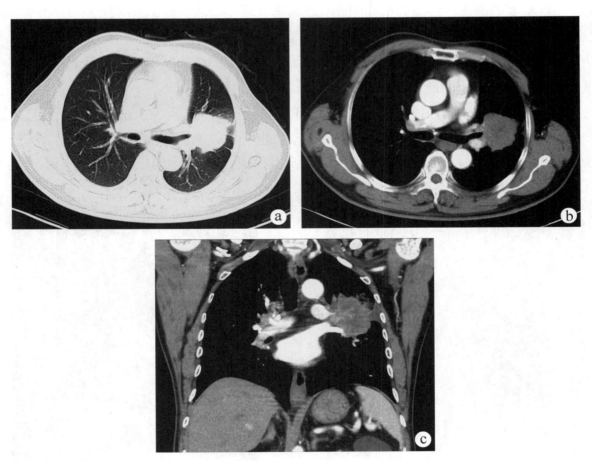

图 2-5-21　左上肺中央型肺癌 CT 影像表现

a. CT 平扫肺窗示左肺门不规则肿块影,左上叶支气管局部截断；b. CT 增强扫描示左肺门肿块不均匀强化,其内可见小片状无强化坏死区；c. CT 增强扫描冠状位重组像示左肺门肿块不均匀强化,外侧可见与胸膜粘连。

肺炎表现为小片状、肺段或肺叶实变影,肺体积常略有缩小,可合并支气管血管束增粗、模糊;阻塞性肺不张可见肺门区肿块突出于肺不张的外缘,可见图2-2-13。增强扫描可见肺不张内的肿块轮廓,且可显示不张的肺内有条状或结节状低密度影,为"支气管腔内黏液征"。阻塞性支气管扩张可表现为柱状或带状略高密度的"指套征"。

3)转移征象:胸内淋巴结转移引起肺门及纵隔淋巴结肿大,增强扫描显示更为明显,可显示邻近结构的侵犯,如肺静脉、上腔静脉内瘤栓等。

（2）周围型肺癌

1)瘤体的形态:多为圆形、椭圆形、不规则形。较大肿瘤分叶征常见,表现为肿块边缘凹凸不平,多为深分叶,可见图2-2-18a~图2-2-18d、图2-5-22。

2)瘤体的密度:根据密度不同早期周围型肺癌结节分为实性结节、磨玻璃样密度结节和磨玻璃样密度与实性密度混合结节三种。所谓磨玻璃样密度指结节病灶的全部或大部分区域的密度浅淡似磨玻璃样,病变内可见血管影,边缘多较清楚,2cm以下肺癌多见。肺癌结节灶内可见直径<5mm的小透亮区,称为空泡征。CT易显示肿瘤空洞及钙化,空洞多不规则,呈偏心性厚壁,内壁凹凸不平,可有壁结节,钙化多为斑片状或结节状,可见图2-2-17d。

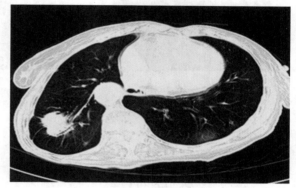

图2-5-22　右肺周围型肺癌CT影像表现（肺窗）

右肺不规则肿块,可见分叶征、毛刺征。

3)瘤体的边缘与邻近结构:多数肿瘤边缘毛糙有毛刺征,表现为结节或肿块边缘较短细、僵直呈放射状的细线影。肿瘤侵犯胸膜,与胸膜之间形成扇形或三角形影,在胸膜陷入的部位可形成明显凹陷称为胸膜凹陷征。肿瘤周围的血管向其聚集,有的血管在肿瘤边缘中断,有的穿过肿瘤,称为血管集束征。

多排螺旋CT的影像后处理功能使肺内小结节的恶性征象显示清楚,有利于病变早期诊断（图2-5-23）。

（3）弥漫型肺癌:常见两种表现。①两肺弥漫分布的大小不等小结节或小斑片影,内可有小泡状透亮区,为小泡征或空泡征。②肺叶、肺段分布的多发实变影,可见空气支气管征,是肺泡实变而支气管内仍有气体所致。由于肿瘤侵犯及肺间质异常,含气支气管不规则狭窄、扭曲、僵硬、细小分支消失截断。增强扫描可在实变影中出现强化血管,称为血管造影征。

【鉴别诊断】

周围型肺癌肿块需与肺良性肿瘤、错构瘤、结核球及肺炎性假瘤鉴别。周围型肺癌边缘不规则,可见毛刺、分叶,可出现偏心空洞、空泡征、胸膜凹陷征及血管聚集征等改变。肺错构瘤边缘光滑清楚,有"爆米花样"钙化。结核球好发于上肺野,边缘光滑清楚,直径

一般 <3cm，周围可见卫星病灶。炎性假瘤密度高而不均匀，边缘清楚，周围可见粗长条索影，无分叶征，可有跨叶现象。

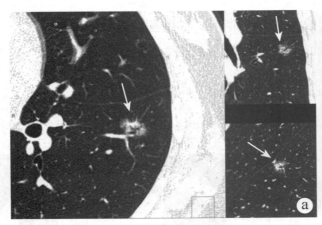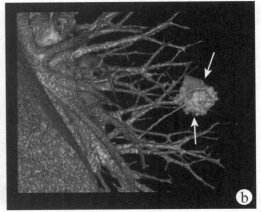

图 2-5-23　高分辨率 CT 显示肺癌小结节

a. 多平面重组显示肺癌小结节的形态、内部结构及其与血管、叶间胸膜的关系显示清楚（↑）；b. 容积重组影像显示肺癌小结节灶与血管的关系直观、清楚（↑）。

（二）继发性肺肿瘤

肺外其他部位的恶性肿瘤细胞经血行、淋巴或直接蔓延等途径到达肺，形成转移瘤。

【疾病概要】

1. 病因病理　肺转移瘤以血行转移最为常见。瘤栓浸润并穿过肺小动脉及毛细血管壁，在周围间质及肺泡内生长，形成肺转移瘤。淋巴道转移是肿瘤细胞穿过血管壁侵入周围淋巴管，形成多发的小结节病灶，常发生于支气管血管周围间质、小叶间隔及胸膜下间质，并通过淋巴管在肺内播散。肿瘤直接侵犯肺组织多见于胸膜、胸壁及纵隔的恶性肿瘤。

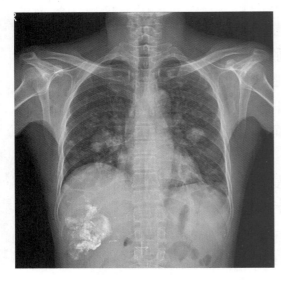

图 2-5-24　双肺多发转移瘤 X 射线影像表现

正位 X 射线胸片示双肺多发类圆形大小不一的转移灶；右上腹可见片状致密影，为肝癌介入栓塞术后表现。

2. 临床表现　初期可无任何症状，其后可表现为咳嗽、呼吸困难、胸闷、咯血和胸痛等。多数患者先有原发肿瘤的临床症状及体征，但也可缺乏原发肿瘤的临床表现。

【影像表现】

1. X 射线影像表现

（1）血行转移：血行转移较多见。典型表现为两肺弥漫分布、大小不等的结节或肿块影，边缘光滑清楚，两肺中下肺野多见，可见图 2-2-8c 和图 2-5-24；也可呈单发结节或粟粒状影。

（2）淋巴转移：可单独存在或与血行转移并存。肺门、纵隔淋巴结肿大，肺野内出现细线状、网状及小结节状影。

2. CT 影像表现　CT 较 X 射线检查更易于发现细小结节。

（1）血行转移：两肺随机分布的大小不等的结节或肿块，边缘光滑清楚，密度多均匀，少数可出现空洞及钙化，钙化多见于成骨肉瘤肺转移（图 2-2-18e）。

（2）淋巴转移：淋巴转移表现为沿淋巴管分布的结节，支气管血管束增粗，边缘有结节状突起，小叶间隔增厚呈串珠状改变或不规则增粗，小叶中心有结节灶，并有胸膜下结节，可合并胸腔积液，多有肺门纵隔淋巴结肿大。

【诊断与鉴别诊断】

结合原发肿瘤病史，肺内多发转移瘤容易诊断。如为肺内单发转移瘤，且原发肿瘤又不明确时，则诊断具有一定困难，应结合病史，详细检查各脏器有无异常和进行血液肿瘤标志物检查，必要时可行肺部肿块穿刺活检以明确诊断。

【附】低剂量 CT 肺癌筛查

低剂量螺旋 CT（low-dose spiral computed tomography，LDCT）扫描技术指在不影响成像精度的情况下，最大程度降低辐射剂量的 CT 扫描方式。由于肺部组织具有良好的天然对比和较低的 X 射线吸收率，被作为 CT 低剂量扫描的首选。多数研究已证实，低剂量螺旋 CT 能够满足胸部 CT 平扫的诊断要求，在疾病的检出和定性方面已能和常规剂量 CT 扫描一致。目前 低剂量螺旋 CT 最常用于胸部体检和肺癌筛查，另外肺部炎性病变、肺气肿、肺癌等肺内病变的随访；肺转移瘤、胸部外伤、特殊人群的肺部检查（婴幼儿、儿童、老年人）等都可以考虑采用低剂量检查。

肺结节是早期肺癌的主要表现形式，肺结节的早期检出对肺癌的早期诊断、治疗有非常重要的价值（图 2-5-25）。既往肺癌普查主要依靠 X 射线胸片，其敏感性远不如 CT。研究表明，低剂量 CT 的肺结节检出率与结节的大小有关。当结节直径 >5mm 时与常规剂量 CT 之间无明显差异，当肺结节直径≤3mm 的检出率较常规剂量低。并且由于肺低剂量 CT 的高敏感性也会导致过度诊断及假阳性的发生。与 CT 常规剂量扫描相比，低剂量 CT 影像同样能显示结节病灶的大小、形态、边缘以及与周围组织结构的关系。其发现病变及观察病变细节能力与常规剂量扫描比较，差异不明显。总体来说，采用低剂量 CT 进行肺癌普查既满足了影像的诊断要求，又降低了 X 射线的辐射剂量。

专家推荐肺癌高危人群进行低剂量螺旋 CT 筛查，建议我国将肺癌高危人群定义为：

1. 年龄 50~75 岁。

2. 至少合并以下一项危险因素　①吸烟 20 包 / 年，其中也包括曾经吸烟，但戒烟时间不足 15 年者；②被动吸烟者；③有职业暴露史（石棉、铍、铀、氡等接触者）；④有恶性肿瘤病史或肺癌家族史；⑤有慢性阻塞性肺病或弥漫性肺纤维化病史。

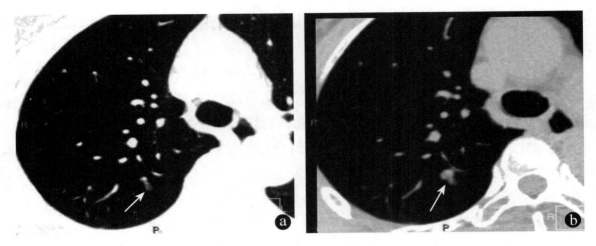

图 2-5-25　肺内微小结节筛查与随访比较

a. 为患者首次低剂量螺旋 CT 筛查,右肺上叶见一小结节(↑);b. 10 个月后低剂量螺旋 CT 复查,发现右肺上叶小结节增大(↑),手术证实为肺腺癌。

第六节　纵隔肿瘤及囊肿

纵隔肿瘤指原发于纵隔的肿瘤。种类繁多,且好发部位有一定的规律,如前纵隔肿瘤中胸骨后甲状腺位于前纵隔上部,胸腺瘤和畸胎瘤位于前纵隔中部;中纵隔肿瘤中以淋巴瘤最多见,位于中纵隔上中部;后纵隔肿瘤中以神经源性肿瘤最多见。

纵隔肿瘤共同表现为纵隔内肿块性病变,向一侧或两侧突出,需与肺内肿块鉴别(表 2-6-1)。

表 2-6-1　纵隔肿瘤与肺内肿瘤的鉴别

鉴别内容	肺肿瘤	纵隔肿瘤
肿瘤中心	位于肺内	位于纵隔内
肿瘤最大径线	在肺内	位于纵隔内
与纵隔边缘交角	呈锐角	呈钝角
肺的继发改变	多见	少见
透视下深呼吸	随呼吸上下移动	不随呼吸移动
透视下转动体位	可与纵隔分开	不与纵隔分开

纵隔肿瘤临床表现因肿瘤大小、部位和良、恶性不同而异。病灶较小时无明显症状,或者仅有胸骨后不适及隐痛。生长在前、后纵隔内的肿瘤有的很大时才出现症状。恶性肿瘤生长迅速短期内出现症状。

纵隔肿瘤的临床表现以压迫症状为主。常见表现:①上腔静脉受压,主要表现为头、颈、上肢水肿,颈静脉怒张,多为恶性病变引起,以淋巴瘤及转移瘤多见。②气管受压,可出现刺激性咳嗽、窒息，多见于胸内甲状腺、胸腺瘤、淋巴瘤。③食管受压，吞咽困难，多见于转移瘤及后纵隔肿瘤。④神经受压，多提示恶性病变，预后不良。喉返神经受侵，出现声音嘶哑；迷走神经受侵，出现心率减慢、恶心、呕吐；交感神经受侵，出现霍纳综合征；肋间神经受侵，出现放射性疼痛；膈神经受侵，出现呃逆、膈麻痹、膈矛盾运动等。

一、胸内甲状腺肿

【疾病概要】

1. 病因病理　胸内甲状腺肿包括胸骨后甲状腺及先天性迷走甲状腺。胸骨后甲状腺，较多见，为颈部甲状腺向胸骨后的延伸，与颈部甲状腺相连。病变一般位于气管前方，病理上为甲状腺增生肿大，可并发甲状腺囊肿、甲状腺瘤等，多为良性。

2. 临床症状　胸内甲状腺肿多见于 40 岁以上女性，可无症状，体检时发现颈部肿物随吞咽而上下移动；较大时可压迫邻近结构出现相应症状；可扪及肿大甲状腺。

【影像表现】

1. X 射线影像表现　影像表现为上纵隔影增宽，向一侧（右侧多见）或两侧突出，肿块与颈部甲状腺相连，侧位显示胸骨后软组织影。气管受压、移位，多向对侧及后方移位（图 2-6-1）。透视下肿块随吞咽动作而上下移动。

2. CT 影像表现　肿瘤大多位于气管前方和侧方，邻近结构受压移位。CT 冠、矢状面重建可显示肿瘤与颈部甲状腺组织直接或间接相连。肿瘤多为稍高密度，常可见囊变、坏死、钙化等（图 2-6-2）。增强扫描实质部分呈持续性明显强化。

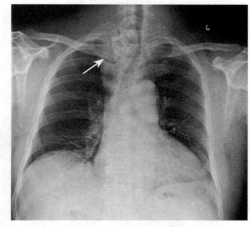

图 2-6-1　胸内甲状腺肿
X 射线影像表现

右上纵隔影增宽，气管受压向对侧移位（↑）。

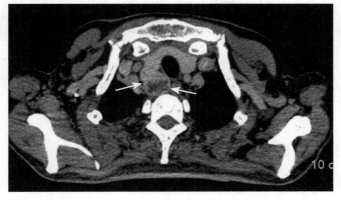

图 2-6-2　胸内甲状腺肿 CT 影像表现
甲状腺增大进入上纵隔，右叶增大为著、密度不均匀（↑）。

二、胸 腺 瘤

【疾病概要】

1. 病因病理　前纵隔肿瘤中最常见的肿瘤。起源于未退化的胸腺组织,多见于成年人。组织学上胸腺瘤分为侵袭性和非侵袭性。非侵袭性胸腺瘤圆形或椭圆形,边缘光滑。侵袭性胸腺瘤边缘不规则,包膜不完整,可向邻近结构侵犯,如胸膜、心包及纵隔淋巴结等。

2. 临床表现　体积较小时可无明显症状。体积增大后出现压迫症状,表现为胸痛、胸闷、咳嗽及胸前部不适。30%~50% 胸腺瘤患者出现重症肌无力,而重症肌无力患者中约有 15% 有胸腺瘤。

【影像表现】

1. X 射线影像表现　肿瘤多位于前纵隔中上部,心脏与升主动脉交界处。正位 X 射线胸片上可见纵隔影增宽,向一侧或两侧突出,形状呈圆形、椭圆形或分叶状(图 2-6-3)。侧位可见前纵隔内肿块影。

2. CT 影像表现　胸腺瘤通常为实性肿块,少数可有钙化,肿瘤囊变可有囊状低密度区。侵袭性胸腺瘤呈浸润性生长,边缘不规则,与邻近器官间的脂肪间隙消失,侵犯胸膜可见胸膜多发结节及胸腔积液(图 2-6-4)。增强扫描肿瘤实性部分呈中度均匀强化,坏死囊变区不强化。

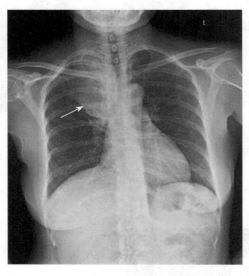

图 2-6-3　胸腺瘤 X 射线影像表现
右上纵隔影增宽,向右肺野突出
(↑)。

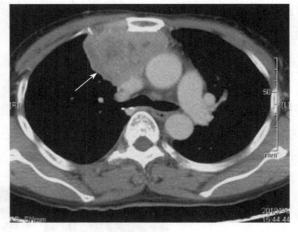

图 2-6-4　胸腺瘤 CT 影像表现
升主动脉右前方一不规则肿块影(↑),
内可见囊状低密度影。

三、畸 胎 瘤

【疾病概要】

1. 病因病理　畸胎瘤是纵隔内常见肿瘤。肿瘤组织学归属于生殖细胞瘤,系胚胎期第

3对鳃弓发育异常,部分多潜能组织、细胞迷走脱落,并随着心血管的发育进入胸腔形成肿瘤。

病理上分两类,一类是囊性畸胎瘤,即皮样囊肿,均为良性,呈单房或多房含液囊性肿物;另一类是实性畸胎瘤,组织学上含3个胚层,结构复杂,有良、恶性之分,可存在于人体各部位的组织结构内。畸胎瘤内可含有皮脂样物质、脂肪、牙齿、骨和软骨等成分是该肿瘤的重要特征。

2. 临床表现 畸胎瘤虽在胎儿期发病,但多在成年后才发现。体积较小时可无明显症状。体积增大后出现压迫症状。发生支气管瘘时,出现咳嗽、咯血,典型者可咳出毛发、钙化物等。

【影像表现】

1. X射线影像表现 畸胎瘤多见于前纵隔中部,圆形、椭圆形或分叶状,轮廓一般光滑清楚,合并感染时边缘毛糙。肿块密度常不均匀,瘤内出现骨骼及牙齿影,为畸胎瘤特征性表现。

2. CT影像表现 皮样囊肿表现为圆形、椭圆形单房或多房厚壁囊肿,CT可明确显示囊壁厚度,囊内呈均匀一致的液性密度,也可有脂肪成分,囊壁可有蛋壳状钙化(图2-6-5)。实性畸胎瘤呈混杂密度,瘤内出现脂肪、牙齿、骨骼和钙化是特征性表现(图2-6-6)。增强扫描实性部分及囊壁不同程度强化,囊性及脂肪不强化。若出现一过性显著强化提示恶性。

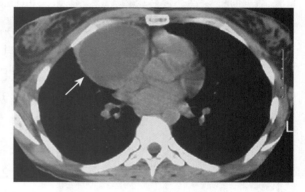

图2-6-5 皮样囊肿CT影像表现
前纵隔圆形低密度灶,囊内呈均匀一致液性密度(↑)。

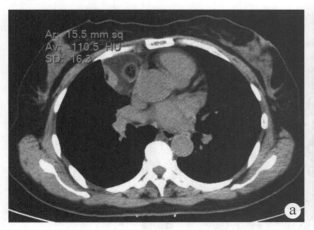
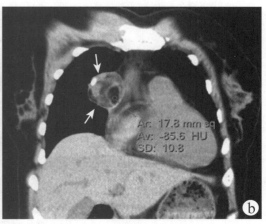

图2-6-6 畸胎瘤CT影像表现

a. 轴位;b. 冠状位MPR。前纵隔心脏右前类圆形混杂密度肿块(↑),边缘见钙化,内含脂肪密度影(感兴趣区)CT值−110~−85HU。

四、淋 巴 瘤

【疾病概要】

1. 病因病理　淋巴瘤是起源于淋巴结或结外淋巴组织的恶性肿瘤,可发生于全身各部位,纵隔只是该病较常见的发病部位之一。病理分为霍奇金淋巴瘤(约30%)和非霍奇金淋巴瘤(约70%)两大类,二者还可再分为许多亚型。霍奇金淋巴瘤,以侵犯淋巴结为主,结外少见,常从颈部淋巴结肿大开始,向邻近淋巴结扩散。非霍奇金淋巴瘤,常呈跳跃式,病变广泛,淋巴结外器官易受累。

2. 临床表现　多见于青少年,早期常无症状,仅触及浅表淋巴结增大,中晚期可出现发热、乏力、贫血、消瘦,气管、食管和上腔静脉受压则出现相应症状,常伴肝脾肿大。

【影像表现】

1. X射线影像表现　霍奇金淋巴瘤和非霍奇金淋巴瘤都同时侵犯纵隔和肺门淋巴结,表现为纵隔向两侧增宽,以上纵隔为主,边缘清楚,呈分叶状,气管及大支气管受压变窄(图2-6-7)。侧位可见肿块影但边缘欠清。

2. CT影像表现　CT易于显示纵隔各区肿大的淋巴结及其大小。表现为纵隔内多发淋巴结肿大,可融合成团块,也可以分散存在。较大肿瘤中心可发生坏死,但很少出现钙化,纵隔结构可受压移位。增强扫描肿大的淋巴结有轻中度强化,可有胸腔积液、心包积液、胸膜结节等肿瘤侵犯征象(图2-6-8)。

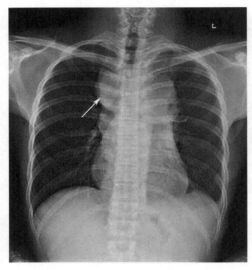

图2-6-7　恶性淋巴瘤X射线
影像表现

两上纵隔影增宽,气管受压(↑)。

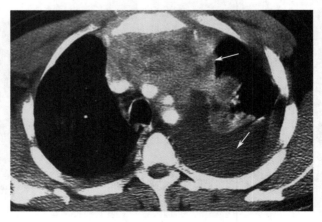

图2-6-8　恶性淋巴瘤CT影像表现

前、中纵隔多个淋巴结肿大融合成块(↑),左侧胸腔积液(↑)。

五、神经源性肿瘤

【疾病概要】

1. 病因病理　常见的纵隔肿瘤,绝大多数位于后纵隔椎旁间隙。分为良性和恶性。良性肿瘤有神经鞘瘤、神经纤维瘤和节细胞神经瘤。恶性肿瘤包括恶性神经鞘瘤、神经节母细胞瘤、交感神经母细胞瘤。

2. 临床表现　多无明显症状,体检时偶然发现,肿瘤较大时可出现压迫症状,如胸痛、肩背疼痛等。

【影像表现】

1. X射线影像表现　肿瘤多位于后纵隔脊柱旁,呈圆形、椭圆形或哑铃状,向一侧纵隔突出,边缘光滑。侧位可见肿瘤后缘与脊柱重叠,椎间孔扩大,邻近骨质有吸收或破坏(图2-6-9)。

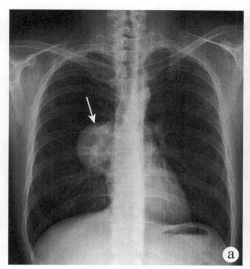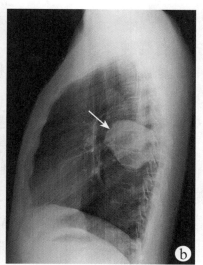

图2-6-9　神经源性肿瘤X射线影像表现

a. 肿瘤呈圆形突向右侧肺野(↑),边缘光滑;b. 侧位片肿瘤与脊柱重叠(↑)。

2. CT影像表现　肿瘤多发于后纵隔脊柱旁,圆形或椭圆形,密度较均匀。良性者边缘光滑锐利,可压迫邻近骨质造成骨质吸收,压迹光整。恶性者呈浸润性生长,边界不清,密度不均匀。病变侵犯椎管内外时,可清楚显示肿瘤呈哑铃状(图2-6-10)。增强扫描肿瘤呈轻中度强化。

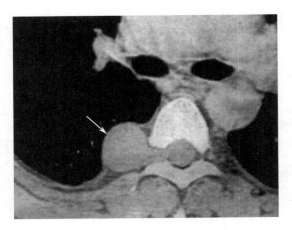

图 2-6-10　神经源性肿瘤 CT 影像表现

右侧后纵隔脊柱旁一软组织肿块,与椎管内肿块通过椎间
孔相连,病灶呈哑铃状(↑),相应椎间孔扩大。

六、纵隔囊肿

(一)支气管囊肿

支气管囊肿是胚胎时期支气管胚芽迷走至纵隔伴发育异常所致。

【疾病概要】

病理上囊壁结构与支气管壁相似,囊壁可有钙化。

临床上多无症状,常在体检时偶然发现,如与气管相通,常伴继发感染,可出现咳嗽、胸痛、咯血。囊肿较大时可出现压迫症状,如气急、喘鸣,幼儿可出现阻塞性肺气肿。

【影像表现】

1. X 射线影像表现　多位于中纵隔中上部,与气管、支气管及纵隔内大血管关系密切,也可发生于纵隔其他各部。呈类圆形均匀致密影,亦可呈分叶状,少数囊肿壁可有钙化。

2. CT 影像表现　紧邻气管或支气管,边缘光滑锐利。密度与其内容物性质密切相关:浆液性囊肿 CT 值为 0~20Hu,黏液性囊肿一般为 30~40Hu,合并感染或囊内出血,则在 30Hu 以上。囊肿如果与支气管相通,则可见气体影或气液平面。增强扫描囊肿无强化(图 2-6-11)。

(二)食管囊肿

食管囊肿的发生机制与支气管囊肿相似。

【疾病概要】

囊壁结构与食管相似,囊内含黏液,偶可呈血性。囊壁可发生溃疡,甚至穿孔,与气管相通形成瘘管。临床上多见于小儿,囊肿可逐渐增大,较早出现邻近结构的压迫症状,可出现气急、发绀、吞咽困难等。亦可继发肺炎及胸膜炎。

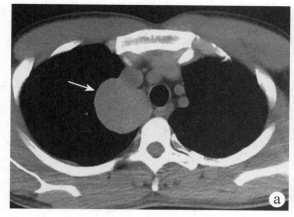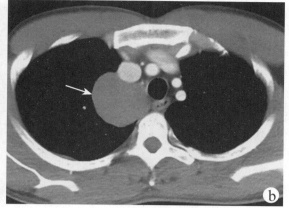

图 2-6-11　支气管囊肿 CT 影像表现

a. CT 平扫示中纵隔内见软组织密度肿块影,边缘光滑、锐利(↑);b. CT 增强示病变未见强化(↑)。

【影像表现】

1. X 射线影像表现　囊肿位于食管中 1/3 附近的纵隔内,向一侧或两侧突出。若溃疡穿孔,食管与气管相通可出现气液平面。

2. CT 影像表现　囊肿呈圆形或椭圆形,密度均匀,CT 值一般为 10~15Hu,边缘光滑,与周围纵隔分界清楚。增强扫描囊壁菲薄,轻度强化。

(三)心包囊肿

【疾病概要】

病理上属于间皮囊肿,内壁为间皮细胞,内为澄清液体,是在胚胎发育过程中形成的,故认为属先天性畸形,发生在心包者称为心包囊肿。

临床上多无症状,常在体检时偶然发现。

【影像表现】

1. X射线影像表现　病变多位于右心膈角处,呈圆形或椭圆形,轮廓光整、清楚,侧位上呈水滴状,上尖下圆。

2. CT 影像表现　平扫时病变与心包不能分割,囊内为液体密度,壁光整,多无钙化。增强扫描时囊内无强化,囊壁可见轻度强化。

第七节　胸部损伤

 导入情景

患者,男性,30 岁。患者因车祸伤及胸部 30min 就诊。患者痛苦面容,脸色苍白,呼吸困难;查体:双侧胸肋部有压痛,随呼吸运动可闻及骨擦音。

请思考：

该患者应采取哪些影像检查明确诊断？检查中影像科技术人员应注意哪些问题？

　　胸部损伤比较常见，由各种外界暴力伤所致，如车祸伤、挤压伤、挫伤、刀伤、火器伤、爆炸伤等，其严重程度取决于损伤的程度及方式。可导致胸部各处损伤，如肋骨骨折、肺挫伤、纵隔气肿等。

一、肋骨骨折

　　肋骨骨折是最常见的胸部损伤，指暴力直接或间接作用于肋骨，使肋骨的完整性和连续性中断。第4~7肋骨长而薄，最易折断。

　　【疾病概要】

　　1. 病因病理　多数肋骨骨折因外来暴力所致。根据骨折断端是否与外界相通可以分为开放性和闭合性；根据损伤程度可分为单根单处、单根多处、多根单处和多根多处肋骨骨折。

　　2. 临床表现　主要症状为胸痛，深呼吸、咳嗽或改变体位时疼痛加剧。根据肋骨骨折损伤程度不同，可出现不同程度的呼吸困难、发绀或休克等。

　　【影像表现】

　　1. X射线影像表现　X射线可直接显示骨折线及其形状，并能观察对位情况（图2-7-1），同时可发现继发症，如气胸、液气胸、皮下气肿、纵隔气肿等。

　　2. CT影像表现　CT易于发现肋骨骨折，清楚显示骨折类型及部位；还可同时发现肺、胸膜腔及软组织的外伤性改变。三维重组技术可清楚显示肋骨骨折类型及部位（图2-7-2）。

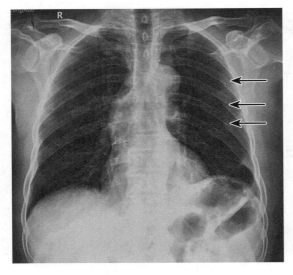

图2-7-1　肋骨骨折X射线影像表现
左侧多根肋骨骨折，断端稍移位（↑）。

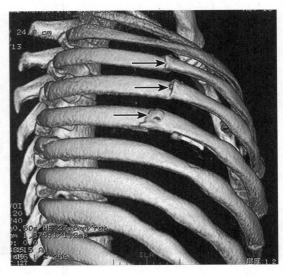

图2-7-2　肋骨骨折CT影像表现
CT三维重组显示右侧多根肋骨骨折（↑）。

二、肺 挫 伤

【疾病概要】

1. 病因病理　肺挫伤是肺部常见的外伤性改变,可由直接撞击伤或高压气浪伤引起,可见于外伤的着力部位,亦可见于对冲部位。肺挫伤后肺泡破裂或肺内血管受冲击而破裂,血液和血浆渗入肺间质和肺泡腔内。

2. 临床表现　由于肺挫伤多是胸部复合伤的一部分,肺挫伤的症状往往被掩盖或忽视。轻微者可无症状,较重者可有胸痛、咯血、呼吸困难。

【影像表现】

1. X射线影像表现　不规则斑片状或大片状高密度影,边缘模糊,似肺内炎症,不按肺叶、肺段分布,与受伤部位有关(图2-7-3)。若伤后48h病变不吸收反而发展,则提示可能继发感染。

2. CT影像表现　CT发现肺挫伤及肺内血肿较X射线敏感,可显示轻微的肺挫伤改变,表现为边缘模糊的磨玻璃样密度影,肺内血肿表现为圆形椭圆形高密度影,边缘清晰(图2-7-4)。

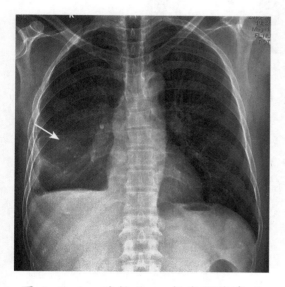

图 2-7-3　肺挫伤 X 射线影像表现
右下肺野大片状密度增高影,密度淡、边缘模糊,似渗出性肺炎。

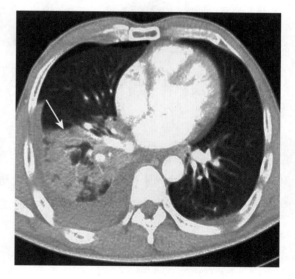

图 2-7-4　肺挫伤 CT 影像表现
右下肺可见大片密度增高影,其内密度不均(↑)。右侧液气胸见液气胸征象。

三、纵 隔 气 肿

【疾病概要】

1. 病因病理　纵隔区的穿透伤、肋骨骨折、气管支气管裂伤等原因,引起纵隔内气体积聚即称为纵隔气肿。

2. 临床表现　发生纵隔气肿后，患者可以突然感到胸骨后闷胀、疼痛且向颈部放射，严重时出现气急、发绀、烦躁不安、吞咽困难及声音嘶哑等。颈部及锁骨上窝外形变平且饱满，触之有捻发音，此为并发的皮下气肿之特征性表现。

【影像表现】

1. X射线影像表现　正位X射线胸片上纵隔内可见透亮气体影，多以左侧和上纵隔明显。侧位X射线胸片可见胸骨后出现透亮区。纵隔内部分结构可因纵隔内积气而清晰显示。气体亦可向颈部蔓延形成皮下气肿。

2. CT影像表现　可直接观察到纵隔内气体密度影，同时显示胸壁及颈部有无皮下与深部组织间的气肿存在（图2-7-5）。

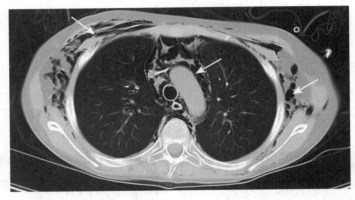

图 2-7-5　纵隔气肿
胸部外伤，CT平扫（肺窗）示纵隔及胸部皮下广泛积气（↑）。

本章小结

本章重点介绍了呼吸系统正常及异常影像表现，对呼吸系统的炎症、结核、肿瘤、外伤等常见病影像表现进行了阐述，简略介绍了呼吸系统常见病的病因病理、临床表现及影像鉴别诊断。

（刘楠楠　王露露）

? 思考题

1. 简述支气管阻塞后继发改变及其主要X射线影像表现。
2. 简述肺良性结节与恶性结节的X射线与CT鉴别要点。
3. 简述气胸的X射线影像表现。
4. 肺结核分为哪几种类型？简述各型的影像表现。

5. 简述中央型肺癌的 CT 影像表现。
6. 简述胸腺瘤的影像表现。
7. 简述神经源性肿瘤的影像表现。
8. 简述肺挫伤的影像表现。

第三章 | 循环系统

03章 数字资源

第一节 正常影像表现

一、正常X射线影像表现

(一)X射线平片上心脏大血管的正常投影

1. 后前位 后前位是心脏基本的摄影体位,心影约2/3位于中线左侧,1/3位于右侧,心尖指向左下,心底部朝向右后上方。心影分左、右两缘。

右心缘分为上、下两段,上段为上腔静脉及升主动脉的复合影;在儿童及青少年主要为上腔静脉;而在老年,由于胸主动脉迂曲、延长、扩张,则主要为升主动脉的投影。下段由右心房构成,右心缘与膈的交角称为右心膈角,深吸气时此处可见三角形的下腔静脉影。

左心缘由三段组成,上段由主动脉弓与降主动脉的起始部构成,向左突出呈弓状,又称为主动脉结,老年人明显。中段由肺动脉主干外缘构成,称为肺动脉段或心腰,该段可平直、轻度凹陷或略有隆凸。下段明显向左膨凸,由左心室构成,向左下端为心尖部。透视下,左心室段与肺动脉段的搏动方向相反,二者的分界点称为相反搏动点,是判断左、右心室增大的重要依据之一。

后前位影像用于观察右心房、左心室和部分大血管的轮廓以及进行心脏大血管的测量。

2. 右前斜位　心影分前、后两缘。

心前缘自上而下分三段。上段由主动脉弓及升主动脉构成;中段由肺动脉主干和右心室漏斗部(圆锥部)构成;下段大部由右心室前壁构成,仅膈上的一小部分为左心室心尖部。心前缘与胸壁之间的三角形尖端向下的透明区,称为心前间隙或胸骨后区。

心后缘分为两段。上段为升主动脉后缘、弓部、气管及上腔静脉重叠影;下段大部分由左心房构成,膈上一小部分为右心房。食管与左心房后缘相邻。

右前斜位主要用于观察左心房、肺动脉主干和右心室漏斗部。

3. 左前斜位　60°左前投射,X射线几乎与室间隔平行,重叠的心影对称分开,右前方一半为右心,左后方一半为左心。心影分前、后两缘。

心前缘上段为右心房,下段为右心室,房室间分界不清。心后缘上段由左心房,下段由左心室构成。此体位可见由升主动脉、主动脉弓及降主动脉起始部形成的透亮区,称为主动脉窗。主动脉窗内可见气管分叉、左主支气管和伴行的左肺动脉。左主支气管下方为左心房。

左前斜位影像可观察左、右心室,右心房和胸主动脉全貌,对了解左肺动脉、左心房与左主支气管的关系,有较大帮助。

4. 左侧位　心影呈椭圆形,分为前、后两缘。

心前缘自上而下分升主动脉、右心室的漏斗部与肺动脉主干、右心室前壁三段。前方与前胸壁之间形成三角形透亮区,称为心前间隙或胸骨后区。

心后缘上段一小部分为左心房,下段大部分由左心室构成与膈成锐角相交,下腔静脉可在此显影。心后缘、脊柱前缘与膈之间形成一三角形的心后间隙。

左侧位主要观察左心房、左心室,尤其是左心房,其次是右心室漏斗部。

X射线平片上心脏大血管的正常投影见图3-1-1。

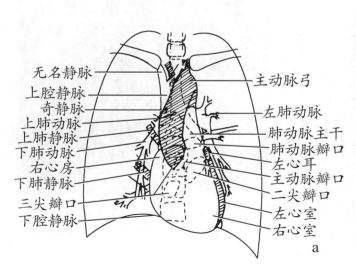

无名静脉
上腔静脉
奇静脉
上肺动脉
上肺静脉
下肺动脉
右心房
下肺静脉
三尖瓣口
下腔静脉

主动脉弓
左肺动脉
肺动脉主干
肺动脉瓣口
左心耳
主动脉瓣口
二尖瓣口
左心室
右心室

a

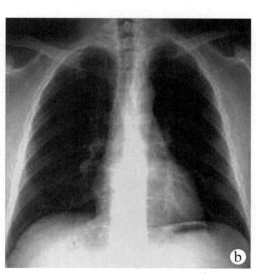

b

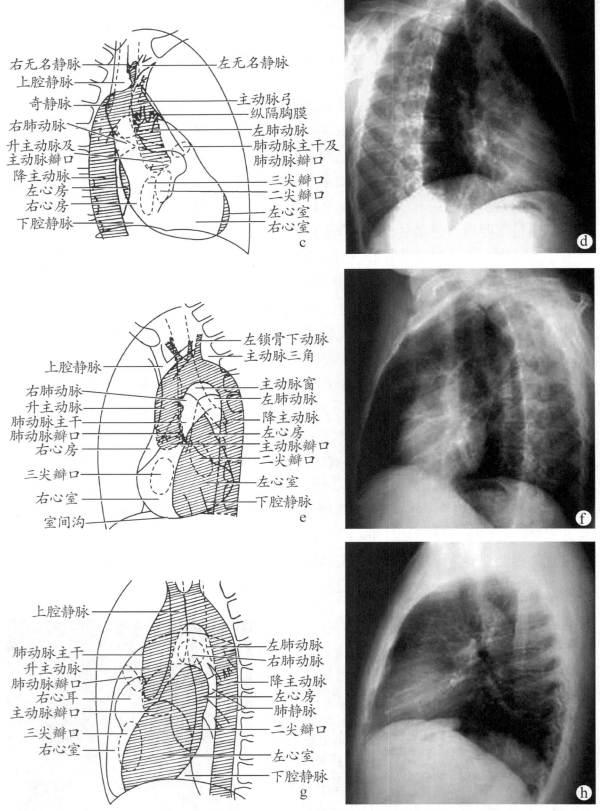

图 3-1-1　正常心脏 X 射线影像表现及示意图

a. 后前位线图；b. 后前位影像；c. 右前斜位线图；d. 右前斜位影像；e. 左前斜位线
图；f. 左前斜位影像；g. 左侧位线图；h. 左侧位影像。

（二）心脏大血管的测量

1. **心胸比率** 心脏横径与胸廓横径之比即为心胸比率（cardiothoracic ratio，CTR）；自心脏右缘和左缘最外侧点分别向中线作垂直线，即为 T_1 和 T_2，二者之和即为心脏横径（T_1+T_2）；胸廓横径（T）指通过右侧膈顶两侧肋骨内缘之间的水平距离。心胸比率正常值≤0.5，最大不超过 0.52。大于此数值应认为心脏增大。此方法比较简便，但受体型以及膈位置的影响，只能对心脏大小作粗略估计，不适用于横位型及垂位型心脏的测量（图 3-1-2）。

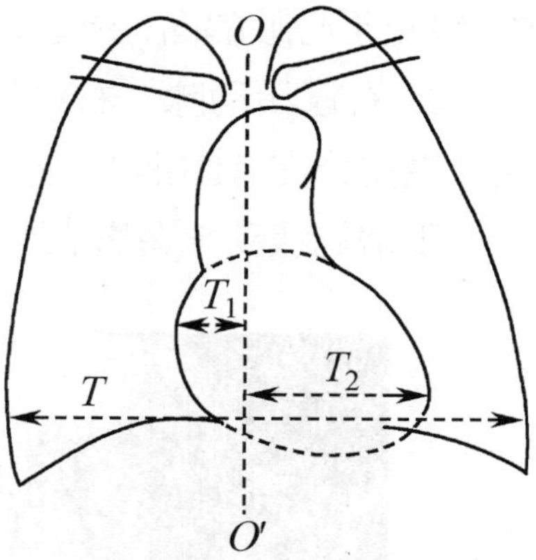

2. **肺动脉测量** 右下肺动脉宽径：右肺门角以下 1cm 处右下肺动脉干的宽径正常应在 15mm 以下，超过 15mm 提示右下肺动脉扩张。

图 3-1-2 心胸比率测量
OO'：中线；T：胸廓横径；T_1：右心缘最外侧点至中线的距离；T_2：左心缘最外侧点至中线的距离。

（三）正常心影三种类型

1. **垂位型心脏** 垂位型心脏多见于瘦长体型，胸廓狭长而扁，膈位置低，心影狭长，呈垂位，心纵轴与水平面的夹角明显大于 45°，心膈面小，心胸比率常小于 0.5，肺动脉段轻度凸出。

2. **斜位型心脏** 斜位型心脏又称为中间型心脏，常见于胸廓及体型适中者，心影呈斜位，心纵轴与水平面的夹角约为 45°，心胸比率约为 0.5。

3. **横位型心脏** 横位型心脏见于矮胖体型，胸廓短而宽，前后径大，膈位置高，心纵轴与水平面的夹角明显小于 45°，心膈面大，心胸比率大于 0.5，主动脉结明显，心腰凹陷。

正常心影三种类型见图 3-1-3。

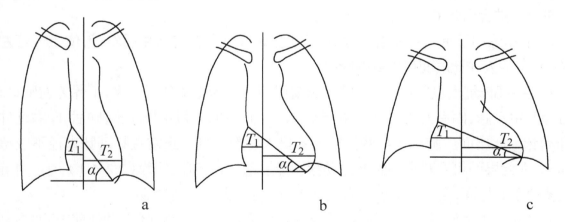

图 3-1-3 体型和心脏的类型
a. 垂位型心脏；b. 斜位型心脏；c. 横位型心脏。

（四）正常冠状动脉造影表现

1. **左冠状动脉** 左冠状动脉起自左冠状窦，随即分成前降支及回旋支。前降支走行于前室间沟，下行至心尖，主要分支有对角支、前（室）间隔支。回旋支走行于左侧房室沟内,终止于心脏膈面,主要分支有钝缘支、左房旋支、房室结支。

2. 右冠状动脉 右冠状动脉起自右冠状窦,走行于右侧房室沟,沿心脏右缘至心后缘。主要分支有圆锥支、窦房结支、后降支、后(室)间隔支。

正常冠状动脉造影表现见图3-1-4。

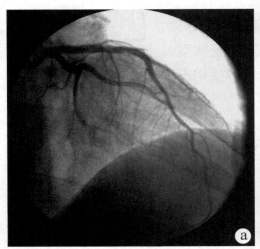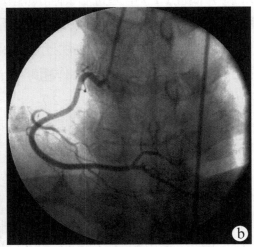

图3-1-4 正常冠状动脉造影表现
a. 左冠状动脉;b. 右冠状动脉。

二、正常CT影像表现

(一)心脏大血管

正常心脏大血管CT扫描代表性层面:

1. 主动脉弓层面 主动脉弓层面可见主动脉弓自右前向左后斜行,位于气管左前方,约10%的人在此层面可见奇静脉弓。

2. 主-肺动脉窗层面 主-肺动脉窗层面上界为主动脉弓下缘,下界为左肺动脉,前方为升主动脉,内后方为气管。主肺动脉向左向后延伸为左肺动脉,向后、向右延伸为右肺动脉。此层面主肺动脉与两侧肺动脉呈人字形排列。正常主肺动脉直径不应超过29mm。在此层面可同时观察到升主动脉和降主动脉,二者比例为(2.2~1.1):1。奇静脉弓大多位于此层面,自后向前越过右上叶支气管上缘汇入上腔静脉。

3. 左心房层面 左心房层面可见脊柱左前方为降主动脉,降主动脉前方为左心房。左心房前方为主动脉根部,其右侧为右心房,其左前方为右心室及流出道。左心房前后径30~45mm。此平面常同时显示冠状动脉主干及主要分支的近段。

4. 心脏水平长轴层面 心脏水平长轴又称为四腔心。四腔心层面需要注射对比剂,才能观察左、右心房和左、右心室,心腔和心壁。

心脏大血管正常CT影像表现见图3-1-5。

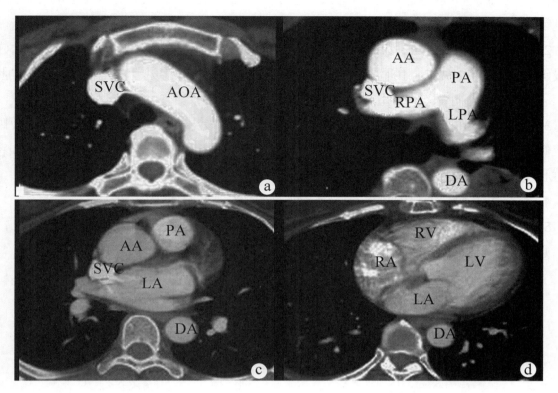

图 3-1-5　心脏、大血管正常 CT 影像表现

a. 主动脉弓层面；b. 主-肺动脉窗层面；c. 左心房层面；d. 四腔心层面。
SVC 为上腔静脉；AA 为升主动脉；AOA 为主动脉弓；DA 为降主动脉；PA 为
主肺动脉；RPA 为右肺动脉；LPA 为左肺动脉；RA 为右心房；RV 为右心室；
LA 为左心房；LV 为左心室。

（二）心包

CT 扫描几乎均能显示心包壁层，正常厚度为 1~4mm，脏层心包由于较薄，CT 扫描常难显示。

第二节　异常影像表现

一、异常 X 射线影像表现

（一）心脏外形改变

某些心脏疾病可造成心脏增大，在后前位上心脏和大血管形状的改变，这种改变只反映心脏增大的大体类别并不代表具体的心脏大血管疾病。习惯上心脏增大分为以下几种类型：

1. 二尖瓣型心脏　心影近似梨形，肺动脉段凸出，心尖圆隆，主动脉结缩小或正常，右和／或左心缘不同程度地向外膨凸。通常反映右心负荷过大或以其为主的心腔变化，常见于二尖瓣疾病、房间隔缺损、肺动脉瓣狭窄、肺动脉高压和肺源性心脏病等。

2. 主动脉型心脏　心腰凹陷，心尖向左下移，升主动脉右突，主动脉结多增宽，左心室段延长。通常反映左心负荷过大或以其为主的心脏变化，常见于法洛四联症、主动脉瓣疾病、高血压性心脏病、肥厚型心肌病等。

3. 普大型心脏　心脏均匀地向两侧增大，肺动脉段平直，主动脉结多属正常；反映左右双侧负荷增加的心腔变化，或者因心包病变等心外因素所致；常见于心包、心肌损害或以右心房增大较著的疾病。

4. 移行型心脏　如二尖瓣－主动脉型、二尖瓣－普大型等。

5. 其他类型心脏　其他类型心脏如靴形、8字形，怪异形或分叶状心影等。

心脏外形异常改变的几种类型见图3-2-1。

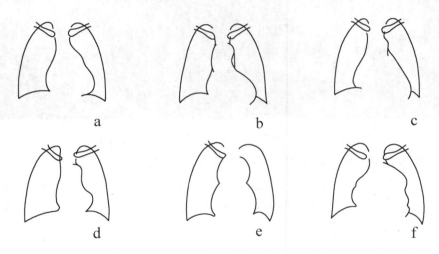

图 3-2-1　心脏外形异常示意图

a. 二尖瓣型；b. 主动脉型；c. 普大型；d. 靴形；e. 8字形；f. 怪异形。

（二）心脏房室增大

1. 左心房增大　左心房一般先向后、向右，再向上、向左膨凸（图3-2-2）。

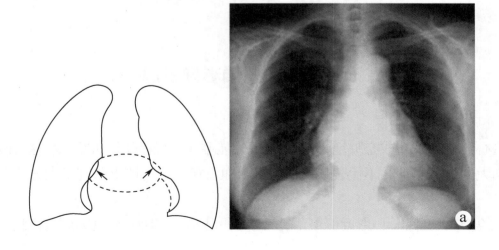

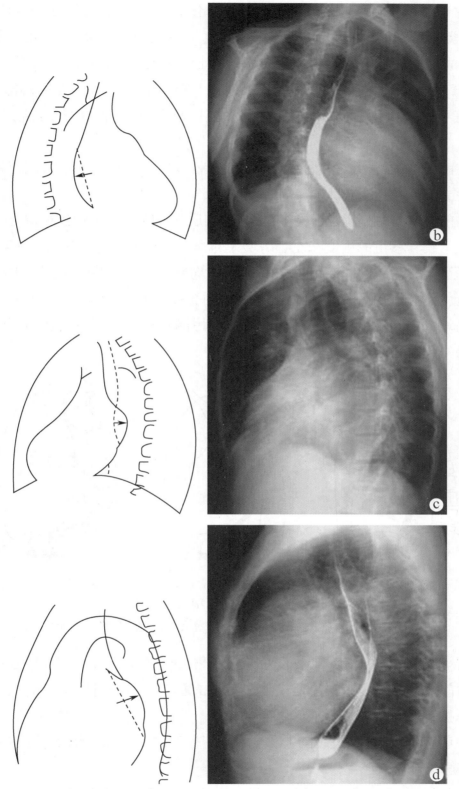

图 3-2-2　左心房增大示意图（X 线平片）

a. 后前位：右心缘呈双弧影，心影中可见增大的左心房影；b. 右前斜位：食管左心房段压迹明显，向后移位；c. 左前斜位：增大左心房使左主支气管上移、变窄；d. 左侧位：左心房增大并使食管局限后移。

（1）后前位：左心房只向后增大时，心脏轮廓不发生改变，但在心脏阴影内之右上方，可见类圆形密度增高影，称为"双重密度"；左心房向右增大时可达或超过右心房边缘，形成右心缘的"双重边缘"或"双弓征"，又称为"双心房影"，是左心房增大的可靠征象；左心房耳部增大时可见左心室段与肺动脉段之间的左房耳部膨凸，形成左心缘第三弓影，左心缘表现为"四弧征"；左主支气管受压抬高，气管隆突角度加大，超过90°。

（2）左前斜位：心后缘左房段隆凸，与左主支气管间的透明带消失，明显者可向上后方推压左主支气管，使其受压移位或变窄。

（3）右前斜位或左侧位吞钡检查：左心房向后增大的主要X射线征象之一是食管受压向后移位。食管移位的程度和左心房增大的程度呈对应比例。左心房轻度增大时，食管前缘受压而无移位；中度增大时，食管前后壁均受压伴轻度移位，但止于胸椎前缘；重度增大时，食管明显向后移位，并与胸椎重叠（图3-2-3）。

左心房增大主要见于二尖瓣病变、各种原因引起的左心衰竭，以及动脉导管未闭、室间隔缺损等先天性心脏病。

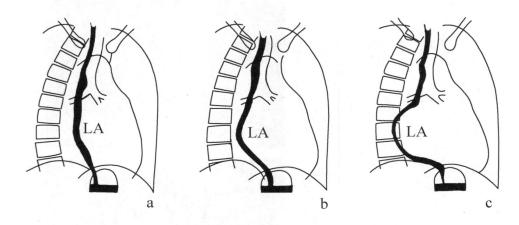

图 3-2-3　左心房增大的分度
a. 左房轻度增大；b. 左房中度增大；c. 左房重度增大。

2. 右心房增大　右心房一般先向右前方膨凸，继之向后、向左增大（图3-2-4）。

（1）后前位：右心房段向右膨凸，且长度增加，右心房/心高比值>0.5。上腔静脉和/或下腔静脉扩张，为右心房增大的间接征象。

（2）左前斜位：心前缘上段向上和/或向下膨凸，该段延长，有时与其下方的右心室段形成"成角现象"。

（3）右前斜位：心后缘下段呈圆弧状膨凸，为右心房体部增大的表现。

（4）右心房增大常伴有上腔静脉扩张，后前位观察，右上纵隔阴影增宽。

单发的右心房增大少见，常与右心室增大并存。右心房增大见于右心衰竭、房间隔缺损、三尖瓣病变和心房黏液瘤等。

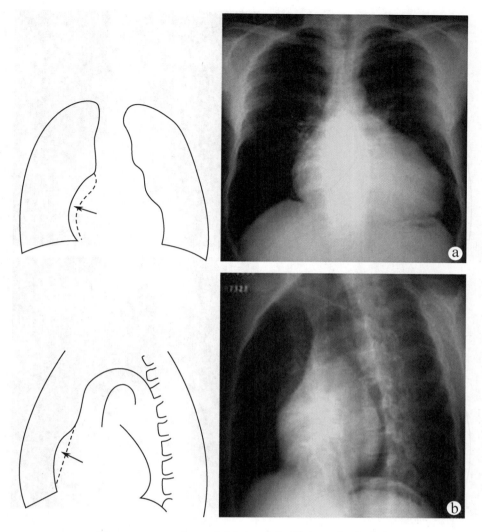

图 3-2-4　右心房增大示意图（X 线平片）

a. 后前位：心右缘膨隆、延长；b. 左前斜位：心缘右心房段延长、凸出。

3. 左心室增大　左心室一般先向左下，继之向后上膨凸（图 3-2-5）。

（1）后前位：左心室段延长，心尖下移，可伸入膈阴影下或胃泡阴影之内；左心室段向左膨隆，心脏横径增大，相反搏动点上移，心腰凹陷。

（2）左前斜位：心后缘下段向后下膨凸、延长，与脊柱重叠。

（3）左侧位：心后缘下段向后膨凸超过下腔静脉后缘 1.5cm 可视为左心室增大。心后间隙缩小，以及心后食管前间隙变窄或消失。

左心室增大常见于高血压性心脏病、主动脉瓣病变、二尖瓣关闭不全、室间隔缺损和动脉导管未闭等。

4. 右心室增大　右心室一般先向前向左上，继之向下后膨凸（图 3-2-6）。

（1）后前位：心尖圆隆、上翘；肺动脉段饱满、凸出，为右心室增大的间接征象。

（2）左前斜位：心前缘右心室段向前膨凸，心膈面延长。

（3）右前斜位：肺动脉段下方的圆锥部膨凸，为右心室增大的早期表现。

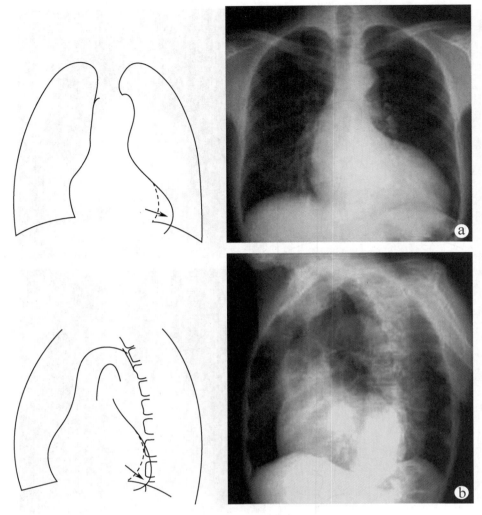

图 3-2-5　左心室增大示意图（X 线平片）

a. 后前位：左心缘向左增大、凸出，相反搏动点上移，心尖向下、向外移位；b. 左前斜位：左心缘向后凸出，左前斜位转到 60° 时左室仍与脊柱重叠，室间沟前移。

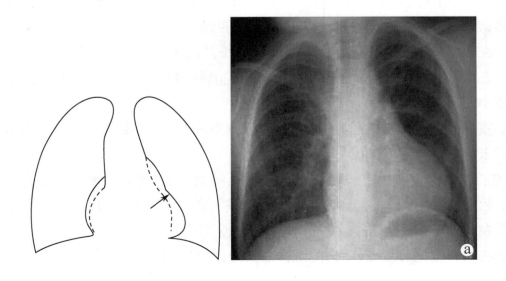

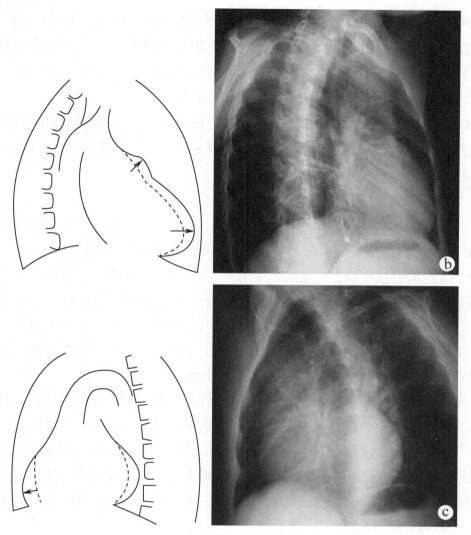

图 3-2-6　右心室增大示意图(X 线平片)

a. 后前位:左心缘腰部消失,相反搏动点下移;b. 右前斜位:右室前缘呈弧形前凸,心前间隙缩小和下部闭塞,肺动脉圆锥隆起;c. 左前斜位:右室膈段增长,室间沟向后上移位。

（4）左侧位:心前缘下段前凸,与胸骨的接触面增大。

右心室增大,可由于流出道的狭窄或循环阻力增加致肺循环障碍而引起,如肺动脉狭窄、肺动脉高压、二尖瓣狭窄等,也可因血液的过量充盈而造成,如房间隔缺损、室间隔缺损等。

（三）主动脉改变

心脏病变可伴发主动脉的改变。显示胸主动脉形态、宽度和走行方向最适宜的投照位置是后前位结合左前斜位或左侧位。

1. 胸主动脉迂曲延长　主动脉扩张引起胸主动脉迂曲延长。扩张的主要原因:①主动脉粥样硬化。②高血压。③各种心脏和主动脉本身的病变或先天性畸形等。④正常解剖变异。

X射线影像表现：①升主动脉向右（前）弯曲凸出。②主动脉弓顶到达或超过胸锁关节，或者明显向左凸出。③主动脉窗增大（左前斜位或左侧位）。④降主动脉向左（后）弯曲凸出，或者呈S状，先向左、后向右迂曲，行至膈上再弯向左。⑤吞钡检查可见食管呈相应的牵拉移位，于左前斜位或左侧位随迂曲的降主动脉向左后方移位，一般上段较明显（此点有别于左房增大的食管移位），下段可反向前凸。

2. 动脉壁钙化　动脉壁钙化以主动脉弓或弓降部最常见，X射线影像表现为弧形条片状密度增高影，常为主动脉本身粥样硬化的表现。升主动脉钙化多见于梅毒，而降主动脉钙化常见于大动脉炎。

（四）肺循环异常

肺循环由肺动脉、肺毛细血管和肺静脉组成，因肺循环沟通左、右心腔，所以心脏病变常常引起肺循环血管改变，有时甚至比心脏大小形态改变更为敏感。

正常肺循环X射线特点：①相同大小的肺动、静脉相比，动脉的密度较高。②肺动脉分支由内向外成比例地逐渐变细，肺静脉分支在一段范围内粗细相近。③在肺野内带肺动脉分支以纵向走行为主，而肺静脉分支以水平走行为主。④肺动脉大致于第7~8后肋水平自肺门发出，肺静脉则于第8~10后肋水平汇入左心房。肺循环可反映心脏血流动力学及功能状态，是X射线平片诊断心脏病的"一面镜子"。

1. 肺血增多　肺血增多即肺动脉血流量增多，又称为肺（动脉）充血。肺血增多主要见于：①不合并右心排血受阻的左向右分流或双向分流先天性心血管畸形，如房间隔缺损、室间隔缺损、动脉导管未闭等。②心排血量增加疾病，如贫血、甲状腺功能亢进等。

X射线影像表现：①肺纹理增粗、增多、边缘清楚。②肺动脉段突出，两肺门动脉扩张，右下肺动脉主干扩张超过15mm，透视下可见肺动脉段及两侧肺门血管搏动增强，呈扩张性搏动，称为"肺门舞蹈症"。③肺野透明度正常。

2. 肺血减少　肺血减少及肺动脉血流量减少，又称为肺（动脉）缺血。肺血减少主要见于：①右心排血受阻或兼有右向左分流的先天性心血管畸形，如肺动脉瓣狭窄、法洛四联症、三尖瓣狭窄或闭锁等。②原发性和继发性重度肺动脉高压、肺源性心脏病等。③肺动脉分支本身的重度狭窄、阻塞性病变，如肺栓塞、一侧肺动脉缺如、发育不全等。

X射线影像表现：①肺纹理变细、稀疏。②右下肺动脉主干变细或正常。③肺野透明度增加。④严重的肺血减少，侧支循环形成表现为肺门动脉正常或缩小，在肺野内显示为扭曲而紊乱的血管影，有时类似肺血增多，常见于肺动脉闭锁患者。⑤肺动脉段可平直、凹陷或凸出。凸出者多为肺动脉瓣狭窄后扩张或肺动脉高压所致。

3. 肺动脉高压　正常肺动脉主干血压为2~4kPa，平均在2.67kPa以下。

通常肺动脉收缩压高于4kPa，平均高于2.67kPa即可视为肺动脉高压。引起肺动脉高压的主要原因：①肺动脉血流量增加，如左向右分流的先天性心血管畸形。②心排血量增加的疾病。③肺小动脉阻力增加，多为肺血管分支本身的疾病。④肺部疾病，如肺气肿和/或慢性支气管炎、肺纤维化等。

X射线影像表现：①肺动脉段凸出。②肺门动脉扩张、搏动增强，肺外围动脉分支纤细，有时与肺门动脉之间有一突然分界，称为肺门截断现象或残根征。③右心室增大（图3-2-7）。

4. 肺静脉高压　肺静脉正常压力平均为1.07~1.33kPa。引起肺静脉高压的主要原因：①左心房阻力增加，如二尖瓣狭窄、左心房内肿瘤等。②左心室阻力增加，如主动脉瓣狭窄、高血压及各种病因所致的左心衰竭。③肺静脉阻力增加，如各种先天性、后天性疾病所致的肺静脉狭窄、阻塞等。

X射线影像表现：

（1）肺淤血，表现为肺血管纹理普遍增多、增粗，边缘模糊；肺门影增大，边缘模糊；肺野透明度降低。

（2）间质性肺水肿：出现小叶间隔线，因最早由Kerley所描述，故又称为克利线，分A、B、C三种，以克利B线最常见。克利B线表现为长2~3cm、宽1~3mm的水平横线，多位于肋膈角区，常见于二尖瓣狭窄和慢性左心衰竭。克利A线为长5~6cm、宽0.5~1.0mm的自肺野外围斜行引向肺门的线状影，不分支，与支气管和血管走行不一致，多位于上叶，常见于急性左心衰竭。克利C线呈网格状影，多位于肺下野，常见于肺静脉高压明显增重者。常伴有少量胸腔积液。

（3）肺泡性肺水肿：分布于一侧或两侧肺的斑片状阴影，边缘模糊，常融合成片，肺尖及肺野边缘部分很少受侵犯，有的以两肺门为中心，表现为蝴蝶状阴影。阴影在短期内变化较大，经恰当的治疗可在数小时或数天内吸收（图3-2-8）。

（4）胸膜水肿增厚。

（5）含铁血黄素沉着：X射线影像表现为直径2~3mm，圆形或不规形、边缘比较清楚的结节状阴影。

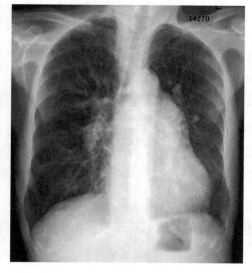

图3-2-7　肺动脉高压及肺门残根征
左心缘肺动脉段凸出，右肺门增大，而外围肺动脉纤细。

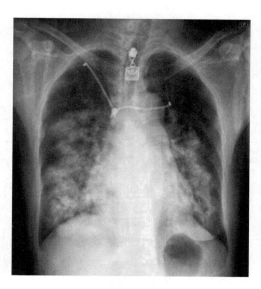

图3-2-8　肺泡性肺水肿
双侧肺野密度增高，以肺门为中心呈蝴蝶状影。

（五）心力衰竭

1. **左心衰竭**　左心衰竭多见于冠状动脉粥样硬化性心脏病、心肌梗死、心肌病等。X射线影像表现：①肺淤血。②间质性和肺泡性肺水肿。③左室、左房增大。④胸膜腔积液。肺泡性肺水肿为急性左心衰竭的重要指征，而间质性肺水肿则多见于慢性左心衰竭。肺水肿和胸腔积液的出现反映有肺静脉高压、淋巴回流受阻。X射线平片检查左心衰竭的阳性发现可早于临床症状出现时间，根据左心增大、肺淤血和间质性肺水肿等典型左心衰竭的X射线影像表现，即可诊断。

2. **右心衰竭**　右心衰竭多见于肺源性心脏病等。X射线影像表现：①右心室、右心房增大。②上腔静脉和／或奇静脉扩张。③胸腔积液，较常见，可单侧或双侧，胸腔积液可达中等量程度。④有时可见右侧膈抬高，此为右心衰竭时，腹水和肝肿大所致。右心衰竭的X射线影像表现常出现较晚，往往中心静脉压已有明显升高，而X射线平片尚无右心衰竭的征象。

3. **全心衰竭**　无论左心衰竭或右心衰竭，最后均可导致全心衰竭。全心衰竭的X射线影像表现：①心脏呈普大型，各部分的轮廓尚可见。②心脏搏动减弱，主动脉搏动亦可减弱。③左心衰竭严重时，肺呈淤血和肺水肿表现，右心衰竭严重时，肺内充血改变不明显。④上腔静脉扩张时右上纵隔阴影增宽。全心衰竭和心包积液的仅依靠X射线影像鉴别有时很困难，二者心脏外形均呈普大型。以下几点具有一定鉴别价值：大量心包积液各房室的弧影消失，心影呈烧瓶状，搏动减弱甚至消失，但主动脉搏动一般正常或稍减弱。CT检查或超声检查则易于对二者进行鉴别。

二、异常 CT 影像表现

（一）心脏

1. 心肌的异常表现

（1）心肌厚度的改变：普通CT平扫不能观察心肌厚度的变化，增强CT扫描可良好显示心肌的厚度。肥厚型心肌病可显示非对称性心肌肥厚和肌小梁肥大的征象。心肌梗死可见局部心肌变薄及室壁瘤形成。但房、室间隔的缺损较难直接显示。

（2）心肌密度的改变：冠状动脉病变常导致心肌血供的改变，最终导致心肌缺血或梗死，坏死心肌由结缔组织取代。增强扫描时表现为局部心肌密度减低或见无强化区。

（3）心肌运动的异常：多排螺旋CT增强扫描，利用不同心电门控时相可回顾性观察局部心肌缺血等病变所致的运动异常，如心肌梗死时局部心室壁有反常运动。

2. 心腔的异常表现

（1）心腔大小的改变：CT增强扫描可直观显示心腔内径的变化，如心腔扩大（扩张型心肌病）、心腔狭小（肥厚型心肌病）；心肌梗死后左心室室壁瘤可见心室壁局部向外膨出。

（2）心腔内密度的改变：心腔内肿块或血栓，增强 CT 影像表现为高密度的心腔血池内有低密度的充盈缺损，中度以上贫血患者可见心腔血池密度减低。

（二）心包

1. 心包缺损　表现为心包结构不连续，部分性缺损多见，完全性缺损仅占 9%，左侧约占 70%，右侧占 4%，膈心包缺损占 17%。

2. 心包积液　正常的心包腔含 10~20ml 液体，心包积液达到 50ml 时 CT 扫描即可显示液量异常增多。少量的渗出液在仰卧体位扫描，液体常聚积在左心室与右心房的后外侧。大量渗出时则形成环绕心脏的水样密度带，使壁层心包与心脏的距离加大，此时的心包积液量在 200ml 以上。

3. 心包增厚和钙化　结核性或放射性心包炎常引起心包增厚，心包厚度可达 5~20mm，病变范围可呈局限性增厚也可为广泛性肥厚。心包肥厚主要引起两侧心室进行性舒张功能障碍。增厚的心包膜内可见钙化。钙化常提示为炎症后期。CT 扫描是显示心包钙化最敏感的检查方法，并能清楚确定钙化的部位和范围。

（三）血管

1. 位置异常　CT 平扫和增强扫描可直接显示大血管异常的位置。如右位主动脉弓表现为主动脉弓位于气管的右侧，且常合并迷走的左锁骨下动脉。

2. 管径异常　CT 增强扫描可直接显示大血管管径的异常，如主动脉瘤扩张、冠状动脉狭窄等。

3. 密度的异常　血管壁的钙化，CT 影像表现为高密度，CT 值可达 200Hu 以上。主动脉夹层时，CT 增强扫描可区分真、假腔及内膜片，增强后表现为真、假腔密度不同，假腔的显影及排空均较真腔稍延迟，真腔常受压、变形或移位。

第三节　影像技术比较

一、X 射线检查的应用价值与限度

1. X 射线平片和透视是先天性和后天性心脏病的较常用的检查方法。心脏四位片结合透视可了解心脏大小、形态、位置、搏动改变和肺门血管、肺内血管改变，但不能解决复杂先天性心脏病的诊断问题。

2. X 射线心血管造影属于有创性检查，其诊断作用日益减弱，但仍是验证其他影像检查效果的可靠依据。目前主要用于心血管疾病的介入治疗，如房间隔缺损、室间隔缺损、动脉导管未闭的堵塞术，冠状动脉或外周血管狭窄或闭塞的球囊支架成形术、支架植入术等。

二、超声检查的应用价值与限度

超声心动图可实时观察心脏大血管的形态、结构与搏动情况,心脏舒缩功能和瓣膜活动,以及心血管内血流状态。通过超声检查的多种技术结合可明确诊断绝大部分心血管疾病。超声因性价比较高而成为心血管疾病首选的检查方法。它的局限性在于不能了解冠状动脉的病变情况。此外,由于肺内气体干扰,超声观察肺内血管病变不如 X 射线平片。

三、CT 检查的应用价值与限度

普通 CT 检查因为空间分辨力和时间分辨力较低,不能克服心脏大血管搏动性伪影,很难用于心脏疾病诊断。多层螺旋 CT 因成像速度快,现已作为筛选方法诊断冠状动脉病变。冠状动脉 CTA 通过注入对比剂增强血管内腔密度,结合多种影像重组技术,可直接显示冠状动脉狭窄或闭塞,应用逐渐增多。与冠状动脉 DSA 检查相比,CTA 属非创伤性检查方法。

四、MRI 检查的应用价值与限度

中低场 MRI 检查心脏结构困难。近年随着技术的进步,高场 MRI 检查可清楚显示心脏及大血管结构,其成像分辨力高于超声,且可多方位观察。心脏 MRI 电影效果现已如同导管法心脏造影检查,且无影像重叠,有取代有创性心脏造影的趋势。但对于不能配合检查的婴幼儿和病情危重者,不适合做 MRI 检查。

五、常用影像技术的优选和综合应用

循环系统影像检查应以 X 射线平片检查为基础,心脏四位片是心脏疾病基本的检查方法。超声检查对心脏疾病的诊断有较大优势,方便、无创,结合多普勒超声观察血流情况对常见心脏、大血管疾病的诊断价值可靠。尤其是小儿先天性心脏病的诊断,超声有明显优势。

常见先天性心脏病提倡早发现、适时治疗。目前,介入栓堵技术在小儿先天性心脏病,如房间隔缺损、动脉导管未闭、室间隔缺损等先天畸形的治疗中发挥了重要作用,有很好的治疗效果。复杂畸形或大血管疾病、心包疾病可选择 CT、MRI 检查,必要时再进行心血管造影,多种技术结合有利于明确畸形的复杂情况,指导进一步手术治疗。

第四节　先天性心脏病

先天性心脏病是胚胎期心脏大血管发育异常而产生的结构畸形性疾病,是小儿最常见的心脏病。先天性心脏病按其血流动力学改变分为左向右分流(房间隔缺损、室间隔缺损)、右向左分流(法洛四联症)与无分流(右位主动脉弓)三类;按临床表现分为发绀(法洛四联症)与无发绀(房间隔缺损、室间隔缺损)两类;按肺血改变分为肺血增多(房间隔缺损、室间隔缺损)、肺血减少(法洛四联症)与肺血无明显改变(右位主动脉弓)三类。

一、房间隔缺损

房间隔缺损是最常见的先天性心脏病之一。女性房间隔缺损发病率较高,可单独存在或合并其他心脏大血管畸形。

【疾病概要】

1. 病因病理　房间隔缺损属于心房水平的左向右分流的先天性心脏病,按照缺损部位可分为第一孔(原发孔)型和第二孔(继发孔)型。临床以第二孔型常见。缺损的数目通常为一个,也可多个,大小多为 1~4cm。

正常情况下左心房压力高于右心房,当有房间隔缺损时,左心房的血液可向右心房分流,使右心房、右心室及肺循环的血量增加,从而加重了右心循环的负荷,导致右心房和右心室肥厚和扩张。久之可出现肺动脉高压,右心压力逐渐增高,分流量减少,甚至出现双向分流。

2. 临床表现　患者早期可无症状,随后可出现劳累后心悸、气短,易患呼吸道炎症等。查体:胸骨左缘 2~3 肋间可闻及 II~III 级收缩期杂音,重度肺动脉高压者可有发绀。

【影像表现】

1. X 射线影像表现

(1)缺损较小时,X 射线影像表现可正常。

(2)缺损较大时,可出现如下表现:①心影增大呈二尖瓣型。②右心房、右心室增大,左心室缩小或正常。③肺血增多,肺动脉段凸出,肺门动脉扩张,搏动增强,透视下可见肺门舞蹈症。④主动脉结缩小或正常(图 3-4-1)。

2. CT 影像表现　CT 增强扫描,横断位可见心房层面房间隔的连续性中断;此外可见右心房、右心室增大,肺动脉增宽等(图 3-4-2)。

【鉴别诊断】

需要与室间隔缺损相鉴别,CT 或 MRI 显示房间隔连续性中断或消失即可明确诊断为房间隔缺损。

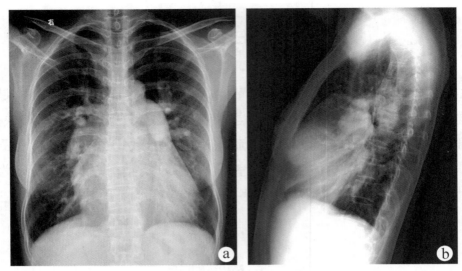

图 3-4-1　房间隔缺损 X 射线影像表现

a. 后前位示两侧肺血增多,心影呈二尖瓣型,主动脉结偏小,肺动脉段突出,右心缘膨隆,心尖上翘;b. 左侧位片示心前缘上段向前膨凸,心膈面延长,心后缘向上膨凸。

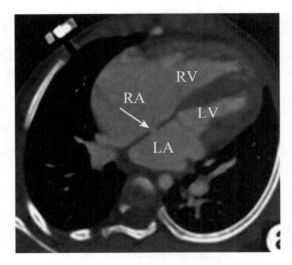

图 3-4-2　房间隔缺损 CT 影像表现

心脏 CTA 四腔心层面重建影像,显示房间隔中部连续性中断(↑),直径 2.7mm,右心房(RA)、右心室(RV)增大。LA:左心房;LV:左心室。

二、室间隔缺损

室间隔缺损是较常见的先天性心脏病之一。室间隔缺损男性较多见,可单独存在或合并其他心脏大血管畸形。

【疾病概要】

1. 病因病理　室间隔缺损属于心室水平左向右分流的先天性心脏病,根据缺损部位不同,可分为膜部缺损、漏斗部缺损和肌部缺损三型。其中,膜部缺损型最常见,缺损面积较大,症状较明显。

正常情况下左心室压力高于右心室,当有室间隔缺损时,左心室的血液可向右心室分流,使右心室及肺循环的血流量增加,从而加重了右心循环的负荷,导致右心室肥厚和扩张。左心容量负荷也加大,致左心室、左心房也扩张和肥厚。久之可出现肺动脉高压,右心压力逐渐增高,分流量减少,甚至出现双向分流。

2. 临床表现 取决于缺损的大小,缺损较小可无症状,缺损大者可表现为发育较差,常出现劳累后心悸、气短,易患呼吸道炎症等。查体:胸骨左缘 3~4 肋间可闻及收缩期杂音,重度肺动脉高压者可有活动后发绀。

【影像表现】

1. X 射线影像表现

(1)缺损较小时,X 射线影像表现可正常。

(2)缺损较大时,可出现如下表现:①心影增大呈二尖瓣-移行型。②左、右心室均增大,以左心室增大为主。③肺血增多,肺动脉段凸出,肺门动脉扩张,搏动增强,透视下可见肺门舞蹈症。④主动脉结缩小或正常(图 3-4-3)。

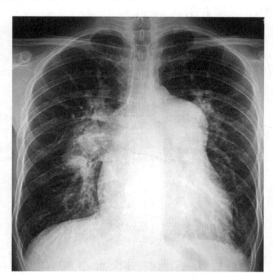

图 3-4-3 室间隔缺损 X 射线正位片

后前位 X 射线片,显示肺血明显增多,肺门动脉血管高度扩张,外围分支扭曲变细,肺动脉段高度凸出,心影增大,以右心室为主,心尖下移。

2. CT 影像表现 CT 增强扫描,横断位可见心室层面室间隔连续性中断或消失,此外可见左、右心室增大,左心房增大,肺动脉增宽等间接征象。

【鉴别诊断】

需要与房间隔缺损鉴别,CT 或 MRI 显示室间隔连续性中断或消失可明确诊断为室间隔缺损。左心室造影检查见左心室显影的同时右心室显影即可确诊室间隔缺损(表 3-4-1)。

表 3-4-1　房间隔缺损和室间隔缺损的鉴别要点

鉴别	房室改变	听诊杂音
房间隔缺损	右心房、右心室增大,左心室正常或缩小	胸骨左缘第 2~3 肋间闻及收缩期杂音
室间隔缺损	左心室、右心室增大,以左心室增大为主	胸骨左缘第 3~4 肋间闻及收缩期杂音

三、动脉导管未闭

动脉导管未闭是较常见的先天性心脏病之一,女性较多见,可单独存在或合并室间隔缺损或主动脉缩窄等畸形。

【疾病概要】

1. 病因病理　动脉导管位于主动脉峡部和肺动脉根部之间,是胎儿期血液循环的主要通道,一般出生后 6 个月即闭合,持续未闭者称为动脉导管未闭,按照未闭的动脉导管形态分为圆柱形、漏斗形和窗形等(图 3-4-4)。

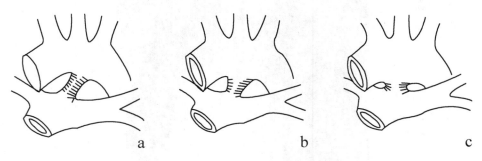

图 3-4-4　动脉导管未闭分型示意图
a. 圆柱形;b. 漏斗形;c. 窗形。

主动脉与肺动脉之间存在压力差,主动脉的血液经未闭的动脉导管分流入肺动脉,使肺循环的血流量增加,体循环的血流量减少。肺循环回流至左心的血流量增加,左心容量负荷加重,致使左心房、左心室肥厚和扩张增大;长期的肺循环的血流量增加,产生肺动脉高压,右心室因此增大,分流量减少,可出现双向分流或以右向左为主的分流。

2. 临床表现　临床表现取决于分流量的多少,分流量少可无症状,分流量较大者可表现为活动后心悸、气短,反复呼吸道感染等,并影响发育。查体:胸骨左缘 2~3 肋间可闻及连续性杂音,合并重度肺动脉高压者,临床上出现发绀,往往下肢重于上肢,称为差异性发绀。

【影像表现】

1. X射线影像表现

（1）心影增大呈二尖瓣–主动脉型。

（2）左心室、左心房增大，以左心室增大为主。

（3）主动脉结增宽，部分患者出现"漏斗征"，即正位片上主动脉弓降部外凸，其下方的降主动脉与肺动脉相交处骤然内收形似漏斗状，称为"漏斗征"（图3-4-5）。

（4）肺血增多，肺动脉段凸出，肺门动脉扩张，搏动增强，透视下可见肺门舞蹈症。

（5）透视下左心室和主动脉弓的搏动增强，降主动脉的搏动减弱，出现大幅度的搏动差异即"陷落脉"。

2. CT影像表现　增强扫描可见左肺动脉根部与降主动脉之间有一管道相通。CTA可清晰显示未闭的动脉导管全貌（图3-4-6）。

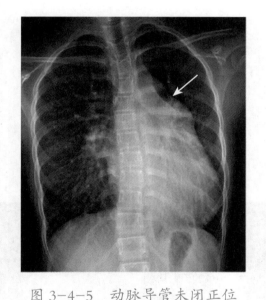

图3-4-5　动脉导管未闭正位
X射线影像表现

心脏增大呈二尖瓣–主动脉型，以左心室
增大为主，主动脉增宽，有漏斗征（↑）。

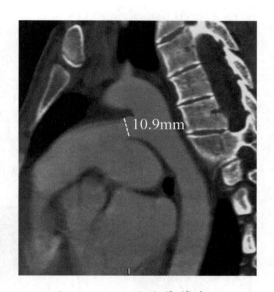

图3-4-6　动脉导管未闭
CTA表现

CTA显示主动脉峡部的管状动脉
导管，直径10.9mm。

【鉴别诊断】

需要与房间隔缺损、室间隔缺损鉴别：

1. 房间隔缺损　①右心房、右心室增大，左心室缩小或正常。②主动脉结缩小或正常。③听诊：胸骨左缘第2~3肋间闻及收缩期杂音。

2. 室间隔缺损　①左心室、右心室增大，以左心室增大为主。②主动脉结缩小或正常。③听诊：胸骨左缘第3~4肋间闻及收缩期杂音。

四、法洛四联症

法洛四联症是最常见的右向左分流、发绀型先天性心脏病。

【疾病概要】

1. 病因病理　法洛四联症由肺动脉狭窄、室间隔缺损、主动脉骑跨和右心室肥厚四种畸形构成,其中以肺动脉狭窄、室间隔缺损为主要畸形。

法洛四联症的肺动脉狭窄程度起主要病理作用,狭窄越重,右心室的射血阻力越大,血液通过缺损的室间隔和骑跨的主动脉向体循环分流,导致肺动脉血流量减少,体循环血氧含量降低,从而出现发绀。

2. 临床表现　患儿发育迟缓,常有发绀,多于出生后 4~6 个月内出现,久之可有杵状指、趾,气短、活动能力低,喜蹲踞,严重者出现缺氧性晕厥等。查体:胸骨左缘 2~4 肋间可闻及较响亮的收缩期杂音。

【影像表现】

1. X 射线影像表现

（1）心影增大呈靴形,心腰凹陷,心尖圆隆、上翘（图 3-4-7）。

（2）肺血减少,肺动脉细小,肺野清晰。

（3）主动脉升弓部不同程度地增宽、凸出。

（4）部分患者可合并右位主动脉弓。

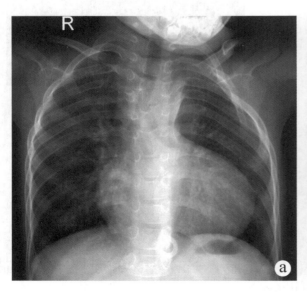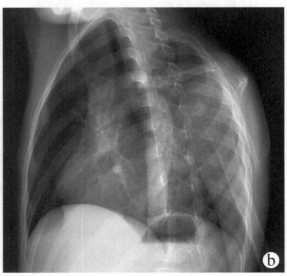

图 3-4-7　法洛四联症

a. 正位;b. 左前斜位。心影近似靴形,肺动脉段凹陷,右室增大,心尖上翘,肺门血管细小。

2. CT 影像表现　CT 平扫及增强扫描可显示右心室流出道的狭窄、主动脉转位、室间隔缺损及右心室肥厚。

【鉴别诊断】

CT 或 MRI 检查发现右心室流出道狭窄、主动脉转位、室间隔缺损及右心室肥大可明确诊断。右心室造影检查见左心室、主动脉和右心室同时显影,肺动脉漏斗部狭窄即可确诊。

第五节　获得性心脏病

 导入情景

患者,女性,67 岁。患者反复劳累后心悸、气短 5 年,近 1 周间断咯血;无发热、胸闷、头晕,无双下肢水肿,无咳嗽及咳粉红色泡沫痰,无夜间阵发性呼吸困难。查体:双颊紫红,口唇轻度发绀,颈静脉无怒张。两肺未闻干、湿啰音。心率 85 次 /min,心浊音界在胸骨左缘第 3 肋间向左扩大,心尖部闻及局限性舒张期隆隆样杂音,第一心音亢进。肝不大,下肢无水肿。

请思考:

根据以上体征和症状,患者最可能的诊断是什么? 如何检查确诊?

一、风湿性心脏病

【疾病概要】

1. 病因病理　风湿性心脏病主要是风湿热的慢性后遗损害。病变最常累及二尖瓣,导致二尖瓣狭窄,多伴有关闭不全。病理改变为瓣叶增厚、卷曲或瓣叶粘连,开放受限,造成瓣口狭窄、变形,乳头肌和腱索缩短、粘连,致瓣膜关闭不全。

二尖瓣狭窄时,左心房的血液进入左心室出现障碍,左心房压力增高,导致左心房扩大和肺循环阻力增加,产生肺动脉高压,右心负荷加重,使右心室肥厚增大。二尖瓣关闭不全,左心室收缩时部分血液向左心房反流,造成左心房压力升高、增大。最后可累及肺循环,引起肺循环高压。

2. 临床表现　轻者可无明显临床症状,或者仅有轻度的活动后心悸、气短。二尖瓣狭窄严重者表现为劳累后心悸、咯血、端坐呼吸及下肢水肿等,查体于心尖区闻及隆隆样舒张期杂音。二尖瓣关闭不全表现为乏力、心悸、气短和左心衰竭等,查体于心尖区闻及收缩期杂音。

【影像表现】

1. X射线影像表现

（1）二尖瓣狭窄：典型表现为心影增大呈二尖瓣型；左心房、右心室增大，以左心房增大为主，出现双房影；肺淤血表现为间质性肺水肿，同时伴有肺动脉高压征象：肺动脉段膨隆、肺动脉增粗（图3-5-1）。

（2）二尖瓣关闭不全：典型表现为心影增大呈二尖瓣型；左心房、左心室增大表现为左心室及心尖部向左下延伸，心尖下移；肺淤血表现同二尖瓣狭窄（图3-5-2）。

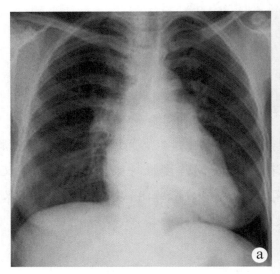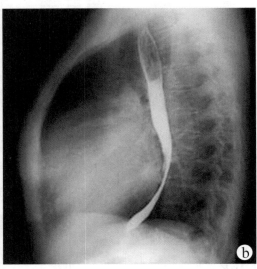

图3-5-1 二尖瓣狭窄X射线影像表现

a. 后前位片示心影呈二尖瓣型，肺淤血，左房、右室增大，心底部双重阴影，左心耳突出；b. 左侧位片示食管左心房段受压、后移。

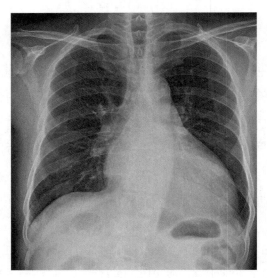

图3-5-2 二尖瓣关闭不全X射线影像表现

正位X射线胸片显示肺淤血，心胸比例增大，膈面左心室段延长，心尖下移。

2. CT 影像表现　常规 CT 检查可见瓣叶的钙化及左心房、左心室及右心室的肥厚增大表现并可显示左心房内的高密度血栓。CT 检查不是为了诊断二尖瓣狭窄或关闭不全，主要为外科瓣膜置换术前排除冠状动脉病变（图 3-5-3）。

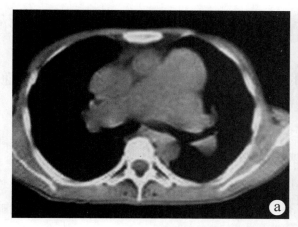
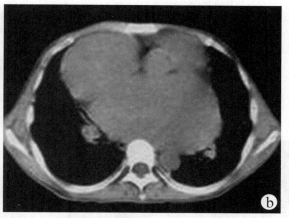
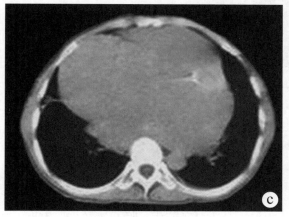

图 3-5-3　二尖瓣狭窄 CT 影像表现

a. CT 平扫纵隔窗示肺动脉扩张；b、c. 心脏各房室均扩大，左心房为著，二尖瓣见钙化。

【鉴别诊断】

二尖瓣狭窄须与二尖瓣关闭不全鉴别，鉴别要点见表 3-5-1。

表 3-5-1　二尖瓣狭窄和二尖瓣关闭不全的鉴别要点

鉴别	房室改变	听诊杂音
二尖瓣狭窄	左心房、右心室增大，左心室正常或缩小	心尖区闻及舒张期杂音
二尖瓣关闭不全	左心室、右心室均增大，左心房增大	心尖区闻及收缩期杂音

二、肺源性心脏病

【疾病概要】

1. 病因病理　肺源性心脏病是由于慢性胸肺疾病和肺血管病变等引起的肺动脉压力增高,导致右心室肥厚、扩大及右心功能不全,甚至右心衰竭。

2. 临床表现　患者有慢性咳嗽及咳痰的病史,伴有心悸、气短,部分患者可有咯血。体检有肺气肿和慢性支气管炎的体征。

【影像表现】

1. X射线影像表现

（1）慢性胸肺疾病表现:疾病表现如慢性支气管炎、肺纤维化、肺气肿、胸膜肥厚及胸廓畸形等。

（2）肺动脉高压表现:肺动脉段凸出,右下肺动脉增粗,宽径大于15mm,周围肺动脉分支骤然变细,形成"肺门残根征"。

（3）心影呈二尖瓣型,右心室增大（图3-5-4）。

2. CT影像表现　①支气管炎、肺气肿等肺部病变。②肺动脉高压表现:主肺动脉和左、右肺动脉主干增粗,管腔扩大。③心脏增大,右心室壁增厚,心腔扩大;晚期病情严重时,右心房亦可扩大,腔静脉扩张。

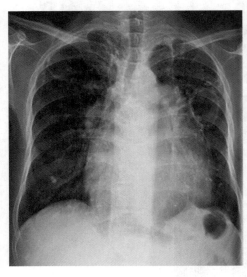

图3-5-4　肺源性心脏病
双肺间质纤维化并感染致肺源性心脏病,肺动脉明显增宽。

三、冠状动脉粥样硬化性心脏病

冠状动脉粥样硬化性心脏病（coronary atherosclerotic heart disease,CHD）指因冠状动脉狭窄、供血不足而引起的心肌功能障碍和/或器质性病变,故又称为缺血性心脏病。

【疾病概要】

1. 病因病理　主要病因是冠状动脉硬化,硬化斑块逐渐增多造成冠状动脉狭窄,进而血流受阻导致心脏缺血、缺氧,产生心绞痛症状。

2. 临床表现　①心绞痛型:为心前区、胸骨后压榨感、闷胀感,持续3~5min,可放射至肩部和上肢,通常休息或服用硝酸甘油缓解。②心肌梗死型:梗死发生前可有前驱症状,如静息时心绞痛发作,梗死时表现为持续性剧烈压迫感、刀割样疼痛,部位与前期心绞痛一致,但时间更持久可达 30min 甚至数小时。休息及含服硝酸甘油不能缓解。③猝死型:急性症状出现后 6h 内发生的心脏骤停。

【影像表现】

1. X 射线影像表现

（1）X 射线影像表现:多无异常征象。少数可表现为心脏不同程度的增大,以左心室增大为主。左心衰竭时,可有肺淤血及肺水肿。继发室壁瘤时表现为左心缘局限性膨凸,左室缘搏动减弱或出现反向搏动,左室壁钙化。

（2）冠状动脉造影表现:为冠状动脉粥样硬化性心脏病诊断的可靠依据,可显示冠状动脉管腔内的充盈缺损、不同程度的狭窄及完全阻塞(图 3-5-5)。

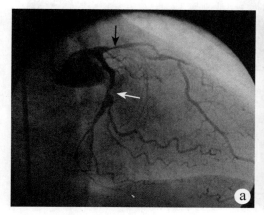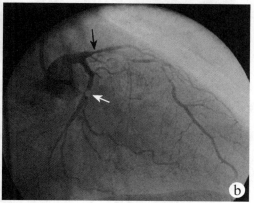

图 3-5-5　冠状动脉粥样硬化性心脏病冠状动脉造影表现

a、b. 冠状动脉造影示左前降支近段向心性狭窄程度约 85%(黑↑),回旋支中段 80% 偏心性狭窄,局部见半圆形充盈缺损(白↑)。

2. CT 影像表现　CT 平扫可显示冠状动脉的钙化,表现为房室沟、室间沟沿冠状动脉走行的斑点状、索条状钙质密度灶(图 3-5-6)。缺血梗死心肌 CT 值低于正常心肌,一般为 5~10Hu,局部心肌壁变薄。CTA 可显示冠状动脉管腔内的充盈缺损、不同程度的偏心性狭窄及完全阻塞(图 3-5-7)。

【鉴别诊断】

冠状动脉粥样硬化性心脏病的鉴别诊断主要是各种累及冠状动脉的疾病,如血管炎性疾病、累及血管的免疫性疾病等,临床相对少见。

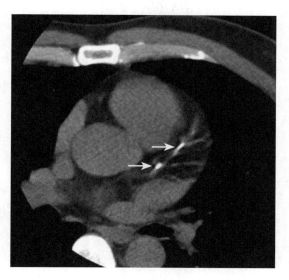

图 3-5-6　冠状动脉 CT 扫描钙化

前降支近段的多发钙化(↑)。

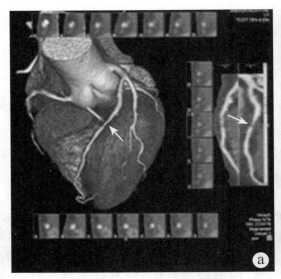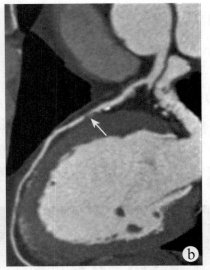

图 3-5-7　冠状动脉重度狭窄 CTA 表现

a. 三维重组及探针技术显示前降支中段局限性重度狭窄(↑);b. 曲面重组,同时显示前降支管壁和管腔,(↑)为 a 图病变处。

第六节　心包和大血管疾病

一、心　包　炎

【疾病概要】

1. 病因病理　心包炎是心包脏、壁层产生炎性病变,可分为急性和慢性两种。

急性心包炎以非特异性、结核性、化脓性和风湿性较为常见,主要病理改变为心包积液。

慢性心包炎大多为急性心包炎迁延所致,主要表现为心包脏、壁层增厚、粘连和钙化,形成缩窄性心包炎。

2. 临床表现　心包炎早期典型症状为胸痛,心包积液短期急性增多时,可有心脏压塞症状,如呼吸困难、面色苍白、发绀、端坐呼吸等。出现缩窄性心包炎时患者多表现为心悸、呼吸困难等。

【影像表现】

1. X 射线影像表现

(1)心包积液:少量积液 X 射线改变不明显,中大量积液表现为心影增大,呈烧瓶形。

（2）缩窄性心包炎：心包钙化是本病的特征性表现，可呈蛋壳状累及整个心缘或包绕大部分心脏；心脏局部变形，双心房增大，两肺见淤血征象。

2. CT 影像表现　心包积液 CT 平扫可见心包增厚，厚度 >5mm（舒张期）。腔内液体密度是一个重要诊断指标，多为水样密度，也可为血样略高密度。缩窄性心包炎可见心包增厚，>3mm，常见到心包钙化征象（图 3-6-1～图 3-6-3）。

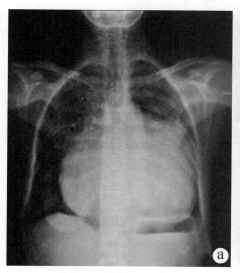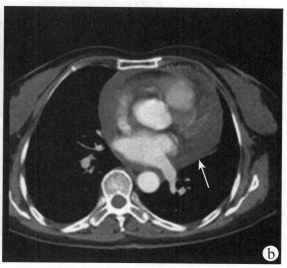

图 3-6-1　心包积液 X 射线、CT 影像表现

a. X 射线平片可见两肺纹理模糊、肺野透过度减低，上纵隔变短，上腔静脉扩张，心影呈球形增大；b. 横轴位增强 CT 示心包腔间距增大，为大量心包积液表现，边缘规则，内部呈均匀水样密度（↑）

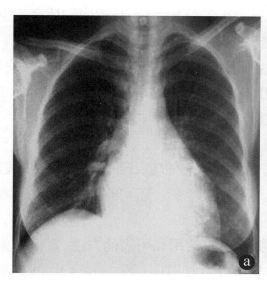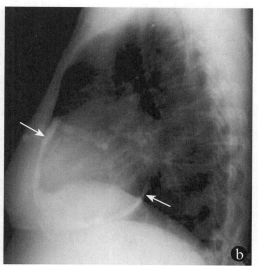

图 3-6-2　缩窄型心包炎并钙化

a. 立位 X 射线胸片示心影不大，上腔静脉增宽，心缘稍僵直，轻度肺淤血改变；b. 侧位片示大范围心包增厚、钙化（↑）。

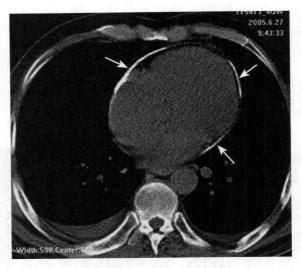

图 3-6-3 缩窄型心包炎并钙化 CT 影像表现

胸部 CT 平扫示心包蛋壳样钙化(↑),右心房(RA)增大。

二、肺 栓 塞

肺栓塞(pulmonary embolism,PE)是肺动脉或其分支被外源性血栓或栓子堵塞后引起的相应肺组织供血障碍。

【疾病概要】

1. 病因病理　本病发病率和患者死亡率均较高,栓子包括但不限于血栓、脂肪、空气、羊水等。大多数肺栓塞的栓子来源于下肢深静脉血栓。久病卧床、妊娠、外科手术后、心肌梗死、心功能不全和抗血栓因子Ⅲ缺乏,易发生深静脉血栓,是形成肺栓塞的主要原因。肺栓塞如并发肺出血或坏死则称为肺梗死。

2. 临床表现　临床可无明显症状。急性肺栓塞典型表现为呼吸困难、胸痛、咯血。肺动脉广泛栓塞时可出现严重呼吸困难、发绀、休克或死亡。实验室检查血浆 D-二聚体明显增高,敏感性达 90% 以上,但非特异性指标。

【影像表现】

1. X 射线影像表现　X 射线平片可见区域性肺纹理稀疏、纤细、透亮度增加或肺叶、肺段不张;肺梗死表现为尖端指向肺门的楔形致密实变影。还可有肺动脉高压、右心室增大等表现。

2. 肺动脉 CT 血管成像　CTA 是诊断肺栓塞较常用和可靠的方法,直接征象显示为肺动脉管腔内的充盈缺损或闭塞,可明确栓塞程度和范围(图 3-6-4)。间接征象为肺血减少,肺血分布极不均匀、肺动脉呈残根状,即中心肺动脉增宽与外围动脉不相称。发生肺梗死时表现为以胸膜为基底、尖端指向肺门的锥状或三角形磨玻璃样密度或实变灶。

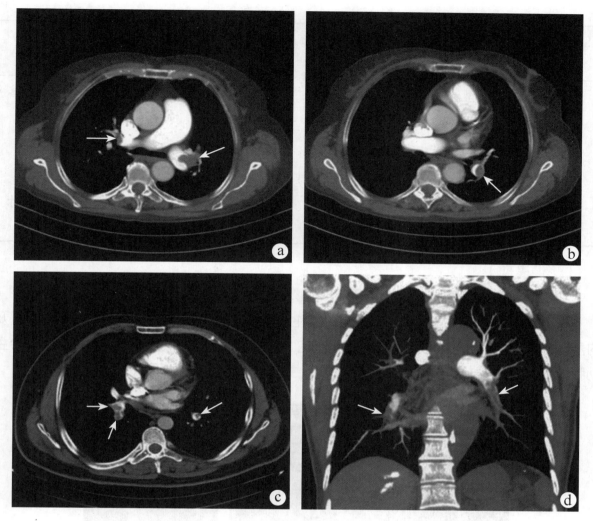

图 3-6-4　肺栓塞 CTA 表现

a~c. 双侧肺动脉管腔内充盈缺损（↑），管腔不同程度狭窄；d. 多平面重建显示双下肺动脉内不规则充盈缺损（↑）。

三、主动脉夹层

主动脉夹层（dissection of aorta）指各种病因导致主动脉内膜出现破口，血液由内膜破口进入中膜，造成内膜与中膜分离形成双腔改变。

【疾病概要】

1. 病因病理　主要易患因素有高血压及动脉粥样硬化、结缔组织病、先天性心血管疾病等。主动脉夹层主要有 2 种分型方法，即 DeBakey 分型和 Stanford 分型（表 3-6-1）。

2. 临床表现　急性突发剧烈疼痛，呈撕裂样或刀割样，疼痛部位随主动脉内膜撕裂的范围或其他血管及脏器的受累而不同。该病较为凶险，特别是累及主动脉根部的主动脉夹层，死亡率较高。

表 3-6-1　主动脉夹层分型

Stanford 分型	DeBakey 分型	破口位置	累及范围
A 型	Ⅰ型	升主动脉	夹层广泛,自主动脉弓至腹主动脉、髂动脉
	Ⅱ型	升主动脉	仅局限于升主动脉
B 型	Ⅲ型	降主动脉上段(锁骨下动脉以远)	仅累及膈上胸主动脉,称为Ⅲa 累及胸主动脉至腹主动脉和髂动脉,称为Ⅲb

【影像表现】

1. X 射线影像表现　上纵隔或主动脉影增宽,主动脉壁(内膜)钙化内移 >4mm。

2. CT 影像表现　主动脉 CTA 是确诊主动脉夹层的首选检查方法,可明确夹层累及的范围和程度,并进行分型,可逐一显示分支血管受累情况并确定真假腔。主要征象为主动脉腔内横贯的线样低密度间隔(内膜片);主动脉被分为真假两腔(图 3-6-5)。

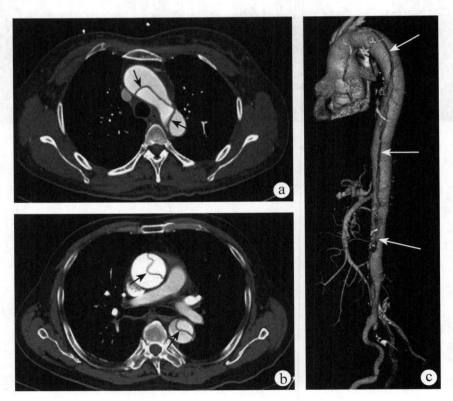

图 3-6-5　主动脉夹层 CTA 表现

a、b. 轴位可见主动脉根部及主动脉弓由内膜片(↑)分隔的真假两腔,真腔较小,假腔较大;c. VR 影像显示病变范围自主动脉根部延伸至腹主动脉远端。

CTA诊断主动脉夹层的优势：①内膜破口定位，破口表现为内膜连续性中断，破口可有一个或多个。②内膜片，是诊断主动脉夹层的直接征象。内膜片将主动脉管腔分为真腔和假腔，形成"双腔主动脉"，并可追踪内膜撕裂延伸的范围和程度。③鉴别真腔和假腔。真腔多较小，与未受累的主动脉相延续，可见内膜钙化内移，有内膜撕裂口。而假腔一般较大，包绕真腔，不与正常主动脉相连续，假腔内可有血栓形成。④评估主要分支血管受累情况，特别是主动脉瓣、冠状动脉、升主动脉扩张程度、头臂干等的受累程度。腹主动脉夹层时应注意腹腔干、肠系膜上动脉、肾动脉等重要分支，若受累可导致相应器官或组织缺血、坏死（图3-6-6）。⑤主动脉破裂，是主动脉夹层最严重的并发症，病死率高。CT发现主动脉破裂的征象主要有对比剂外溢到主动脉管腔外、心包积血、胸腔积血、腹膜后血肿等。

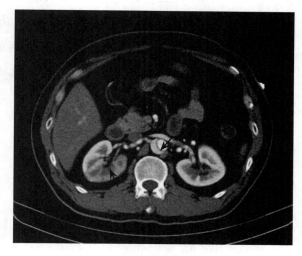

图3-6-6　主动脉夹层累及右肾动脉
CT影像表现

腹主动脉可见真假两腔（↑），主动脉夹层累及右肾动脉，右肾动脉起自假腔，右肾灌注低（↑）。

 知识拓展

什么是胸痛三联征？CT在其诊断的价值如何？

胸痛三联征指以胸痛为共同表现的三种疾病，包括急性冠脉综合征、肺栓塞和主动脉夹层，其发病凶险、误诊率和患者死亡率均很高。三种疾病因发病部位、范围不同，并受心脏搏动、体动脉循环时间、肺动脉循环时间的影响，单一检查方法常受限制。应用CT血管造影成像一站式检查评价急性冠脉综合征、肺栓塞及主动脉夹层是公认的非常简捷、可靠的影像检查方法。在一次检查中可同时显示冠状动脉、主动脉和肺动脉，可在快速筛查急性胸痛患者的病因后，为尽早进行溶栓、取栓、支架植入、手术瓣膜处置等治疗急症、挽救生命提供重要帮助。在急症的检查过程中，影像技术人员要分秒必争，为患者救治提供帮助。

　　本章主要讲述了循环系统常用检查方法、常见病的诊断及鉴别诊断。合理选择检查方法是进行影像技术优选和综合应用的前提。本章的学习重点是常见先天性心脏病、后天性心脏病的 X 射线影像表现及 CT 影像表现；常见病的影像表现及鉴别诊断是学习难点。此外，房间隔缺损和室间隔缺损的影像鉴别也是常见考点。

（罗天蔚　杜贵金）

思考题

1. 简述心脏大血管各种影像检查方法的优势。
2. 简述右心室增大的 X 射线影像表现。
3. 简述肺血增多及肺血减少的病理与 X 射线影像表现。
4. 简述房间隔缺损的影像表现。
5. 简述肺源性心脏病的影像表现。
6. 简述主动脉夹层的影像表现。

第四章 | 消化系统

04 章 数字资源

 导入情景

(1)患者,男性,65 岁,出现吞咽困难 4 个月,加重 2d。钡餐检查显示食管中段管腔狭窄,管壁僵硬。CT 显示食管壁厚约 10mm,周围脂肪间隙消失。

(2)患者,男性,50 岁,乙肝病史 20 余年。 CT 平扫:肝体积减小,各叶比例失调,肝裂增宽,边缘欠光滑。

请思考:

根据上述两例患者的病史和影像描述,你认为可能的疾病诊断是什么? 诊断依据是什么?

消化系统由消化道和消化腺两大部分组成。消化道起自咽,后有食管、胃、十二指肠、空肠、回肠、盲肠(包括阑尾)、结肠、直肠依次延续。消化腺本章主要介绍肝、胆、胰等实性脏器疾病。结合临床实际情况,将上腹部淋巴器官脾的正常影像表现和病变在本章学习。

第一节 正常影像表现

一、正常 X 射线影像表现

1. 咽部 咽部吞钡正位观察,上方正中透明区为会厌,其两旁充钡的小囊状结构是会厌谷。会厌谷外下方较大的充钡空腔是梨状窝,近似菱形且两侧对称,两侧梨状窝中间的透明区是喉头,勿误认为病变(图 4-1-1a、b)。

2. 食管 食管起于第 6 颈椎水平与下咽部相连,其下端相当于第 10~11 胸椎水平与贲门相连,分为颈、胸、腹三段,全长约 25cm。腹段食管在肝左叶之后向左下斜行入胃。在食管入口与咽连接处以及在膈的食管裂孔处各有一生理性高压区,为上、下食管括约肌。

吞钡正位观察,食管位于中线偏左,轮廓光滑整齐,管壁伸缩自如,宽度可达 2~3 cm。食管有四处生理性狭窄:咽与食管交界处,即食管上端;主动脉弓压迹处;左主支气管压迹处;食管下段,相当于膈食管裂孔处。钡餐造影检查显示食管有三处压迹:主动脉弓压迹、左主支气管压迹及左心房压迹(图 4-1-1c)。

食管的黏膜皱襞表现为数条纤细纵行而平行的条纹状影,通过贲门与胃小弯的黏膜皱襞相连续(图 4-1-1d)。

食管的蠕动将钡剂自上向下推进,分为三种:第一蠕动为原始蠕动,由吞咽动作激发,

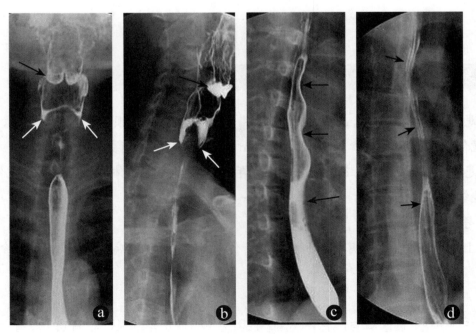

图 4-1-1 正常咽部及食管 X 射线钡餐检查影像

a. 咽部正位:会厌谷(↑),梨状窝(白↑);b. 咽部右前斜位:会厌谷(↑),梨状窝(白↑);c. 食管三个压迹(↑);d 食管黏膜像示纵行黏膜皱襞(↑)。

使钡剂迅速下行，数秒钟内进入胃；第二蠕动又称为继发蠕动波，由食物团对食管壁的压力引起，常起始于主动脉弓水平向下推进；第三收缩波为食管下段环状肌出现不规则收缩引起，形成波浪状边缘，多见于老年人或食管功能紊乱患者。

贲门上方 3~4cm 长的一段食管，是从食管过渡到胃的区域，称为胃食管前庭段，具有特殊的神经支配和功能。此段是一高压区，有防止胃内容物反流的重要作用。

3. 胃　胃总体呈半曲的囊袋状，纵向分为胃底、胃体、胃窦三部分，另有胃小弯和胃大弯两个边缘。贲门入口水平线以上的胃腔称为胃底；胃小弯弯曲处为角切迹，角切迹与胃大弯最低点连线以远的胃腔称为胃窦；此连线与贲门入口水平线之间的胃腔则称为胃体。幽门为长约 5mm 的短管（图 4-1-2）。

胃的形状与体型、张力及神经功能状态有关，一般分为四种类型（图 4-1-3）。

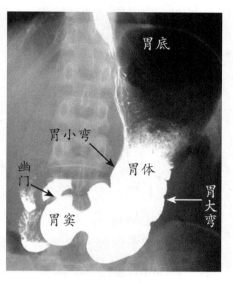

图 4-1-2　正常胃充盈像

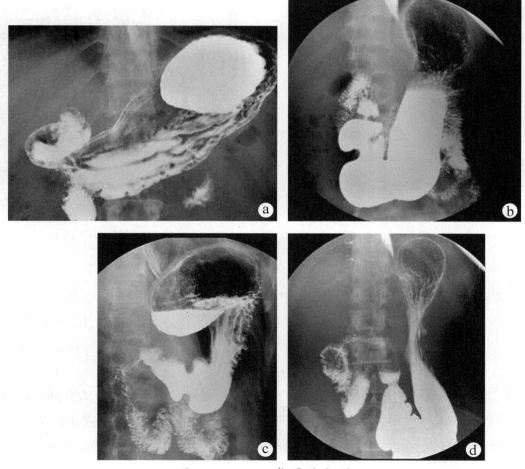

图 4-1-3　正常胃的分型

a. 牛角形胃；b. 钩形胃；c. 瀑布形胃；d. 长钩形胃。

（1）牛角形胃：胃呈横位，上宽下窄，胃角不明显。

（2）钩形胃：位置与张力中等，胃角明显，胃下极大致位于髂嵴水平。

（3）瀑布形胃：胃底呈囊袋状向后倾，胃泡大，胃体小，张力高，钡先进入后倾的胃底，充满后再溢入胃体，犹如瀑布。

（4）长钩形胃：此型又称为无力型胃，位置与张力均较低，胃腔上窄下宽如水袋状，胃下极常在髂嵴平面以下，多见于瘦长型人。

胃黏膜皱襞间的沟内充钡，呈条纹状致密影，皱襞则为条状透亮影。胃小弯的皱襞平行整齐，向大弯处逐渐变粗而成横行或斜行。胃底皱襞较粗而弯曲，略呈网状。胃窦黏膜皱襞主要与胃小弯平行，有时也可斜行。一般胃体部黏膜皱襞的宽度不超过 5mm。正常胃黏膜是从胃底、胃体、胃窦依次逐渐变细（图 4-1-4）。

气钡双重对比造影能显示胃小区和胃小沟，胃小区是胃黏膜表面的微细结构，胃小区大小 1~3mm，呈圆形、椭圆形、多角形大小一致的网眼状结构；胃小沟呈线状致密影，宽约 1mm 以下，胃小区是由胃小沟围成的。显示胃小沟和胃小区对于检出胃黏膜面的微小病变有重要价值（图 4-1-5）。

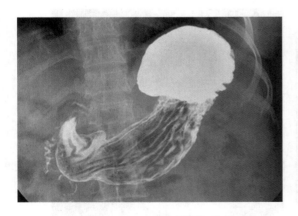

图 4-1-4　正常胃黏膜像

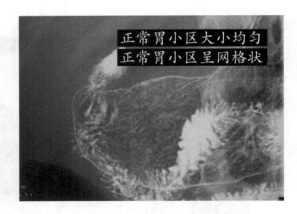

图 4-1-5　正常胃小区像
胃小区呈大小一致的网眼状结构，胃小沟呈细线状致密影。

胃的蠕动由胃体上部开始，有节律地向幽门方向推进，同时波形逐渐加深，一般同时可见到 2~3 个蠕动波。胃窦是整体向心性收缩，将钡剂排入十二指肠，但不是每次胃窦收缩都将钡剂排入十二指肠。胃的排空受胃张力、蠕动、幽门功能和精神状态等影响，一般于服钡后 2~4h 排空。

4. 十二指肠　十二指肠全程呈 C 形，全长 25~30cm，将胰头包绕其中，根据其解剖结构可分为球部、降部、水平部和升部。球部呈锥形；降部位于第 1~3 腰椎的右缘；在第 3 腰椎平面肠管向左横行称为水平部；继而肠管转向左上行走称为升部。升部向左延续为空肠。

球部轮廓光滑整齐，黏膜皱襞为纵行彼此平行的条纹。降部以下则与空肠相似，多呈羽毛状。球部的运动为整体性收缩,可一次将钡排入降部。十二指肠正常时可有逆蠕动。钡剂进入球部后可短时停留,然后以整体性收缩将钡剂排入降部。降部和升部表现为波浪状前进的蠕动波,有时可见逆蠕动(图4-1-6)。

5. 空肠与回肠 小肠由空回肠组成,全长约600cm。空肠位于左中上腹,黏膜皱襞常显示为羽毛状影像;回肠位于右中下腹及盆腔,肠腔较小,皱襞呈纵行,末段回肠自盆腔向右上行与盲肠相接;回盲瓣的上下缘呈唇状突起。服钡后2~6h钡剂前端可达盲肠,7~9h小肠排空。小肠的蠕动是分节状运动、推进式运动(图4-1-7)。

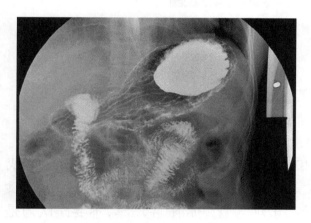

图 4-1-6 正常十二指肠钡餐造影黏膜像

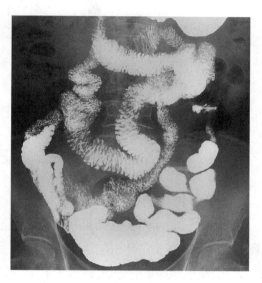

图 4-1-7 正常小肠钡餐造影黏膜像

6. 大肠 大肠绕行于腹部四周,起于盲肠止于直肠,分盲肠、升结肠、横结肠、降结肠、乙状结肠和直肠六段。升、横结肠交界处为结肠右曲,又称为结肠肝曲;横、降结肠交界处为结肠左曲,又称为结肠脾曲。盲肠、横结肠、乙状结肠位置和长度变化较大,升结肠、降结肠和直肠位置较固定。结肠气钡双重对比造影显示特征性的结肠袋,呈对称性的袋状凸出。结肠黏膜皱襞纵、横、斜三种方向都存在。在肠黏膜表面与肠管横径相平行的无数细微浅沟,称为无名沟,彼此之间相互平行或交叉成微细的网状结构,为无名区,是肉眼可见的X射线最小单位。结肠的运动是总体推进式运动。结肠在24~48h内排空(图4-1-8)。

7. 阑尾 阑尾在钡餐或钡灌肠时可显影,也可不显影,呈长条状或蚯蚓状影位于盲肠内下方。一般粗细均匀、边缘光滑,易于推移。阑尾通常与盲肠同时排空,最迟不应超过服钡后72h(图4-1-9)。

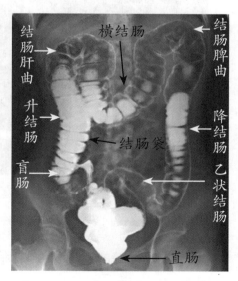

图 4-1-8 正常结肠双重对比造影

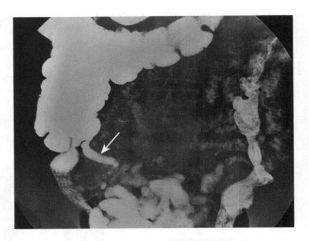

图 4-1-9 正常阑尾充盈像 (↑)

二、正常 CT 影像表现

（一）胃肠道

1. 食管　食管在胸部 CT 横断面影像位于胸椎及胸主动脉前方。腔内有气体或液体时可观察食管壁的厚度,充分扩张的食管壁其厚度多小于 3mm (图 4-1-10)。食管穿过膈后转向左进入胃贲门,胃食管连接部表现为管壁局限性增厚,不要误认为是病变。

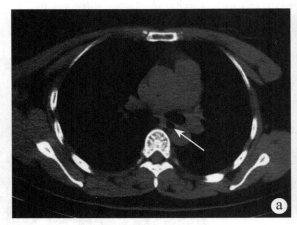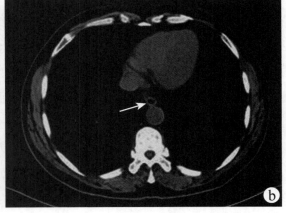

图 4-1-10　正常食管 CT 横断面影像

a. 气管隆突水平食管断面 (↑); b. 食管下段断面 (↑)。

2. 胃　胃壁的厚度因扩张程度而异,充分扩张时正常胃壁的厚度不超过 5mm,且整个胃壁均匀一致。增强扫描可显示三层结构,黏膜层强化程度较高,黏膜下层强化程度较低,肌层强化程度也较高 (图 4-1-11)。

3. 十二指肠和小肠　十二指肠上接胃窦,降段位于胰头右侧,向下绕过胰头及钩突,水平段横过中线,走行于腹主动脉、下腔静脉与肠系膜上动脉、静脉之间。其肠壁厚度与小肠相同。小肠肠腔内含较多气、液体时,小肠壁厚约 3mm,回肠末端肠壁厚可达 5mm。小肠肠曲间有少量脂肪组织,系膜内有大量脂肪组织。通常空肠位于左中上腹,回肠位于右下腹及盆腔。

4. 结肠　结直肠内含有气体或粪便,正常肠壁厚 3~5mm。冠状位影像可以反映结直肠在腹腔的位置、分布以及与结直肠系膜、邻近器官的解剖关系(图 4-1-12)。

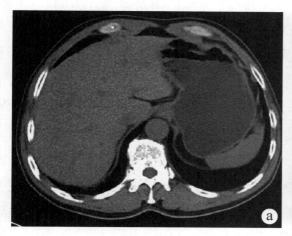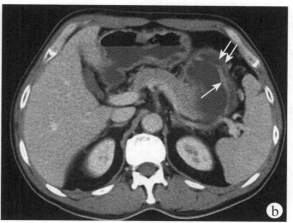

图 4-1-11　正常胃 CT 影像
a. CT 平扫;b. CT 增强扫描(黏膜层↑,黏膜下层↑↑)。

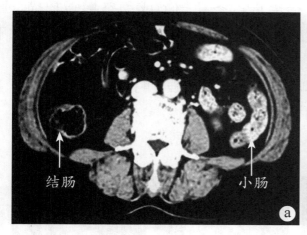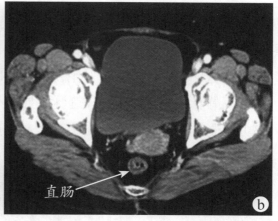

图 4-1-12　正常小肠和结肠 CT 影像
a. 下腹部层面;b. 盆腔层面。

(二)肝、胆道系统、胰腺和脾

1. 肝

(1)密度:肝实质呈均匀的软组织密度,CT值为 40~70Hu,高于脾、胰腺和肾的密度;肝内肝动脉、肝静脉和门静脉密度低于肝实质,表现为条状、分枝状或圆点状低密度影;肝门和肝裂内有较多脂肪,为低密度。

（2）大小、形态:肝形态不规则,大小变异大。一般依据以下指标判断正常肝大小:①膈顶至肝下缘上下径小于15cm;②门静脉主干层面,肝右叶前后径不超过肝左叶前后径的2倍(1.2~1.9);③肝右叶横径大于尾叶横径的2~3倍。

（3）分段:临床上肝按Couinaud划分法分为八段。肝中静脉将肝分为左、右叶;肝右静脉分肝右叶为前、后段;镰状韧带将肝左叶为内、外侧段;横向于第一肝门水平沿右门静脉和左门静脉主干将肝右叶和肝左叶外侧段分为上、下段。因此,肝八段为尾叶（Ⅰ段）,左外上段为Ⅱ段,左外下段为Ⅲ段,左内段为Ⅳ段,右前下段为Ⅴ段,右后下段为Ⅵ段,右后上段为Ⅶ段,右前上段为Ⅷ段（图4-1-13）。

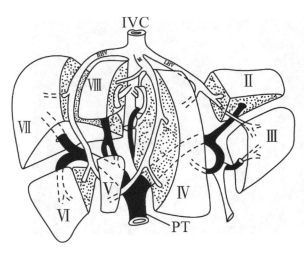

图4-1-13 肝分段示意图
IVC:下腔静脉;RHV:肝右静脉;M:肝中静脉;LHV:肝左静脉。

（4）增强扫描:肝增强CT自上而下逐层显示肝结构,不同层面显示的肝形态也不同,第二肝门、肝门、胆囊窝及肾门层面为典型层面（图4-1-14）。

为了更好地对肝内病变进行鉴别,分析病变的血供和增强模式,肝CT增强扫描需进行多期扫描或动态增强扫描。肝为双重供血的器官,肝动脉血供占25%,门静脉血供占75%。其多期增强表现如下（图4-1-15）:

1）动脉期:肝动脉明显强化,肝实质和肝静脉无强化,脾强化明显高于肝。

2）门静脉期:门静脉和肝静脉明显强化,肝实质开始强化。

3）平衡期:肝实质明显强化,肝内静脉密度仍高于肝实质。

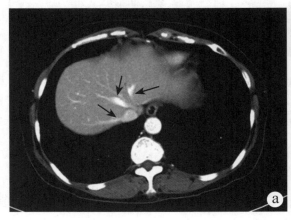
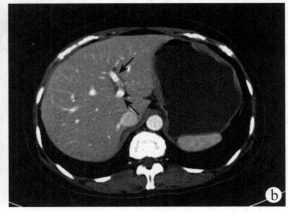

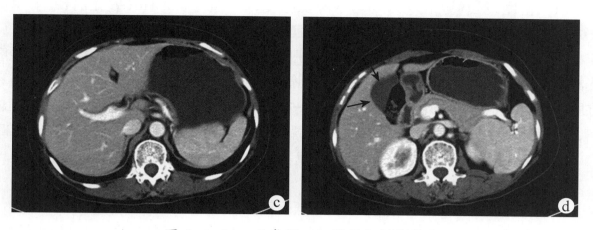

图 4-1-14　正常肝 CT 增强扫描影像

a. 肝第二肝门层面,左、中、右肝静脉(↑)汇入下腔静脉;b. 门脉左、右分支(↑)层面;c. 肝门层面;d. 肝下部层面,显示胆囊(↑)。

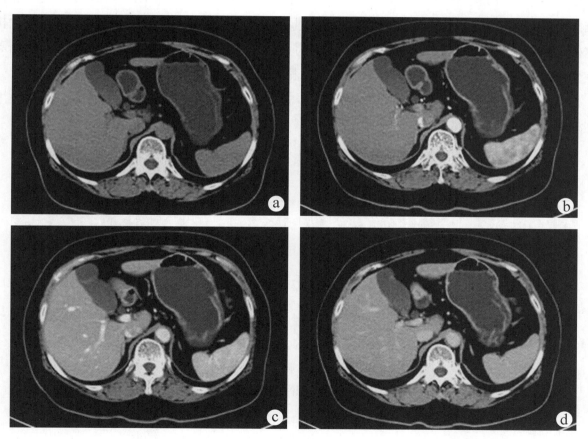

图 4-1-15　正常肝门层面 CT 平扫和增强扫描影像

a. 平扫,肝密度高于脾,其内血管呈低密度;b. 动脉期,肝动脉强化,脾强化明显高于肝;c. 门静脉期,肝实质明显强化,门脉强化明显;d. 平衡期,肝密度明显下降。

2. 胆道系统

（1）密度：胆囊腔表现为均匀水样低密度，CT值为0~20Hu；壁光滑锐利，厚度1~2mm。肝内胆管不显影，肝外胆管尤其是胆总管可显示。

（2）形态、大小：正常胆囊位于肝门下方，肝右叶内侧，为卵圆形或梨形，直径3~5cm，轮廓光滑整齐，分底部、体部、颈部三部分。肝内胆管呈树枝状分布，由左、右肝管汇合成肝总管，在肝门部横断面呈一圆形低密度结构，直径3~5mm；肝总管与胆囊管汇合向下延续形成胆总管，胆总管长4~8cm，内径6~8mm。胆总管末端与胰管汇合后共同开口于十二指肠乳头部。

（3）增强扫描：胆囊腔内无强化，胆囊壁均匀强化，胆总管为圆形或管状低密度区。

3. 胰腺

（1）密度：正常胰腺实质密度均匀，略低于肝。

（2）形态、大小：胰腺的位置、形态存在个体差异。为凸面向上的弓形软组织结构，一般胰尾位置最高，胰体位于中线，钩突是胰头下方向内延伸的楔形突出，其前方可见肠系膜上动、静脉，钩突是胰头最低的部分。脾静脉沿胰腺体尾部后缘走行，是识别胰腺的重要标志。正常胰头、体、尾与胰腺长轴垂直的径线可达3cm、2.5cm和2cm。若以邻近椎体（多为第2腰椎）的横径为标准衡量胰腺的正常大小，则胰头部的厚度与相邻层面椎体横径的比为（1:1）~（1:2），胰体、胰尾为（1:3）~（2:3），60岁以上老人胰腺逐渐萎缩变细。胰管位于胰腺偏前部，可不显示或表现为细线状低密度影，直径≤2mm。

（3）增强扫描：动脉期胰腺为均匀显著强化，门静脉期和胰腺实质期胰腺强化程度逐渐减退（图4-1-16）。

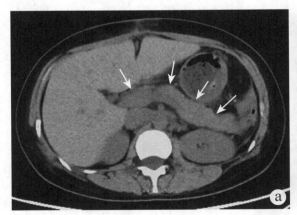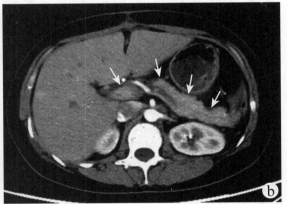

图4-1-16　正常胰腺CT影像表现

a. 平扫，胰腺（↑）密度低于肝；b. 增强，胰腺（↑）明显强化、密度增高。

4. 脾

（1）密度：脾密度均匀，略低于肝，正常CT值平均为49Hu。

（2）形态、大小：在横轴位影像上，正常脾的宽径不超过6cm，上下径不超过15cm。前后径不超过5个肋单元（一个肋骨断面或一个肋间隙为1个肋单元），脾的下缘不低于肝右叶最下缘，脾前缘不超过腹中线。

（3）增强扫描：动脉期脾呈不均匀强化，门静脉期和实质期脾的密度逐渐变均匀。脾可见图 4-1-15。

三、正常 MRI 表现

（一）肝

1. 平扫　正常肝实质信号均匀一致，T_1WI 呈中等信号，但高于脾的信号，T_2WI 呈低信号，明显低于脾的信号。肝动脉、门静脉、肝静脉及下腔静脉 T_1WI、T_2WI 表现为黑色流空信号，但肝内小血管因流动相关增强效应而呈高信号。肝内胆管细小分支通常不能显示，肝内胆管主干因含胆汁，T_1WI 呈低信号，T_2WI 呈高信号（图 4-1-17）。

2. 增强扫描　动脉期肝实质强化不显著，肝内动脉明显强化；门脉期及平衡期同 CT 增强表现。

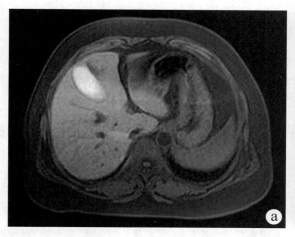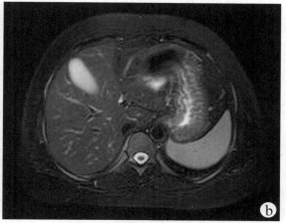

图 4-1-17　正常肝 MRI 表现

a. 肝 T_1WI 呈均匀中等信号，高于脾的信号；b. 肝 T_2WI 呈低信号，明显低于脾信号。

（二）胆道系统

1. 平扫　胆囊壁 T_1WI、T_2WI 均为中等信号，腔内胆汁 T_1WI 低信号，胆汁浓缩时可表现为高信号；T_2WI 高信号。胆总管正常横径 6~8mm，胆囊术后胆总管管径 10mm 内仍属于正常，胆管腔 T_1WI 为低信号，T_2WI 为高信号。

2. 磁共振胰胆管成像（magnetic resonance cholangiopancreatography，MRCP）　MRCP 显示的胰胆管结构清晰，且具有无创伤性和多方位观察的优点，在诊断上的作用正在取代内镜逆行胰胆管造影。

（三）胰腺

1. 平扫　正常胰腺 T_1WI 呈稍高信号，T_2WI 上呈均匀中低信号，周围的脂肪组织为高信号。其背侧的脾静脉由于流空效应呈现为无信号影，可勾画出胰腺的后缘。

2. MRCP　MRCP 能显示主胰管的走行、分支、管径及通畅情况。主胰管在 MRCP

上呈细条状高信号影。

（四）脾

1. 平扫　脾在 T_1WI 信号低于肝，T_2WI 上信号则高于肝。脾门血管信号呈黑色流空低信号，易于辨认，可见图 4-1-17。

2. 增强　脾增强扫描影像表现与 CT 增强扫描影像表现类似。

第二节　异常影像表现

一、异常 X 射线影像表现

1. 胃肠道轮廓的改变

（1）龛影：由于胃肠道壁产生溃烂，达到一定的深度，被对比剂充填，在切线位上形成了向腔外突出的影像，称为龛影，常见于溃疡（图 4-2-1）。

（2）憩室：由于胃肠道壁的薄弱区向外呈囊袋状膨出或由于管腔外病变的粘连、牵拉造成管壁各层向腔外突出的影像，称为憩室。与龛影不同，憩室内有正常黏膜皱襞通过，常见于食管及胃肠道。

（3）充盈缺损：胃肠道腔内的肿块形成占位，造成了局部对比剂的缺失，称为充盈缺损，常见于肿瘤、息肉等病变（图 4-2-2）。

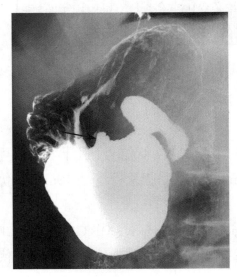
图 4-2-1　胃体小弯侧龛影（↑）

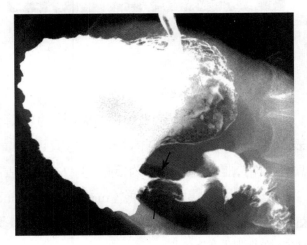
图 4-2-2　胃窦充盈缺损（↑）

2. 黏膜皱襞的改变

（1）黏膜皱襞破坏：正常的细条形黏膜皱襞消失，代之以杂乱不规则的钡斑影，多系恶性肿瘤侵蚀所致。

（2）黏膜皱襞平坦：表现为黏膜皱襞的条纹影不明显或者完全消失，见于肿瘤早期或萎缩性胃炎。

（3）黏膜皱襞的增粗和迂曲：表现为透明条形皱襞影增宽和弯曲，见于黏膜及黏膜下层的炎性肿胀和增生，如肥厚性胃炎。

（4）黏膜皱襞的纠集：X射线检查时可见黏膜皱襞从各方面向一处集中，呈星状或放射状排列，这种改变多是由于慢性炎症侵犯黏膜层和黏膜下层，在愈合处产生瘢痕收缩所致，如胃和十二指肠慢性溃疡（图4-2-3）。

（5）胃黏膜微皱襞的改变：胃小区扩大，见于浅表性胃炎；胃小沟增宽，见于萎缩性胃炎；胃小区破坏见于早期胃癌。

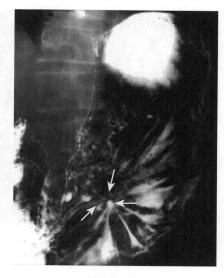

图4-2-3　胃黏膜皱襞呈放射状纠集（↑）

3. 管腔大小的改变

（1）管腔狭窄：超过正常限度管腔持续性缩小，称为管腔狭窄。化学灼伤及炎症的狭窄范围较长；肿瘤所致的狭窄多较局限；外来压迫造成的食管狭窄则在管腔一侧，呈局限而光滑的压迹；先天性狭窄的边缘多光滑而较局限。如贲门失弛缓症等。

（2）管腔扩张：超过正常限度管腔持续性增大，称为管腔扩张。狭窄段以上表现为管腔增宽、钡剂滞留、气液面形成。

二、异常 CT 影像表现

（一）胃肠道

1. 胃肠道管壁增厚　CT能清晰地显示胃肠道管壁增厚的征象。一般认为食管壁超过5mm，胃壁超过10mm，小肠壁超过5mm为管壁增厚，大肠壁超过5mm为可疑增厚，超过10mm则可确定为异常增厚。一般炎症性病变引起管壁广泛地增厚；肿瘤引起管壁局限性增厚甚至有肿块突入腔内（图4-2-4）。

2. 肿块　CT可显示胃肠道腔内或跨管壁的腔内外肿块。良性肿瘤如食管平滑肌瘤边缘光滑，恶性肿瘤则表面不规则，可伴有溃疡形成（图4-2-5）。

3. 周围脂肪层改变　周围脂肪层的变化可用于判断肿瘤有无浆膜层外浸润和是否与周围脏器有粘连。炎性病变和恶性肿瘤浸润可致脂肪层模糊、消失。需注意消瘦者脏器会因为周围脂肪层较薄而不易判断。

4. 邻近脏器浸润　当肿块与邻近脏器分界不清时要考虑到病变可能侵犯了邻近脏器。

5. 转移征象　一般认为淋巴结直径超过10mm对诊断肿瘤转移有意义。胃肠道恶性肿瘤可发生远处脏器转移如肺、骨转移等。

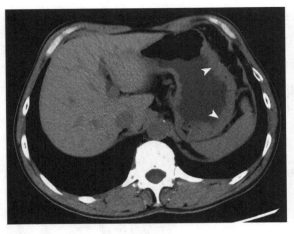 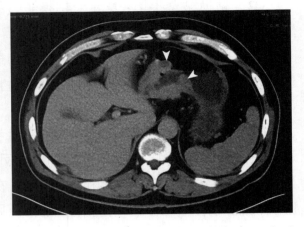

图 4-2-4　胃壁增厚 CT 影像表现（▲）　　图 4-2-5　胃腔内肿块 CT 影像表现（▲）

（二）肝、胆道系统、胰腺与脾

1. 肝

（1）大小、形态改变：肝增大表现为肝边缘变钝，肝叶厚度和长度增加，肝叶饱满；肝缩小表现为肝叶萎缩、变形，肝外缘与腹壁距离增宽，肝裂、胆囊窝增宽，如肝硬化等（图 4-2-6a）。

（2）密度改变：表现为全肝或某一肝叶、肝段的密度减低、增高或密度混杂不均等改变，如脂肪肝、肝含铁血黄素沉着等（图 4-2-6b）。

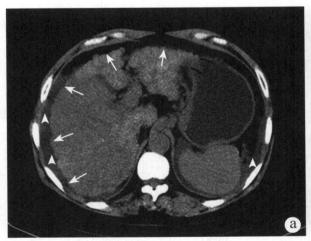 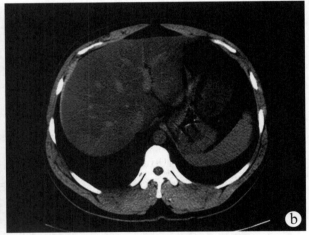

图 4-2-6　肝异常 CT 影像表现

a. 肝硬化体积缩小，边缘不光滑（↑），肝周见腹水（▲）；b. 脂肪肝，肝密度弥漫性减低。

2. 胆道系统

（1）大小、形态的改变：胆囊横断面直径超过 5cm 可诊断为胆囊增大，胆囊壁厚度超过 3mm 则认为胆囊壁增厚，常见于急性胆囊炎、胆道梗阻等；胆囊可缩小、闭合，常见于慢性胆囊炎等。胆总管直径超过 10mm 为扩张，见于肿瘤、结石和炎症性病变等。

（2）密度改变：密度增高常见结石（图 4-2-7a）或肿瘤；密度减低常见胆道系统积气或低密度结石（图 4-2-7b）。

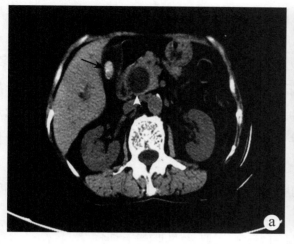
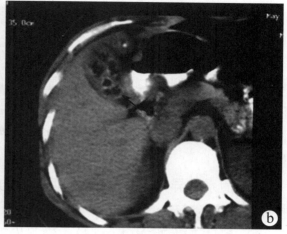

图 4-2-7　胆囊异常 CT 影像表现

a. 胆囊高密度结石（↑），胆总管明显扩张（▲）；b. 胆囊低密度结石（↑）。

3. 胰腺

（1）大小、形态的改变：胰腺弥漫性增大，如急性胰腺炎（图 4-2-8a）；胰腺萎缩，胰管扩张，如慢性胰腺炎（图 4-2-8b）。

（2）密度的改变：密度减低常见于炎症、肿瘤、囊肿等，密度增高见于出血、钙化、结石等。

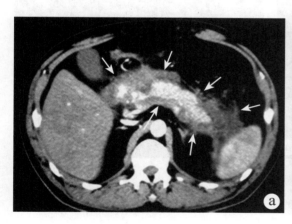
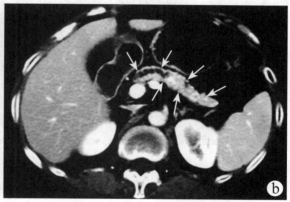

图 4-2-8　胰腺异常 CT 影像表现

a. 急性胰腺炎，胰腺肿胀，边界不清，不均匀强化（↑）；b. 慢性胰腺炎，胰腺萎缩，边界较清楚（↑），胰管呈腊肠状扩张。

4. 脾

（1）大小、形态的改变：脾大小的个体差异较大，轻度增大常难以确定。CT 横断面脾外缘超过 5 个肋单元为前后径增大，脾下缘低于正常肝下缘为上下径增大。

（2）密度的改变：脾密度高于肝密度为异常，常提示有肝弥漫性病变。脾密度局限性减低见于脾肿瘤、梗死、囊肿等，密度增高多为钙化、出血等。

三、异常 MRI 表现

1. **肝异常 MRI 表现** 肝局限性信号改变多数为实质性肿瘤,其细胞内水分增多,T_1 及 T_2 弛豫时间延长,在 T_1WI 上显示稍低信号,T_2WI 为稍高信号;在 T_1WI 上若病灶内可见高信号,则提示出血。含液体的肿块表现为 T_1WI 低信号。如果 T_1WI 肝弥漫性高信号,应考虑脂肪肝;如果肝内有含铁血黄素沉着,则 T_1WI 和 T_2WI 都表现为低信号。

2. **胆道系统异常 MRI 表现** 胆管内的胆汁在 MRI 的 T_2WI 上呈高信号,所以胆管越扩张,MRI 检查越清楚。

(1)大小、形态改变:MRI 检查容易发现胆囊增大,肝内外胆管扩张。

(2)信号改变:大部分结石在 T_1WI 和 T_2WI 均表现为低信号(图 4-2-9a),部分 T_1WI 呈高信号、T_2WI 呈低信号,T_2WI 及 MRCP 可以清楚显示结石,表现为高信号的胆汁中圆形、类圆形的低信号充盈缺损(图 4-2-9b)。T_1WI 低信号,T_2WI 高信号多为肿瘤性病变。

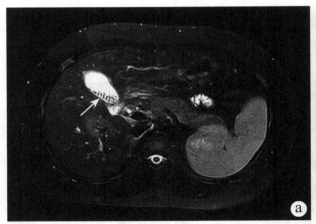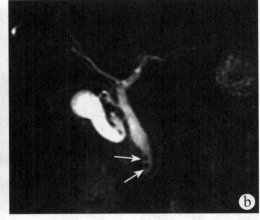

图 4-2-9 胆道系统结石 MRI 表现

a. 胆囊结石,T_2WI 显示胆囊内多发圆形低信号(↑);b. MRCP 显示胆囊颈部及胆总管下段多发低信号充盈缺损(↑)。

3. **胰腺异常 MRI 表现** 胰腺肿块多数表现为 T_1WI 及 T_2WI 等信号,少数病例为 T_1WI 低信号、T_2WI 为混杂不均的高信号,这是由于肿瘤内出血、坏死、液化所致。胰腺囊性病变呈边缘光滑的 T_1WI 低信号、T_2WI 高信号。急性胰腺炎见胰腺增大,表现为 T_1WI 低信号、T_2WI 高信号改变。慢性胰腺炎 T_2WI 可呈混杂信号,胰腺内的钙化呈低信号区,扩张的胰管显示为高信号条状影。

4. **脾异常 MRI 表现** T_1WI 低信号、T_2WI 高信号病灶见于脾囊肿、脓肿、梗死、肿瘤等,T_1WI 和 T_2WI 上信号均增高见于出血。

第三节　影像技术比较

消化系统脏器主要分布在腹部,各种影像技术在腹部脏器疾病的诊断中应用广泛,有重要的临床价值。其中消化道疾病和消化腺疾病的影像检查方法明显不同,临床应根据病情需要合理选择。

一、X 射线检查的应用价值与限度

1. X 射线钡剂造影是胃肠道首选的影像检查方法,利用多体位、多轴位和动态等方法,全面观察胃肠道的位置、轮廓、腔的大小、内腔及黏膜的情况。另外,它还具有方法简便、经济的特点。

2. X 射线平片对胃肠道穿孔、肠梗阻等急症可提供直观可靠的诊断依据。消化系统实质性器官的 X 射线检查,除非同时要进行介入治疗,否则,临床应用价值非常有限。

二、超声检查的应用价值与限度

超声检查方便、无创、无辐射危害,在腹部实性脏器如肝、胆、胰、脾的结构显示清楚,相关疾病的检查和健康筛查常以超声为首选。腹部胃肠等空腔脏器的肿瘤性病变超声也有较大价值。腹部胃肠空腔脏器炎症、溃疡等疾病超声检查价值不大。腹部超声检查的限度在于胃肠道内容物、气体等影响观察,尤其是深在部位的脏器和病变,显示有一定困难,为了减少胃肠道内容物、气体等的影响检查前一般要求患者空腹。

三、CT 检查的应用价值与限度

CT 检查是临床目前在腹部检查中最常用的影像检查手段。CT 影像的密度分辨力高。CT 能清楚显示实质性器官,并可在良好影像背景上确切显示病变影像,这种病灶检出能力是常规 X 射线影像很难达到的,同时 CT 增强检查通常采用静脉注射高密度对比剂来增加病变与周围组织结构的密度对比,以利于病变的检出和诊断。CT 平扫容易漏诊各脏器的等密度病变,而且对肝硬化结节的显示不如 MRI 敏感,对于不能接受辐射检查的患者也有限制。

四、MRI 检查的应用价值与限度

MRI 多参数、多序列、多方位成像,且具有较高的软组织分辨率,不但能早期发现病变,而且往往能提供更多有价值的诊断信息。MRCP 对胆胰管病变的显示有独特优势。对比增强扫描,特别是使用肝细胞特异性对比剂增强扫描,对肝肿瘤的诊断和鉴别诊断具有显著的价值。由于胃肠道蠕动的影响,MRI 在胃肠道病变的诊断中价值有限。目前 MRI 检查时间仍然较长,不适合急诊病例的筛查,同时对患者要求较高,如体内有含磁性植入物、心脏起搏器、幽闭恐惧症等患者不能进行 MRI 检查。

五、常用影像技术的优选和综合应用

总体比较,胃肠道等空腔脏器以 X 射线造影检查为主要影像检查方法。X 射线平片对常见急腹症也有较可靠的诊断价值。对部分胃肠道疾病,如胃肠道的恶性肿瘤,在 X 射线检查的基础上,再配合 CT 或超声检查,对于恶性肿瘤的临床分期、治疗方案的制订和预后的估计,更具有特殊的临床价值。CT 检查胃肠道疾病应注意采取适当的胃肠准备措施。腹部急症 CT 显示也较清楚,诊断价值高,可以和 X 射线结合使用。肝、胆、胰、脾等实性脏器疾病 X 射线诊断价值少,临床主要依靠超声、CT 和 MRI 等检查。各种病变的鉴别常需要互相结合,并且多需要利用对比增强检查综合分析,才能明确诊断。

第四节 食 管 疾 病

 导入情景

患者,男性,60 岁。患者出现吞咽困难 2 个月,加重 2d。钡餐造影检查显示食管中下段见一不规则充盈缺损,管壁僵硬,管腔狭窄。

请思考:

根据病史和影像表现,该患者可能的诊断是什么?诊断依据是什么?

一、食 管 异 物

【疾病概要】

1. 病因病理 食管异物指某种物质嵌留于食管内不能通过,可分为透 X 射线异物及不透 X 射线异物两类。儿童常为误服硬币、徽章、别针、小玩具等,成人则多见鱼刺、骨骼或义齿等。食管异物多停留在食管狭窄处,尤以食管入口第一生理狭窄处多见,其次为主动脉弓压迹、左主支气管压迹处。由于异物嵌顿,食管局部可发生充血、水肿,尖锐异物可穿破食管壁并引起食管周围炎、纵隔炎,甚至脓肿形成。

2. 临床表现　临床有异物吞咽史,异物梗阻感,吞咽困难和咽痛,剧烈疼痛;婴幼儿由于不能用语言表达病史和症状,常出现哭闹、厌食、流涎。合并感染时疼痛加剧。食管穿孔、出血、感染者可出现相应症状。

【影像表现】

1. X 射线影像表现　不透 X 射线的高密度异物,透视或摄片可以直接确定异物的部位、形状及大小。由于食管横径大于前后径,硬币及徽章等扁平异物常呈冠状位,在正位呈圆形、椭圆形或片状高密度影,侧位呈扁条状高密度影(图 4-4-1)。气管内异物与食管异物的投影表现相反。

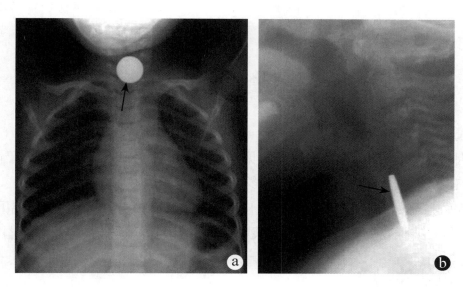

图 4-4-1　食管上段硬币

a. 正位表现为圆片状影(↑);b 食管上段硬币侧位呈扁条状影(↑)。

透 X 射线的低密度异物,在透视或摄片时不易被显示,需要做钡餐造影检查。较大的异物,钡剂通过不同程度受阻,形成充盈缺损(图 4-4-2);刺入食管壁的尖刺状异物如鱼刺等,常见钡棉钩挂征象;较小的异物行 CT 检查更有利于显示。

2. CT 影像表现　CT 的密度分辨率高,可以显示食管内异物的位置、形状、大小、密度。多平面重组可使定位更准确,还可以发现异物是否穿入、穿透食管壁及邻近的器官结构,发现有无并发症(图 4-4-3)。

【鉴别诊断】

食管黏膜损伤:有时患者有明确的异物史和吞咽疼痛感,钡餐检查未发现食管异物,建议 CT 检查,若仍未发现异物,可能是食管损伤,或者异物已通过食管。

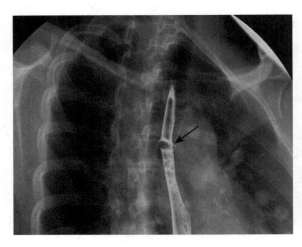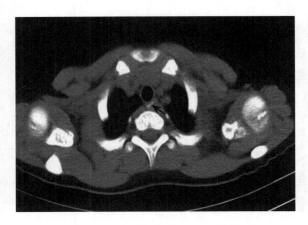

图 4-4-2　食管内透 X 射线的异物
食管上段见梭形充盈缺损（枣核，↑示）。

图 4-4-3　食管异物 CT 影像表现
上段食管腔内可见细条状高密度异物（↑）。

二、食　管　癌

【疾病概要】

1. 病因病理　食管癌为消化道最常见的恶性肿瘤之一，发病率北方高于南方，以男性居多，多在 40 岁以上发病，50~70 岁占多数。

食管癌发生于食管的黏膜，以鳞状上皮癌多见，腺癌和未分化癌少见，偶见鳞状上皮癌与腺癌并存的鳞腺癌。因食管组织无浆膜层，癌组织易穿透肌层侵及邻近器官，食管癌多为淋巴道与血行转移。发病以食管中段多见，下段次之，上段最少。腺癌见于食管下段贲门口及其他异位胃黏膜。

早期食管癌：癌组织仅浸润至食管的黏膜、黏膜下层，其中无淋巴结转移者为早期食管癌。

中晚期食管癌：癌组织累及到肌层或达外膜或外膜以外，有局部或远处淋巴结的转移。大体病理分为以下四型：

（1）髓质型：病变向腔内外生长，侵及食管壁的大部或全部，食管壁明显增厚，肿瘤在管腔内有隆起及溃疡。

（2）蕈伞型：肿瘤似蕈伞样或菜花样突向腔内，与正常食管分界清，表面多有浅表性溃疡，侵及食管壁的一部分或大部分。

（3）溃疡型：肿瘤在肌层形成深大溃疡，周围不规则并凸起，管腔狭窄不明显。

（4）缩窄型（即硬化型）：肿瘤在食管壁内浸润生长，食管壁均匀增厚，常累及食管全周，管腔呈环形狭窄，近端食管扩张明显。

2. 临床表现　早期食管癌多无明显症状，或者仅有异物感。中晚期食管癌可出现进行性吞咽困难，或者伴有胸骨后痛、呕吐，癌肿侵犯喉返神经可以出现声音嘶哑，形成食管–气管瘘后可以发生呛咳,继发纵隔及肺部感染。晚期出现消瘦、贫血、恶病质及癌肿转移征象。

【影像表现】

1. X射线影像表现

（1）早期食管癌的X线表现

1）平坦型:切线位上见食管壁边缘不规则,局部管壁扩张度差。正位可见食管黏膜变粗糙呈颗粒状,提示糜烂,病灶邻近黏膜欠规整。

2）隆起型:病变呈小的隆起,呈不规则的小的充盈缺损。

3）凹陷型:切线位见管壁边缘轻微的不规则。正位可见食管黏膜不规则浅钡斑,周围有颗粒状隆起的黏膜皱襞。

以上三型可伴有不同程度的管壁局限性僵硬,舒张度减低,双重造影显示清晰。

（2）中晚期食管癌的X射线影像表现

1）髓质型:病变范围较长的不规则的充盈缺损及龛影,管腔狭窄,狭窄以上食管扩张,在管腔内钡剂和肺组织的对比下显示出增厚的食管壁为软组织密度影。

2）蕈伞型:管腔内不规则的充盈缺损,管腔偏心性狭窄,近端食管有轻、中度扩张。

3）溃疡型:龛影的一部分位于食管腔内而另一部分位于腔外,龛影边缘不规则,近端食管无明显扩张。

4）缩窄型（硬化型）:典型的表现为管腔呈环状狭窄,边缘光滑整齐,近端食管明显扩张（图4-4-4）。

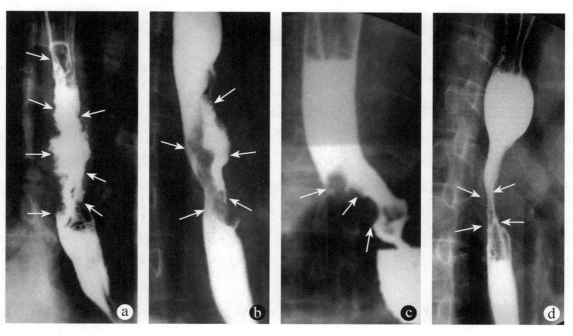

图4-4-4　各型中晚期食管癌的X射线影像表现

a. 髓质型,食管中段较长范围病变（↑）；b. 溃疡型,食管中段不规则龛影（↑）；c. 蕈伞型,食管偏侧不规则肿块,形成充盈缺损（↑）；d. 缩窄型,食管腔呈环状狭窄（↑）。

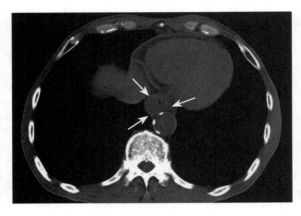

图 4-4-5　食管癌 CT 影像表现
中下段食管壁增厚，管腔狭窄（↑）。

2. CT 影像表现　食管壁不规则增厚，管腔狭窄，食管外脂肪间隙模糊消失。增强扫描瘤体多轻度强化，较大瘤体伴有坏死时可呈不均匀强化。CT 可显示肿瘤与邻近器官的关系，了解有无浸润、包绕及淋巴结转移，有利于肿瘤的分期（图 4-4-5）。

【鉴别诊断】

1. 食管良性狭窄　缩窄型食管癌应与食管良性狭窄鉴别，后者有误服强酸、强碱或有慢性食管炎病史，病变部分与正常部分呈移行性，管壁仍能轻度扩张。

2. 食管平滑肌瘤　蕈伞型食管癌应与食管平滑肌瘤鉴别，后者可见边缘光滑的充盈缺损，周围黏膜完整，管腔扩张度好。

3. 食管静脉曲张　髓质型食管癌应与食管静脉曲张鉴别，后者食管黏膜迂曲，管腔无狭窄，连续服钡显示管腔扩张。

4. 贲门失弛缓症　食管下段贲门癌应与贲门失弛缓症鉴别，后者贲门管呈萝卜根状，黏膜完整，大口服钡或者口服温水可见贲门管仍能轻度扩张，有少量钡剂通过。

5. 反流性食管炎　食管黏膜粗乱，但食管黏膜无破坏，管壁柔软，蠕动正常，钡剂通过顺利。

三、食管静脉曲张

【疾病概要】

1. 病因病理　食管静脉曲张是门静脉高压的重要并发症，常见于肝硬化。正常情况下，食管下半段的静脉网与门静脉系统的胃冠状静脉、胃短静脉之间存在着吻合。当门静脉血液受阻时，来自消化道及脾等器官的静脉血液不能进入肝，大量血液通过胃冠状静脉和胃短静脉进入食管黏膜下静脉和食管周围静脉丛，经奇静脉进入上腔静脉，形成食管和胃底静脉曲张。

2. 临床表现　上行性食管静脉曲张是门脉高压并发症之一，发病率高达 80%~90%，常见于肝硬化。主要症状为呕血，是由于曲张变薄的静脉易受损伤破裂所致；肝、脾大，脾功能亢进、肝功能异常和腹水。

【影像表现】

1. X 射线影像表现　X 射线检查是发现食管静脉曲张的有效、简便而安全的一种方法（图 4-4-6）。

（1）早期表现：食管下段黏膜局限性轻度增粗、稍迂曲，食管边缘轮廓不连续或呈锯齿状改变，钡剂通过顺利，食管张力无明显改变。

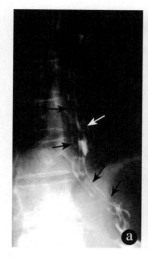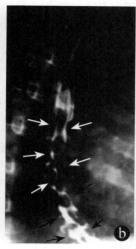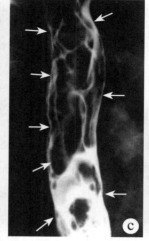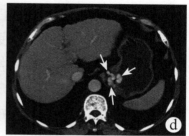

图 4-4-6　食管静脉曲张 X 射线及 CT 影像表现

a. 食管静脉曲张早期钡餐造影（↑）；b. 食管静脉曲张中期钡餐造影（↑）；c. 食管静脉曲张晚期钡餐造影（↑）；d. 胃底静脉曲张 CT 增强扫描影像（↑）。

（2）中期表现：食管黏膜明显增粗呈串珠样或蚯蚓状充盈缺损，管腔扩张，食管蠕动及排空差。

（3）晚期表现：食管黏膜重度增粗，呈蛇皮状或蔓状充盈缺损，管腔扩张，蠕动明显减弱，排空延迟。可伴有胃底静脉曲张，见到胃底贲门部黏膜呈泡状或息肉充盈缺损，胃底增厚。

2. CT 影像表现　CT 平扫可见食管、胃底壁增厚，食管、胃底腔内及周围可见迂曲的血管影，同时还可见肝硬化及脾大；增强扫描迂曲的静脉呈明显强化。

【鉴别诊断】

1. 食管裂孔疝　钡餐造影立位有时在膈上见到增粗的胃黏膜，呈颗粒状，易误认为迂曲的静脉，但卧位观察可见到膈上典型的疝囊。

2. 食管癌　食管癌可有管腔狭窄，食管壁僵硬，钡剂通过不畅，而食管静脉曲张则管腔扩张，管壁柔软，钡剂通过变慢。

四、食管裂孔疝

【疾病概要】

1. 病因病理　腹腔内脏器通过膈的食管裂孔进入胸腔，称为食管裂孔疝。疝入的脏器多为胃。发病原因与食管裂孔扩大，腹内压增高有关。

食管裂孔疝由先天性和后天性因素引发，以后天性因素为多。先天发育不全或后天的外伤、手术、腹内压增高、高龄等均可致食管裂孔扩大，膈食管膜及食管周围韧带松弛变性，胃部分经裂孔疝入膈上。食管裂孔疝根据是否自行还纳分为可复性和不可复性两大类。凡脏器滑动于食管裂孔上下者，称为滑动性食管裂孔疝或可复性食管裂孔疝。不可复性的食管裂孔疝又分为短食管型、食管旁型和混合型。

2. 临床表现　上腹部及胸骨后疼痛不适,灼热感及疼痛放射到肩背部、季肋部。饱食后反酸、呕吐、呕血、便血。较大的食管裂孔疝,可出现心悸、气急等症状。

【影像表现】

1. X射线影像表现

（1）立位平片:重者在膈上心影后方可见含气的囊状影像,其内可见气液平面。

（2）钡餐造影:X射线钡餐检查是诊断该病简单可靠的方法,需要结合体位和腹压调整观察有关征象。最直接征象为膈上方见到疝囊,以俯卧、头低足高、左后斜位服钡观察较好,结合增加腹压,显示更佳。其常见主要影像表现如下:

1）膈上出现疝囊:表现为大小不等的囊状存钡区。

2）疝囊中出现胃黏膜:黏膜粗乱、迂曲呈颗粒状。

3）三环征:A环指上升的食管下段括约肌处收缩形成的环;B环指食管黏膜与胃黏膜交界处黏膜与肌层附着紧密,在疝囊一侧或双侧形成切迹。下环指胃在膈食管裂孔处变窄。

（3）不同类型食管裂孔疝的X射线影像表现（图4-4-7）

1）短食管型:食管位于膈上段,较正常食管短,短食管与膈上疝囊相接。

2）食管旁型:贲门仍位于膈下,食管左侧膈上可见疝囊,疝囊较大者可压迫食管。

3）混合型:贲门位于膈上,钡剂经食管进入膈下之胃腔和膈上疝囊内,疝囊常较大,可压迫食管,可见反流征象。

4）滑动型:疝囊并不固定存在,卧位显示,立位消失。

2. CT影像表现　胃底及部分胃体在膈上胸腔内呈不规则囊状,内见胃黏膜皱襞或胃内容物。

【鉴别诊断】

膈食管壶腹:口服钡剂后食管下段暂时性地扩张,为正常表现,随着食管的蠕动钡剂通过,壶腹消失。食管裂孔疝的疝囊不消失。

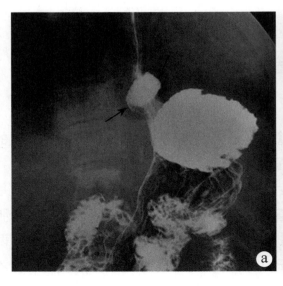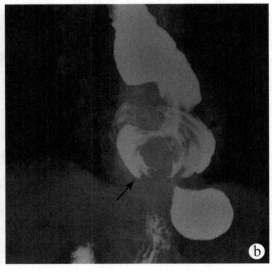

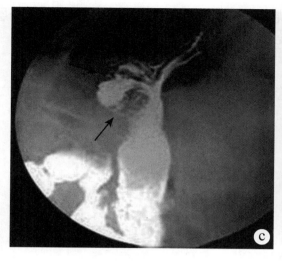
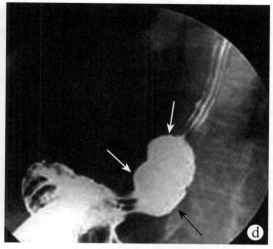

图 4-4-7　各型食管裂孔疝的 X 射线影像表现

a. 滑动型,疝囊(↑)随呼吸和腹压变化可上下移动;b. 短食管型,食管短,疝囊(↑)位于膈上,不能还纳;c. 食管旁型,疝囊(↑)位于膈上食管一侧;d. 混合型,贲门和疝囊(↑)位于膈上。

五、贲门失弛缓症

【疾病概要】

1. 病因病理　贲门失弛缓症又称为贲门痉挛,是一种原因不明的食管下端运动障碍性疾病,女性多于男性,以 20~40 岁多见。

病理上贲门及食管下端肌壁内肌间神经丛,即奥尔巴赫神经丛(Auerbach plexus)的神经节细胞变性,减少,甚至消失,妨碍了神经冲动的正常传递,导致食管不能松弛,食管上段扩张变薄,甚至发生食管穿孔纵隔炎。食管黏膜糜烂、出血,继发炎症后发生纤维化和上皮增生。

2. 临床表现　病程长,发病缓慢,数月甚至数年。主要症状为咽下不畅和吞咽困难,胸骨后沉重感时轻时重与精神因素有关系,呕吐、呕血,食管扩张重者有心悸、胸闷。

【影像表现】

1. X 射线影像表现

(1)平片或透视:纵隔增宽,其内有液平面,轮廓光整,不可误诊为肿瘤及纵隔积液。

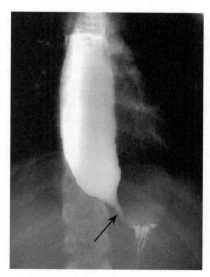

图 4-4-8　贲门失弛缓症食管下端胡萝卜根状(↑),边缘光滑,上方食管扩张。

(2)钡餐表现:食管下端变细、狭窄段长 2~5cm,呈胡萝卜根状、漏斗状或鸟嘴状,边缘光滑,管壁软,腔内有平行的黏膜纹存在。食管扩张程度依贲门狭窄程度的不同而异,可用吞温水后贲门管轻度开放,钡剂部分通过(图 4-4-8)。

2. CT 影像表现　食管下段呈进行性狭窄,局部管壁对称性增厚,食管外脂肪层完整。狭窄段上方食管明显普遍性扩张,食管腔内可见大量液体和食物残渣。

【鉴别诊断】

食管癌:发病年龄较大,食管下段贲门管处黏膜破坏,管壁僵硬,管腔狭窄不能扩张,食管蠕动消失。

第五节　胃与十二指肠疾病

 导入情景

患者一,男性,35 岁。患者上腹部不适 1 年余,加重 2d,钡餐造影胃小弯显示一乳头状龛影,边缘光滑整齐,黏膜纠集,胃壁柔软。

患者二,男性,54 岁。患者胃溃疡病史 15 年,近期加重,钡餐造影显示胃窦部轮廓内有一形状不规则龛影,龛影口部有指压迹、裂隙征,黏膜破坏中断,胃壁僵硬。

请思考:

根据以上病史和影像征象,能诊断分别是哪种疾病? 诊断依据是什么?

一、慢　性　胃　炎

【疾病概要】

1. 病因病理　慢性胃炎是由多种病因引起的胃黏膜的慢性炎症性病变,与物理、化学、药物、生物有害因素持续反复刺激有关。其病理分为三型:浅表型、萎缩型和肥厚型。

浅表型胃炎:仅有表面充血水肿,表面可有糜烂出血点,病变不累及腺管。萎缩型胃炎:病变累及黏膜全层,腺体减少或消失,胃壁变薄,有时可以发生肠上皮化生。肥厚型胃炎:黏膜及黏膜下层增生肥大,腺管发生破坏,最终导致纤维增生及囊性变。

2. 临床表现　临床表现可不一致。主要有上腹钝痛,饱胀不适、恶心、呕吐、上腹烧灼感和返酸。萎缩性胃炎时,胃酸减少,周期性反复发作 。

【影像表现】

1. X 射线影像表现(图 4-5-1)

(1)浅表性胃炎:较轻时常无异常 X 射线影像表现,中度以上可以显示黏膜粗乱,双重造影显示胃小区均匀性扩大。如扩大的胃小区中心有点状钡斑存留,称为糜烂性胃炎。

(2)萎缩性胃炎:胃黏膜变细、变平甚至消失,双重造影显示胃小沟增宽,胃小区扩大呈破网状改变。

（3）肥厚性胃炎：胃体胃窦部黏膜粗大、迂曲，排列紊乱，严重者可见到小的溃疡及增生明显的息肉样结节。

2. CT 影像表现　CT 可见黏膜水肿，胃壁增厚。

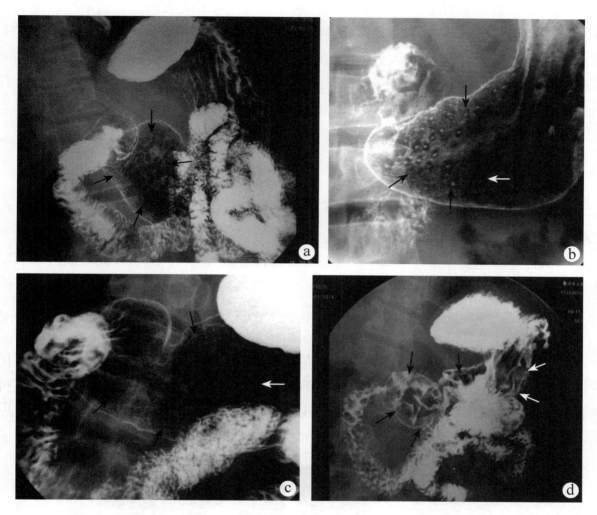

图 4-5-1　各型慢性胃炎 X 射线钡餐造影表现

a. 浅表性胃炎黏膜改变（↑）；b. 糜烂性胃炎黏膜改变（↑）；c. 萎缩性胃炎黏膜改变（↑）；d. 肥厚性胃炎黏膜改变（↑）。

【鉴别诊断】

钡剂造影见有黏膜改变、胃小区及胃小沟改变，排除其他疾病可能，结合临床可考虑本病。但钡剂造影对于本病的病理分类难于诊断，需结合胃镜检查与活检。

二、胃　溃　疡

【疾病概要】

1. 病因病理　胃溃疡从黏膜开始并侵及黏膜下层，常深达肌层，其直径多为 5~20mm，深为5~10mm,溃疡口部周围呈炎性水肿。慢性溃疡如深达浆膜层时,称为穿透性溃疡。如浆膜层被穿破且穿入游离腹腔为急性穿孔。胃后壁溃疡易致慢性穿孔,与网膜、胰腺等粘连甚至穿入其中。溃疡周围具有坚实的纤维结缔组织增生者,称为胼胝性溃疡。溃疡愈合后,常有不同程度的瘢痕形成,严重者可使胃和十二指肠变形或狭窄。溃疡常单发,少数为多发。胃和十二指肠同时发生溃疡称为复合性溃疡。

2. 临床表现　临床主要症状为上腹部疼痛,具有反复性、周期性、规律性特点。疼痛多在进食后,持续1~2h逐渐消失,具有饭后痛的规律,还可出现呕吐、恶心、嗳气、返酸,有出血者则有呕血或黑便。出现穿孔者有急腹症的症状。

【影像表现】

胃溃疡主要依靠消化道钡剂造影观察溃疡的存在,X射线主要表现如下征象。

1. 直接征象　龛影为对比剂充填胃壁缺损的直接投影。

(1)切线位:良性龛影呈乳头状、半圆形、长方形、锥形,边缘光滑,可见图4-2-1。龛影口部可见以下多个细微征象:

1)黏膜线:龛影口部1~2mm的透亮细线影,常见于龛影上、下端;此征象为龛影口部的胃黏膜水肿翻卷所致。

2)狭颈征:龛影口部狭窄,似有一个狭长的颈部。

3)项圈征:龛影口部0.5~1.0cm的透亮带,形如项圈(图4-5-2a)。

(2)正面观:龛影表现为圆形或椭圆形的钡斑,由于溃疡周围水肿,钡斑周围可见环状透光区。慢性溃疡周围的瘢痕收缩,造成黏膜皱襞均匀性纠集(图4-5-2b),这种皱襞如轮辐状向龛影口部集中且到达口部边缘并逐渐变窄,是良性溃疡的又一特征,见图4-2-3。

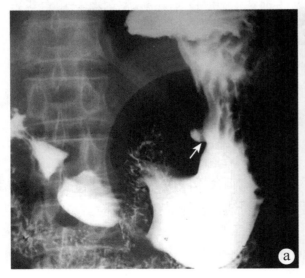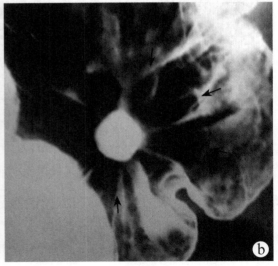

图4-5-2　胃溃疡X射线钡餐造影表现

a. 切线位:胃小弯侧龛影见狭颈征、项圈征(↑);b. 正面观:龛影呈圆形,周围黏膜放射状纠集(↑)。

2. 间接征象

（1）痉挛性改变：胃小弯的溃疡在相对胃大弯侧出现痉挛性切迹。

（2）分泌增加：空腹可见到胃内中量以上的潴留液。

（3）胃蠕动增强：胃蠕动波加深加快，排空加速。

（4）胃变形：胃小弯溃疡因纤维瘢痕收缩所致，形成蜗牛胃，发生在幽门的溃疡出现痉挛或瘢痕组织，可以形成幽门狭窄或梗阻。

3. 特殊类型的溃疡特点

（1）穿透性溃疡：溃疡较大而深，可见到龛影突出于腔外呈袋状，立位自上而下依次可见气、液、钡分层现象。

（2）胼胝性溃疡：龛影直径多不超过 2cm，周围有类似溃疡型胃癌的环堤，黏膜纹至透光带突然中断，但龛影口部光滑整齐，无指压迹、裂隙征，龛影周围透光带宽窄一致，表面光整，有一定可塑性。但需要定期复查或胃镜活检进一步确诊。

（3）多发性溃疡：胃内发生两个以上的溃疡，称为多发性溃疡。

（4）复合型溃疡：复合型溃疡指胃和十二指肠同时发生溃疡。

（5）胃溃疡愈合：龛影变小、变尖，逐渐消失，不留瘢痕。较大溃疡可留瘢痕。

【鉴别诊断】

良性溃疡要和溃疡型胃癌鉴别，见本章胃癌内容。

三、十二指肠溃疡

【疾病概要】

1. 病因病理　十二指肠溃疡好发于球部后壁，约占 90%，其次是球后部，发生于降部者较少，本病多见于青壮年。溃疡呈圆形，椭圆形，大小、深浅不一，直径多在 4~12 mm，周围有炎性细胞浸润，黏膜水肿；若伴有纤维组织增生，则出现黏膜纠集，球部变形；可以合并出血、穿孔或形成瘘管，常见的为十二指肠胆管瘘。溃疡可以单发，也可以多发。

2. 临床表现　临床有上腹部周期性节律性疼痛，多为进食后 3~4h 疼痛，称为饥饿性疼痛，夜间疼痛加重；恶心、呕吐、返酸、嗳气。查体上腹偏右剑突下压痛，常放射到肩背部，若合并出血、穿孔、幽门梗阻则出现相应症状。

【影像表现】

X 射线有直接征象和间接征象。

1. 直接征象

（1）龛影：球部溃疡常较胃溃疡小，大都在后壁和前壁，切线位一般为锥状或乳头状改变，正面观可显示为类圆形或米粒状钡斑，边缘大多光滑整齐，周围常有一圈透明带，或者有放射状黏膜纠集，溃疡可以是单个或多个。龛影通常使用加压法和双重造影法才能显示（图 4-5-3）。

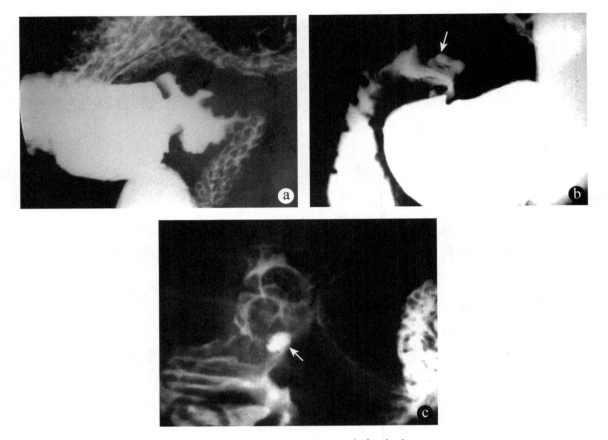

图 4-5-3　十二指肠球部溃疡

a. 十二指肠球部龛影（↑）；b. 球部变形（↑）；c. 球后溃疡（↑）。

（2）球部变形：许多球部溃疡不易显出龛影，但如有恒久的球部变形，也能作出溃疡的诊断。球部变形主要是由于痉挛、瘢痕收缩、黏膜水肿所致，可以是山字形、三叶形或葫芦形等。有时在变形的球部仍可显示龛影。

2. 间接征象　①激惹征，表现为钡剂迅速通过球部而不易停留。②幽门痉挛，开放异常。③胃分泌增多。④常伴有胃炎，表现为胃黏膜皱襞的粗乱、迂曲等。⑤球部固定压痛。

【鉴别诊断】

十二指肠炎症：十二指肠黏膜粗乱，球部功能性痉挛变形，无龛影，无持久变形。

四、胃　　癌

【疾病概要】

1. 病因病理　胃癌是起源于胃黏膜上皮细胞的恶性肿瘤，大多为腺癌，好发年龄为40~60岁，是常见的恶性肿瘤之一。胃癌常见于胃窦，其次为贲门及胃底、胃体及全胃。

（1）早期胃癌：早期胃癌指癌组织局限于黏膜或黏膜下层，而不论其大小或有无转移。早期胃癌分三型。

Ⅰ型：隆起型，癌肿隆起高度 >5mm，呈息肉状。

Ⅱ型：浅表型，癌灶比较平坦，无明显的隆起或凹陷，分为 3 个亚型。

Ⅱa 型：浅表隆起型，癌灶隆起高度 ≤5mm。

Ⅱb 型：浅表平坦型，癌灶表面平坦，无明显隆起或凹凸。

Ⅱc 型：浅表凹陷型，癌灶凹陷深度 ≤5mm。

Ⅲ型：凹陷型，癌灶凹陷深度 >5mm。

除上述三型外，尚有混合型：如Ⅲ+Ⅱc、Ⅱa+Ⅱc 等。

（2）进展型胃癌：进展型胃癌指癌组织超过黏膜下层已侵及肌层以下者，又称为中晚期胃癌，常有近处的癌组织浸润或远处转移。目前多采用博尔曼分型，分为 I～Ⅳ 型。

Ⅰ型：病灶表现为突向腔内的肿块，表面呈菜花状或息肉状，基底部较宽，与正常胃壁分界清楚，多有溃疡和糜烂，生长慢转移晚。此型又称为肿块型或蕈伞型。

Ⅱ型：癌肿表现火山口样的溃疡，外形大而不规则，周围有明显不规则的隆起，其外缘与正常胃壁分界清楚。此型又称为溃疡型。

Ⅲ型：癌肿表现为溃疡外形大而不规则，周围不规则的隆起较低，与正常胃壁分界不清。此型又称为作浸润溃疡型。

Ⅳ型：癌组织沿胃壁浸润性生长，胃壁弥漫性不规则增厚，胃腔狭窄，胃黏膜表面无明显的隆起或凹陷，病变可累及胃的全部或局部。此型又称为浸润型。

2. 临床表现　早期胃癌常无明显的症状，随病程的进展，常有上腹不适，消化不良，食欲不振，上腹痛。消化道出血多为呕血、黑便。上腹痛不易缓解，腹部肿块扪之甚硬。贲门及幽门部位的癌肿可引起消化道梗阻。胃癌晚期有转移，出现消瘦，恶病质。

【影像表现】

1. X 射线影像表现

（1）早期胃癌：X 射线气钡双重对比造影可以显示胃的微细结构，对早期胃癌的显示具有重要的价值。但是要密切结合内镜检查与活检方能明确诊断。

1）隆起型：气钡双重对比造影显示为小的充盈缺损，呈类圆形，高度 >5mm，边缘锐利，基底较宽，表面毛糙。

2）表浅型：良好的气钡双重对比造影可见局限性胃小区与胃小沟破坏，表面呈不规则颗粒或结节，有轻微的隆起或凹陷，均 <5mm，多数病灶界限清楚。

3）凹陷型：气钡双重对比像与加压像典型表现为不规则小龛影，深度 <5mm。局部胃壁局限性僵硬，蠕动减弱。

（2）进展期胃癌：腔内不规则地充盈缺损，癌性溃疡龛影，黏膜破坏、中断，胃腔变窄，胃壁僵硬，蠕动消失。各型进展期胃癌的 X 射线影像表现：

Ⅰ型：胃腔内不规则的分叶状充盈缺损，可见图4-2-2；表面不光滑，基底较宽，与邻近胃壁分界清楚，局部胃壁僵硬（图4-5-4a）。

Ⅱ型：胃腔内不规则龛影，多呈半月形，外缘平直，内缘不规整，内缘不规整，有多个尖角，周围绕以宽窄不等的透亮带，称为环堤。环堤的龛影侧可见结节状充盈缺损，称为"指压迹"。上述龛影和环堤形成的影像称为"半月综合征"，可伴黏膜的纠集，但中断于环堤外。"裂隙征"为癌结节之间的尖角状存钡影。

Ⅲ型：类似Ⅱ型，不同点在于Ⅲ型呈浸润性生长明显，环堤外缘呈斜坡状隆起，龛影较浅，与正常胃壁之间无明确的分界（4-5-4b）。

Ⅳ型：可分为局限浸润型和弥漫浸润型，部分或全胃壁增厚，胃腔狭窄，胃壁僵硬，蠕动消失（图4-5-4c）。

2. CT影像表现　CT可见胃壁不规则增厚、胃腔狭窄，胃内软组织肿块或肿块表面有不规则的凹陷，可见图4-2-4和图4-2-5；增强扫描肿瘤呈不同程度的强化；若胃周围脂肪线消失则提示癌肿已突破胃壁，并可显示肝及腹腔、腹膜后淋巴结转移等征象。淋巴结增大的文献报道不一，一般认为短径>5mm时为转移，但<5mm时也可能有转移（图4-5-4d）。CT的另一重要作用是有利于肿瘤的分期和治疗计划的制订；还可以作为

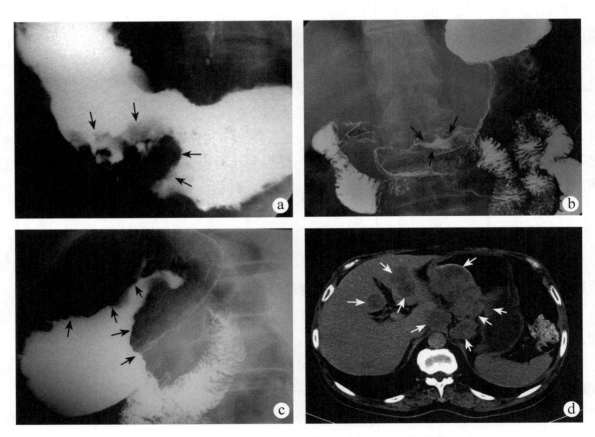

图4-5-4　胃癌X射线钡餐造影和CT影像表现

a. Ⅰ型（蕈伞型或肿块型，↑示）；b. Ⅱ型（溃疡型，↑示）；c. Ⅳ型（浸润型，↑示）；d. 胃癌CT扫描，小弯侧见不规则肿块和多发肿大淋巴结，肝内见多发低密度转移灶（↑）。

判定治疗效果和术后随访的依据。

【鉴别诊断】

1. 蕈伞型胃癌与胃间质瘤鉴别 胃间质瘤边缘光滑,周围黏膜无破坏,胃壁柔软,蠕动正常。

2. Ⅳ型(浸润型)胃窦癌与胃窦炎鉴别 二者均可表现为胃窦狭窄,但是胃窦炎则表现为胃窦痉挛性狭窄,胃壁扩张良好,蠕动增强,胃黏膜形态无破坏。

3. 溃疡型胃癌与良性胃溃疡鉴别(表4-5-1)。

表4-5-1 胃良性溃疡与恶性溃疡的鉴别

鉴别	良性	恶性
龛影的位置	突出于胃轮廓之外	位于胃轮廓之内
龛影的形状	正面呈圆形或椭圆形 边缘光滑	龛影口部不规则 呈星状
龛影口部及周围	黏膜线、狭颈征、项圈征 周围黏膜放射状集中	指压迹、裂隙征、环堤征 周围黏膜破坏
邻近胃壁	邻近胃壁柔软,蠕动正常	邻近胃壁僵硬,蠕动消失

第六节 结 肠 疾 病

 导入情景

患者,男性,45岁。患者便中带血2个月,伴贫血消瘦。气钡双重对比灌肠造影见乙状结肠肠腔内充盈缺损,呈菜花状,基底宽,局部肠壁僵硬,结肠袋消失。

请思考:

根据病史和影像征象,该患者可能有哪种疾病?依据是什么?

一、溃疡性结肠炎

【疾病概要】

1. 病因病理 溃疡性结肠炎是一种非特异性的以溃疡为主的慢性结肠炎症。病因尚不明确,青壮年人多见,发病部位以直肠和左半结肠为主,可累及整个结肠及回肠末端。

病变多局限于黏膜及黏膜下层,早期为黏膜充血、水肿及炎性渗出,继而黏膜糜烂形成多发性小溃疡,并可融合成大片溃疡;慢性期黏膜过度增生形成炎性息肉;后期大量纤维组织增生及瘢痕收缩使肠腔狭窄,肠管缩短。

2. 临床表现　临床多缓慢起病,主要症状为腹泻、大便带血或黏液血便,常伴有阵发性腹痛及里急后重,病程长者可伴低热、贫血、消瘦等全身症状。

【影像表现】

1. X射线影像表现　气钡双重对比结肠灌肠造影是本病的主要影像检查方法,灌肠时应低压缓慢进行,防止溃疡出血或穿孔。其X射线影像表现依其病理发展变化而异。

早期主要表现为肠道功能性改变,可见肠管痉挛狭窄,结肠袋变浅或消失,肠蠕动增强钡剂通过及排空加快,有时钡剂呈分节散在,黏膜皱襞粗细不均、紊乱或消失。

当多发浅小溃疡形成时,充盈相显示结肠轮廓呈锯齿状改变,排空相见许多钡斑或小尖刺形成;若较大溃疡形成,可见肠轮廓外呈纽扣状或T字形龛影。

慢性期炎性息肉形成,可见多发大小不等的小圆形充盈缺损,黏膜皱襞粗乱;晚期由于肠壁广泛纤维化导致肠腔狭窄,肠管缩短,结肠袋消失,严重者肠管丧失舒缩功能,形如铅管状(图4-6-1)。

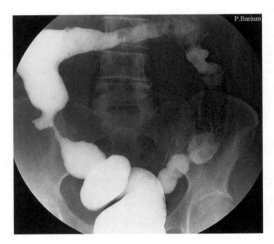

图4-6-1　溃疡性结肠炎钡灌肠影像
乙状结肠以上肠管明显不均匀缩窄,各段结肠明显短缩,结肠袋消失,呈铅管状。

2. CT影像表现

(1)平扫:肠壁轻度增厚,肠腔变细,病变晚期肠管短缩;黏膜面因溃疡和炎性息肉形成凹凸不平,因黏膜下水肿肠壁可出现分层现象,形成靶环征;直肠周围间隙因脂肪浸润及纤维化可导致增宽。

(2)增强扫描:增厚的肠壁可分层状强化。

【鉴别诊断】

结肠克罗恩病:①好发于回盲部,若发生于结肠则多位于盲肠和升结肠。②病变累及常为非对称性,对侧肠管假憩室形成。③病变为非连续性,常呈节段性跳跃性分布。

二、结　肠　癌

【疾病概要】

1. 病因病理　结肠癌是常见的胃肠道恶性肿瘤,病因不明。发病率仅低于胃癌与食管癌,多发生在乙状结肠和直肠,占70%左右。发病年龄多在40~50岁。结肠癌在病理上大多为腺癌,按大体病理表现分为三种类型:①增生型,肿瘤向腔内生长,呈菜花样肿块,基底部较宽。②浸润型,肿瘤主要沿肠壁浸润,使肠壁增厚,肠腔呈环形狭窄。③溃疡型,肿瘤主要表现为深而不规则的溃疡。

2. 临床表现　腹部肿块、便血和腹泻,或者有顽固性便秘,也可以有脓血便和黏液样便。直肠癌主要表现为便血、大便变细和里急后重感。

【影像表现】

1. X射线影像表现　结肠气钡双重对比造影表现如下:

(1)增生型:肠腔内充盈缺损,呈息肉状或菜花状,宽基底,边界清楚,病变多位于肠壁一侧,局部肠壁僵硬,结肠袋消失,黏膜皱襞破坏中断。

(2)浸润型:局限性肠管狭窄,呈偏心性狭窄或环状狭窄,轮廓可光整或不规则,肠壁僵硬,黏膜皱襞破坏消失,病变界限清楚。此型肿瘤易造成梗阻。

(3)溃疡型:肠腔内较大的龛影,形状多不规则,有尖角,龛影周围有不同程度的充盈缺损与狭窄,与胃溃疡的"半月征"类似,黏膜皱襞破坏中断,肠壁僵硬,结肠袋消失。

2. CT影像表现

(1)平扫:肠壁不规则增厚,肠腔狭窄,肠腔内软组织密度肿块,表面可有不规则的凹陷。

(2)增强扫描:肿瘤呈不同程度的强化。CT检查在于判断癌肿邻近器官的受侵情况及有无淋巴结和远处转移等,对肿瘤术前分期有重要价值。螺旋CT仿真内镜技术可观察结肠癌梗阻时肠腔内的情况(图4-6-2)。

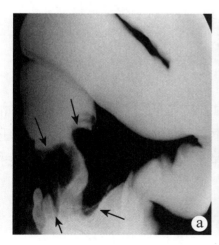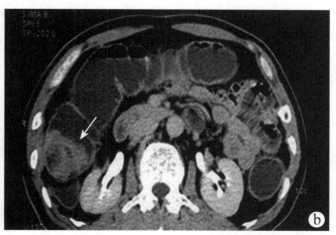

图4-6-2　结肠癌钡灌肠和CT检查影像

a. 浸润型,钡灌肠结肠见不规则狭窄和充盈缺损(↑);b. CT扫描示升结肠腔内肿块(↑)。

【鉴别诊断】

1. 结肠息肉与增生型结肠癌鉴别　结肠息肉表现为肠腔内边缘光滑的充盈缺损,有蒂或无蒂,有蒂者可以活动,肠管扩张良好,钡剂通过顺利。

2. 溃疡性结肠炎与溃疡型结肠癌鉴别　溃疡性结肠炎表现为多发的小溃疡,管壁柔软,典型的可见肠腔轮廓外 T 字形龛影。

第七节　肝 脏 疾 病

 导入情景

　　患者一,男性,37 岁。患者高热寒战 5d。CT 平扫及增强检查:肝右叶单房囊性病变,增强检查动脉期周边见低密度水肿带,增强各期囊壁呈持续性强化,囊腔无强化,且于 MRI 的弥散加权成像(diffusion weighted imaging,DWI)序列呈高信号。

　　患者二,男性,25 岁。患者无症状。CT 平扫及增强检查:肝右叶见低密度肿块,边界清,增强检查动脉期周边见明显结节样强化,门静脉期对比剂由周边向中央填充,平衡期呈高密度。

请思考:

根据病史和影像表现,上述患者可能的诊断是什么? 诊断依据是什么?

一、肝弥漫性病变

(一)脂肪肝

【疾病概要】

1. 病因病理　脂肪肝为肝的代谢和功能异常,由肝内脂肪过度积聚,特别是甘油三酯在肝细胞内过度沉积引起。常见病因有肥胖、糖尿病、肝硬化、酗酒、库欣综合征、妊娠、肝炎、激素治疗、化疗和营养不良等。根据脂肪浸润程度和范围,脂肪肝分为弥漫性和局灶性脂肪肝。

2. 临床表现　临床表现各有不同,在原发病基础上多出现肝大,高脂血症。

【影像表现】

1. CT 影像表现　CT 平扫显示肝的密度降低,低于脾密度。弥漫性脂肪浸润表现为全肝密度减低,局灶性浸润则表现为肝叶或肝段局部密度降低,可见图 4-2-6b。肝内血管走向、排列、大小、分支正常,没有受压移位或被侵犯征象(图 4-7-1a)。增强扫描强化的肝内血管显示更为清晰(图 4-7-1b)。

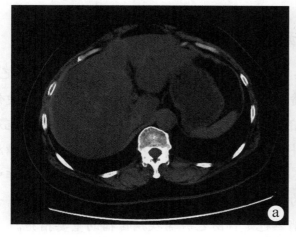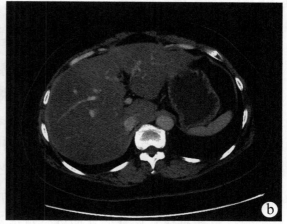

图 4-7-1　脂肪肝 CT 影像表现

a. 平扫,肝实质密度明显减低,低于同层脾,其内可见血管影分布正常;b. 增强扫描,肝实质均匀强化,但强化程度低。

2. MRI 表现　轻度脂肪肝可表现正常。明显的脂肪肝 T_1WI 和 T_2WI 可出现肝实质信号增高,采用脂肪抑制序列扫描可使肝信号降低。化学位移梯度回波影像包含同相位、反相位,常用于诊断脂肪肝,正常肝在同反相位信号类似。脂肪肝的 MRI 表现为反相位对比同相位出现信号丢失,即 T_1WI 同相位稍高信号,且反相位 / 压脂 T_1WI 呈低信号。

【鉴别诊断】

对于局灶性脂肪浸润应注意与局灶性含脂病变鉴别,如肝腺瘤、肝细胞肝癌、血管平滑肌脂肪瘤、脂肪瘤等,一般局灶性病变有占位效应,结合病史和综合多种影像方法一般可以鉴别,必要时可以进行随访或活检。

（二）肝硬化

【疾病概要】

1. 病因病理　肝硬化是由不同原因引起的肝慢性弥漫性炎症、肝实质变性、坏死继续发展的结果。肝硬化常见病因为病毒性肝炎和酗酒。早期肝细胞弥漫性变性、坏死,进一步发生纤维组织增生和肝细胞结节状再生,致使肝变形、变硬,肝叶萎缩或增大,同时引起门脉高压。病理学按病变形态不同可分为小结节性肝硬化,直径 <1cm;大结节性肝硬化,直径 1~3cm;以及混合性肝硬化,大小结节共存。

2. 临床表现　肝功能代偿期可有乏力、食欲减退、消化不良、恶心、呕吐、右上腹隐痛和腹泻等症状。肝功能失代偿期可出现肝功能损害所引起的血浆白蛋白降低、水肿、腹水、黄疸、肝性脑病,以及门静脉梗阻及高压所产生的侧支循环形成等。实验室检查血清转氨酶升高,白蛋白 / 球蛋白比例倒置。

知识拓展

影像科专业技术人员如何预防乙型肝炎病毒的传播？

病毒性肝炎是乙类传染病，根据感染病毒类型分为甲、乙、丙、丁、戊型肝炎等。其中乙、丙型肝炎病毒主要经血液、母婴和性接触传播，易迁延不愈成为慢性肝炎，进而导致肝硬化甚至肝癌。人群中乙型肝炎病毒携带者和患者较多。预防乙型肝炎病毒传播的主要措施是注射乙肝疫苗，其次是切断传播途径。影像科专业技术人员为患者检查过程中可能接触患者的血液、分泌物、呕吐物等，存在较大的职业暴露风险，要注意采取标准预防措施。工作中要严格遵守操作规程；注意包扎好暴露在外的伤口；清理他人个人用品、血液、呕吐物时，一定戴手套。定期对检查设备的表面进行清洁消毒也是预防乙肝等疾病传播的重要措施。

【影像表现】

1. CT 影像表现

（1）肝大小的改变：早期肝硬化，肝正常或增大，CT 检查没有特异性。中、晚期可出现肝叶增大和萎缩并存，可表现为全肝萎缩，更多为肝右叶萎缩，左叶和尾叶增生肥大，致肝各叶大小比例失调。

（2）肝形态轮廓的改变：因结节再生和纤维化收缩，肝轮廓边缘呈结节状凹凸不平，部分肝段正常形态消失，可见图 4-2-6a。

（3）肝密度的改变：肝实质内密度不均匀，脂肪变性、纤维化可引起肝弥漫性或不均匀的密度减低，较大而多发的再生结节呈略高密度。

（4）肝裂增宽：纤维增生、肝叶萎缩致肝裂和肝门增宽，胆囊也因此而外移。

（5）继发改变：①脾增大。②腹水。③门静脉扩张，侧支循环形成，脾门、胃底、食管下段及腰旁静脉血管增粗扭曲，脐静脉开放。

（6）增强扫描改变：增强扫描肝内密度趋向均匀一致，门静脉扩张及侧支循环形成等表现更加明确。

2. MRI 表现　单纯的肝硬化很少有信号强度的异常，但并发的脂肪变性和肝炎等可形成不均匀的信号。肝硬化再生结节 T_1WI 上一般呈稍高信号，T_2WI 上呈低信号，DWI 呈低信号；当 T_2WI 低信号结节中出现稍高信号（结节中结节），DWI 呈高信号，预示结节恶变。

肝硬化影像表现见图 4-7-2。

【鉴别诊断】

肝硬化再生结节有时需与早期肝癌鉴别，前者为门静脉供血而非动脉供血，动脉期的 CT 扫描结节无强化，静脉期只轻度强化，呈低密度；肝癌动脉期明显强化，静脉期强化程度减低，呈快进快出征象。

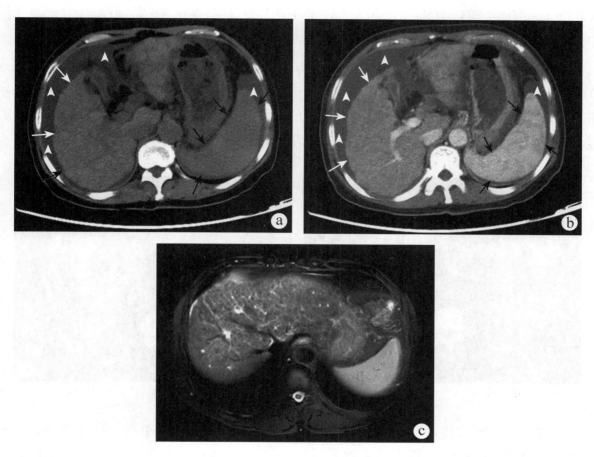

图 4-7-2　肝硬化影像表现

a. CT 平扫,肝体积缩小,肝裂增宽,边缘呈波浪状(↑),脾大(黑↑),肝脾周围见腹水(▲);b. CT 增强扫描,肝明显强化,腹水无强化(▲);c. MRI,T_2WI 可见多发低信号结节。

二、肝 脓 肿

【疾病概要】

1. 病因病理　肝脓肿为肝受到微生物感染后产生的肝组织局限性化脓性炎症。临床上以细菌性和阿米巴性肝脓肿常见,致病菌多为大肠埃希菌、金黄色葡萄球菌等。全身或肝邻近器官化脓感染的细菌及其脓毒栓子,通过门静脉、肝动脉、胆道扩散或直接蔓延等途径到达肝,导致局部肝组织充血、水肿,然后液化坏死形成脓腔。脓肿壁由炎性水肿和纤维肉芽组织形成。

2. 临床表现　患者可出现肝大、肝区疼痛、触痛以及发热、白细胞升高等急性全身炎症反应。

【影像表现】

1. CT 影像表现

(1)平扫:表现为圆形或类圆形的低密度灶,中央为脓腔,可有分隔,脓腔 CT 值高于水而低于肝组织,部分脓肿内出现小气泡或气液平面,环绕脓腔的脓肿壁低于肝而高于脓腔,急性期脓肿壁外可见环状水肿带,边缘模糊。

(2)增强扫描:动脉期脓肿壁环形强化,周围肝组织可见灌注异常,门脉期及延迟期脓肿壁强化进一步,周围肝组织灌注异常消失。环形强化的脓肿壁和周围的水肿带即所谓的双环征,如脓肿壁分为由坏死组织构成的无强化内层与纤维肉芽组织构成的强化外层,则为三环征。三环征和脓肿内的小气泡为肝脓肿的特征性表现(图4-7-3)。

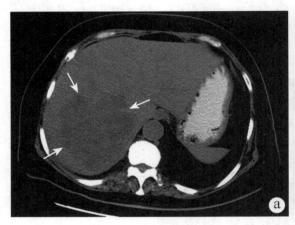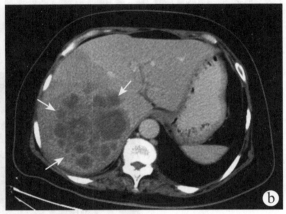

图 4-7-3　肝脓肿 CT 影像表现

a. CT 平扫,可见肝右叶类圆形低密度灶(↑);b. 增强扫描可见多房脓肿,脓肿壁及分隔明显强化,周围可见水肿带(↑)。

2. MRI 表现　肝脓肿的脓腔在 T_1WI 呈均匀或不均匀的低信号,腔壁信号稍高于脓腔,但低于肝实质, T_2WI 表现为极高信号,脓肿壁及分隔较厚,呈中高信号,内壁比较光整,DWI 显示脓腔为较明显的扩散受限。对比增强扫描,脓肿壁呈环形强化。

【鉴别诊断】

1. 早期肝脓肿未出现液化需与肝癌鉴别,结合临床是否有炎症反应,血甲胎蛋白(alpha fetal protein, AFP)是否升高,或者抗炎治疗后复查脓肿有吸收可以鉴别,必要时穿刺活检确诊。

2. 多发性脓肿需与转移瘤鉴别,后者常为多发,肿瘤较小,壁厚薄不均,周围常无水肿带,有原发肿瘤史。

3. 与肝囊肿鉴别,肝囊肿壁薄、无强化及周围无水肿带等易与肝脓肿鉴别。

三、肝　囊　肿

【疾病概要】

1. 病因病理　肝囊肿是胆管发育异常形成的小胆管丛,逐渐扩大融合形成的肝囊性良性病变。临床上分为单纯性肝囊肿和多囊肝。前者包括单发、多发性肝囊肿;后者为常染色体显性遗传性病变,常合并多囊肾病。

2. 临床表现　临床症状轻微,常偶然检查发现。病变大、或合并出血、破裂或感染时,可出现腹块、腹痛、黄疸、发热等。

【影像表现】

1. CT 影像表现

（1）平扫:显示为肝实质内圆形低密度区,边缘锐利,境界清楚,囊内密度均匀,CT值为 0~20Hu。

（2）增强扫描:囊内无对比增强,在周围强化的肝实质的衬托下,囊肿边界更加清楚,囊壁菲薄一般不能显示。发现弥漫分布的肝囊肿,应注意有无多囊肾病的存在（图 4-7-4）。

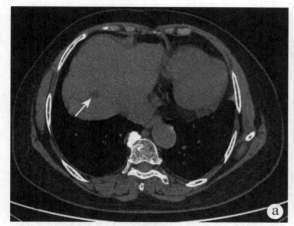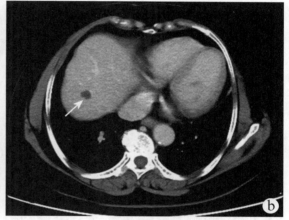

图 4-7-4　肝囊肿 CT 影像表现

a. CT 平扫肝右叶类圆形囊状低密度灶（↑）;b. 增强扫描病灶无明显强化（↑）。

2. MRI 表现　表现边缘光滑、锐利,T_1WI 呈低信号,T_2WI 呈高信号的圆形病灶。增强扫描囊肿无强化。

【鉴别诊断】

要与肝脓肿和肝转移瘤鉴别,这些病变都有较厚的囊壁,且厚薄不均,边缘不整,增强扫描明显强化等,肝脓肿临床多有急性感染表现,肝转移瘤有原发肿瘤病史。

四、肝海绵状血管瘤

【疾病概要】

1. 病因病理　肝海绵状血管瘤为肝最常见的良性肿瘤之一,好发于女性,可发生于各年龄,数量和大小不一。超过 5cm 者称为巨大海绵状血管瘤。肝血管瘤由残余的中胚叶或血管细胞形成,显微镜下见大小不等的囊状血窦,犹如海绵,故称为海绵状血管瘤。

2. 临床表现　可无任何症状或偶然在体检中发现。巨大肿瘤可出现上腹部胀痛不适。肿瘤破裂可引起肝出血。

【影像表现】

1. CT 影像表现

（1）平扫：表现为肝实质内境界清楚的圆形或类圆形低密度肿块，CT 值约 30Hu。

（2）增强扫描：①动脉期（20~30s），可见肿瘤自边缘开始出现斑片状、结节状明显强化，增强密度高于正常肝实质，接近同层大血管的密度。②门静脉期（50~60s），强化灶互相融合，同时向肿瘤中央扩展。③延迟期（数分钟后），整个肿瘤均匀强化，这时增强密度可逐渐下降，变为与周围正常肝实质密度相同的等密度，并持续 10min 或更长（图 4-7-5）。

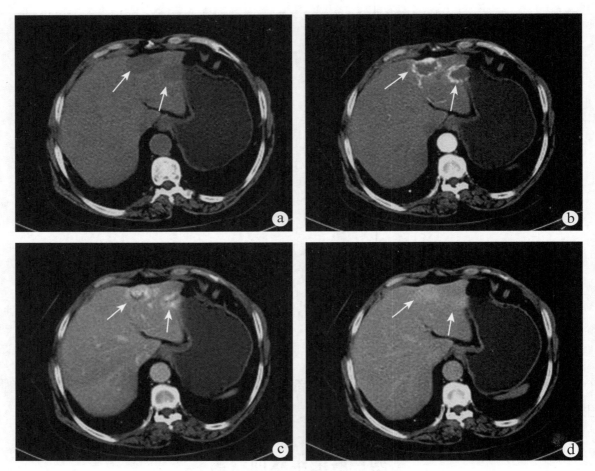

图 4-7-5　肝海绵状血管瘤 CT 影像表现

a. CT 平扫示肝左叶两处低密度灶（↑）；b. 增强扫描动脉期，病灶边缘结节状强化（↑）；c. 门静脉期，对比剂向中心填充（↑）；d. 延迟期，病灶呈等 / 稍高密度，对比剂呈"早出晚归"表现（↑）。

　　整个对比增强过程表现为"早出晚归"的特征。以下三点可作为海绵状血管瘤 CT 诊断标准：①平扫表现境界清楚的低密度区。②增强扫描从周边部开始强化，并不断向中央扩大,强化密度接近同层大血管的密度。③长时间持续强化,最后与周围正常肝实质形成等密度。

2. MRI 表现　肿瘤在 T_1WI 表现为均匀的低信号,T_2WI 表现为均匀的高信号,随着回波时间延长其信号强度也越来越高,表现为边缘锐利越来越高的异常信号灶,似电灯泡,即所谓灯泡征。行对比增强动态扫描,肿瘤亦从边缘强化,逐渐向中央扩展最后充盈整个肿瘤,形成高信号的肿块。

【鉴别诊断】

1. 肝细胞癌　患者一般有肝炎肝硬化史,AFP 阳性。典型的肝细胞癌增强后呈"快进快出"表现。另外,是否有包膜有助于肝细胞癌诊断。

2. 局灶性结节增生　局灶性结节增生增强后动脉期明显强化,门脉期仍为略高信号,有时病灶中央或边缘可见粗大供血动脉,中央可有星形中央瘢痕,并有瘢痕延迟强化。

3. 肝内胆管细胞癌　肝内胆管细胞癌好发于左叶,常伴有病灶区和远端肝内胆管扩张,增强后动脉期强化方式多样,亦有延迟强化。

4. 肝转移瘤　患者多有其他恶性肿瘤病史,增强后动脉期可呈边缘强化或完全强化,门脉期对比剂基本排出,延迟病灶多为低密度,很少延迟强化,典型病灶呈靶环征。

五、肝 细 胞 癌

【疾病概要】

1. 病因病理　肝细胞癌是肝内最常见的恶性肿瘤,男性多见,好发于 30~60 岁。其发病与乙型病毒性肝炎和肝硬化密切相关。50%~90% 的肝细胞癌合并肝硬化,30%~50% 的肝硬化并发肝细胞癌。

病理学上分三型:巨块型,肿块直径≥5cm,最多见;结节型,每个癌结节 <5cm;弥漫型,<1cm 的小结节弥漫分布全肝。<3cm 的单发结节,或者 2 个结节直径之和不超过 3cm 的结节为小肝癌。

肝细胞癌主要由肝动脉供血,且 90% 病例都为血供丰富的肿瘤。肝细胞癌容易侵犯门静脉和肝静脉而引起血管内癌栓或肝内外血行转移;侵犯胆道引起阻塞性黄疸;淋巴转移可引起肝门及腹主动脉或腔静脉旁等处淋巴结增大;晚期可发生肺、骨骼、肾上腺和肾等远处转移。

2. 临床表现　临床早期一般无症状,中晚期表现肝区疼痛,消瘦乏力,腹部包块;晚期可出现黄疸。大部分患者血 AFP 指标阳性。

【影像表现】

1. CT 影像表现

(1)平扫:肝实质内出现单发或多发、圆形或类圆形的边界清楚或模糊的肿块,肿块多数为低密度，周围可见低密度的透亮带为肿瘤假包膜。巨块型肝癌中央可发生坏死而出现更低密度区，合并出血、钙化则表现为高密度灶。弥漫型肝癌则可见广泛分布、边界不清的低密度小结节；小肝癌表现为肝实质内 3cm 以下的类圆形低密度结节。

（2）增强扫描：①动脉期，以肝动脉供血的肿瘤很快出现明显的斑片状、结节状强化，CT 值迅速达到峰值；②门静脉期，正常肝实质对比增强密度开始升高，而肿瘤没有门静脉供血则对比增强密度迅速下降；③平衡期：肿块对比增强密度继续下降，在明显强化的肝实质内又表现低密度状态（图 4-7-6）。

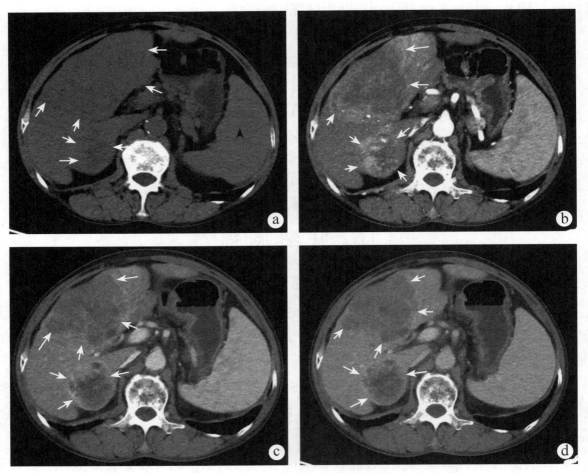

图 4-7-6　肝细胞癌 CT 影像表现

a. CT 平扫示肝内见两处团块状稍低密度肿块（↑）；b. 动脉期，肿块呈明显不均匀强化，周围肝实质强化不显著（↑）；c、d. 门静脉期及延迟期肿块强化程度减低，对比剂呈"快进快出"表现（↑）。

全部对比增强过程呈"快进快出"的特征。如发生血管侵犯或癌栓形成，则可见门静脉、肝静脉或下腔静脉扩张，增强后出现充盈缺损及周围杂乱侧支循环；胆道系统侵犯，引起胆道扩张；肝门部或腹主动脉旁、腔静脉旁淋巴结增大提示淋巴结转移。同时出现肺、肾上腺、骨骼等部位的转移也是肝癌的重要征象，并提示肿瘤已属晚期。

2. MRI 表现

（1）平扫：①T_1WI 上呈低信号或稍低信号，占位效应明显，肿瘤伴有出血或脂肪性变时可呈高信号，坏死囊变时低信号，T_2WI 上呈稍高信号，DWI 多呈高信号。②肿块可见假包膜，在 T_1WI 及 T_2WI 均呈低信号。

（2）增强扫描：病灶呈快进快出征象。肿瘤的包膜一般可见强化。

【鉴别诊断】

1. 肝海绵状血管瘤　肝细胞肝癌与肝海绵状血管瘤主要依据各自 CT 对比增强特点鉴别。血管瘤动脉期表现为病灶边缘结节状、斑片状明显强化，门静脉期向中央扩散，病灶密度逐渐增高，延迟期呈略高密度或等密度，强化过程表现为"早出晚归"的特征。

2. 肝转移瘤　肝转移瘤常为多发性病灶，增强扫描肿瘤呈边缘性强化，中央多出现无强化的坏死区，形成典型的靶环征，有原发肿瘤病史有助于诊断。

3. 肝硬化　肝硬化结节无肝动脉供血，CT 或 MRI 动脉期无明显对比增强表现。

六、肝 转 移 瘤

【疾病概要】

1. 病因病理　肝转移瘤在我国发病率仅次于肝细胞癌。肿瘤转移至肝主要途径：①邻近器官肿瘤的直接侵犯。②经肝门部淋巴转移。③经门静脉转移，如消化道恶性肿瘤转移。④经肝动脉转移，如肺癌转移。病理见肝内多发结节，易坏死、囊变、出血和钙化。

2. 临床表现　临床除原发的肿瘤症状外，出现肝大、肝区疼痛、消瘦、黄疸、腹水等。AFP 多阴性。

【影像表现】

1. CT 影像表现

（1）平扫：CT 平扫可见肝实质内多发小圆形或类圆形的低密度肿块，少数也可单发。肿块密度均匀，发生钙化或出血，肿瘤内有高密度灶，液化坏死、囊变则在肿瘤中呈水样密度。

（2）增强扫描：动脉期呈不规则边缘强化，门静脉期可出现整个瘤灶均匀或不均匀强化，平衡期对比增强消退。少数肿瘤中央见无强化的低密度，边缘强化呈高密度，外周有一稍低于肝密度的水肿带，构成 靶环征。有时肿瘤很小也可发生囊变，表现边缘强化，壁厚薄不一的囊状瘤灶（图 4-7-7）。

2. MRI 表现　显示肝内多发或单发、边缘清楚的瘤灶。T_1WI 常表现均匀的稍低信号，T_2WI 则呈稍高信号。少数肿瘤在 T_1WI 上中心呈高信号，T_2WI 呈低信号，称为靶环征。约 30% 肿瘤周围 T_2WI 表现高信号环，称为"亮环征"或"晕征"，这可能与肿瘤周边水肿或丰富血供有关。

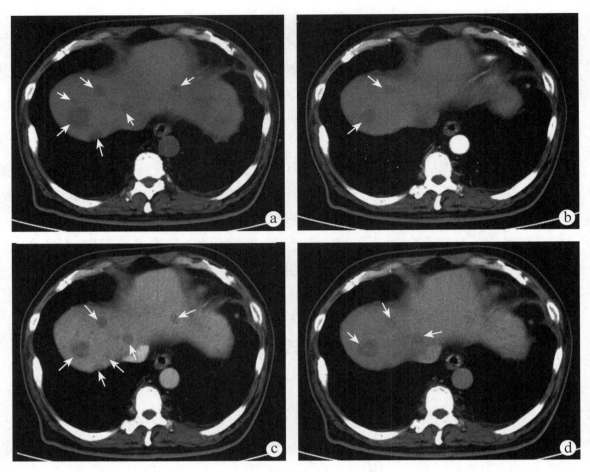

图 4-7-7　肝转移瘤 CT 影像表现

a. 平扫；b. 增强扫描动脉期；c. 增强扫描门脉期；d. 增强扫描平衡期。CT 平扫示肝内多发类圆形低密度影（↑）；各期增强扫描，病灶轻度边缘强化（↑）。

【鉴别诊断】

若原发癌不明确而见到肝内多发结节，特别是囊性转移瘤需与肝脓肿、肝囊肿等肝内多发结节鉴别。肝脓肿有典型的"环征"和脓肿内小气泡特征；肝囊肿壁薄、无强化是其主要特点。

第八节　胆囊疾病

　导入情景

患者，男性，30 岁。患者右上腹疼痛伴阵发性绞痛，CT 平扫示胆囊壁弥漫性增厚，胆囊腔内及胆总管腔内见不规则形高密度灶。

请思考：

根据以上病史和影像表现，上述患者可能诊断什么病？诊断依据是什么？

一、胆石症与胆囊炎

【疾病概要】

1. 病因病理　胆石症是胆道系统常见的疾病,在胆汁淤滞和胆道感染等因素的影响下,胆汁中胆色素、胆固醇、黏液物质和钙盐物质析出、凝集而形成胆结石。发生在胆管内的结石为胆管结石,胆囊内结石为胆囊结石,统称为胆石症。胆囊炎和胆石症往往是互为因果的两个疾病。

2. 临床表现　胆结石和慢性胆囊炎常见的症状为反复、突然发作的右上腹部绞痛。合并急性胆囊炎时常表现持续性疼痛、阵发性绞痛,伴有畏寒、高烧、呕吐。检查右上腹压痛,墨菲征(Murphy sign)阳性。

【影像表现】

1. CT 影像表现

(1)平扫:胆囊内高密度结石显示清晰,常伴有慢性胆囊炎,其位置可随体位变换而改变。肝内胆管结石表现为点状、条状高密度影,与胆管走形一致,可伴有远端胆管的扩张,可见图 4-2-7。胆总管结石可见上部胆管扩张。结石部位的层面,扩张的胆管突然消失。合并急性胆囊炎则胆囊增大,直径 >5cm,胆囊壁弥漫性增厚超过 3mm,胆囊周围常有环形低密度水肿带或液体潴留。慢性胆囊炎则表现胆囊缩小,胆囊壁增厚,可有钙化(图 4-8-1)。

(2)增强扫描:结石不强化,胆囊壁或胆管壁可明显强化。

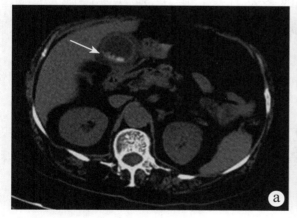 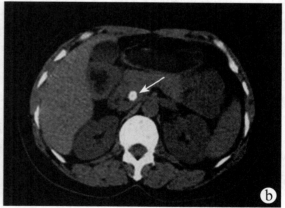

图 4-8-1　胆囊炎伴胆道系统结石 CT 影像表现
a. CT 示胆囊结石伴慢性胆囊炎(↑);b. CT 示胆总管结石(↑)。

2. MRI 表现　胆囊内结石在 T_1WI、T_2WI 上均为低信号灶。在 T_2WI 上,高信号的胆囊内可清楚显示低信号的充盈缺损。胆管结石,特别是胆总管结石,MRCP 既可观察到低信号的结石及其部位、大小、形态、数目等,又能显示胆管扩张及其程度;胆总管下端结石显示杯口状充盈缺损,为胆总管结石的典型表现。胆囊炎时增厚的胆囊壁因水肿而出现 T_1WI 低信号, T_2WI 高信号,见图 4-2-9。

【鉴别诊断】

1. 慢性胆囊炎与胆囊癌鉴别　胆囊癌多表现为胆囊壁显著不规则增厚、胆囊变形、壁僵硬等。

2. 胆管结石或炎症常引起胆道梗阻,需与胆管肿瘤、胆管炎症等鉴别。

二、胆　囊　癌

【疾病概要】

1. 病因病理　胆囊癌为胆道系统最为常见的恶性肿瘤,其发病多与慢性胆囊炎和胆囊结石的长期刺激有关。多发生在胆囊体部和底部,70%~90% 为腺癌,少数为鳞癌,80% 呈浸润性生长,胆囊壁环形增厚;20% 呈乳头状生长,表现为菜花样肿块突入胆囊腔。晚期肿瘤侵犯周围肝、十二指肠等器官;也可通过肝动脉、门静脉和胆道向远处转移;经淋巴转移到肝门、肠系膜和腹膜后淋巴结。

2. 临床表现　胆囊癌常发生于 50~70 岁的老年人,女性多见。进展期常表现为右上腹持续性疼痛、黄疸、消瘦、肝大和上腹部包块。

【影像表现】

1. CT 影像表现(图 4-8-2)

(1)平扫:胆囊增大或缩小,分为三种类型。①胆囊壁增厚型:胆囊壁呈不规则或结节状增厚。②腔内型:胆囊腔内单发或多发乳头状肿块,肿块基底部及胆囊壁增厚。③肿块型:胆囊腔全部被肿瘤所占据,形成软组织肿块,周围肝实质出现低密度带。

(2)增强扫描:增厚的胆囊壁、结节及肿块明显强化。同时可见胆管受压、不规则狭窄和上部扩张。往往伴有胆囊结石。

2. MRI 表现　胆囊壁增厚,胆囊内见 T_1WI 低信号, T_2WI 稍高信号的实质性肿块。 T_2WI 肿块周围的肝实质可形成不规则高信号带,提示肿瘤侵犯肝。同时显示淋巴结转移和胆道扩张。增强扫描呈不均匀明显强化。

【鉴别诊断】

1. 已经波及周围肝实质的肿块型胆囊癌,易与肝癌混淆。胆囊癌引起的胆道侵犯,扩张比较明显。相反肝癌引起的胆管侵犯胆道扩张较轻,同时容易发生门静脉侵犯和癌栓。

2. 胆囊壁增厚的胆囊癌还需与胆囊炎鉴别,胆囊壁明显不规则增厚,对比增强 CT 明显增强,明显的胆道扩张,周围肝实质侵犯和肝内转移则支持胆囊癌诊断。

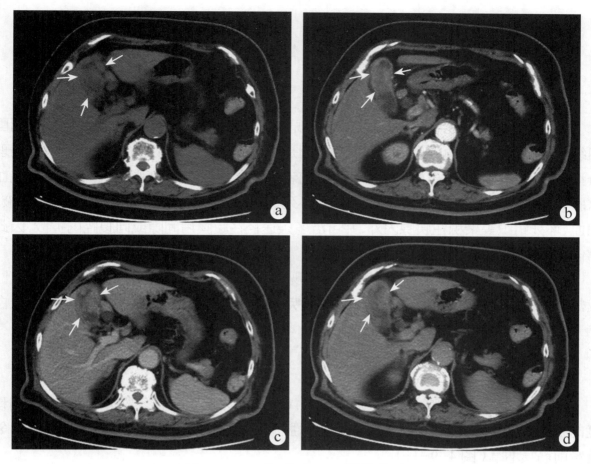

图 4-8-2　胆囊癌 CT 影像表现

a. 平扫；b. 增强扫描动脉期；c. 增强扫描门脉期；d. 增强扫描平衡期。CT 平扫示胆囊壁呈明显不规则增厚（↑）；增强扫描各期见增厚的胆囊壁呈明显强化（↑）。

第九节　胰　腺　疾　病

　导入情景

患者，男性，25 岁。患者和朋友聚餐后上腹部疼痛 1d。CT 平扫及增强检查：胰腺体积弥漫性增大，密度均匀，均匀性强化，边界不清，周围脂肪密度增高，双侧肾前筋膜增厚。

请思考：

根据以上病史和影像表现，患者可能患有何病，诊断依据是什么？

一、胰腺炎

（一）急性胰腺炎

【疾病概要】

1. 病因病理　急性胰腺炎是胰蛋白酶原溢出被激活成胰蛋白酶引发胰腺及其周围组织自身消化的一种急性炎症。常见的病因是胆道疾病或过量饮酒。急性胰腺炎的病理分型分为急性水肿型及出血坏死型两种。前者多见，表现为病变胰腺肿大变硬，间质充血水肿并细胞浸润。后者病变以广泛的胰腺坏死、出血为特征。由于胰液、炎性渗出、脓液、出血、坏死组织等聚积在胰腺内外，并可沿多条途径在腹膜后间隙或向腹腔内扩散，因此常伴有不同程度的并发症。

2. 临床表现　突发上腹部剧痛并可出现休克，疼痛向腰背部放射，伴有恶心、呕吐、发热等。发病前多有酗酒、暴饮暴食或胆道疾病史。实验室检查：血、尿淀粉酶及胰蛋白酶升高。

【影像表现】

1. CT 影像表现

（1）急性水肿性胰腺炎：少数轻症患者，CT 可无阳性表现。多数病例表现为不同程度的胰腺弥漫性肿大，密度正常或轻度下降，胰腺轮廓模糊，渗出明显的可有胰周积液，邻近肾前筋膜增厚（图 4-9-1a）。

（2）急性出血坏死性胰腺炎：①胰腺体积弥漫性增大，见图 4-2-8a。②密度很不均匀（由于水肿而减低，坏死区密度更低，出血区则密度增高）。③胰周脂肪间隙消失，边界由于炎性渗出变得模糊不清。④胰周积液明显，肾前筋膜增厚。⑤假性囊肿形成。⑥严重者可见胰腺蜂窝织炎、胰腺脓肿等。

（3）增强扫描表现：①急性水肿性胰腺炎表现为胰腺均匀性强化，无坏死区（图 4-9-1b、图 4-9-1c）。②急性出血坏死性胰腺炎表现为不均匀强化，坏死区不强化。

2. MRI 表现　胰腺增大，T_1WI 上表现为胰腺信号减低，T_2WI 信号增高，T_2WI 脂肪抑制像信号不均匀。增强扫描为不均匀强化。由于胰腺周围脂肪组织水肿，胰腺边缘多模糊不清。胰周积液时在 T_1WI 上呈低信号，在 T_2WI 呈高信号。出血使 T_2 延长而 T_1 缩短，在 T_1WI 和 T_2WI 上都表现为高信号，并随着血红蛋白演变而变化。

【鉴别诊断】

急性胰腺炎常有明确病史、体征及化验检查，结合影像表现，诊断并不困难，但影像检查有助确定病变的病理情况，腹膜后扩散范围及有无并发症。

（二）慢性胰腺炎

【疾病概要】

1. 病因病理　慢性胰腺炎指由各种因素造成胰腺局部、节段性或弥漫性的慢性进展

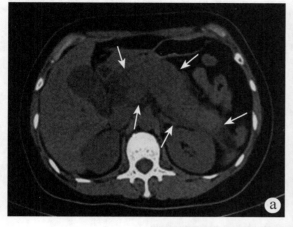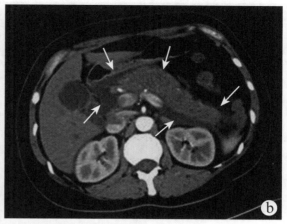

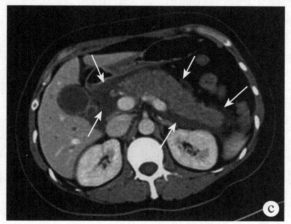

图 4-9-1　急性胰腺炎 CT 影像表现

a. CT 平扫示胰腺体积增大,轮廓模糊,边缘毛糙,胰周积液(↑);b、c. 增强扫描胰腺均匀强化,周围液性渗出无强化(↑)。

性炎症,导致胰腺实质和胰管组织的不可逆性损害。病理上胰腺间质细胞浸润,常有一定量的纤维组织增生,腺泡和胰腺组织萎缩、消失,有钙化或结石形成,胰管呈不同程度扩张。

2. 临床表现　患者可有反复的中上腹痛、消化不良、体重减轻,可合并糖尿病,常伴有胆道系统疾病。

【影像表现】

1. CT 影像表现　CT 可表现为胰腺局部增大或萎缩,见图 4-2-8b。胰管不同程度扩张,胰腺钙化形成,钙化呈斑点状致密影,沿胰管分布。合并假性囊肿形成时表现为边界清楚的囊状低密度区,CT 值接近水的密度(图 4-9-2)。

2. MRI 表现　MRI 可显示胰腺的大小和形态改变,胰管串珠状扩张及胰腺周围筋膜增厚等。由于慢性胰腺炎时胰腺的纤维化,在 T_1WI 脂肪抑制像和 T_2WI 上均可表现为低信号区。增强扫描纤维化区没有强化或强化不明显。慢性胰腺炎合并假囊肿时,T_1WI 表现为局限性囊状低信号区,T_2WI 显示为囊状高信号区。

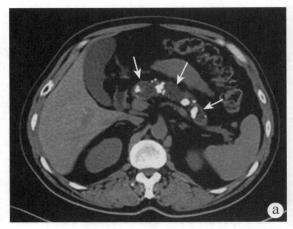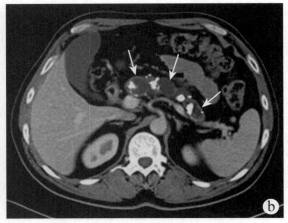

图 4-9-2　慢性胰腺炎 CT 影像表现

CT 示胰腺体积变形,可见多发钙化灶,胰管扩张(↑)。

【鉴别诊断】

胰腺炎有时与胰腺癌鉴别十分困难。鉴别要点:①胰头慢性炎性肿大以纤维化改变为主,在 T_1WI、T_2WI 上均呈低信号改变。②动态扫描各期强化规律基本与正常胰腺的强化相一致,而胰头癌则在动脉期为低密度或低信号。③发现钙化、假囊肿,提示炎症机会大。④胰腺癌更易引起胰腺邻近血管受到侵犯或被包埋。⑤胰腺癌较早即可能出现肝、腹膜后转移。有时尚需穿刺活检或随访来明确诊断。

二、胰　腺　癌

【疾病概要】

1. 病因病理　胰腺导管细胞癌,简称为胰腺癌,是胰腺最常见的恶性肿瘤,约占全部胰腺恶性肿瘤的 95%。60%~70% 发生于胰腺头部,其次为体、尾或头体、全胰受累。病理上,胰腺癌绝大多数起源于胰管上皮细胞,为少血供肿瘤,腺癌可局部直接侵犯或通过血行、淋巴结转移。

2. 临床表现　临床上多见于 40 岁以上男性。早期多无症状或症状不明确,随着病情进展胰头癌常直接侵犯或压迫胆总管胰内段,会出现进行性阻塞性黄疸。胰体尾部癌多出现持续性腹痛、腰背痛或发现上腹深部肿块时就诊,实验室检查可伴有肿瘤标记物糖类抗原 199(carbohydrate antigen 199,CA199)升高,胰腺癌一般预后不佳。

【影像表现】

1. CT 影像表现(图 4-9-3)

(1)胰腺局部增大、肿块形成:是胰腺癌主要和直接的表现,胰腺内显示局限性隆起或不规则的分叶状肿块,肿块为等或略低密度。胰头癌可见胰头部增大而胰体尾部萎缩。胰头钩突部癌表现为正常胰头钩突部的三角形态消失,与肠系膜上动脉、静脉分界不清。

（2）胰管和胆总管扩张：肿瘤侵犯胰管、胆总管引起阻塞时，可见主胰管或胆总管扩张，二者同时受累并扩张时形成所谓的"双管征"，这是诊断胰头癌较可靠的征象。

（3）肿瘤侵犯周围脏器：肿瘤侵犯十二指肠、胃后壁、结肠、大网膜等，可出现局部胃肠管壁增厚、僵硬并引起消化道阻塞及胰周脂肪间隙消失。

（4）肿瘤转移表现：肝是胰腺癌血行转移最常见的部位，淋巴转移时腹膜后淋巴结增大。

（5）CT增强扫描表现：正常胰腺组织明显强化，肿瘤因其少血供而强化不明显。肿瘤侵犯胰周血管时，增强扫描表现为胰腺与血管之间的脂肪间隙消失，肿块包绕血管，血管形态不规则、变细，血管内有癌栓形成甚至完全阻塞。

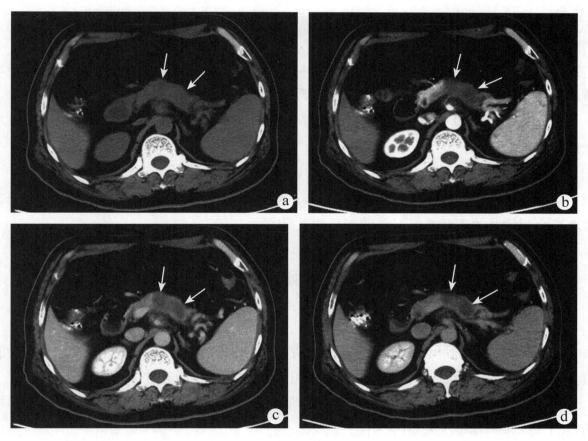

图 4-9-3　胰腺癌 CT 影像表现

a. 平扫示胰腺体尾部低密度肿块（↑）；b、c、d. 增强扫描示胰腺明显强化，肿块呈相对低密度（↑）。

2. MRI表现　MRI可见胰腺形态、轮廓发生改变，局部肿大，轮廓不规则。T_1WI上肿瘤信号一般稍低或等于正常胰腺和肝，坏死区信号更低，T_2WI上信号则稍高且不均匀，坏死区显示为更高信号。MRCP可以直观地显示胰管梗阻的部位、形态、程度。胰腺癌常向周围侵犯，常有血管受累和淋巴结转移。T_2WI脂肪抑制像和动态增强实

质期 T_1WI 脂肪抑制像能够清楚显示淋巴结转移的情况,表现为中等程度的高信号。

【鉴别诊断】

1. 慢性胰腺炎　出现胰腺炎性肿块要与胰腺癌鉴别,胰腺炎性肿块增强扫描呈均匀强化,周围血管无侵犯。

2. 胰腺囊腺瘤和囊腺癌　二者表现为胰腺囊性或囊实性肿块,边缘规则;周围血管和邻近结构为推移受压改变;增强扫描显示囊壁和壁结节不规则强化。

第十节　急　腹　症

导入情景

患者一,男性,65 岁。患者腹部隐痛 3d,突然加重半天,呈持续性剧痛,触诊全腹部压痛。腹部立位平片显示双侧膈下新月形游离气体。

患者二,女性,40 岁。患者腹痛、呕吐 2d,近 5d 无排便排气。腹部立位平片显示多发阶梯状液平。

请思考:

根据以上病史和影像表现,请初步判断引起腹痛的原因,以及如何选择进一步检查? 患者应分别诊断为哪种疾病? 其诊断依据是什么?

一、胃肠道穿孔

【疾病概要】

1. 病因病理　胃肠道穿孔是常见的急腹症之一;常继发于溃疡、创伤破裂、炎症及肿瘤。其中胃十二指肠溃疡为穿孔最常见的原因,其次是外伤所致的多脏器损伤。

胃十二指肠溃疡穿孔多发生在前壁,穿孔直径一般为 0.5cm。穿孔的同时胃十二指肠内的气体和内容物流入腹腔,引起气腹和急性腹膜炎。

2. 临床表现　突然性持续的上腹部剧痛,迅速延及全腹部,有不同程度的休克症状。触诊呈板状腹,腹肌紧张,全腹部压痛、反跳痛等腹膜刺激症状。

【影像表现】

1. X 射线影像表现

(1)立位透视或平片:可见双侧或单侧膈下游离气体,呈透亮的新月状低密度影。游离气体量较少时可见位于右膈下(图 4-10-1)。气体量较多时,可见双侧膈下游离气体,游离气体也可以仅位于左侧膈下。

（2）左侧卧位水平摄片：示腹壁下出现气体透亮影，但应与肠道气体鉴别。

（3）X射线检查未见膈下游离气体也不能完全排除胃肠道穿孔的可能。胃前壁穿孔在腹膜腔形成游离性气体，但要注意后壁穿孔的气体仅局限于小网膜囊内。腹膜间位或腹膜后空腔器官向腹膜后间隙穿孔，气体进入并积存于肾旁前间隙及腹膜后其他间隙，而腹腔内膈下并无游离气体。

2. CT影像表现　CT检查除能显示膈下方的游离气体外，还能显示小网膜囊、腹膜后间隙及其他部位的游离气体，还可以显示腹腔积液及积液量（图4-10-2）。

【鉴别诊断】

1. 人工气腹　有人工气腹病史或近期腹部手术史，无急性腹痛症状。

2. 间位结肠　膈下透亮影中有横行的结肠袋影，有的患者亦具有明显的腹痛症状。

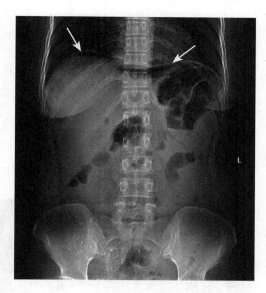

图4-10-1　胃肠道穿孔X射线影像表现

双侧膈下游离气体，呈新月形透亮影（↑）。

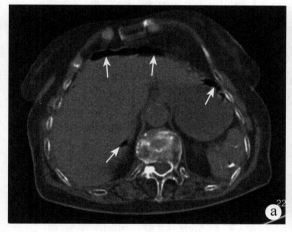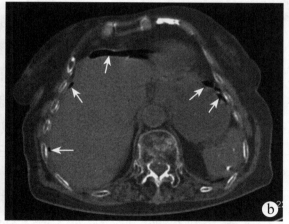

图4-10-2　胃肠道穿孔CT影像表现

双侧膈下游离气体，腹腔内可见散在积气（↑）。

二、肠 梗 阻

【疾病概要】

1. 病因病理　肠内容物不能正常运行、顺利通过肠道，称为肠梗阻。肠梗阻一般分为机械性、动力性和血运性三类，而机械性肠梗阻又可分为单纯性与绞窄性两种。前者只有肠管通畅障碍，无血液循环障碍，后者同时伴有通道及血液循环障碍。动力性肠梗阻分为麻痹性肠梗阻与痉挛性肠梗阻,肠管本身并无器质性病变导致通道障碍。血运性肠梗阻见于肠系膜血栓形成或栓塞,有血液循环障碍和肠肌运动功能失调。

2. 临床表现　肠梗阻可表现为腹痛、腹胀、呕吐、无排便排气四大症状,单纯性肠梗阻多呈阵发性腹绞痛,听诊肠鸣音亢进,有气过水声,可见肠型。绞窄性肠梗阻多为持续性腹痛,阵发性加剧,绞窄性肠梗阻可有腹膜刺激征。

【影像表现】

1. X 射线影像表现

(1)单纯性肠梗阻:当梗阻发生后 3~6h,表现为近端肠曲胀气扩大,肠内有高低不等的阶梯状气液面,肠壁与肠黏膜皱襞除非病程较长,一般无明显增厚。梗阻端远侧无气体或仅有少许气体(图 4-10-3)。

(2)绞窄性肠梗阻

1)假肿瘤征:病变见于完全性绞窄性肠梗阻,是由于闭襻肠管完全被液体充满,在周围气体衬托之下,形成类圆形的软组织肿块影,类似肿瘤。

2)咖啡豆征:病变见于不完全性绞窄性肠梗阻,近端肠管内大量气体和液体进入闭襻肠管,致使肠管不断扩大,闭襻肠管内有气体,

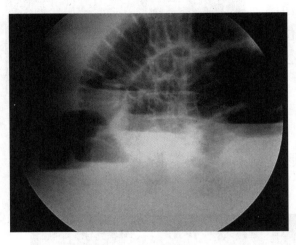

图 4-10-3　单纯性肠梗阻

气体能进但不能排出,将肠壁集中,显示为椭圆形中央有一条分隔的透光影,形如咖啡豆。

3)小跨度卷曲肠襻:表现为积气扩张的小肠肠襻明显卷曲,并在两端相互靠拢,形成各种排列形状,如 C 形、香蕉型、花瓣形、8 字形等。

4)长液平面征:在立位腹部平片上,在扩大的肠管内可见几个长的液平面,其内气液平面宽而低。

5)空回肠换位征:小肠扭转后,回肠位于左上腹,空肠位于右下腹。

(3)麻痹性肠梗阻:肠管均处于麻痹扩张状态,无器质性狭窄。常见于腹部手术后,腹部炎症,腹膜炎,腹部外伤及感染后。X 射线影像表现为肠曲胀气累及大肠与小肠,多呈中等度胀大,肠内气体多,液体少,通常以全结肠充气为诊断本症的重要依据。

2. CT 影像表现　CT 可显示肠管扩张、积气、积液,腹腔积液等。CT 检查有助于肠梗阻病因的诊断,如积液的肠管相互靠拢并与腹壁粘连提示粘连性肠梗阻;肠管或腹腔内有肿块提示为肿瘤所致肠梗阻;肠襻扭转可见肠系膜及血管呈"漩涡征"。CT 扫描对判断肠管缺血有一定帮助,肠壁轻度增厚、靶环征及肠系膜血管集中等征象反映肠管缺血属轻度或存在可复性;而 CT 平扫肠壁密度增加、积气以及肠系膜出血等征象则指示肠管缺血比较严重甚至已处于梗死。腹部增强检查还可发现肠系膜血管栓塞。

绞窄性肠梗阻影像表现见图 4-10-4。

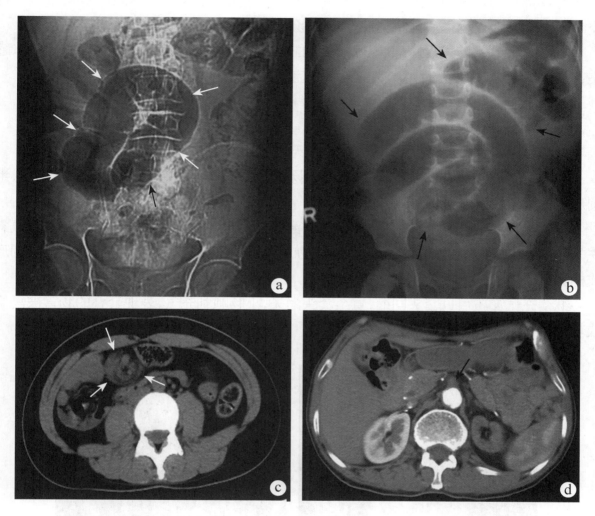

图 4-10-4　绞窄性肠梗阻

a. 咖啡豆征（↑）；b. 小跨度卷曲肠祥（↑）；c. 肠扭转：漩涡征（↑）；d. 肠系膜上动脉栓塞（↑）。

【鉴别诊断】

肠梗阻主要与反射性肠管痉挛相鉴别，腹部的病变也可以反射性引起肠管的痉挛，表现为腹部多个小的气液平面，液平面宽度一般不超过 3cm。

三、肠 套 叠

【疾病概要】

1. 病因病理　肠套叠是肠管的一部分及其邻近的肠系膜进入邻近扩大的肠腔内引起的梗阻症状。肠套叠分为急性和慢性。急性者多见于 5 岁以下儿童，又称为儿童型肠套叠。慢性者多见于成年人，又称为成人型肠套叠，仅占所有肠套叠的 5%，且多为继发性，往往有肠道原发肿瘤或息肉。肠套叠的肠壁反折可分为三层，自内向外称为套入管、反折管、套鞘；套入管和反折管称为套头；反折管和套鞘交界处称为颈部。肠套叠是一种绞窄性肠梗阻，肠套叠发生后，颈部痉挛，使肠系膜缺血发生肠壁坏死、出血、穿孔。

2. 临床表现　阵发性腹痛、呕吐、黏液血便、腹部肿块四大症状，晚期患者有脱水、感染、高烧、休克，有肠坏死时可产生腹膜刺激症状。

【影像表现】

1. X 射线影像表现

（1）平片或透视：X 射线平片或透视常无明显异常发现，或者有肠梗阻的征象。

（2）空气灌肠检查：直肠插管充气，结肠肠管内气体通过受阻，可见套头呈圆形、半圆形或哑铃状软组织肿块影 4-10-5a）。

（3）整复治疗方法：整复前应先做清洁灌肠，用双腔气囊导管插入患者肛门，使气囊充气，然后用球囊或空气灌肠器使结肠充气加压（压力不超过 8~16kPa），可见套头为圆形或椭圆形软组织影，即确定诊断。

继续充气加压可见套头回缩，直至套头消失，小肠顺利充气，表现套叠的肠管被复位成功（图 4-10-5b，c）。

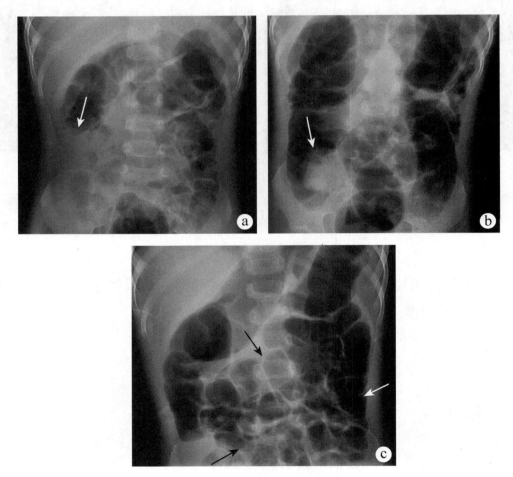

图 4-10-5　小儿肠套叠空气灌肠加压整复过程

a. 升结肠可见套头（↑）；b. 加压后套头回缩近消失（↑）；c. 小肠顺利进气（↑）。

2. CT 影像表现　靶环征是肠套叠最常见的特征性 CT 征象,为肠套叠长轴与 CT 扫描层面垂直时的表现,反映了套叠的各层肠壁、肠腔及肠系膜间的关系(图 4-10-6)。如扫描层面和迂曲的肠道相平行时,表现为彗星尾征或肾形征:套叠近端肠系膜血管牵拉聚拢的征象。当套入部肠壁显著水肿坏死,套叠以上肠管蠕动增强,可引起代偿性肠管扩张肥厚,并可见肠系膜连同其血管纠集、扭曲,形成"漩涡征"。

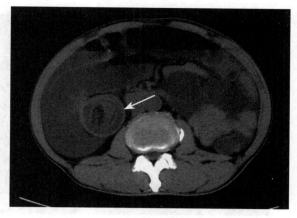

图 4-10-6　成人肠套叠 CT 影像表现
CT 影像表现为多层靶环征(↑)。

　　成人肠套叠还有一些间接征象可帮助诊断,如肠壁不规则增厚或见密度不均匀的软组织块影,伴周围系膜及筋膜浸润、腹膜后淋巴结增大,则提示病因是恶性肿瘤。肿瘤所致肠壁水肿、坏死与部分炎症引起的套叠无法明确区分,肠壁及肠系膜血管有增厚伴肠壁内气体影的征象可提示血运障碍。

【鉴别诊断】

　　需注意判断套入的肠管是否是单纯性的结－结肠套端,套入的程度和范围,以及肠壁是否有缺血的改变,是否有水肿的改变,还需注意有没有其他并发症或者坏死、穿孔等征象,以及套头的原因,是否有其他病变的存在,如肿瘤等。

四、腹部闭合损伤

(一)脾损伤

【疾病概要】

1. 病因病理　脾损伤发生率占腹部闭合性损伤的首位,以脾上极多见,其次为脏面和膈面,通常合并多脏器损伤。因脾是含血丰富的实质性器官,质地较脆,稍受外力即易破裂。病理上分为包膜下破裂、中央破裂和完全性破裂。

2. 临床表现　左上腹部或弥漫性腹痛,重者伴失血性休克查体有腹肌紧张、压痛和反跳痛。

【影像表现】

1. CT 平扫　腹部闭合损伤,怀疑脾损伤应以 CT 普通扫描为首选影像技术。结合外伤病史和受伤部位应注意以下征象(图 4-10-7):

(1)脾包膜下血肿:脾周新月形或双凸状高密度影,随时间延长,变为等密度或低密度影。

(2)脾撕裂:脾实质内单发或多发线条形、不规则形低密度裂隙,边缘模糊,可伴脾实质内点状、片状高密度影。

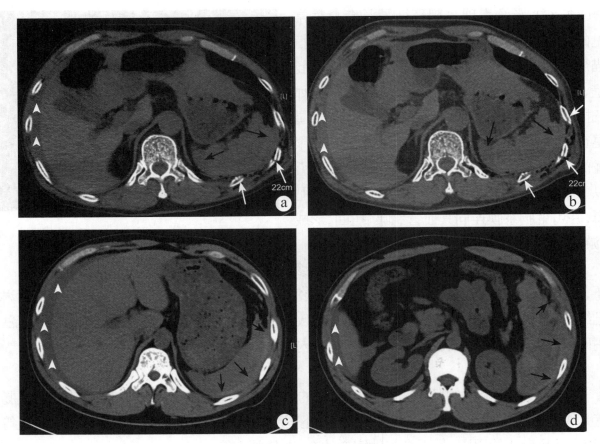

图 4-10-7　脾损伤 CT 影像表现

a、b. 患者一,左季肋部外伤见多发肋骨骨折(白↑),脾轮廓不规整,周围见条状略高密
度出血(黑↑),肝周见条状液体密度(▲);c、d. 患者二,上腹外伤后,脾轮廓不规整,密
度不均匀,下极结构碎裂(黑↑),脾周见不规则高密度出血,肝周见条状液体密度(▲)。

（3）脾实质内血肿:根据创伤的时间,表现为脾内类圆形、不规则形略高密度、等密
度或低密度灶,边界不清。

（4）脾周血肿和腹腔积血:这是脾损伤的常见伴发征象。

2. CT 增强扫描　部分损伤者为更清楚地显示损伤情况,在保证生命体征稳定的前提
下,可进行增强扫描。CT 增强扫描可发现细微的脾挫伤;脾实质强化,脾内及脾周血肿不强
化。对于较明显和严重的脾损伤,增强扫描可明确有无脾动脉的断裂及对比剂外溢的情况。

（二）肝损伤

【疾病概要】

1. 病因病理　肝损伤是由暴力撞击、高空坠落或利器穿通腹腔引起肝实质撕裂或挫
伤,是仅次于脾损伤的常见腹部创伤,右肝较左肝为多。

2. 临床表现　不同程度右上腹或全腹疼痛,体征有血液外溢后腹膜刺激征及休克等。

【影像表现】

1. CT 影像表现　和脾损伤一样,腹部闭合损伤,怀疑肝损伤应以 CT 普通扫描为首

选影像技术。结合外伤病史和受伤部位应注意以下征象：

（1）肝被膜下血肿：呈月牙形或半月形低密度区域，边缘光滑锐利。相邻肝实质受压变平坦或凹陷状。血肿 CT 值随时间推移而逐渐减低。肝挫伤：肝实质边界模糊的条片状及不规则状低密度区。

（2）肝实质内血肿：表现为肝内边缘模糊的圆形或椭圆形影，新鲜血肿显示为稍高于肝密度，随时间推移血肿密度逐渐减低（图 4-10-8）。

（3）肝撕裂：肝实质内边界模糊、线形或形态不规则的裂隙或缺口。

（4）肝周围间隙：可见肝周血肿或腹腔积血。

2. 增强扫描　同样，部分肝损伤者为更清楚显示损伤情况，在保证生命体征稳定的前提下，可进行增强扫描。增强可以区别在平扫时与肝实质等密度的血肿，从而作出更准确的定性诊断；血管破裂、对比剂外溢呈斑片状高密度，动态扫描有增多、增浓趋势。

（三）胰腺损伤

【疾病概要】

1. 病因病理　胰腺损伤相对于肝、脾、肾的损伤较少见。胰腺损伤的常见原因是车祸导致的上腹部剧烈撞击，此外还有手术中的损伤等。

2. 临床表现　腹部疼痛、皮肤青紫、心动过速、血清淀粉酶升高等。

【影像表现】

CT 扫描在急性胰腺损伤中有重要价值，判定胰腺损伤的主要表现有以下三方面。

（1）胰腺挫伤：胰腺局灶性轻中度肿胀与正常小叶间隔消失。

（2）胰腺撕裂伤：胰腺实质内纵向低密度影或高密度出血灶。

（3）胰周脂肪间隙，胰周积液：CT 影像表现类似于急性胰腺炎，胰腺损伤后胰液外溢并导致自身消化，引起创伤性胰腺炎（图 4-10-9）。

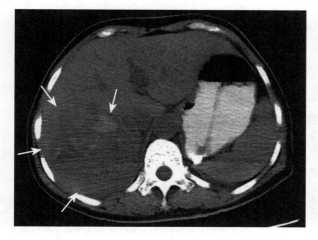

图 4-10-8　肝损伤 CT 影像表现
CT 示肝右叶条片状、类圆形高密度及不规则状低密度区（↑）。

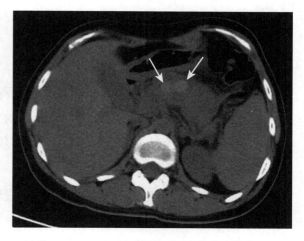

图 4-10-9　胰腺损伤 CT 影像表现
CT 示胰腺肿胀，正常小叶间隔消失，胰腺体部内见类圆形高密度灶（↑）。

腹部闭合损伤

腹部闭合损伤指各种钝性暴力如坠落、碰撞、冲击、挤压等导致的腹部损伤,最易损伤脾、肾、小肠、肝等。损伤病史多较明确,部分伤者早期体征和疼痛不明显,易被忽略;部分伤者出现腹腔内出血和腹膜炎,严重时常有休克、甚至危及生命。尽早明确诊断及时治疗,减少失血、稳定血压、控制腹腔感染是治疗的关键。开通绿色通道,及时救治伤者是医务人员的职责。救治过程中,多要进行 CT 检查观察内脏损伤情况。影像科工作人员要争分夺秒,尽快检查,尽快完成诊断报告,为抢救伤者创造条件;检查过程中应尽量少搬动伤者,减少出血,预防休克。千万不要认为外表体征不明显、伤者状况尚好,这样可能会耽误检查时间、耽误救治。

本章小结　　本章重点介绍了消化系统正常、异常影像表现,对消化系统常见病影像表现进行了详细讲解,对各种影像技术在消化系统检查中的优势进行了比较评价。简略介绍了消化系统常见病的病因病理、临床表现及鉴别诊断。本章学习重点是消化系统肿瘤、急腹症的影像表现;难点是消化系统肿瘤的影像表现及鉴别诊断。考点是胃良、恶性溃疡的影像鉴别要点;肝海绵状血管瘤与肝细胞癌的影像鉴别诊断等。

(冯自成　姜　舒)

 思考题

1. 简述胃溃疡良、恶性鉴别要点。
2. 简述十二指肠溃疡的 X 射线影像表现。
3. 简述进展期胃癌的分型及各型的 X 射线影像表现。
4. 简述溃疡性结肠炎的 X 射线影像表现。
5. 简述结肠癌的影像表现。
6. 简述肝海绵状血管瘤的 CT 影像表现。
7. 简述肝细胞癌的 CT 影像表现。
8. 简述急性胰腺炎的 CT 影像表现。
9. 简述胰腺癌的主要 CT 影像表现。
10. 简述绞窄性肠梗阻的 X 射线征象。

第五章 | 泌尿生殖系统

05章 数字资源

 导入情景

患者,男性,20岁。患者右侧腰痛不适1周,疼痛呈持续性,伴阵发性加剧,且有轻度尿频、尿急、尿痛的症状。尿常规检查可见镜下血尿。

请思考:

1. 该患者初步诊断的疾病及诊断依据是什么?

2. 为明确病因,需进行哪些影像检查,各种影像技术的优缺点是什么?

影像检查是临床诊断泌尿系统疾病的重要手段,也是选择治疗方案的重要依据。对于绝大多数泌尿系统疾病,影像检查多能准确发现病变,且可确定病变的数目、大小、范围及其性质。然而,有少数泌尿系统疾病,影像检查可无任何异常发现。此外,还应当明确即使对于影像检查能够发现的泌尿系统病变,不同影像检查方法也因病变的类型而价值各异。因此,应注意影像检查的适应证,并且要根据临床拟诊情况或症状、体征和实验室检查,有目的地选择影像检查方法,并根据检查结果考虑是否再选择其他检查方法。

第一节　泌尿系统

一、正常影像表现

(一)正常 X 射线影像表现

1. 腹部平片　肾、输尿管及膀胱平片(kidney ureter bladder position, KUB position)于脊柱两侧常能显示密度略高的肾影,呈八字形,边缘光滑,成人肾长径 12~13cm,宽径 5~6cm。通常位于 T_{12}~L_3 水平,一般右肾略低于左肾。肾影的长轴自内上斜向外下,其与脊柱在下方形成的角度称为肾脊角或倾斜角,正常为 15°~25°。侧位片上,肾影与腰椎重叠,不易分辨。正常输尿管及膀胱平片不能显示。

2. 尿路造影　尿路造影主要用于观察肾盏、肾盂、输尿管和膀胱,包括排泄性尿路造影和逆行性肾盂造影,两种方法显示肾盏、肾盂、输尿管及膀胱的情况基本相同。排泄性尿路造影又称为静脉肾盂造影(intravenous pyelography, IVP),除能显示尿路系统肾盏肾盂、输尿管和膀胱外,还可显示肾实质。

(1)肾盏、肾盂:正常排泄性尿路造影时,注药后 1~2min,肾实质显影,密度均匀;2~3min 后,肾盏和肾盂开始显影;15~30min 时,肾盏和肾盂显影最浓。肾盏包括肾小盏和肾大盏。

肾小盏分为体部和穹部:①体部又称为漏斗部,是与肾大盏相连的短管。②管的远端即为穹部,其顶端因肾乳头的突入而形成杯口状凹陷,杯口的两侧缘是尖锐的小盏穹。

肾大盏边缘光整,呈长管状,分为三部分。①顶端或尖部,与数个肾小盏相连。②峡部或颈部,为长管状部分。③基底部,与肾盂相连。正常肾大、小盏的形态有很大差异,可短粗或细长,数目亦常不相同,两侧也多不对称。肾盂略呈三角形,上缘隆凸,下缘微凹,边缘光整。

正常肾盂形态亦有很大变异,常呈喇叭状,少数呈分支型或壶腹型。

(2)输尿管:静脉注入对比剂后 30min 能够清楚显示输尿管,全长 25~30cm,上端与肾盂相连,在腹膜后沿脊柱旁向前下行,入盆腔后在骶髂关节内侧走行,越过骶骨水平后再弯向外,最后斜行入膀胱。输尿管有三个生理狭窄区,即与肾盂连接处、通过骨盆边缘和进入膀胱处。输尿管腔的宽度因蠕动而有较大变化,宽度为 3~7mm,但边缘光滑,走行柔和,可有折曲。

(3)膀胱:尿路造影能够显示膀胱腔,其大小、形态取决于充盈程度及相邻结构对膀胱的推压。正位观察充盈较满的膀胱呈圆形、椭圆形等,横置在耻骨联合上方,边缘光滑、整齐,密度均一。膀胱顶部可略凹,为乙状结肠或子宫压迹。若膀胱未充满,其粗大的黏膜皱襞致边缘不整齐而呈锯齿状。

(二)正常 CT 影像表现

1. 肾　平扫时在肾周低密度脂肪组织的对比下,肾表现为圆形或椭圆形软组织密度影,边缘光整。肾的中部层面可见肾门内凹,指向前内。肾动脉和静脉呈窄带状软组织密度影,自肾门向腹主动脉和下腔静脉走行。除肾窦脂肪呈低密度和肾盂为水样密度外,肾实质密度是均一的,平扫不能分辨皮、髓质。自肾盂层面向下连续追踪,多可确定腹段输尿管,呈点状软组织密度影,而盆段输尿管难以识别。

增强检查,肾的强化表现为三个期相,肾实质强化表现随时间变化。①皮质期(注药后 30~90s),肾血管和肾皮质明显强化,而髓质仍维持较低密度,可清楚分辨出肾皮、髓质。②实质期(注药后 90~120s),髓质强化程度类似或略高于皮质,皮髓质分界不再清晰,集合系统开始显影。③排泄期(注药后 5~10min),肾实质强化程度下降,而肾盏和肾盂发生明显强化(图 5-1-1)。

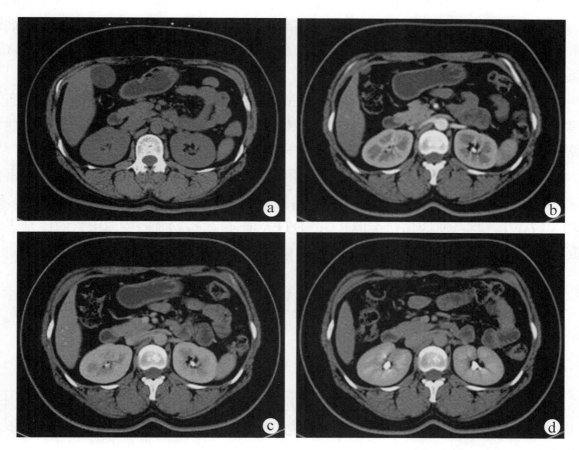

图 5-1-1　正常肾增强 CT 前后影像表现

a. CT 平扫,肾实质密度均匀,皮髓质难以识别,肾窦脂肪为低密度;b. 皮质期,皮质明显强化,可识别明显强化的肾柱;c. 实质期,髓质强化,与强化皮质不能分辨;d. 排泄期,肾实质强化程度减低,肾盏肾盂明显强化。

2. 输尿管 平扫时正常输尿管显示不佳,多能识别正常输尿管腹段的上中部分,呈小圆形软组织密度影,中心可呈低密度,位于腰大肌前缘处,而盆段输尿管通常难以识别。增强扫描注入对比剂 10min 后延迟扫描,输尿管管腔内充盈对比剂而呈点状致密影,常能观察输尿管全程。

3. 膀胱 平扫易于识别膀胱,膀胱的大小和形态与充盈程度相关。适度充盈的膀胱呈圆形或椭圆形,充盈较满的膀胱可呈类方形,膀胱腔内尿液呈均匀水样低密度。在周围低密度脂肪组织及腔内尿液的对比下,膀胱壁表现为厚薄均匀薄壁软组织密度影,内、外缘均较光整。增强检查,早期扫描显示膀胱壁强化;10~30min 后的延迟扫描,膀胱腔呈均匀高密度,其内壁光整,若对比剂与尿液混合不均,则出现液－液平面。

（三）正常 MRI 表现

1. 肾 在磁共振平扫自旋回波（spin echo, SE）序列 T_1WI 上,由于肾皮、髓质含水量不同,致皮质信号强度略高于髓质,在 T_1WI 脂肪抑制序列上这种差异更加明显。T_2WI 上,肾皮、髓质均呈较高信号而难以分辨。肾窦脂肪组织在 T_1WI 和 T_2WI 上分别呈高信号和中高信号。正常肾盏难以显示,肾盂多可识别,类似于游离水的信号,T_1WI 呈低信号,T_2WI 呈高信号。肾血管由于流空效应常表现为无信号或低信号影。磁共振对比剂钆喷酸葡甲胺盐（Gd-DTPA）增强检查,肾实质的强化形式取决于检查时间,表现类似 CT 增强检查。

2. 输尿管 T_1WI 或 T_2WI 横断面上,在高信号脂肪组织对比下,有可能识别出部分正常腹段输尿管,呈小圆形低信号,正常盆段输尿管难以识别。正常 MRU 表现与排泄性尿路造影类似,可较好地显示肾盏、肾盂及输尿管全程,并可多个角度进行观察。

3. 膀胱 横断面膀胱形态同 CT 检查所见,矢状面上呈泪滴状。膀胱腔内尿液富含游离水,呈均匀 T_1WI 低信号、T_2WI 高信号。膀胱壁表现为厚度一致的薄壁环状影,在 T_1WI 和 T_2WI 上均与肌肉信号类似。Gd-DTPA 增强检查,膀胱腔内尿液含对比剂表现为高信号。

二、异常影像表现

（一）异常 X 射线影像表现

1. 腹部平片

（1）肾影大小和轮廓改变:肾影增大可见于重复肾、多囊肾病等所致的先天性疾病,后天性疾病常并有肾影轮廓改变,可为肾肿瘤、肾囊肿、脓肿、血肿及肾积水所致。肾影缩小见于先天性肾发育不良及肾动脉狭窄或慢性肾盂肾炎等。

（2）肾区、输尿管和膀胱区钙化影:钙化影主要为结石所致。肾区钙化影也可见于肾结核、肾细胞癌、肾囊肿等,可根据钙化形态进而提示病变的性质;输尿管结石易见于生理性狭窄处;膀胱结石常呈椭圆形高密度影,横置于耻骨联合上方,膀胱钙化也可见于膀胱肿瘤,呈细点状,絮状或线状高密度影。

2. 尿路造影

（1）肾盂和输尿管数目和位置异常：病变多为先天性发育异常。如肾盂输尿管重复畸形,即同一侧显示两套肾盂和输尿管,也可为交叉异位肾。

（2）肾盏肾盂受压变形：病变多为肾囊肿、肾肿瘤、血肿或脓肿等肾内病变所致,当肾周病变较大时,也可间接压迫肾盂、肾盏,使之移位、变形,如肾上腺肿瘤、肾周血肿或脓肿。

（3）肾盂肾盏、输尿管和膀胱内充盈缺损：显示病变区内无对比剂充盈,主要病变为肿瘤、结石、血块和气泡等。其中血块、气泡所产生的充盈缺损,短期内复查其位置、形态易发生变化；泌尿系结石对照 X 射线平片,多易确定；肿瘤所致的充盈缺损固定不变,常合并肾盂、肾盏破坏及邻近输尿管或膀胱受侵等改变。

（4）肾盏肾盂、输尿管和膀胱扩张、积水：造影分别显示肾盏杯口消失呈杵状扩张；肾盂增大、外形饱满；输尿管管径增宽；膀胱呈现不规则形、塔形或哑铃形扩张。常为结石、肿瘤、血块或炎性狭窄等梗阻性病变所致。

（二）异常 CT 影像表现

1. 肾　肾 CT 检查可显示肾实质异常、肾盏肾盂异常和肾周异常。

（1）肾实质异常：病变主要是密度不同的肾实质肿块。边缘通常光滑,无强化的水样密度囊性肿块,见于各种类型肾囊肿；低密度、软组织密度或混杂密度肿块,增强检查有不同形式和程度强化,多为各种类型良、恶性肾肿瘤及炎性病变；高密度肿块,见于囊肿出血和部分肾细胞癌,也可见于肾实质血肿。

（2）肾盏肾盂异常：尿路梗阻常致肾盏肾盂扩张积水；肾盂肾盏壁增厚常见于炎性病变,如慢性肾盂肾炎或肾结核；肾盂肾盏内肿块主要由较高密度的血块及肾盏肾盂肿瘤所致。

（3）肾周异常：病变主要表现为肾周脂肪密度增高,筋膜增厚或出现积液（积血）、肿块,多见于炎症、外伤,也可由于肿瘤周围侵犯所致。

2. 输尿管　输尿管主要异常表现是输尿管扩张积水、腔内肿块和管壁增厚,腹膜后肿块还可造成输尿管移位。输尿管扩张积水时显示输尿管明显增粗,呈水样低密度；输尿管肿瘤可致管腔内血块或软组织密度肿块；输尿管管壁广泛均匀弥漫性增厚多见于炎症浸润,局灶性偏心性增厚多见于输尿管肿瘤。

3. 膀胱　膀胱主要异常 CT 影像表现是膀胱壁增厚和膀胱肿块。

（1）膀胱大小,形态异常：大膀胱和小膀胱系指膀胱体积或容量显著大于或小于正常者,其中前者常由于各种原因的尿道梗阻所致,或者见于神经源性膀胱；小膀胱主要见于慢性炎症或结核病所造成的膀胱挛缩。膀胱形态不规则,呈囊袋状突出,是膀胱憩室常见表现。

（2）膀胱壁增厚：膀胱壁增厚可为弥漫性增厚或局限性增厚。弥漫性增厚多为膀胱各种类型炎症或慢性梗阻所致;局限性增厚见于膀胱肿瘤或某些类型炎症,也可为膀胱周围肿瘤或炎症累及膀胱所致。

（3）膀胱肿块：与膀胱壁相连的腔内团块影是各种成像检查中常见的表现,其既可为膀胱肿瘤,也可为血块或结石。

（三）异常 MRI 表现

1. 肾　MRI 检查同样能显示肾位置、大小,数目和形态异常及肾实质、肾盏肾盂和肾周异常。

（1）肾实质异常：单纯性肾囊肿多呈类圆形,无强化,长 T_1 低信号和长 T_2 高信号灶,合并出血时为短 T_1 高信号和长 T_2 高信号灶。T_1WI 和 T_2WI 混杂信号肿块,内有脂肪信号强度灶,为肾血管平滑肌脂肪瘤;内无脂肪信号,呈不均一强化,常见于其他各种肾肿瘤。

（2）肾盏和肾盂异常：肾结石于 T_1WI 和 T_2WI 上皆呈极低信号灶;肾积水时肾盏肾盂扩大,信号强度类似于水;T_1WI 和 T_2WI 上分别高于和低于尿液信号,有强化表现,见于肾盂肿瘤。

2. 输尿管　输尿管常见的异常表现是输尿管扩张积水,T_1WI 和 T_2WI 上均与游离水信号强度相同。梗阻所致者,常可于梗阻端发现异常信号的结石或肿瘤。

3. 膀胱　膀胱异常表现类似 CT 所见,但具有不同信号强度。膀胱壁弥漫性增厚为炎症或梗阻,局限性增厚主要见于肿瘤;膀胱结石于 T_1WI 和 T_2WI 检查,均呈极低信号;膀胱肿瘤类似膀胱壁信号,有强化。

三、影像技术比较

（一）X 射线检查的应用价值与限度

腹部平片仅用于检查泌尿系阳性结石。排泄性尿路造影是泌尿系统疾病常用的检查方法,既可以发现肿瘤产生的充盈缺损和发育异常所致的尿路形态改变的病变,又可以大致评估肾功能,但对于局限于肾实质内病变的发现及定性存在很大限度。

（二）CT 检查的应用价值与限度

CT 检查是泌尿系统影像检查最主要的方法之一,对多数泌尿系统病变不但能作出准确诊断,且能指明病变范围,因而有助于临床治疗。对肾细胞癌和膀胱癌的诊断和分期、结石的确定、肾外伤类型的确定及一些泌尿系统先天性畸形如马蹄肾的诊断等,均有很高的诊断价值。MPR 还能清楚显示病变与邻近结构的关系。

（三）MRI 检查的应用价值与限度

MRI 常用于泌尿系统其他影像检查难以确定病变的诊断和鉴别诊断,如对复杂性肾囊肿的诊断。MRI 检查也常用于泌尿系统先天性畸形、肿瘤、外伤等病变的诊断,尤其是对恶性肿瘤如肾细胞癌,不但可通过 DWI 检查进一步明确诊断,还可以较为准确显示病变范围、血管有无侵犯和瘤栓,有助于肿瘤的分期和治疗。但较少用于泌尿系结石的检查。

（四）常用影像技术的优选和综合应用

泌尿系统影像检查有 X 射线平片、排泄性和逆行性尿路造影、肾血管造影、超声,CT 和 MRI 检查等多种方法。由于不同影像检查方法对同一病变的显示能力各异,因此要根据临床拟诊病变及其症状、体征和实验室检查,合理地选用适当的影像技术和方法,进而有利于发现病变,显示其特征,从而作出正确诊断。

四、先天性发育异常

泌尿系统的先天性发育异常较为常见且类型繁多,包括肾、肾盂和输尿管、膀胱及尿道的先天性发育异常,这同泌尿系统胚胎发育过程复杂有关。这一过程包括来自胚胎不同始基的肾曲管与集合系统的连接、肾轴的旋转、肾自盆腔升至腰部,在此过程中的任何阶段发生异常,均可导致先天性发育异常。本章仅介绍较为常见的马蹄肾、肾盂、输尿管重复畸形等。

（一）马蹄肾

【疾病概要】

1. 病因病理　马蹄肾是一种最常见的融合肾畸形,为两肾的下极或上极相互融合,以下极融合多见,形态似马蹄而得名。两肾融合部称为峡部,多为肾实质,少数为纤维组织连接。马蹄肾的位置通常较正常为低,常伴有旋转不良,马蹄肾的双肾有各自的收集系统,输尿管通常较正常短。

2. 临床表现　临床多见于男性,临床多无自觉症状。因马蹄肾的肾盂在前方,而且输尿管进入肾盂的位置较高,尿流不畅,部分病例可有尿路梗阻、感染表现。

【影像表现】

1. X 射线影像表现　平片上两肾影位置较低且肾脊角发生改变,下极境界不清。尿路造影检查,两肾下肾盏距离缩短,而上肾盏距离增大,且伴有肾盂肾盏旋转异常,输尿管分居两侧。

2. CT 和 MRI　可清楚显示两侧肾实质下极或上极(少见)相连及肾轴的异常,其密度及强化方式等同于正常肾实质,通常肾盂位于腹侧,而肾盏指向背侧(图 5-1-2)。

【鉴别诊断】

马蹄肾的病理特征是双肾实质上极或下极的连接,CT 和 MRI 检查显示这种征象即可明确诊断。

（二）肾盂输尿管重复畸形

【疾病概要】

1. 病因病理　肾盂输尿管重复畸形即重复肾是一种常见的先天性发育畸形,为一个肾

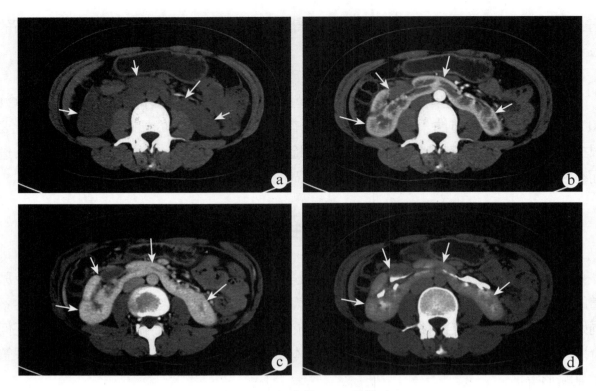

图 5-1-2　马蹄肾 CT 影像表现

a. 平扫,两肾下极融合,融合部由肾实质构成(↑);b. 增强扫描皮质期(↑);c. 增强扫描实质期示融合部强化程度与正常肾实质等同(↑);d. 排泄期显示肾盂位于腹侧,肾盏指向背侧,双肾旋转不良(↑)。

分为上、下两部分,各有一套肾盂和输尿管。上下两部多不相等,一般来说上段肾体多较小,而下段肾体较大,两段表面间有一浅沟。重复的输尿管向下走行时可互相汇合,为不完全性肾盂输尿管重复畸形;重复的输尿管分别开口于膀胱或其他部位,为完全性肾盂输尿管重复畸形。异位输尿管开口可发生狭窄,导致上肾盂、输尿管积水。

2. 临床表现　临床多无症状,合并感染或结石时可有临床症状。异位开口的输尿管根据开口位置不同,可有相应临床表现。

【影像表现】

1. X 射线影像表现　平片无异常发现;排泄性尿路造影是确诊本病的主要检查方法之一,可显示同一侧肾区有两套肾盏、肾盂及输尿管,并可见两支输尿管相互汇合或分别进入膀胱或开口在其他位置。

2. CT 影像表现　CT 尿路造影(CT urography, CTU)联合最大密度投影(maximal intensity projection, MIP)、CPR 等多种后处理重建技术,可显示同一侧肾区有两套肾盏、肾盂及输尿管,表现类似于排泄性尿路造影。输尿管畸形形态、汇合位置及异位输尿管开口也可清晰显示,结合原始影像,还有利于明确发生积水的输尿管及肾盂的扩张程度。

3. MRI 表现　MRU 与 CTU 表现类似,MRU 的优势是无须注射对比剂。

【鉴别诊断】

肾盂输尿管重复畸形需要与额外肾及交叉异位肾鉴别。额外肾为一侧肾区有一个额外独立的肾，CT及MRI可见每个肾有独立的肾包膜，易于鉴别。交叉异位肾中交叉肾位于正常肾的下方，尿路造影一侧肾区可见两个肾盂，CT及MRI易于显示对侧无肾影。

五、泌尿系结石

泌尿系结石是常见病和多发病，多见于20~50岁的青壮年，男性多于女性。泌尿系结石依其发生部位，分为肾结石、输尿管结石、膀胱结石和尿道结石。肾和输尿管结石多见，肾结石发生居首位。临床疑为泌尿系结石时，常以X射线平片和/或超声作为初查方法，当检查难以确诊或未发现结石者，需进行尿路造影或CT检查。

【疾病概要】

1. 病因病理　泌尿系结石往往由多种成分组成，其中包括草酸钙、磷酸钙、胱氨酸钙、尿酸盐和碳酸钙等，多以某一种成分为主。结石的成分不同会导致X射线检查时密度和形态也各异。以草酸盐为主的结石最常见，密度高，多为类圆、椭圆或星状；磷酸盐结石也较常见，多较大，密度高，发生于肾盂肾盏时可呈鹿角状；单纯尿酸盐结石密度较低，若为混合性结石，其密度高低相间；胱氨酸盐为主的结石较少见，为小圆形，可多发，密度低。

结石的成分有差异，致其含钙量不同。腹部X射线平片检查时，能够显影的泌尿系结石称为阳性结石，不能显影者称为阴性结石。阳性结石和阴性结石的概念只适用于X射线平片检查，并非包括超声和CT检查。应当指出，由于成像原理不同，有相当比例的阴性结石可由超声或CT检查发现。

2. 临床表现　典型症状为疼痛和血尿。疼痛可为钝痛或绞痛，常向下腹或会阴部放射。血尿多为镜下血尿，少有肉眼血尿。如并发感染，则出现尿频、尿急、尿痛等膀胱刺激症状。

【影像表现】

1. X射线影像表现

（1）X射线平片

1）肾结石：平片检查，肾结石可为单侧或双侧性，位于肾窦区，表现为圆形、卵圆形、桑葚状或鹿角状高密度影，可均匀一致，也可浓淡不均或分层。桑葚、鹿角状和分层均为结石典型表现（图5-1-3）。侧位片上，肾结石与脊柱影重叠，借此与胆囊结石、淋巴结钙化等鉴别。

2）输尿管结石：输尿管结石多为小的肾结石下移所致，易停留在生理性狭窄处，即输尿管与肾盂连接部、输尿管与髂血管交叉部及输尿管膀胱入口处。结石在X射线影像表现为输尿管走行区内约米粒至枣核大小的致密影，边缘多毛糙不整，其长轴与输尿管走行一致（图5-1-4）。

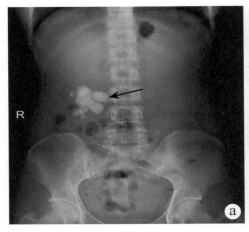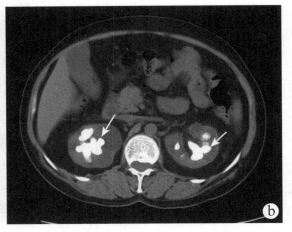

图 5-1-3　肾结石影像表现

a. 腹部平片,右侧肾区多发类圆形及不规则形高密度影(↑);b. CT 平扫双侧肾盂肾盏示类椭圆形、铸形高密度灶,边缘清晰,可见扩张积水的肾盏(↑)。

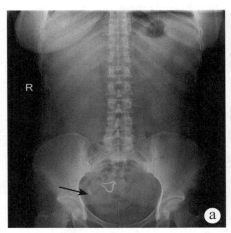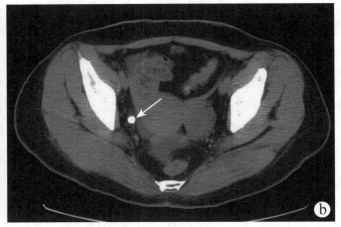

图 5-1-4　输尿管结石影像表现

a. 右侧输尿管盆段结石,盆腔右侧示类椭圆形边缘光滑致密影,其长轴与输尿管走行一致(↑);b. 同一病例 CT 平扫,示右侧输尿管盆段高密度结石(↑)。

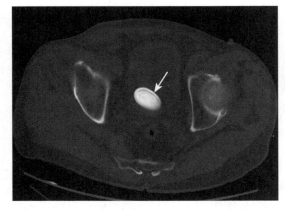

图 5-1-5　膀胱结石 CT 影像表现
膀胱内类椭圆形致密影,边缘光滑,可见环形分层,似年轮状(↑)。

3)膀胱结石:膀胱结石多为阳性结石,表现为耻骨联合上方圆形、横置椭圆或多角状高密度影,单发或多发,大小不等,边缘光滑或毛糙,密度均匀、不均或分层,如同树木的年轮(图 5-1-5)。膀胱结石可随体位变化而改变位置。

(2)尿路造影:尿路造影主要用于检查阴性泌尿系结石,表现为肾盏和 / 或肾盂内充盈缺损,阳性结石表现为充盈对比剂的肾盏、肾盂内的更高密度影,需要指出的是较小结石容易被对比剂掩盖。输尿管结石尿路造影的价值在于显示结石上方输尿管及肾盂肾盏扩张积水的程度。

2. CT 影像表现　CT 平扫即可明确显示泌尿系统各部位的结石，不仅可以发现较小的结石，某些平片难以显示的阴性结石也可以显示。不仅定位比平片更准确，而且通过影像后处理技术可以更直观地显示输尿管、肾盂、肾盏的扩张积水程度，可见图 5-1-3，图 5-1-4 和图 5-1-5。

3. MRI 表现　结石在 T_1WI、T_2WI 上均呈极低信号，故 MRI 检查对结石显示不佳，但 MRU 可显示结石梗阻所致的输尿管、肾盂、肾盏的扩张积水情况，MRU 显示扩张积水的输尿管、肾盂、肾盏更为直观。

【鉴别诊断】

1. 肾盂、肾盏小结石需要与肾窦区动脉血管壁钙化鉴别，特别是年龄较大患者有动脉壁多处钙化时，CT 增强扫描皮质期能显示动脉强化，有助于二者鉴别。此外多发肾结石还需与髓质海绵肾和肾钙质沉着症鉴别。后二者钙化均位于肾锥体处，且为双侧多发细小病灶。

2. 输尿管下段结石需要与盆腔静脉石鉴别，腹部平片静脉石表现为圆形致密影，位置偏盆壁，CT 检查显示其不在输尿管走行区，而是在静脉血管内。

六、泌尿系统肿瘤

（一）肾细胞癌

【疾病概要】

1. 病因病理　肾细胞癌约占全部肾恶性肿瘤的 85%，是最常见的肾恶性肿瘤，主要发生在中老年人，男女比例约为 3∶1。

肾细胞癌起源于肾小管上皮细胞，由于在组织病理学上的多样化，其分类不尽统一，根据已知的基因突变和组织学表现，通常分为透明细胞癌（约占 70%）、乳头状细胞癌（占 10%~20%）、嫌色细胞癌（占 5%~10%）、集合管癌（约占 1%）和未分化癌（罕见）五种亚型。

肾癌多发生在肾上极或下极，瘤周可有被压缩的肾实质及纤维组织形成的假包膜，瘤体血供丰富（主要指透明细胞癌），切面为实性，较大肿瘤常有坏死、出血和囊变，并可有钙化。进展期肾癌发生周围侵犯，向内侵犯肾盂肾盏、向外可突破肾纤维膜和肾旁筋膜浸润相邻组织和器官，晚期可有淋巴结和血行转移，并可形成肾静脉、下腔静脉内瘤栓。

2. 临床表现　典型临床表现为无痛性血尿，间歇性血尿是最常见的初发症状；肿瘤较大时可触及肾区肿块；腹部钝痛或隐痛。

【影像表现】

1. X 射线影像表现　影像表现可见肾轮廓局限性外突或点状、弧线样钙化影。尿路造影检查，可显示邻近肾盏拉长、狭窄和受压变形，压迫或侵犯肾盂时，肾盂变形或出现充盈缺损。

2. CT 影像表现　平扫肾癌影像表现为肾实质内肿块，边缘模糊，较大者突向肾轮廓外。肿块的密度可以较均匀，低于或类似周围肾实质，偶尔为略高密度；也可密度不均，内有不规则低密度区，代表陈旧性出血和坏死，尤见于较大肿块。少数肿块内可有点状或不规则形钙化灶。增强扫描，肿块的强化程度及方式与病理类型相关：透明细胞癌于皮质期肿瘤明显强化，实质期强化程度迅速减低；而乳头状和嫌色细胞癌在皮质期肿块强化程度较低，低于肾皮质，且其后各期强化程度有增高趋势。CT 影像表现见图 5-1-6。

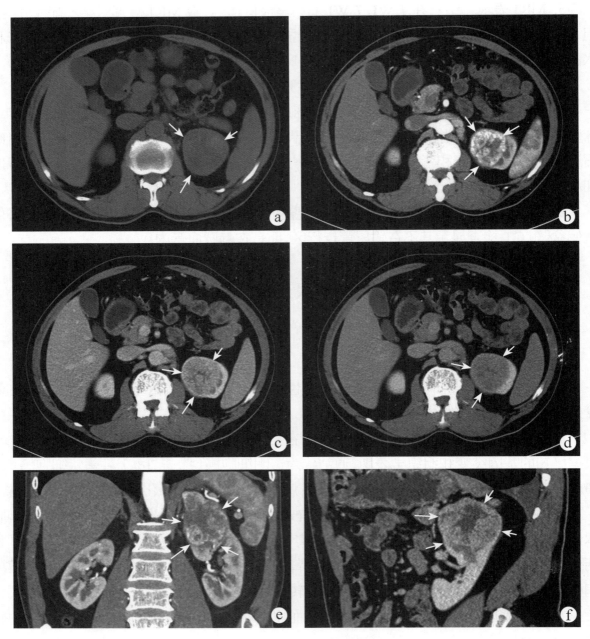

图 5-1-6　肾细胞癌 CT 影像表现

左肾透明细胞癌。a. 平扫左肾上极类圆形软组织密度肿块，密度不均，局部突出于肾轮廓外（↑）；b. 增强扫描皮质期，肿瘤实性部分明显强化，与肾皮质强化程度近似，坏死区未见强化（↑）；c. 实质期，肿块强化程度迅速减低（↑）；d. 排泄期，肿块呈相对低密度（↑）；e、f. CT 重组影像，从冠状位、矢状位显示肿瘤与肾实质关系（↑）。

进展期肾癌肿瘤向肾外侵犯,致肾周脂肪密度增高、消失和肾筋膜增厚;肾静脉和下腔静脉发生瘤栓时,管径增粗,增强检查其内有低密度充盈缺损;淋巴结转移表现为肾血管和/或腹主动脉周围单个或多个类圆形软组织密度结节。

3. MRI 表现　T_1WI 上,肿块信号强度常低于正常肾皮质;T_2WI 上,肿块常呈混杂高信号,部分肿块周边可见低信号环,代表假性包膜。MRI 的优点是即使平扫亦可确定肾静脉和下腔静脉内有无瘤栓,发生瘤栓时这些结构的流空信号消失。增强检查肿瘤强化程度和方式与 CT 增强扫描类似。

【鉴别诊断】

1. 肾血管平滑肌脂肪瘤　肿瘤内含有脂肪组织是诊断的主要依据,CT 值测量和 MRI 预饱和脂肪抑制技术均能可靠地明确这一特征,以此作出鉴别诊断。

2. 肾盂癌　病变主要位于肾窦区,一般不会造成肾轮廓改变,且强化程度不及大部分肾细胞癌。

3. 诊断较为困难的是少数囊性肾癌与肾囊肿合并感染、出血的鉴别,往往需穿刺活检甚至手术才能明确诊断。

(二)肾盂癌

【疾病概要】

1. 病因病理　肾盂癌好发于 40 岁以上男性。病理上属于尿路上皮细胞肿瘤,80%~90% 为移行细胞癌,常呈乳头状生长,或者结节状、扁平状生长,边界不清。肿瘤可顺行种植在输尿管和/或膀胱壁上。

2. 临床表现　典型临床表现为无痛性全程血尿,并有胁腹疼痛,瘤体较大或并肾积水时可触及肿物。

【影像表现】

1. X 射线影像表现　平片检查无价值。尿路造影:显示肾盂肾盏内有固定不变的充盈缺损,形态不规则,肾盂和肾盏受压、变形、分离或聚拢。由于肿块阻塞可造成肾盂、肾盏扩张积水。

2. CT 影像表现　影像表现为肾窦区肿块,其密度高于尿液而低于肾实质,易于辨认,肿块较大时可侵犯肾实质;增强检查,肿块有轻中度强化,CTU 可清楚显示肿瘤所致的充盈缺损(图 5-1-7)。

3. MRI 表现　T_1WI 上肿块信号高于尿液低于肾实质;T_2WI 上肿块信号低于尿液。MRU 显示肿块导致的肾盂肾盏内充盈缺损。增强扫描肿块呈轻中度强化。

【鉴别诊断】

肾盂癌应与肾盂内阴性结石及血块鉴别:阴性结石在 CT 上呈较高密度,结石和血块 CT 增强扫描各期均无强化。

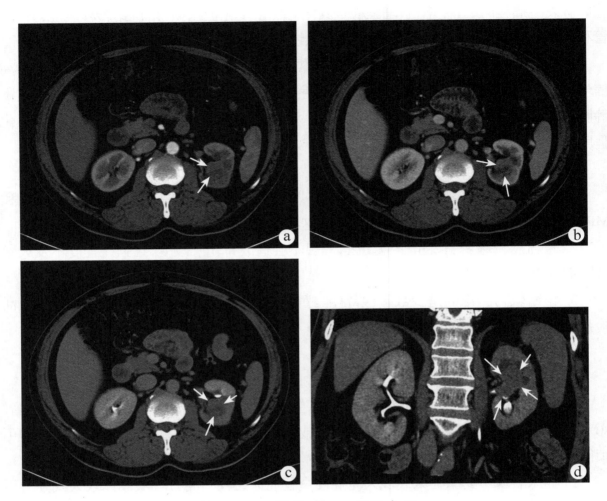

图 5-1-7　肾盂癌 CT 影像表现

左肾窦区示软组织密度肿块,边界不清,增强扫描肾皮质期(a)肿块轻度强化(↑);肾实质期(b)肿块持续强化(↑);排泄期(c、d)示肿块占据肾盂肾盏,肾盂内示充盈缺损,肾盂肾盏变形(↑)。

(三)肾血管平滑肌脂肪瘤

【疾病概要】

1. 病因病理　肾血管平滑肌脂肪瘤是肾较为常见的良性肿瘤。肿瘤一般为孤立性,常见于中年女性;20% 肿瘤并有结节性硬化,常为双侧多发,见于任何年龄。病理上血管平滑肌脂肪瘤为一种无包膜的错构性肿块,瘤体大小不等,可自数毫米至数厘米,由平滑肌、血管和脂肪组织构成,但构成比例上有很大差异,多数以脂肪成分为主,少数以平滑肌为主。

2. 临床表现　早期多无症状,较大者偶可触及肿块,血尿少见。肿瘤自发破裂出血时可产生腰腹部剧烈疼痛、大出血,可引起休克。

【影像表现】

1. X射线影像表现　肿瘤较小时可无异常发现。较大肿块可致肾轮廓改变；尿路造影表现为肾盂肾盏受压、移位和变形等改变。

2. CT影像表现　典型表现为肾实质内或突向肾轮廓外边界清楚的混杂密度肿块，内有脂肪性低密度影和软组织密度区，前者代表脂肪成分，后者代表病变内血管和平滑肌组织。增强扫描，血管性结构明显强化，脂肪性低密度区无强化。并发急性出血时，肿块内可见高密度出血灶（图5-1-8）。

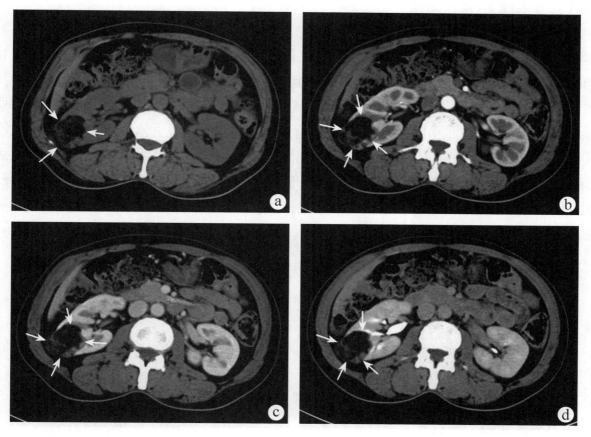

图5-1-8　肾血管平滑肌脂肪瘤CT影像表现

a. CT平扫示右肾类圆形混杂密度肿块，含脂肪及软组织密度（↑）；b~d. 增强扫描，肿块内软组织密度成分强化，脂肪成分无强化（↑）。

3. MRI表现　取决于肿瘤内脂肪与非脂肪成分的比例。T_1WI、T_2WI均呈混杂信号，应用T_2WI脂肪抑制技术，高信号脂肪灶转变为低信号，具有特征。MRI检出肿瘤合并的出血较敏感。

【鉴别诊断】

CT和MRI检查依据肾不均质肿块内有明确脂肪成分，通常不难作出血管平滑肌脂肪瘤的诊断。诊断较为困难的是含脂肪量很少的肿瘤，不易与常见的肾癌相鉴别。

（四）膀胱癌

【疾病概要】

1. 病因病理　膀胱癌是泌尿系统最常见的恶性肿瘤,多发生于50~70岁男性。多为移行细胞癌,少数为鳞癌和腺癌。移行细胞癌多呈乳头状向腔内生长,故称为乳头状癌,易发生于三角区和两侧壁,表面凹凸不平,可有溃疡,可向外侵犯肌层,进而延伸至周围组织和器官。

2. 临床表现　临床表现为无痛性肉眼血尿,一般为全程血尿,终末加重。可并有尿频、尿急和尿痛等膀胱刺激症状。

【影像表现】

1. X射线影像表现　平片诊断价值不大。膀胱造影:肿瘤通常单发,也可多发。乳头状癌表现为自膀胱壁突向腔内的结节状或菜花状充盈缺损,表面多凹凸不平,非乳头状癌时充盈缺损可不明显,仅显示局部膀胱壁僵硬。

2. CT影像表现　由于肿瘤的密度既不同于膀胱腔内尿液,也不同于膀胱周围脂肪组织,因而易于发现膀胱癌向腔内生长所形成的肿块,平扫呈软组织密度,肿块大小不等,呈菜花、结节、分叶或不规则状,多数呈宽基底与壁相连,密度较均匀,部分肿块表面可有点状或不规则钙化。少数膀胱癌无确切肿块,仅表现为膀胱壁局部不规则增厚,表面凹凸不平。增强扫描,肿块多均匀强化,延迟扫描,腔内充盈对比剂,肿块表现为充盈缺损(图5-1-9)。

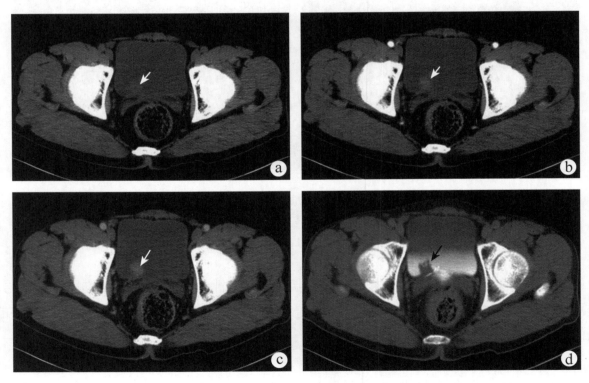

图5-1-9　膀胱癌CT影像表现

a. 平扫,膀胱三角区偏右侧结节状软组织密度影,呈宽基底与膀胱壁相连(↑);
b、c. 增强扫描肿块持续强化(↑);d. 延迟扫描表现为腔内充盈缺损(↑)。

膀胱癌发生壁外侵犯,表现为膀胱壁外缘不清,周围脂肪密度增高,出现条索状软组织密度影或者肿块。精囊受累时精囊角消失,受累精囊增大;前列腺受侵时增大、变形。CT检查还可显示肿瘤有无盆腔或腹主动脉淋巴结转移。

3. MRI表现　肿块在T_1WI上信号与膀胱壁近似,T_2WI上多为中等信号,高于正常膀胱壁。增强扫描早期肿瘤强化显著高于膀胱壁,显示肿瘤及侵犯范围较CT准确。

【鉴别诊断】

膀胱癌需与膀胱结石或血块鉴别,根据病变的密度、信号强度及其可移动性,一般不难与膀胱癌鉴别。膀胱癌与少见的非上皮性肿瘤如平滑肌瘤、淋巴瘤以及非肿瘤性腺性膀胱炎有时不易鉴别,此时膀胱镜检查并活检可明确诊断。

七、肾囊性疾病

（一）肾单纯性囊肿

【疾病概要】

1. 病因病理　肾囊肿有多种类型,其中最常见者是单纯性肾囊肿,病理上,单纯性肾囊肿为一薄壁充液囊腔,大小不等,可单发或多发,多起于肾皮质,常突向肾外。

2. 临床表现　临床多无症状,于体检偶然发现。较大囊肿可有季肋部不适。

【影像表现】

1. X射线影像表现　平片多无异常发现,较大囊肿可致肾轮廓改变。尿路造影表现与囊肿大小及位置有关:囊肿小或向肾外生长时可无异常发现;囊肿较大且位置较深可见肾盂肾盏受压变形,但无破坏征象。

2. CT影像表现　肾内边缘锐利圆形水样低密度影,常向肾外突出,可以单发或多发,增强扫描各期均无强化(图5-1-10)。

3. MRI表现　T_1WI上呈低信号,T_2WI上呈高信号,信号均匀,边界锐利;增强扫描无强化。

【鉴别诊断】

单纯性肾囊肿并有出血、感染或钙化时即转变为复杂性囊肿,诊断困难,有时不易与囊性肾癌鉴别。

（二）多囊肾病

【疾病概要】

1. 病因病理　多囊肾病为遗传性病变,分常染色体显性遗传多囊肾病(成人型)和常染色体隐性遗传多囊肾病(婴儿型)。成人型多见,常合并多囊肝。病理上表现为双肾大小不等的囊肿,呈球形或椭圆形。早期囊肿间仍有正常肾实质,晚期全部肾实质几乎完全为大小不等的囊肿所替代。

2. 临床表现　多囊肾病为遗传性疾病,通常在30~50岁出现症状,表现为腹部肿块、

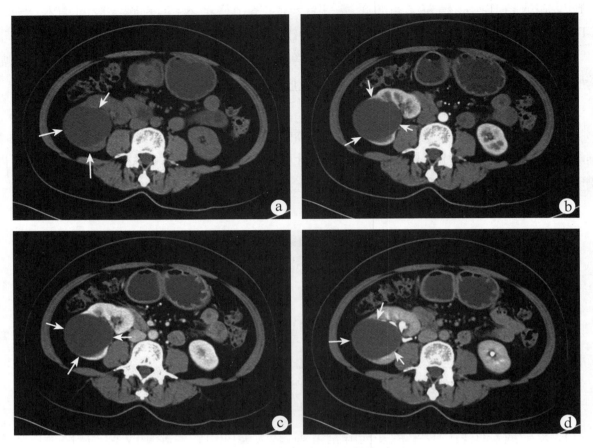

图 5-1-10　肾囊肿 CT 影像表现

a. 平扫右肾类圆形水样低密度影,密度均匀,边界锐利,右肾受压转位(↑);
b~d. 增强扫描各期均未见强化(↑)。

血尿、蛋白尿、高血压,晚期发生尿毒症。

【影像表现】

1. X 射线影像表现　平片示双肾影增大,边缘呈分叶状。尿路造影可见双侧肾盂肾盏移位、拉长、变细和分离,呈蜘蛛足样改变。

2. CT 影像表现　双肾布满多发大小不等囊肿,其密度类似于单纯性囊肿,增强扫描囊肿无强化(图 5-1-11)。肾形态早期可正常,随病变进展,囊肿增大增多,肾体积增大、边缘分叶,残存的正常肾实质较少甚至难以识别。同时,合并多囊肝的表现。

3. MRI 表现　形态类似 CT 影像表现,囊肿于 T_1WI 上呈低信号,T_2WI 上呈高信号,部分囊内可见血性信号。

【鉴别诊断】

需与双侧多发肾单纯性囊肿鉴别,后者肾体积增大不明显,囊肿数目相对较少,且无阳性家族史。

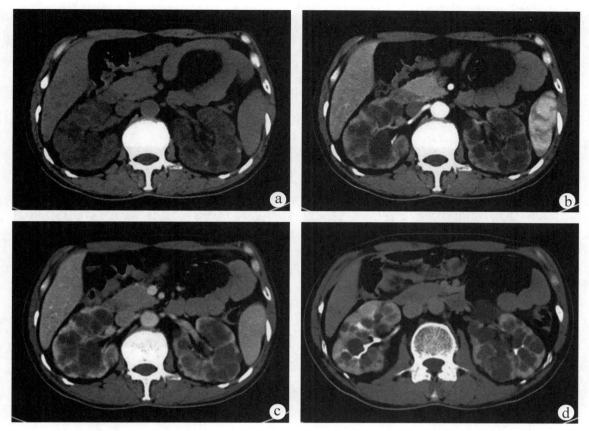

图 5-1-11　多囊肾病 CT 影像表现

a. 平扫，双肾影增大，边缘凹凸不平，其内示大小不等水样低密度影，仅见少量肾实质存留；b~d. 增强扫描各期，肾实质强化，囊性病灶各期均未见强化。

八、肾 外 伤

【疾病概要】

1. 病因病理　肾是泌尿系统中最易发生损伤的脏器，临床较常见，并且常为严重多发脏器损伤的一部分。肾外伤分为多种类型，常见者包括肾被膜下血肿、肾周血肿、肾挫伤及肾撕裂伤。

2. 临床表现　临床表现视损伤程度而异，主要为疼痛、血尿、尿少，严重者出现休克。

【影像表现】

1. X 射线影像表现　目前很少应用 X 射线平片或尿路造影来检查肾损伤。

2. CT 影像表现　目前，CT 是确诊肾损伤的最佳选择，可确定有无损伤、损伤的类型和程度。

（1）肾被膜下血肿：早期表现为与肾实质边缘紧密相连的新月形或双凸状高密度影，邻近肾实质常受压变形。增强扫描，病变无强化。随血肿液化和吸收，血肿密度逐渐减低并缩小。

（2）肾周血肿：早期表现为肾周围新月形高密度影，范围较广，但局限于肾筋膜内，常合并有肾被膜下血肿（图5-1-12）。

（3）肾挫伤：随出血量的多少及并存的肾组织水肿及尿液外溢情况而有不同表现，可为肾实质内高密度、混杂密度或低密度灶。增强扫描出血灶多无强化。

（4）肾撕裂伤：表现为肾实质连续性中断，间隔以血液和外溢的尿液而呈不规则带状高密度或低密度影。增强扫描，撕裂的肾组织可发生强化，完全离断可无强化。

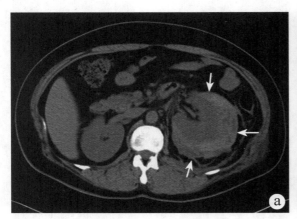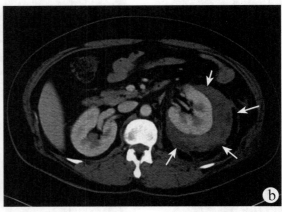

图 5-1-12　肾周血肿 CT 影像表现

a. CT平扫示左侧肾周间隙内广泛的新月形高密度影（↑）；b. 增强扫描肾实质明显强化，周围新月形血肿未见强化（↑）。

3. MRI 表现　MRI 检查较少应用，血肿于 MRI 形态学表现同于 CT 检查，其 T_1WI 和 T_2WI 上的信号强度随血肿期龄而异。

【鉴别诊断】

对于肾外伤，CT 和超声是主要检查方法，CT 应作为首选检查方法。检查时，除应观察肾损伤外，还需要注意有无并存的其他脏器如肝、脾、胰及肾上腺的损伤，以利于临床全面了解损伤情况。

第二节　男性生殖系统

一、正常影像表现

男性生殖系统疾病主要检查方法是超声、CT 和 MRI。由于缺乏自然对比，X 射线诊断价值不大，仅输精管精囊造影偶可应用，因此本节中不再叙述 X 射线有关内容。

（一）正常 CT 影像表现

1. 前列腺　前列腺紧邻膀胱下缘，呈圆形或横置椭圆形均匀软组织密度，有被膜，边缘光整，但 CT 检查无法识别其被膜。前列腺大小一般随年龄而增大，青年人前列腺平均上下径、横径和前后径分别为 3.0cm、3.1cm 和 2.3cm；而老年人则分别为 5.0cm、4.8cm 和 4.3cm。

对于 CT 检查,无论平扫还是增强扫描,均不能确切分辨前列腺各解剖分带及前列腺被膜。

2. 精囊 精囊位于膀胱后方,呈软组织密度八字形分居两侧,边缘可见细小分叶。两侧精囊前缘与膀胱后壁之间各有一尖端向内的锐角形脂肪性低密度区,称为精囊角。

(二)正常 MRI 表现

1. 前列腺 前列腺大小、形态及毗邻关系同 CT 检查,MRI 的优势是可在横轴位、冠状位和矢状位上直接显示前列腺,可显示前列腺被膜,区分前列腺各解剖带。

T_1WI 上,前列腺呈均匀低信号,不能识别各解剖带。T_2WI 上,前列腺各解剖带由于组织结构和含水量的差异而表现为不同强度信号:尿道周围的移行带即中央腺体呈低信号,属于周围腺体的中央带因含较多致密的平滑肌组织亦呈低信号,与移行带难以区分;同属于周围腺体的周围带呈较高信号;位于尿道前方的前纤维肌基质呈低信号。位于前列腺周边的细环状低信号影代表前列腺被膜。DWI 上,前列腺的信号强度略高于周围组织,其周围带信号强度稍低于移行带和中央带。

2. 精囊 精囊由卷曲的细管构成,其内充有液体。T_1WI 上,精囊呈均一低信号;T_2WI 上,呈高信号,周缘呈低信号。

二、异常影像表现

(一)异常 CT 影像表现

1. 前列腺 常见异常是前列腺增大,可合并形态和密度异常。

(1)前列腺增大:最常见的异常征象,表现为前列腺横径大于 5cm 或在耻骨联合上方 2cm 层面仍可见前列腺。对称性增大常见于前列腺增生,但难以与前列腺癌鉴别;非对称性增大常见于前列腺癌。

(2)形态异常:前列腺分叶状表现常伴有腺体增大,多为前列腺癌。

(3)密度异常:前列腺钙化常见,多为腺体内结石;低密度影多见于脓肿、囊肿或肿瘤坏死灶。异常强化灶可能为脓肿或肿瘤。

2. 精囊 精囊原发性疾病少见,而前列腺癌或膀胱癌侵犯精囊则较常见。

(1)大小异常:双侧精囊对称性增大通常为液体潴留所致;一侧精囊增大多为占位性病变所致,如囊肿、脓肿或肿瘤等。

(2)形态异常:常见形态异常为精囊肿块,精囊角消失亦是常见的异常征象,在前列腺癌或膀胱癌时,代表肿瘤已侵犯精囊。

(3)密度异常:精囊肿块呈软组织密度并有强化,常为精囊肿瘤。精囊囊肿或脓肿常呈水样密度。

(二)异常 MRI 表现

1. 前列腺大小、形态异常表现的意义同 CT 检查。信号异常:T_2WI 上外周带内显示有低信号斑片和结节,常提示为前列腺癌,对前列腺癌诊断价值较高;但也可能为良性病变,如慢性前列腺炎、肉芽肿性病变和活检后出血。移行带增大并以多发不均匀 T_2WI 高信号结节为主时,常表示以腺体增生为主的前列腺增生;若以中等信号为主,则表示以基质为主的良性前列腺增生。

2. 精囊大小、形态异常表现意义同 CT 检查。若精囊肿块与前列腺肿块相连并且 T_2WI 呈低信号,常提示为前列腺癌侵犯精囊。

三、影像技术比较

(一)X 射线检查的应用价值与限度

X 射线检查除了能显示前列腺钙化等高密度影,在男性生殖系统疾病的诊断中应用少,前列腺内的钙化需要注意与膀胱和后尿路结石鉴别。

(二)CT 检查的应用价值与限度

CT 主要用于检查前列腺病变,能确切显示前列腺增大,但对良性前列腺增生与早期前列腺癌难以鉴别;在晚期前列腺癌,CT 检查多能作出诊断并可较准确显示肿瘤侵犯范围及有否骨、淋巴结等部位转移。

(三)MRI 检查的应用价值与限度

MRI 检查由于能清楚分辨前列腺各分区,对于良性前列腺增生和前列腺癌的诊断与鉴别优于 CT 及超声检查。对于早期限于被膜内的前列腺癌,MRI 为首选检查方法。此外,MRI 对于前列腺癌范围的评价也很准确,有助于临床分期与治疗。常规 MRI 检查的一个限度是不能确定起源于中央腺体内的早期前列腺癌。DWI 和动态增强检查也逐步用于前列腺病变检查,对前列腺癌的诊断也有很大帮助。

(四)常用影像技术的优选和综合应用

男性生殖系统疾病常见病变是良性前列腺增生和前列腺癌,超声、CT 和 MRI 检查的适应证因病变类型和病期而异。对于早期前列腺癌,超声、CT 检查对局限于腺体内的早期肿瘤价值有限;此时应以 MRI 作为主要检查方法,有条件时可联合应用 DWI、动态增强等检查,不但能够发现周围带内的早期肿瘤,还能够诊断位于中央带内的肿瘤。对于进展期前列腺癌,根据前列腺不规则分叶状增大及其对周围结构的侵犯和 / 或转移,CT 或 MRI 检查均可作出诊断。

四、前列腺增生

【 疾病概要 】

1. 病因病理　前列腺增生即良性前列腺增生,是老年男性常见病变,60 岁以上发病率高达 75%。前列腺增生主要发生在前列腺移行带,增生的早期结节可由疏松的纤维组织和平滑肌组成,病变进展可出现纤维、腺体和平滑肌增生性结节,并可见结节钙化。增生的腺体表面光滑,呈结节状,质韧有弹性。当增大的移行带压迫邻近的尿道和膀胱出口时,可引起下尿路梗阻。

2. 临床表现　临床主要表现为尿频、尿急、夜尿、排尿困难及尿潴留。

【影像表现】

1. CT影像表现　主要表现为前列腺弥漫性增大。正常前列腺的上缘低于耻骨联合水平，增大的前列腺上缘超过耻骨联合上方2cm和/或前列腺横径大于5cm，即可诊断前列腺增大。前列腺增生为圆形、对称和边缘光滑锐利，密度较均匀，但其内可见钙化，代表结石；增大的前列腺常突入膀胱底部。增强扫描，增大的前列腺均匀强化。

2. MRI表现　形态改变同CT检查，MRI的优势在于可在横轴位、冠状位和矢状位上直接显示增大的前列腺，对前列腺各个径线的增大评价更准确。T_1WI上，增大的前列腺呈均匀低信号，T_2WI上中央带和移行带体积明显增大，当以腺体增生为主时，呈结节状不均匀高信号，若以基质增生为主，则呈中等信号。增生的结节周围可见环形低信号影，代表假包膜；外周带受压变薄甚至于消失，但T_2WI上外周带仍维持正常高信号。DWI未见弥散受限，增强扫描前列腺均匀强化，未见异常多血供区（图5-2-1）。

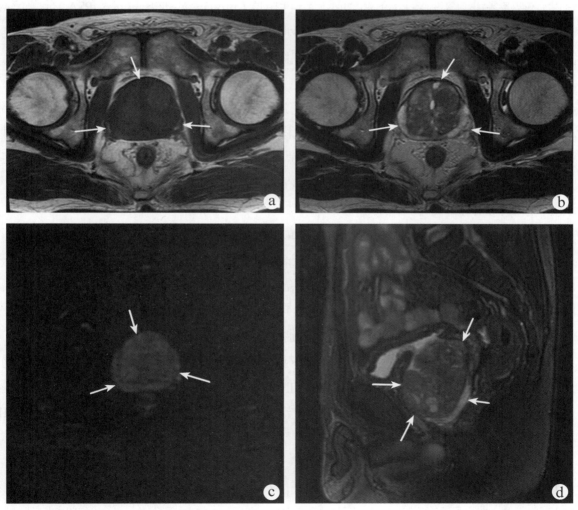

图 5-2-1　前列腺增生 MRI 表现

a. T_1WI前列腺体积增大，呈均匀低信号（↑）；b、d. T_2WI前列腺中央带和移行带体积增大，呈不均匀稍高信号，周围带受压变薄仍维持较高信号（↑）；c. DWI上前列腺未见弥散受限灶（↑）。

【鉴别诊断】

前列腺增生诊断时,主要与前列腺癌鉴别,特别是前列腺增生合并前列腺癌患者,DWI 呈高信号部分,增强扫描明显强化,往往提示癌变。

五、前列腺癌

【疾病概要】

1. 病因病理　前列腺癌是男性生殖系统较常见的恶性肿瘤,好发于老年男性,我国目前前列腺癌发病率相对较低,但近年来有逐渐增高的趋势。

前列腺癌约 70% 发生于前列腺的周围带,多数起源于被膜下的周边部,约 90% 以上为腺癌。肿瘤质硬,瘤体呈多结节状,边界不清。其生长可侵犯周围结构,可突破前列腺被膜,进而侵犯周围脂肪、精囊和邻近结构如膀胱、尿道,还可发生淋巴转移和血行转移,血行转移以成骨性骨转移多见。实验室检查,前列腺特异性抗原(prostate specific antigen, PSA)显著增高。

2. 临床表现　前列腺癌常合并良性前列腺增生,早期可无症状。早期临床表现类似于良性前列腺增生,即排尿困难,晚期可出现终末血尿、膀胱和会阴部疼痛及转移体征。

【影像表现】

1. CT 影像表现　早期前列腺癌 CT 密度改变可不明显,仅可表现为前列腺局部膨隆。常规增强检查,前列腺组织与肿瘤强化程度近似,容易漏诊,但动脉增强扫描有时肿瘤可表现为富血供结节。进展期前列腺正常形态消失,呈较大分叶状肿块。肿瘤可突破包膜向外侵犯,最易受累的是精囊。表现为精囊不对称、精囊角消失和精囊增大。CT 检查还可发现盆腔淋巴结转移及骨转移。

2. MRI 表现　目前, MRI 是前列腺癌最佳影像检查方法。对于发现前列腺癌和评价其大小、范围及对邻近结构的侵犯均有较高价值。T_1WI 上,前列腺癌与前列腺组织均呈低信号,难以识别肿瘤; T_2WI 上,前列腺癌典型表现为正常较高信号的周围带内出现低信号影,肿瘤与周围组织有显著的信号差异,易于发现早期肿瘤(图 5-2-2)。DWI 上肿瘤表现为高信号结节;动态增强扫描前列腺癌呈"快进快出"表现。

MRI 能够发现早期局限于前列腺被膜内的肿瘤,低信号被膜显示完整。当被膜局部不光整,连续性中断,被膜突出或两侧神经血管丛不对称,均提示被膜受累。精囊受侵犯时,精囊角消失,受累精囊增大并 T_2WI 信号减低;累及膀胱时,膀胱壁信号中断。MRI 亦易于检出盆腔淋巴结转移及骨转移。

【鉴别诊断】

T_2WI 上在较高信号的周围带内发现低信号结节是诊断前列腺癌的主要依据,但慢性前列腺炎造成的局部纤维化、局限性梗死和前列腺内穿刺后出血,亦有相似表现,结合DWI 上肿瘤呈高信号,动态增强扫描明显强化及实验室检查前列腺特异抗原显著增高,均有助于前列腺癌的诊断。

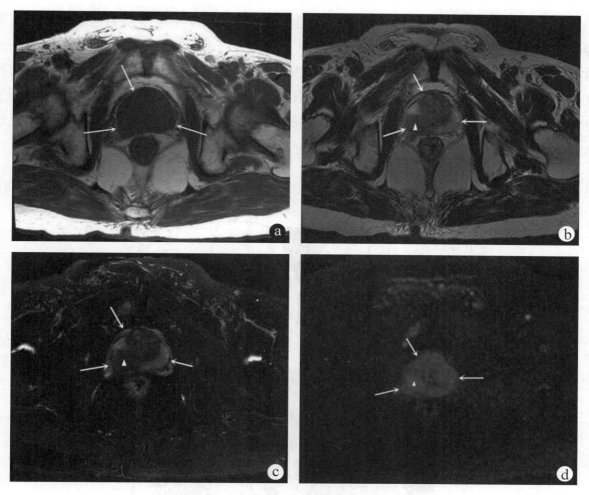

图 5-2-2　前列腺癌 MRI 表现

a. T_1WI 上,前列腺增大,右后缘局限性膨隆,与前列腺组织呈等信号(↑),周围脂肪信号减低;
b、c. T_2WI 及 T_2WI 脂肪抑制序列,右侧周围带可见边界不清低信号灶(▲),局部前列腺包膜不
完整(↑);d. DWI 显示前列腺轮廓(↑),上述 T_2WI 低信号区域 DWI 上呈稍高信号(▲)。

第三节　女性生殖系统

女性生殖系统包括内生殖器和外生殖器。内生殖器包括子宫、卵巢、输卵管、阴道和附属
腺。卵巢具有产生卵子和分泌女性激素的功能。卵巢排出的卵子经腹膜腔进入输卵管,与精
子相遇受精,受精卵移至子宫,在子宫内着床、发育成胎儿。分娩时,胎儿从子宫、阴道娩出。

一、正常影像表现

(一)正常 X 射线影像表现

1. 平片　由于女性生殖系统多为软组织,不能与周围组织形成明显的自然对比,在
平片上几乎不显影,除了显示宫腔内的高密度节育器和肿瘤钙化,临床几乎无应用价值。

2. 子宫输卵管造影表现　子宫输卵管造影技术常用于不孕症等观察宫腔和输卵管的通畅情况,并对输卵管粘连有一定治疗作用。造影显示子宫腔为倒置三角形,上为子宫底,两侧为子宫角,与输卵管相通,下端与宫颈管相连,宫颈管形态为边缘呈羽毛状的柱形。两侧输卵管呈迂曲的线状影,自子宫角向外下依次为间质部、峡部、壶腹部及伞端。输卵管壶腹部是受精的场所。在手术时,输卵管伞端被作为识别输卵管的标志。输卵管通畅时,对比剂在盆腔肠管等器官间隙弥散,显示为多发波浪状或弧状致密影(图 5-3-1)。

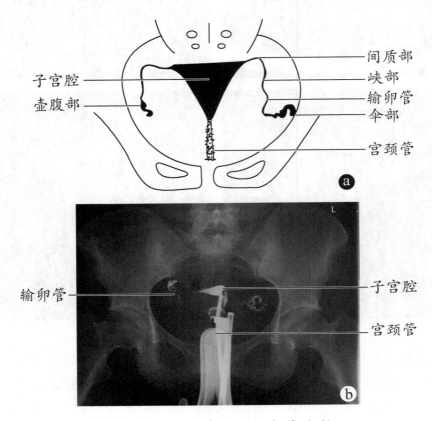

图 5-3-1　正常子宫输卵管造影

a. 正常子宫输卵管造影示意图;b. 正常子宫输卵管造影 X 射线影像表现。

（二）正常 CT 影像表现

平扫时,子宫体显示为边缘光滑的软组织密度影,宫腔为位于中心的低密度区。宫颈位于子宫体下方层面,呈梭形软组织密度影,外缘光滑,横径小于 3cm。子宫体、宫颈两旁的脂肪性低密度区为宫旁组织,其内有血管、神经和纤维组织,表现为点状或条状软组织密度影。子宫前方有水样低密度影,为膀胱;后方有气体影,为直肠。两侧的卵巢及输卵管平扫时难以显示(图 5-3-2)。

（三）正常 MRI 表现

磁共振快速自旋回波(fast spin echo, FSE)序列 T_2WI 软组织对比度高,是检查女性生殖系统的主要扫描序列。虽然 T_1WI 软组织对比度差,但显示解剖结构及肿大淋巴结清楚。观察子宫常用矢状面和横断面两个扫描断面。

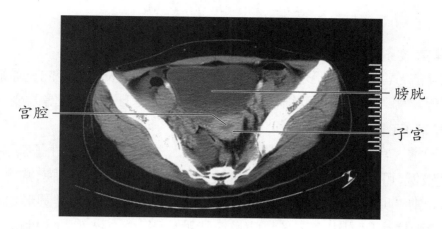

图 5-3-2　正常子宫 CT 影像表现

子宫体为软组织密度影,边缘光滑,中心较小的低密度区为宫腔。

子宫在冠状面上显示为倒置的三角形,矢状面上显示为倒置的梨形,横断面上显示为横置的椭圆形。平扫时,T_1WI 像上,宫体、宫颈及阴道显示为一致性较低信号。T_2WI 像上,宫体、宫颈及阴道的解剖结构显示清晰。

1. 宫体有三层信号,自内向外依次表现为高信号、低信号和等信号。高信号为子宫内膜及宫腔内分泌物,低信号为联合带,等信号为子宫肌层。

2. 宫颈有四层信号,自内向外依次表现为高信号、等信号、低信号、等信号,相对应依次为宫颈管内黏液、宫颈黏膜、宫颈纤维化基质、宫颈肌层。

3. 阴道内分泌物为高信号,阴道壁为低信号。卵巢位于宫体两侧外上方,呈卵圆形,T_1WI 像上,呈均匀低信号,T_2WI 像上,卵巢周围的卵泡呈高信号,中央部呈低至中等信号。输卵管不显示(图 5-3-3)。

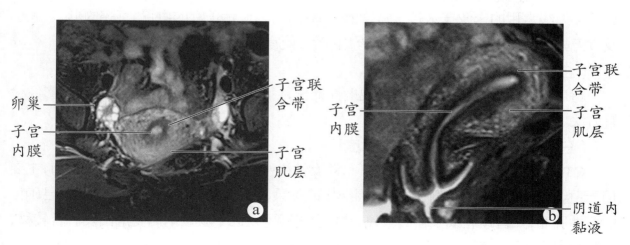

图 5-3-3　正常子宫卵巢 MRI 表现

a. T_2WI 横断面,子宫肌层呈中等信号影,子宫内膜为子宫中央的均匀高信号,联合带呈低信号,卵巢卵泡呈高信号;b. T_2WI 矢状面。

二、异常影像表现

（一）异常 X 射线影像表现

1. 子宫异常　宫腔大小、形态异常；造影时子宫肌瘤可表现为腔内充盈缺损。

2. 输卵管异常　输卵管炎及结核可导致输卵管积水、闭塞、扩张等改变。

（二）异常 CT 影像表现

1. 子宫异常　宫腔大小、形态以及密度异常。一般情况下，良性子宫肿块表现为边缘光整，密度较低，可发生钙化；恶性子宫肿块表现为边缘不清，无包膜，密度为等密度。

2. 卵巢异常　卵巢各个疾病表现各不相同。卵巢囊肿表现为类圆形的水样密度影；卵巢腺瘤或囊腺癌表现为边缘不光整的多房状肿块影，含有液体和实性成分；卵巢囊性畸胎瘤的特征性表现为肿块内有脂 – 液分层或脂肪性低密度灶。

（三）异常 MRI 表现

1. 子宫异常　MRI 显示子宫内部结构的病变优于 CT，表现为子宫大小、形态、信号的异常。息肉、宫颈癌等疾病均可使子宫信号异常。

2. 卵巢肿块　卵巢不同疾病信号表现不同。其信号强度和形态体现了其组织特征和大体结构：卵巢囊性畸胎瘤的特征性表现为肿块内有脂肪性高信号病灶；卵巢囊肿和囊腺瘤时信号与液体相同，类圆形；卵巢囊腺癌表现为分叶状或不规则形肿块，信号混杂，长 T_1 长 T_2 信号，实性部分强化明显。

三、影像技术比较

（一）X 射线检查的应用价值与限度

X 射线常用的影像技术是子宫输卵管造影，可以显示子宫的位置、宫腔的形态、大小及有无先天畸形；观察输卵管是否通畅，有时可使宫腔内的粘连分离，起治疗作用。

（二）超声检查

超声检查简便易行、价廉，且无辐射性损伤，目前是女性生殖系统疾病首选的影像检查方法。

（三）CT 检查的应用价值与限度

CT 检查应在膀胱充盈状态下进行，对女性生殖系统病变具有较高的诊断价值，主要用于：检查盆腔肿块，了解肿块与周围结构的关系，判断肿块的起源和性质；对于已确诊的恶性肿瘤，如宫颈癌或子宫内膜癌，CT 检查还可以进一步显示病变范围及有否转移，以利肿瘤分期和治疗。

（四）MRI 检查的应用价值与限度

MRI是检查女性生殖系统最佳的影像技术。MRI 检查能明确分辨子宫、宫颈的各解剖层,因而对子宫内膜癌和宫颈癌的分期及子宫先天性畸形的诊断具有很高价值,其准确性要优于CT和超声检查。此外,MRI检查的多方位、多参数、多序列成像也有利于盆腔肿块的发展、起源的判断及组织成分的确定,从而有助于肿块的定性诊断。

（五）常用影像技术的优选和综合应用

对于女性生殖系统疾病,各种影像技术有不同的应用指征。超声检查目前是女性生殖系统疾病首选的影像检查方法。MRI检查对女性生殖系统先天性畸形及良、恶性肿瘤的诊断、分期具有很高价值,且无损伤性,是继超声检查之后重要的补充检查方法。CT检查虽然影像清晰、解剖关系明确但具有一定辐射性,应慎用,尤其是对育龄期妇女。X射线检查,除非临床为检查不孕症而行子宫输卵管造影及盆腔介入治疗而行血管造影之外,由于其提供的诊断信息少,特别是对性腺有辐射作用,目前已极少应用。

四、女性生殖系统发育异常

【疾病概要】

1. 病因病理　女性生殖道先天性畸形发病率为0.1%~0.5%,在不育或流产妇女中约占9%,常合并肾的先天性畸形。多由米勒(Müllerian)管发育、融合及再腔化过程中的异常导致女性生殖道发生各种类型的畸形。较为常见的是子宫不同类型畸形,包括先天性无子宫、双角子宫、双子宫等。卵巢发育畸形多见缺如或发育不良。输卵管畸形多见憩室或闭塞(图5-3-4)。

2. 临床表现　子宫畸形可导致不孕、流产和早产等表现。

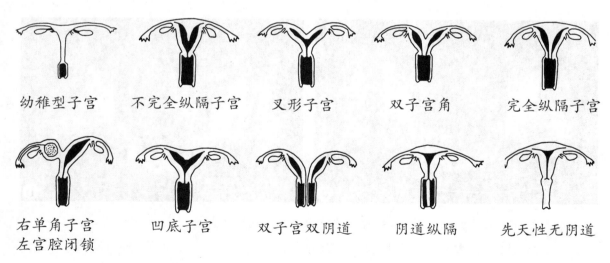

幼稚型子宫　　不完全纵隔子宫　　叉形子宫　　双子宫角　　完全纵隔子宫

右单角子宫　　凹底子宫　　双子宫双阴道　　阴道纵隔　　先天性无阴道
左宫腔闭锁

图5-3-4　女性生殖系统的先天性异常示意图

【影像表现】

1. X射线影像表现　子宫输卵管造影能显示子宫内腔,根据内腔显示的形态和有无纵隔及其长度可诊断大多数子宫畸形,并可明确畸形的类型。

2. CT 影像表现　CT 可发现先天性无子宫、较小的幼稚子宫及双子宫。

3. MRI 表现　MRI 能清楚显示子宫外形及内部各解剖带及宫腔，是目前显示子宫畸形的最佳方法。如单角子宫是香蕉状表现，双子宫有两个分开的宫体和宫颈。

五、女性生殖系统肿瘤

（一）子宫肌瘤

【疾病概要】

1. 病因病理　子宫肌瘤即子宫平滑肌瘤，是女性生殖系统中最常见的良性肿瘤，好发年龄为 30~50 岁，可能与雌激素刺激有关，发生在子宫体最多见，肌瘤多单发，也可多发。按发生部位肌壁内肌瘤最常见，其次为浆膜下肌瘤，黏膜下肌瘤最少见。血供不足时可发生各种继发变性，包括玻璃样变、液化囊变、脂肪变性、红色变性、黏液变性、坏死及感染。

2. 临床表现　临床症状取决于肌瘤的部位、大小和扭转情况。常见临床表现有不规则或持久出血、月经量多、不孕和习惯性流产等；当膀胱、直肠压迫时，出现排尿、排便不畅。

【影像表现】

1. CT 影像表现　子宫肌瘤使子宫增大，波浪状轮廓，密度同子宫肌壁，其内可见点状、条状钙化影。增强检查时强化强度与子宫肌壁接近，有变性改变时密度低于子宫肌壁（图 5-3-5）。

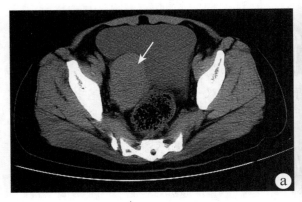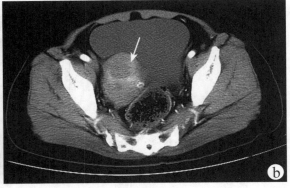

图 5-3-5　子宫肌瘤 CT 影像表现

a. 横断面扫描，子宫增大，可见团块状影（↑）；b. 肿块强化（↑）。

2. MRI 表现　MRI 是发现和诊断子宫肌瘤的最敏感方法，能检出小至 3mm 的子宫肌瘤，也易于分辨黏膜下、肌层内、浆膜下或宫颈部位的子宫肌瘤。在 T_1WI 上，信号与子宫肌接近，在 T_2WI 上，肌瘤呈均匀低信号。肌瘤变性的范围和性质不同，其表现也不同。增强扫描瘤体有强化，强化程度不同（图 5-3-6）。

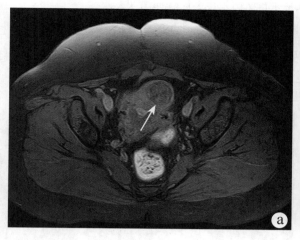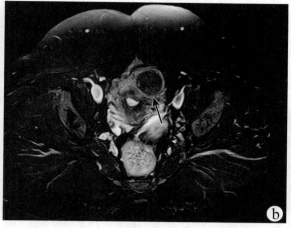

图 5-3-6　子宫肌瘤 MRI 表现

a. T_1WI 抑脂像,子宫肌瘤表现为混杂信号灶(↑);b. T_2WI 抑脂像,呈均一低信号, 边界清楚(↑)。

【鉴别诊断】

子宫腺肌病为子宫内膜侵入子宫肌层的良性病变,常有月经过多、进行性痛经等症状。MRI 表现为在 T_1WI 上,出血灶为高信号,子宫为中低信号,在 T_2WI 上,肌层内见小囊状高信号病灶,并可见节段性明显增厚的联合带。子宫肌瘤在 T_2WI 上呈均匀的低信号。

(二) 宫颈癌

【疾病概要】

1. 病因病理　宫颈癌是最常见的妇科恶性肿瘤,危险因素包括初次性生活过早、多个性伴侣等。发病高峰年龄为 55~65 岁,好发于子宫颈鳞状上皮与柱状上皮移行处。病理类型以鳞癌为主,腺癌其次,腺鳞癌罕见。主要转移途径是直接蔓延和淋巴转移。宫颈癌临床分期如下:

Ⅰ期　肿瘤完全限于宫颈。

Ⅱ期　肿瘤延伸超过宫颈,但不达到盆壁和阴道下 1/3。

Ⅲ期　肿瘤延伸至盆壁或阴道下 1/3。

Ⅳ期　肿瘤延伸超过盆腔或侵犯膀胱、直肠。

2. 临床表现　早期表现为自发性或接触性阴道出血,阴道分泌物增多,有感染时可有恶臭;进展期侵犯盆腔神经可引起剧烈疼痛,侵犯至膀胱、直肠引起尿频、尿急、里急后重等症状。妇科检查可见到宫颈糜烂及结节状或菜花状肿物。

【影像表现】

影像检查主要适用于判断其侵犯范围,盆腔受累及淋巴结转移情况,从而帮助临床诊断和治疗。

1. CT 影像表现　早期较小肿瘤,CT 显示不清。当肿瘤较大时,可见宫颈不规则增大,侵犯至宫旁组织器官,周围脂肪间隙模糊,膀胱或直肠壁不规则增厚。

2. MRI表现　MRI检查为宫颈癌首选影像检查方法。肿瘤典型表现为在 T_1WI 上呈中等信号,在 T_2WI 上呈中高信号,若有坏死灶,表现为不均匀混杂信号。增强扫描有助于检出小病灶,肿瘤表现为早期强化(图5-3-7)。

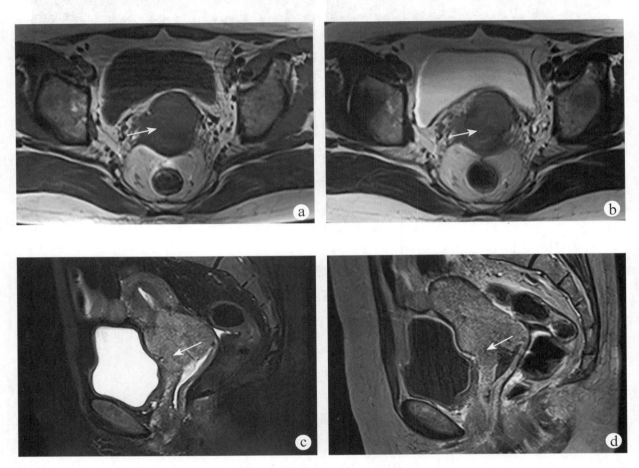

图5-3-7　宫颈癌MRI表现

a、b. 横轴位 T_1WI 及 T_2WI 显示宫颈增大(↑);c. 矢状位 T_2WI 压脂,显示宫颈高信号占位,宫颈纤维基质低信号中断,病灶向下延伸,累及阴道前壁上2/3(↑);d. 矢状位 T_1WI 增强,病灶较子宫肌呈稍低强化,累及阴道范围显示清晰(↑)。

【鉴别诊断】

宫颈癌需与子宫内膜癌相鉴别,除临床表现及影像检查鉴别,主要靠病理组织学检查。

（三）子宫内膜癌

【疾病概要】

1. 病因病理　子宫内膜癌是发生在子宫内膜的癌,与雌激素、肥胖、糖尿病、高血压等因素有关。病理分型为弥漫型和局限型两种,前者多见。组织学腺癌多见。子宫内膜癌好发于老年人,多在绝经后发病。主要转移途径是直接蔓延和淋巴转移。依据侵犯范

围,临床上将子宫内膜癌分为四期:

Ⅰ期　肿瘤限于子宫体。

Ⅱ期　肿瘤侵犯子宫颈。

Ⅲ期　肿瘤侵犯至宫外,但范围限于真盆腔。

Ⅳ期　肿瘤侵犯膀胱、肠管或发生远处转移。

2. 临床表现　最常见的症状为阴道出血及异常分泌物,诊断主要依靠刮宫和细胞学检查。

【影像表现】

1. CT 影像表现　平扫时受累子宫大小正常或增大,肿瘤呈菜花状,密度低于周围子宫肌层。侵犯至周围组织,可见软组织密度影;增强后,病灶强化程度低于正常肌层。

2. MRI 表现　肿瘤呈菜花状,在 T_1WI 上呈等信号,在 T_2WI 上呈中高信号,若肿瘤侵犯至肌层,则联合带信号中断;增强扫描,肿瘤晚于周围子宫肌层强化。

子宫内膜癌影像表现见图 5-3-8。

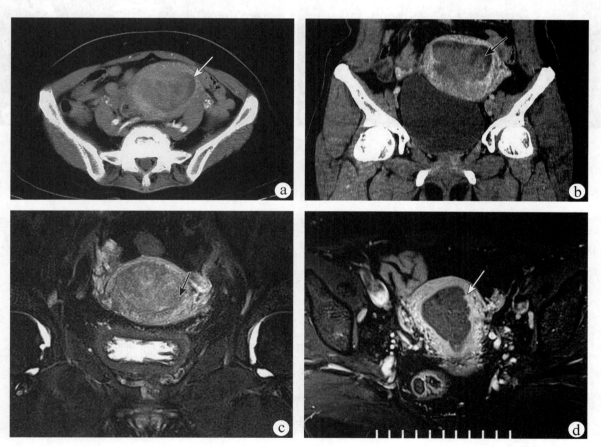

图 5-3-8　子宫内膜癌影像表现

a. CT增强横断面,子宫增大,病变强化程度低于周围正常子宫肌(↑);b. CT 冠状面增强,中间坏死部分不增强(↑);c. T_2WI 冠状面,呈中、高信号,内膜周围联合带中断、消失(↑);d. T_1WI 横断面增强子宫内膜增厚,呈不均匀强化,宫体不对称性增大(↑)。

（四）卵巢囊肿

【疾病概要】

1. 病因病理　卵巢囊肿包括单纯囊肿、滤泡囊肿、黄体囊肿、皮样囊肿等，其中单纯性卵巢囊肿多见。囊肿可单发可多发，可单侧也可双侧同时发生，一般为单房。滤泡囊肿是垂体分泌卵泡刺激素过多，使卵泡内液体增多所致。黄体囊肿是绒毛膜促性腺激素刺激卵泡造成。皮样囊肿是含外胚层成分的囊性畸胎瘤。巧克力囊肿是由子宫内膜异位引起。

2. 临床表现　临床上多无症状。若合并感染，包块有压痛，还会出现腹膜刺激征以及腹水等。

【影像表现】

1. CT影像表现　平扫时，表现为边缘光整的均匀水样低密度区，CT值为0~15Hu，与周围组织分界清楚。增强后，囊内没有强化，囊壁有轻度强化（图5-3-9）。

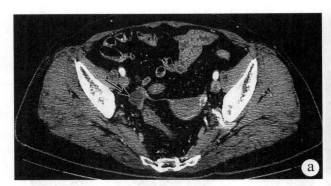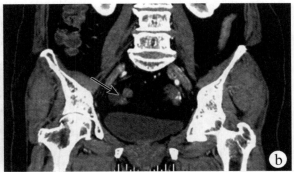

图5-3-9　卵巢囊肿CT影像表现

a. CT增强横断面，右侧附件区可见均匀一致的囊性低密度区，囊内不强化（↑）；b. CT增强冠状面重建，病变显示清晰（↑）。

2. MRI表现　平扫时，在T_1WI上表现为低信号，在T_2WI上表现为均匀的高信号（图5-3-10）；增强扫描，囊肿内不出现强化。巧克力囊肿及皮样囊肿在T_1WI上表现为高信号，在T_2WI上仍表现为高信号，具有一定特征性。

（五）卵巢畸胎瘤

【疾病概要】

1. 病因病理　卵巢畸胎瘤是卵巢较常见的良性肿瘤，常为单侧，好发于育龄期妇女。肿瘤包含以外胚层组织为主的三个胚层的成熟组织。肿瘤表面光整呈囊性，内含皮脂样物质、脂肪、毛发、牙齿、骨组织以及浆液。恶性少见，肿瘤可发生扭转或破裂。

2. 临床表现　临床多无症状。少部分患者有下腹不适或胀满感，少数因扭转产生腹痛。

【影像表现】

1. CT影像表现　平扫表现为密度不均匀的囊性肿块，边界清楚，囊壁厚薄不均匀，其内可见发育不全的骨组织、牙齿结构，偶见斑片状或弧形钙化，低密度影为脂肪组织。皮样囊肿表现为边缘光整的均匀水样低密度区，CT值为0~15Hu，与周围组织分界清楚。增强后多表现为不均匀强化（图5-3-11）。

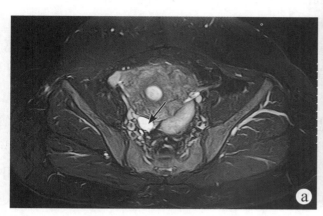
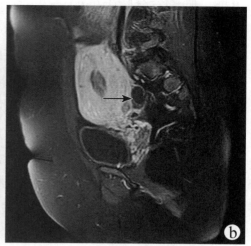

图 5-3-10　卵巢囊肿 MRI 表现

a. T_2WI 横断面囊肿为高信号（↑）；b. T_1WI 矢状面囊肿为低信号（↑）。

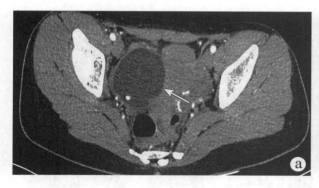
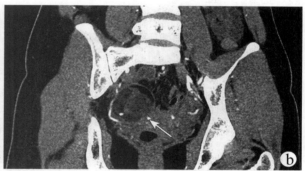

图 5-3-11　卵巢畸胎瘤 CT 影像表现

a. 横断面：右侧附件区可见密度不均匀的肿块，内有钙化（↑）；b. 冠状面：可见肿块密度不均匀，内有脂肪和钙化（↑）。

2. MRI 表现　平扫时，MRI 能清楚地显示畸胎瘤的内部结构，脂肪组织表现为短 T_1 长 T_2，T_1WI、T_2WI 均为高信号；囊性组织表现为长 T_1 长 T_2；骨组织及钙化表现为长 T_1 短 T_2。皮样囊肿则表现为短 T_1 长 T_2。增强扫描后，囊壁和壁结节有强化。

【鉴别诊断】

卵巢畸胎瘤在 CT 和 MRI 上均有特征性表现，即盆腔内有不均匀密度或信号肿块，其内含脂肪、牙齿、骨、软组织和液体成分，不难作出诊断。

（六）卵巢癌

【疾病概要】

1. 病因病理　卵巢癌是卵巢最常见的恶性肿瘤。主要为浆液性囊腺癌和黏液性囊腺癌，以浆液性囊腺癌多见。卵巢癌的转移包括局部侵犯、腹膜腔的直接种植和淋巴转移。卵巢癌多起源于上皮，临床分为四期。

Ⅰ期　肿瘤限于卵巢。

Ⅱ期　肿瘤有盆腔内延伸，累及子宫、输卵管或盆腔其他组织。

Ⅲ期　肿瘤发生腹膜腔转移，包括网膜和/或腹膜后、腹股沟淋巴结转移。

Ⅳ期　发生远处转移，包括胸部、肝转移。

2. 临床表现　卵巢癌早期多无症状或症状较轻，发现时一般为晚期，表现为腹部肿块，可有压迫膀胱、直肠症状，同时伴有腹水、消瘦、贫血、乏力等。

【影像表现】

1. CT影像表现　平扫时，表现为盆腔内或下腹部软组织肿块，边界不清，大小不等，形态不规则，密度多不均匀。有时可见腹水。增强扫描后，间隔、囊壁及实性部分明显强化。发生腹腔转移时表现为器官周围边缘模糊。大网膜转移表现为横结肠与前腹壁间有软组织肿块影，密度不均匀，边缘不光整，界限不清。当卵巢黏液腺癌的囊性病变侵入腹膜腔时，表现为盆腔内均匀的水样密度影，其内分隔明显。卵巢癌有腹主动脉旁淋巴结和髂总、髂外淋巴结转移时，表现为淋巴结肿大。肝转移表现为多个大小不等的圆形低密度影（图5-3-12）。

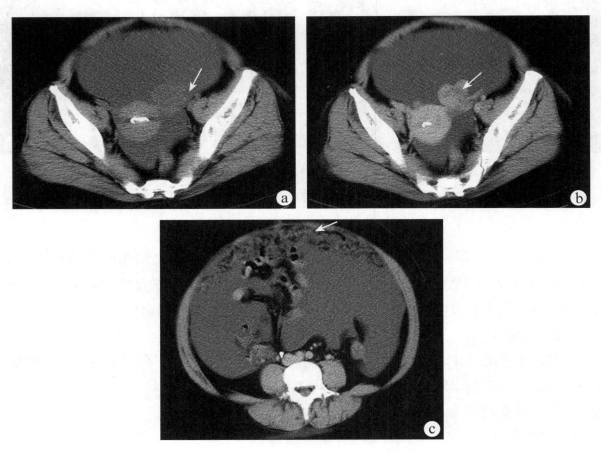

图5-3-12　卵巢癌CT影像表现

a. CT平扫，盆腔内较大肿块，呈囊实性（↑）；b. CT增强扫描：实性部分明显强化（↑）；c. CT增强扫描：可见腹水及网膜转移，前腹壁后方见扁平状软组织肿块，密度不均匀或呈蜂窝状，边缘不规则，界线不清（↑）。

2. MRI 表现　MRI 平扫时,肿瘤形态与 CT 影像表现相同,表现为边界不清的囊性肿块,在 T_1WI 上,囊性表现为低信号,在 T_2WI 上,囊性部分表现为高信号。增强扫描,表现为实性部分强化,囊性部分不强化。和 CT 一样,MRI 检查可观察到腹水、腹膜的种植性转移、淋巴结转移。

【鉴别诊断】

卵巢囊腺癌需与卵巢囊腺瘤相鉴别。中年女性盆腔内发现囊实性肿块,其壁和内隔厚且不规则,有明显实体部分,考虑卵巢囊腺癌。卵巢囊腺瘤则边界光整清晰,囊壁和间隔薄且均匀,无远处转移及种植征象。

（七）卵巢转移瘤

【疾病概要】

1. 病因病理　卵巢是恶性肿瘤易发生转移的部位之一,可来自直接蔓延、腹腔种植、血行转移或者淋巴道转移,其中原发瘤多为胃肠道或乳腺肿瘤。来源于胃肠道的卵巢转移瘤常称为库肯伯瘤（Krukenberg tumor）。好发年龄在 40~50 岁。

2. 临床表现　转移瘤表现较原发瘤明显,表现为生长迅速的下腹部肿块,伴有腹痛、腹胀,有腹水或胸腔积液。

【影像表现】

1. CT 影像表现　表现为卵巢内低密度区,可单侧,也可双侧,可伴有腹水或胸腔积液,有时发现其他脏器转移。

2. MRI 表现　卵巢肿块表现为长 T_1 和长 T_2,表现与 CT 影像表现相似。

【鉴别诊断】

有明确胃肠道或乳腺的恶性肿瘤,并且影像检查中观察到卵巢多发肿块,伴有腹水或胸腔积液,应考虑本病。

第四节　乳　　腺

一、正常影像表现

（一）正常 X 射线影像表现

1. 乳头　乳头可呈扁平状,两侧大小相等,密度均匀一致。

2. 乳晕　乳晕位于乳头四周,呈盘状,乳晕区皮肤较乳房其他部分皮肤稍厚。

3. 皮肤　皮肤厚度均匀,呈线样,乳晕与下方褶皱处皮肤最厚。

4. 皮下脂肪层　皮下脂肪层呈囊状包于乳腺周围,形成半球,这层囊状脂肪组织称为脂肪囊。脂肪囊的厚薄有个体差异。脂肪组织的多少是决定乳房大小的重要因素之一。脂肪组织将皮肤与乳腺分开。因含有的脂肪丰富,表现为低密度透亮影。

5. 悬吊韧带　悬吊韧带对乳房起支持作用,在皮肤、乳腺、胸肌筋膜之间。正位片显示外侧悬吊韧带向前内方向走行,内侧向前外走行(图 5-4-1)。

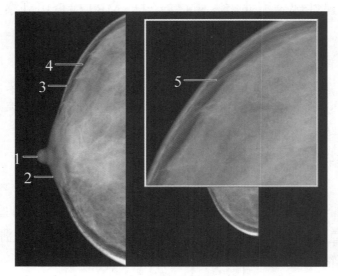

图 5-4-1　乳腺正常钼靶 X 射线影像表现
1. 乳头;2. 乳晕;3. 皮肤;4. 皮下脂肪;5. 悬吊韧带。

6. 腺体　腺体由小叶及其周围纤维组织间质形成边缘模糊的片状和羽毛状致密影。乳腺位于胸前部,内侧达到同侧的胸骨缘,外侧为同侧的腋中线,上缘达到第二肋骨水平,下缘到第六肋骨水平,大部分乳腺位于胸大肌的表面,小部分乳腺位于前锯肌、腹外斜肌和腹直肌。正常乳腺实质呈半球形,较为光滑,两侧对称。

正常乳腺分三型。①脂肪型:又称为萎缩退化型,多见于老年人,表现为腺体萎缩。②腺体型:多见于成年人以及哺乳期妇女,腺体表现为团片状高密度影。③致密型:多见于年轻未孕女性,表现为致密影,为腺体或结缔组织影(图 5-4-2)。

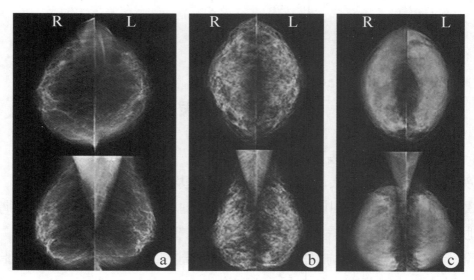

图 5-4-2　正常乳腺分型钼靶 X 射线影像表现
a. 脂肪型;b. 腺体型;c. 致密型。

7. 乳腺导管 乳腺导管系起自乳头下方的放射状线样影。乳腺导管造影能清楚显示大导管及其分支导管（图5-4-3）。

8. 血管 乳房的动脉包括胸部内动脉穿支、腋动脉分支及上位肋间动脉的前穿支。乳房具有丰富的皮下静脉网，位于浅筋膜浅层。在乳腺上部的皮下脂肪层中可见到静脉阴影，但乳腺动脉一般不易见到。

9. 淋巴 乳房的淋巴管由皮肤与乳腺小叶间的毛细淋巴网和淋巴丛组成。淋巴系统是乳腺癌的转移途径之一。

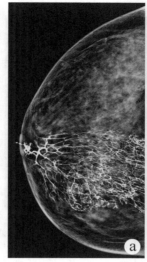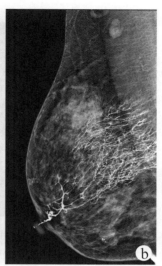

图5-4-3 右乳腺导管造影
a. 右乳X射线头尾位；b. 右乳X射线内外斜位。

（二）正常CT影像表现

平扫时，皮肤、乳腺脂肪组织、乳头、导管、腺体均清晰可见。皮肤厚度为1~2mm。乳腺脂肪组织CT值在−80~−100Hu，较大的乳腺导管表现为自乳头下呈扇形分布的软组织影。腺体表现为大片状软组织密度影（图5-4-4）。增强扫描时，腺体轻度强化，血管强化明显。

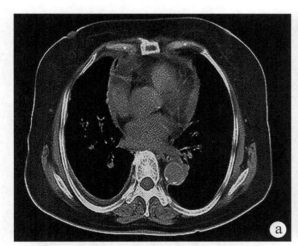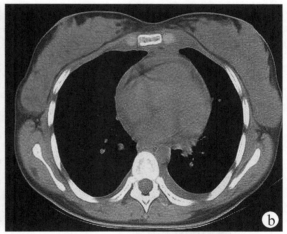

图5-4-4 正常乳腺CT平扫影像表现
a. 脂肪型；b. 致密型。

（三）正常MRI表现

脉冲序列不同，乳腺所显示的信号不同。乳头、乳腺小叶及乳腺导管在T_1WI上和T_2WI上均为低信号，而脂肪组织在T_1WI上和T_2WI上均为高信号，导管在矢状位上显示最清晰。增强扫描，乳腺实质轻度强化，脂肪组织无强化（图5-4-5）。

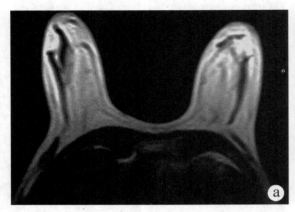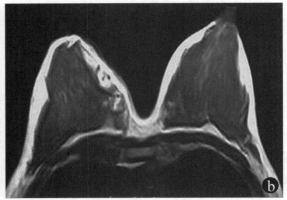

图 5-4-5　正常乳腺 MRI 平扫 T_1WI 影像表现

a. 脂肪型；b. 致密型。

二、异常影像表现

（一）异常 X 射线影像表现

1. 肿块　影像主要表现在形状、大小、边缘及密度这四方面。一般情况下，良性肿瘤表现为圆形或类圆形、密度与正常腺体密度接近、边缘光滑（图 5-4-6）；恶性肿瘤表现为分叶状或不规则形、密度较致密、边缘模糊（图 5-4-7）。

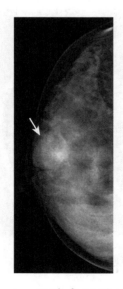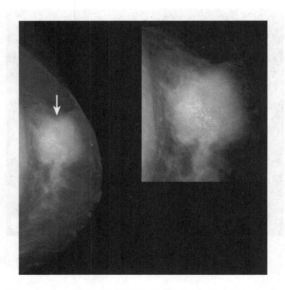

图 5-4-6　乳腺良性肿块（纤维腺瘤）钼靶 X 射线影像表现

肿块（↑）呈卵圆形，边界清楚，边缘光滑，密度不均匀，可见较大斑片状钙化。

图 5-4-7　乳腺恶性肿块（乳腺癌）钼靶 X 射线影像表现

肿块（↑）部分边缘不清，密度较高，肿块内可见多发细小砂粒状钙化（右上角局部放大图显示钙化更清晰），局部皮下脂肪层混浊，皮肤增厚。

2. 钙化　钙化表现是鉴别良、恶性病变的一项重要依据。通常情况下，良性病变钙化较粗大，呈颗粒状、棒状、新月形，较分散，密度较高（图 5-4-6）；恶性病变钙化大小不一，呈细沙粒状，较集中，密度浓淡不一（图 5-4-7）。

3. 局限性皮肤增厚、内陷　局限性皮肤增厚、内陷多见于恶性肿瘤，由于肿瘤直接侵犯至皮肤，造成皮肤局限性增厚并向肿瘤方向回缩，即酒窝征。癌症晚期，由于淋巴回流受阻，组织发生水肿，癌变处与皮肤粘连紧密，皮肤上出现许多小凹陷，皮肤呈"橘皮样"，有助于乳腺癌的诊断。

4. 乳头回缩　乳头后方的肿瘤与乳头间有浸润时，造成乳头回缩、内陷，即漏斗征（图 5-4-8）。

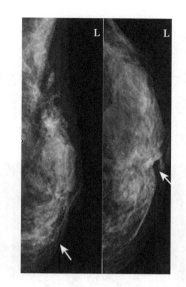

图 5-4-8　乳腺皮肤及乳头改变钼靶 X 射线影像表现

左侧乳腺癌导致乳头凹陷（↑）。

（二）异常 CT 影像表现

CT 扫描可清晰显示良、恶性肿块的特征。乳腺内的钙化、肿块、乳头内陷及回缩表现与 X 线相同。CT 能准确测量乳腺内组织成分。增强扫描，良性肿块为中等强化，恶性肿块为明显强化（图 5-4-9）。

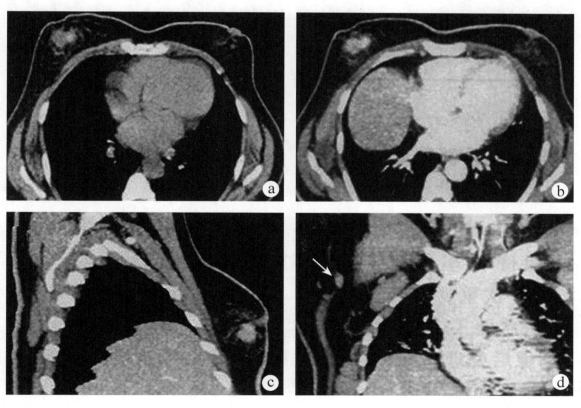

图 5-4-9　乳腺异常 CT 影像表现

a、c. CT 平扫，右侧乳腺外侧见密度不均匀的分叶状肿块，内见砂粒样钙化；b、d. CT 增强扫描，中等程度强化，右侧腋窝淋巴结肿大（↑）符合乳腺癌 CT 影像表现。

（三）异常 MRI 表现

平扫时,病变在 T_1WI 上多为中或低信号,在 T_2WI 上依据成分不同而表现不同,纤维成分含量多则病变信号低,含水量多则病变信号高。通常良性病变信号均匀,恶性病变信号混杂。增强扫描,良性病变缓慢均匀强化,恶性病变不均匀强化,强化程度呈速升速降流出型特点（图 5-4-10）。

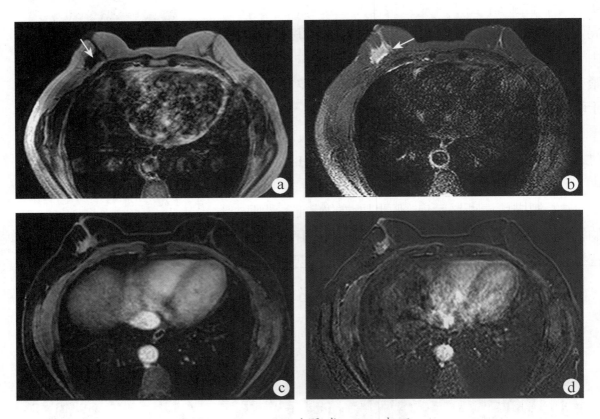

图 5-4-10　乳腺异常 MRI 表现

a. 平扫 T_1WI；b. 平扫脂肪抑制 T_2WI；c、d. 增强扫描脂肪抑制 T_1WI；右侧乳腺分叶状肿块（↑）,信号不均,增强扫描后肿块明显强化,符合乳腺癌表现。

三、影像技术比较

（一）X 射线检查的应用价值与限度

乳腺 X 射线摄影,即钼靶摄影,具有操作简单,价格便宜,诊断准确率较高的优点,已成为乳腺疾病首选的影像检查方法。在乳腺癌早期发现、早期诊断方面发挥着重要作用,被广泛应用于乳腺疾病的诊断和乳腺癌的筛查。但乳腺 X 射线摄影存在一定的局限性,即使在最佳的摄影和诊断条件下,检出乳腺癌的敏感性为 85%~90%,位于近胸壁的深部、高位或乳腺尾部的肿块可因投照位置所限未摄入片中而漏诊。另外,由于乳腺 X 射线摄影具有潜在的放射性损害,对妊娠期妇女、哺乳期妇女及年轻女性应慎用。

（二）CT 检查的应用价值与限度

CT 检查乳腺的原理和 X 射线检查相仿，取决于病变对 X 射线的吸收量，但 CT 的密度分辨力高，可清晰显示乳腺内的解剖结构，对观察胸壁的改变、检出乳腺尾部病变以及腋窝和内乳淋巴结等乳腺 X 射线片无法显示的病变较好。CT 对鉴别囊、实性病变的准确率不如超声可靠，良、恶性病变的鉴别诊断也无特殊价值，此外 CT 检查的射线剂量比钼靶 X 射线高，因此而不宜作为乳腺疾病的主要检查手段。

（三）MRI 检查的应用价值与限度

MRI 检查因其成像特点和优势，已成为乳腺 X 射线摄影及超声检查的重要补充方法。乳腺 MRI 检查具有以下优势：软组织分辨率高，对发现乳腺病变具有较高的敏感性，特别是对于浸润性癌的诊断有很高的敏感性和准确性。对胸壁侵犯的观察以及对腋窝、胸骨后、纵隔淋巴结转移的显示较为敏感，可为乳腺癌的准确分期和临床制订治疗方案提供可靠的依据；行动态增强检查还可了解病变血流灌注情况，有助于良、恶性病变的鉴别；双侧乳腺同时成像；无辐射性。乳腺 MRI 检查的局限性在于设备及检查费用高，检查时间相对较长，有起搏器的患者和幽闭恐惧症的患者不能进行乳腺 MRI 检查。

（四）常用影像技术的优选和综合应用

在众多乳腺影像检查方法中，由于成像原理不同，各种检查方法各有其所长和不足，因而必须据病情和设备条件选择最恰当的影像检查方法或组合，这对于正确诊断具有重要意义。目前乳腺影像检查主要以乳腺 X 射线摄影及超声检查为主，二者结合是目前国际上广泛采用的检查方法并被认为是乳腺影像检查的最佳组合。MRI 检查已成为 X 射线及超声检查的重要补充方法。由于乳腺组织对射线较敏感，普通 CT 进行乳腺检查时辐射剂量较传统乳腺 X 射线摄影大，检查费用亦较高，因此，不宜作为乳腺的常规检查手段。

四、乳 腺 疾 病

（一）乳腺增生

【疾病概要】

1. 病因病理　乳腺增生指乳腺上皮和纤维组织增生，乳腺组织、导管和乳腺小叶的退行性变，是乳腺疾病中较常见的一类疾病，病因与雌激素相关。组织学上分为囊性增生病、小叶增生、腺病和纤维性病。乳腺增生好发年龄在 30~40 岁，发病可在单侧，也可在双侧。

2. 临床表现　①乳房疼痛，常在月经前数天，停经后减弱或消失，可一侧或双侧。②乳房肿块，好发于乳房外上象限，可单侧或双侧。③乳头溢液，较少见，为草黄色或棕色溢液。

【影像表现】

1. X 射线影像表现　乳腺内局限性或弥漫性的结节影，边界模糊，呈片状或棉絮状。小乳管高度扩张形成囊肿时，呈边缘光整的圆形或类圆形稍低密度影，直径多小于 1cm（图 5-4-11）。

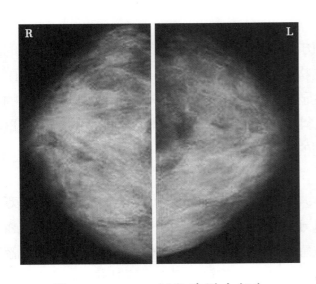

图 5-4-11　双侧乳腺增生钼靶
X 射线影像表现

双侧乳腺内见大片状密度增高,边缘模糊不清。

2. CT 影像表现　平扫时,乳腺组织增厚,密度稍高,呈块状或片状致密影,增厚的组织中可见条索状低密度影。有囊肿时,可见类圆形的水样均匀密度影。增强扫描时,呈轻中度强化。囊肿无强化(图 5-4-12)。

3. MRI 表现　平扫时,在 T_1WI 上,增生的导管腺体组织与周围正常乳腺组织信号接近,表现为低或中等信号;在 T_2WI 上,增生组织的含水量越高,则信号越高,有囊肿形成时,呈高信号。增强扫描时,增生越严重,强化越明显。通常表现为弥漫性或多发片状轻中度渐进性强化。

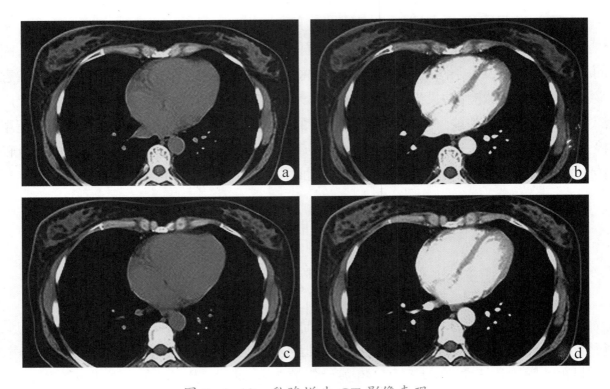

图 5-4-12　乳腺增生 CT 影像表现

a、c. CT 平扫,双侧乳腺腺体密度不均匀,内见片状密度增高灶,边缘模糊;b、d. CT 增强扫描,增强扫描腺体轻度强化,未见异常强化肿块。

【鉴别诊断】

乳腺局限性增生应与乳腺癌相鉴别。后者血运丰富、边缘不光滑、有毛刺、皮肤增厚、钙化密集。

（二）乳腺纤维腺瘤

【疾病概要】

乳腺纤维腺瘤是最常见乳腺良性肿瘤，好发于15~30岁的女性，多见于乳房外上象限，常单发。

1. 病因病理　肿瘤与雌激素作用相关。乳腺纤维腺瘤由乳腺纤维组织和腺上皮两种成分构成。在组织学上，成分以纤维组织为主称为纤维腺瘤，以腺上皮为主称为腺纤维瘤，多数以纤维组织为主。

2. 临床表现　一般在无意中发现，少数患者有疼痛，月经时明显。检查时肿块边缘清晰、可自由推动。少数会有乳头溢液。

【影像表现】

1. X射线影像表现　通常影像表现为圆形或类圆形，边界清楚，肿物密度接近正常腺体密度。肿块大小多在1~3cm，周围脂肪组织被挤压形成透亮环。少数肿块可呈分叶状，也可出现钙化（图5-4-6）。

2. CT影像表现　平扫时，表现为圆形或类圆形的稍低密度影，边缘光整，肿块内的钙化清晰可见。增强扫描时，肿块轻度均匀强化（图5-4-13）。

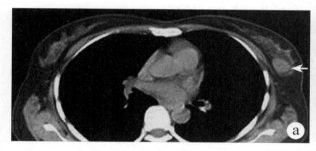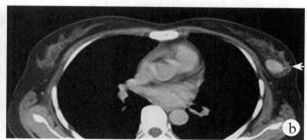

图5-4-13　乳腺纤维腺瘤CT影像表现

a. 平扫：左侧乳腺结节灶，边缘光整，密度均匀（↑）；b. CT增强扫描：病灶中度强化（↑）。

3. MRI表现　平扫时，在T_1WI上，肿块呈圆形或类圆形的边界清楚的中低信号影，在T_2WI上，肿块成分不同，信号强度不同。纤维成分多则信号强度低，黏性及腺性成分多则信号强度高。钙化呈低信号。增强扫描时，大多表现为缓慢均匀性强化（图5-4-14）。

【鉴别诊断】

乳腺纤维腺瘤应与乳腺癌相鉴别。乳腺癌边缘多有毛刺及分叶，与周围组织粘连，不易推动，有泥沙样钙化，强化明显。

（三）乳腺癌

乳腺癌是女性较常见的恶性肿瘤之一，好发于绝经前后的女性，即40~60岁。

【疾病概要】

1. 病因病理　病因可能与雌激素水平相关。病理学上乳腺癌大体分为非浸润性癌、浸润性非特殊型癌、浸润性特殊型癌。

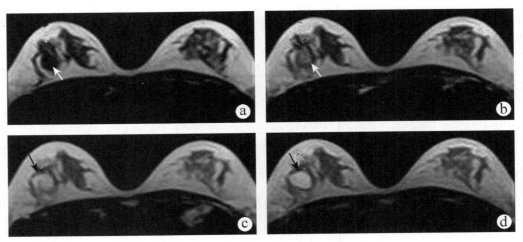

图 5-4-14　乳腺纤维腺瘤 MRI 表现

a. T_1WI　b. T_2WI　c、d. 动态增强扫描

a. T_1WI，b. T_2WI，右乳病变(↑)T_1WI 呈低信号、T_2WI 呈稍高信号；c、d. 动态增强描，动态增强扫描显示轮廓清晰，病灶信号由中心向周缘逐渐强化↑。

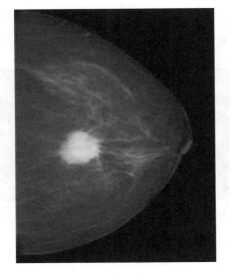

图 5-4-15　乳腺癌钼靶 X 射线影像表现

乳腺组织内可见结节状高密度影。

2. 临床表现　主要表现为乳房肿块，疼痛，乳头溢血，乳头回缩，皮肤异常，可有转移征象。

【影像表现】

1. X 射线影像表现　肿块多呈分叶状或不规则形的高密度影，边缘不光整，有毛刺，其内可见线状、团簇状或小砂粒状钙化，周围皮肤可有增厚和局限性凹陷。切线位可观察到乳头内陷（图 5-4-15）。

2. CT 影像表现　乳腺癌的 CT 影像表现与 X 射线影像表现基本相同，但 CT 能发现 2~5mm 的病灶。平扫时，肿瘤边界不清，形状不规则，常伴毛刺和分叶，密度较高，其内可见钙化。增强扫描，肿瘤呈明显强化（图 5-4-16）。

3. MRI 表现　平扫时，在 T_1WI，乳腺癌多呈低信号，在 T_2WI 上，乳腺癌多呈高信号，信号高于乳腺组织低于脂肪组织。增强扫描时，肿瘤强化明显，快进快出（图 5-4-17）。

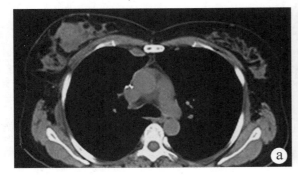
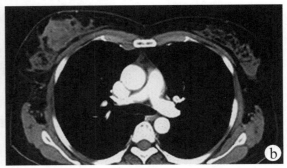

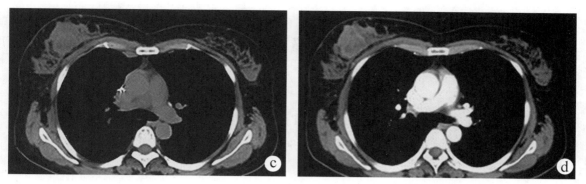

图 5-4-16 乳腺癌 CT 影像表现

a、c. CT 平扫,右乳分叶状肿块,边缘有毛刺;b、d. 增强扫描,增强扫描病灶明显强化。

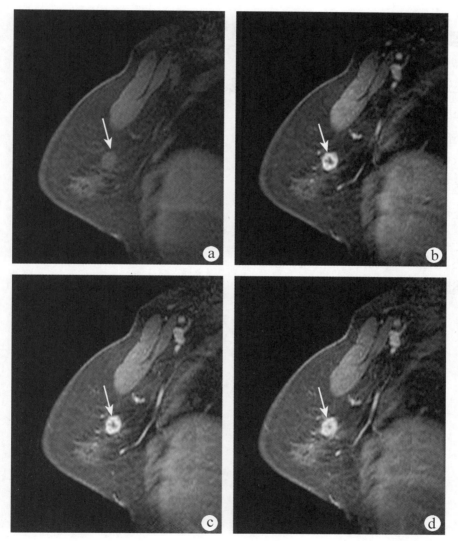

图 5-4-17 右侧乳腺癌 MRI 表现

a. MRI 矢状面平扫;b、c、d. 分别为 MRI 矢状面增强后 1min、2min 和 8min 影像。右乳肿物(↑)边缘欠光滑,动态增强早期肿物呈不均匀强化,以边缘强化明显;随时间延迟肿物由边缘环形强化向中心渗透呈向心样强化。

【鉴别诊断】

乳腺癌应与纤维腺瘤相鉴别。纤维腺瘤发病年轻化,多无症状,肿块边缘光整,密度较轻,少毛刺及分叶,有钙化,强化速度缓慢。

本章主要介绍了泌尿系统、生殖系统和乳腺正常影像表现,泌尿和生殖系统以及乳腺常见病的影像表现及鉴别诊断。该系统疾病常见、病种多,需要多学习,掌握要点,逐步提高。

(王　芳　王露露)

？ 思考题

1. 简述透明型肾细胞癌的 CT 影像表现。
2. 简述膀胱癌的 CT 影像表现。
3. 简述成人型多囊肾病的影像表现。
4. 简述良性前列腺增生的 MRI 表现。
5. 简述前列腺癌的 CT 和 MRI 表现。
6. 简述子宫肌瘤的影像表现。
7. 简述子宫内膜癌的影像表现。
8. 简述乳腺纤维腺瘤的影像表现。
9. 简述乳腺良、恶性肿块的影像表现。

第六章 ｜ 骨与关节系统

学习目标

1. 具有严谨细致的工作作风,较强的辐射防护意识和能力,良好的人文关怀、爱护伤者意识,较强的沟通能力。
2. 掌握骨与关节系统正常及异常 X 射线平片、CT影像表现。
3. 熟悉骨与关节创伤、炎症、退行性改变及肿瘤性疾病的影像表现及鉴别诊断。
4. 了解骨与关节常见病的病因病理及临床表现。
5. 能对骨与关节常见病、多发病作出合理影像检查;对骨与关节系统异常影像表现作出初步分析和判断;结合临床资料和影像表现提出诊断建议。

第一节 正常影像表现

骨与关节系统由骨、关节和骨骼肌组成。全身骨凭借关节连接在一起,构成人体支架。骨骼肌附着于骨并跨过关节,在神经支配下发生收缩,牵引骨产生运动。

一、正常 X 射线影像表现

(一)四肢长骨

1. 儿童骨骼因在发育阶段,其长管状骨构成与成人不同,主要特点是骨干两端仍为软骨,未完全骨化。因此儿童长骨可分为骨干、干骺端、骨骺和骺板四部分(图 6-1-1)。

(1)骨干:骨皮质 X 射线影像表现为密度均匀致密影,外缘清楚;在骨干中部最厚,向两端逐渐变薄。骨皮质内面和外面均覆有骨膜,正常情况下骨膜为软组织,在 X 射线上不显影,如出现即为病理现象。骨干中央为骨髓腔,X 射线影像表现为条带状密度减低区。

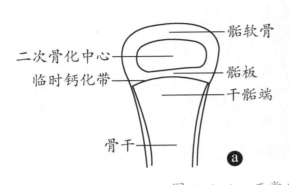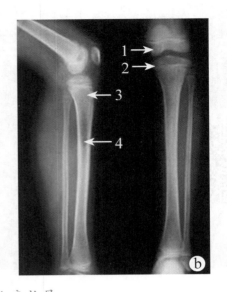

图 6-1-1　正常儿童长骨

a. 儿童长骨干骺端示意图；b. 正常儿童长骨 X 射线影像表现。1. 骨骺；2. 骺板；3. 干骺端；4. 骨干。

（2）干骺端：骨干两端增宽的部分称为干骺端。干骺端主要为松质骨，近骺线处为一不规则致密带，称为干骺端临时钙化带。临时钙化带由钙化的软骨和初级骨小梁组成，在机体出现内分泌或代谢障碍时，干骺端可发生明显变化。

（3）骨骺：骨骺位于长骨骨端或突出部。其在儿童时期多为软骨，即骺软骨，X 射线上不显影。骺软骨具有骨化功能，在骨化初期于骺软骨内出现一个或几个二次骨化中心，X 射线影像表现为结节状骨性致密影。随着骺软骨不断增大，其中的二次骨化中心也逐渐增大形成骨松质，边缘由不规则变为光整，最后与干骺端完全融合。

（4）骺板：为骨骺与干骺端之间的软骨，呈透明的带状或线状透亮影，随年龄的增长和骨化的进展而逐渐变窄，若消失则提示骨的生长已经完成。

2. 骨龄　在骨的发育过程中，骨骺内骨化中心的出现、骨骺完全骨化，以及骨骺与骨干闭合的时间及其形态的变化都有一定的规律性。这种规律性以时间来表示即为骨龄。测定骨龄的方法有简单计数法、图谱法、评分法和计算机评分等，在临床实际工作中可以根据情况联合运用。通常 2 岁以下进行手 - 腕、足及膝部摄影；2 岁以上可进行手 - 腕部摄影，若发现骨发育延迟仍需拍摄足及膝关节；7 岁以上需加肘关节摄影观察。将 X 射线片与相应的图谱进行对照，找寻相符的一张，即可作出骨龄判断（图 6-1-2）。

检测骨龄是了解受检者实际骨发育的情况，由于种族、区域及性别的差异，受检者骨龄低于或高于正常骨龄标准 1~2 岁，多属于正常范围。若骨龄与受检者实际年龄相差超出一定范围，常提示骨发育过早或延迟，对诊断内分泌疾病和一些先天性畸形或综合征有一定价值。

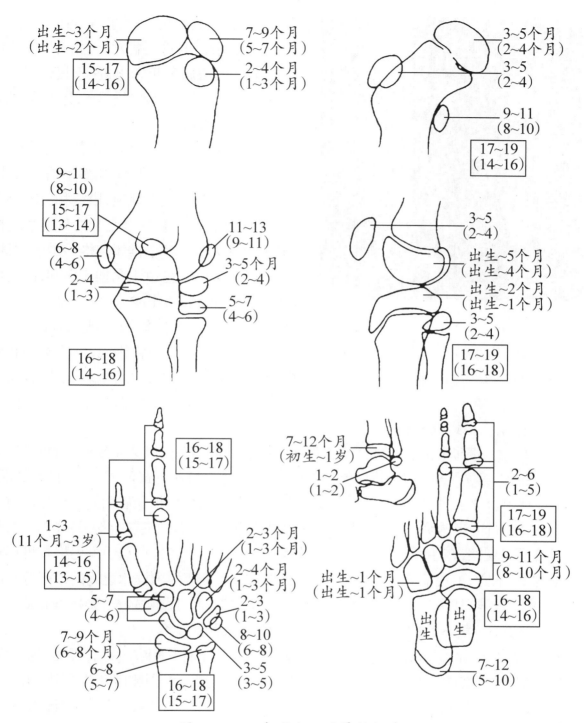

图 6-1-2　中国人四肢骨龄标准

方格外数字为骨骺最早出现的年龄到最迟出现的年龄的范围,方格内的数字为骨骺
与干骺端完全闭合的年龄范围,括号内数字为女性资料。

3. 成人长骨　成人长骨可分为骨干和骨端两部分(图 6-1-3)。

(1)骨干:骨干位于长骨中央的管状部分,X 射线上显示为密度均匀的管状致密影,骨
皮质在骨干中部较厚,向两端逐渐变薄,骨皮质内缘与骨松质相续,外缘光滑而整齐。骨松
质显示为网状骨纹理,密度较骨皮质低。骨髓腔位于骨的中心区域,在骨干中部呈条带状

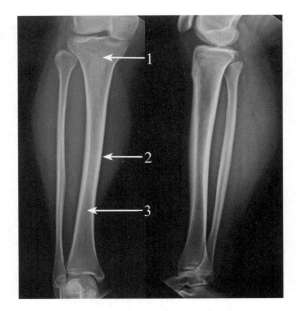

图 6-1-3　正常成人长骨 X 射线影像表现

1. 骨端；2. 骨干；3. 髓腔。

密度减低区，其两侧逐渐消失在骨松质内。

（2）骨端：长骨两端边缘光滑部分即为骨端。骨端骨皮质多菲薄、规整，但韧带附着部位可不规则；骨端区骨松质丰富，骨小梁清晰。

（二）脊柱

脊柱由脊椎和椎间盘组成。除第一颈椎外，每个脊椎分为椎体和椎弓两部分。椎弓由椎弓根、椎弓板、棘突、横突和关节突等附件结构组成。相邻的上下关节突之间构成关节突关节。各个椎体与椎弓围成椎管，容纳脊髓。椎间盘位于两椎体之间，由髓核和周围的纤维软骨组成。

1. 正位片　椎体呈长方形，从上向下依次增大；主要由松质骨构成，椎体两侧向外延伸的是横突影，左右对称。椎弓板由椎弓根向后内延续，在中线联合成棘突，以棘突为中心向两旁观察椎弓各部分，犹如一只展翅的蝴蝶：棘突似蝴蝶体部，椎板、上下关节突等对称分居两旁，似蝴蝶双翼。

2. 侧位片　清晰显示脊椎的四个生理弯曲：颈椎向前弯曲，以第 4 颈椎处最明显；胸椎向后弯曲，以第 7 胸椎处最明显；腰椎向前弯曲，以第 4 腰椎处最明显；骶椎向后弯曲。脊椎椎体在侧位片上呈长方形，其上下缘与前后缘成直角，椎弓根紧居后方。椎体后方的椎管显示为纵行的半透明区。椎弓板位于椎弓根与棘突之间，棘突在上胸段斜向后下，与肋骨重叠不易观察，在腰段则向后突，易于显示。上、下关节突分别起于椎弓根与椎弓板连接处的上、下方，上关节突在前方，下关节突在后方。相邻两个椎体之间的横行透亮间隙为椎间隙，是椎间盘和上下椎体软骨终板的投影。椎间隙在胸椎较窄，腰椎椎间隙自上而下逐渐增宽，以第 4~5 腰椎间隙最宽，至腰 5~骶 1 间隙又变窄。

3. 斜位片　颈椎斜位：主要观察椎间孔，呈卵圆形，左右两侧应对称。腰椎斜位主要观察椎弓峡部，正常椎弓及附件的投影形似"猎狗"。"狗嘴"为同侧横突；"狗眼"为椎弓根的纵切面投影；"狗耳"为同侧上关节突；"狗颈"为椎弓峡部；"狗腹"为椎板；"狗前后腿"分别为同侧及对侧下关节突；"狗尾巴"为对侧横突。正常情况下椎弓峡部骨皮质完整，若出现峡部不连，常喻为"狗戴项圈征"。

腰椎正常 X 射线影像表现见图 6-1-4。

（三）四肢关节

四肢关节包括骨端、关节软骨和关节囊。关节由两个或两个以上的骨端组成。每个骨端的骨性关节面上覆盖着关节软骨，关节囊内层衬以滑膜，关节腔内有少量滑液。另外，不少关节有囊内和／或囊外韧带，有的关节还有关节间软骨（关节盘）。

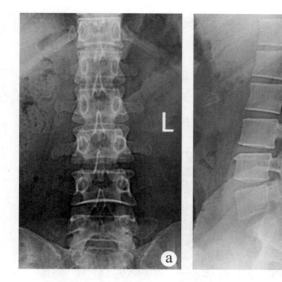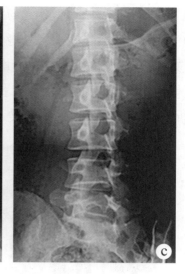

图 6-1-4　腰椎正常 X 射线影像表现
a. 正位片；b. 侧位片；c. 斜位片。

1. 骨性关节面　骨性关节面是关节软骨深层的菲薄钙化带和其下方的薄层致密骨。在 X 射线上表现为边缘锐利光滑的线样致密影。

2. 关节间隙　关节间隙是两个相对骨端的骨性关节面之间半透明间隙。在 X 射线上显示的关节间隙包括了关节软骨、关节间软骨盘，以及真正微小间隙的关节腔和少量滑液。正常关节间隙相距匀称为、间隙清晰、宽度均匀。新生儿的关节间隙，由于骨端有骺软骨，骨化中心尚未出现或很小，而显得很宽；随着生长发育，骨骺逐渐增大，间隙逐渐变窄，至成年骨骼发育完成，关节间隙基本稳定不变；老年时期，因关节软骨退变变薄，关节间隙较青壮年略窄。

3. 关节囊　关节囊由于其密度与周围软组织密度相同，在 X 射线上不能显示，偶尔在关节囊外脂肪层的衬托下可见其边缘。

4. 关节附属结构　某些大关节周围的韧带，如膝关节、髋关节，在脂肪组织的衬托下可显示。

二、正常 CT 影像表现

（一）四肢长骨

1. 小儿四肢长骨　小儿四肢长骨与 X 射线影像表现一致。小儿四肢长骨 CT 影像表现包括：

（1）骨干：CT 骨窗显示骨皮质呈线状或带状致密影；骨小梁为细密网状影；骨髓腔呈低密度影。正常骨膜不能显示。

（2）干骺端：CT 骨窗显示为骨小梁交错构成细密的网状影，密度低于骨皮质。网格间低密度影为骨髓组织；临时钙化带在 CT 上呈致密的条带影。

（3）骨骺：骺软骨为软组织密度，其内骨化中心的结构和密度类似于骺端骨质。

（4）骺板：CT 影像表现为软组织密度间隙。

2. 成人长骨　成人骨干 CT 骨窗显示骨皮质呈线状或带状致密影；骨小梁为细密网状影；骨髓腔呈低密度影。正常骨膜不能显示。整体与儿童骨干类似。CT 影像后处理可以清晰显示长骨全貌，对骨小梁、髓腔等细节均可清晰显示（图 6-1-5）。

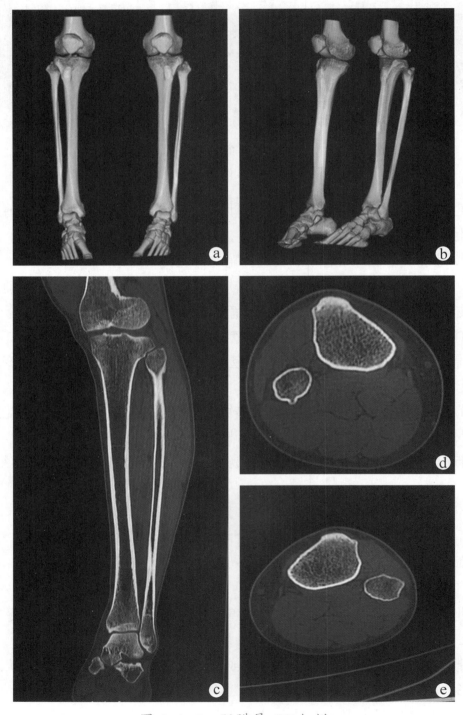

图 6-1-5　胫腓骨 CT 扫描

a、b. 胫腓骨 CT（VR）；c. 胫腓骨（MPR）；d、e. 胫腓骨轴位 CT 扫描影像。

（二）脊柱

椎体在骨窗上显示为薄层骨皮质包绕的海绵状松质骨，其后缘向前凹或平直；在椎体中部层面上有时可见松质骨中的 Y 形低密度线条影，为椎体中央静脉管。椎管由椎体、椎弓根和椎弓板共同构成，硬膜囊居椎管中央，呈较低密度影，与周围结构形成明显对比。黄韧带呈软组织密度，附着于椎弓板和关节突内侧，厚 2~4mm。腰段神经根位于硬膜囊前外侧，呈圆形中等密度影，两侧对称；侧隐窝呈漏斗样，其前方是椎体后外部，后方是上关节突，侧方是椎弓根内侧壁，内有神经根穿行。椎间盘表现为均匀软组织密度，CT值为 50~110HU，略高于肌肉（图 6-1-6）。

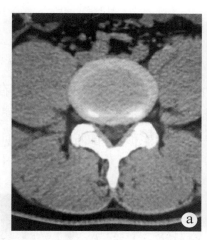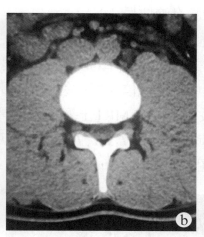

图 6-1-6　正常成人腰椎 CT 影像表现

a. 椎间盘层面；b. 椎体中部层面。

（三）四肢关节

CT 显示四肢关节骨性关节面为线样高密度，关节间隙显示为低密度间隙，关节软骨在 CT 上多不能分辨；关节囊壁在 CT 上显示为窄带状软组织密度影，厚约 3mm；韧带显示为线条状或带状软组织影。

三、正常 MRI 表现

（一）四肢长骨

1. 小儿四肢长骨　小儿四肢长骨 MRI 表现包括以下 4 个方面：

（1）骨干：MRI 显示骨皮质和骨小梁在 T_1WI 和 T_2WI 均为低信号；骨髓腔如为红骨髓，T_1WI 为中等信号，T_2WI 呈高信号；如为黄骨髓，在 T_1WI 和 T_2WI 均为高信号。正常骨膜不能显示。

（2）干骺端：干骺端骨髓多为红骨髓且含有一定量的骨小梁，MRI 信号低于骨干区的骨髓腔；临时钙化带在 T_1WI 和 T_2WI 均为低信号。

（3）骨骺：由于富含脂肪组织，在 T_1WI 和 T_2WI 上信号较骨髓腔还要高。

（4）骺板：儿童骺软骨板在 T_1WI、T_2WI 等各序列影像的信号表现与关节软骨一致，均为中等偏低信号；随年龄增长，骺软骨板变薄，显示不清，干骺端临时钙化带和骨骺终板各序列表现为低信号条带，二者间薄板样略高信号为骺板。

2. 成人长骨　成人骨骼的骨膜、骨皮质及骨松质的 MRI 表现与儿童骨类似。随着年龄增长骨髓中脂肪成分增多，成人骨髓因脂肪增多信号较儿童高（图 6-1-7）。

（二）脊柱

在 MRI 中脊椎各皮质、前、后纵韧带和黄韧带均呈低信号。骨髓在 T_1WI 上呈高信号，T_2WI 上呈中等或稍高信号；椎间盘在 T_1WI 上呈低信号，不能区分髓核和纤维环，在 T_2WI 上髓核呈高信号，纤维环呈低信号；脊髓在 T_1WI 上呈中等信号，较脑脊液高，在 T_2WI 上则低于脑脊液信号。

（三）四肢关节

MRI 显示关节骨性关节面表现为薄层清晰锐利的低信号影；关节软骨在 T_1WI 和 T_2WI 均为弧形中等偏低信号影；关节腔内滑液在 T_1WI 上呈薄层低信号，在 T_2WI 上呈细条样高信号；关节囊壁在 MRI 上显示为光滑连续的弧形低信号影；韧带显示为条带状低信号影；膝关节半月板在 T_1WI、T_2WI 的矢状和冠状影像上清晰显示，表现为领结样或三角形低信号（图 6-1-7）。

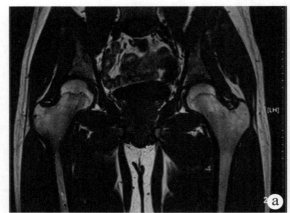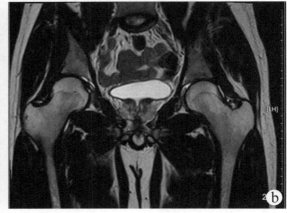

图 6-1-7　正常长骨和关节 MRI 表现

a. 髋关节冠状位 T_1WI 影像；b. 髋关节冠状位 T_2WI 影像。骨与关节结构、关节周围软组织、盆腔脏器显示清晰，注意膀胱内尿液在 T_1WI 影像为低信号，T_2WI 影像为高信号，此是辨别两序列影像的要点。

 知识拓展

骨　骼

人体的骨骼具有支撑身体的作用，其形态各异，大小差别明显，影像技术可以清楚显示各骨的形态、结构，也可发现其病变。正常成人全身骨骼共 206 块：头部 29 块，包括脑颅骨8块,面颅骨15块,听小骨6块;躯干骨51块,包括脊柱骨26块(颈椎7块、胸椎12块、腰椎5块、骶骨1块、尾骨1块),肋骨24块,胸骨1块;上肢骨64块;下肢骨62块。影像专业技术人员应该清楚全身各块骨骼的名称、熟悉各块骨骼的形态和结构。

第二节　异常影像表现

一、异常 X 射线影像表现

（一）骨骼的改变

1. 骨质疏松　骨质疏松指在一定单位体积内正常钙化的骨组织量的减少,即骨组织的有机成分和钙盐都减少,但骨的有机物和无机物的比例正常。组织学变化是骨皮质变薄,哈氏管扩大和骨小梁减少。

主要 X 射线影像表现为骨密度减低和骨小梁稀疏。在长骨可见骨小梁变细、数量减少、间隙增宽,骨皮质出现分层和变薄现象。在脊椎椎体表现为骨皮质变薄,横行骨小梁减少或消失,纵行骨小梁相对明显,呈不规则纵行排列。严重时,椎体内结构消失,椎体变薄,其上下缘内凹,椎间隙增宽。疏松的骨骼易发生骨折,椎体可因轻微外伤而被压缩呈楔形改变。

临床上骨质疏松见于多种疾病。广泛性骨质疏松主要见于老年及绝经后、内分泌紊乱、营养性或代谢障碍性疾病、先天性疾病、医源性、酒精中毒等。局限性骨质疏松多见于肢体失用、感染、肿瘤等。

2. 骨质软化　骨质软化指一定单位体积内骨组织有机成分正常,而矿物质含量减少。组织学变化是骨样组织钙化不足,骨小梁中央部分钙化,而外围为一层未钙化的骨样组织。

主要 X 射线影像表现为骨密度减低,骨皮质变薄和骨小梁减少变细,以腰椎和骨盆尤为明显。与骨质疏松不同的是其骨小梁或骨皮质因含有大量未钙化的骨样组织而边缘模糊。承重骨骼发生骨质软化常伴有骨骼变形;可见假骨折线,表现为与骨皮质垂直的1~2mm 宽的透明线,边缘稍致密,周围无骨痂形成,并多为两侧对称性存在,常见于耻骨支、股骨、肱骨、胫骨上 1/3、肋骨等特定部位。

在成骨过程中,骨样组织的钙盐沉积发生障碍,即可引发骨质软化。如钙磷代谢障碍、维生素 D 缺乏及肠道吸收功能减退等。骨质软化属于全身性骨病,发生在生长期为佝偻病,发生在成年为骨软化症。

3. 骨质破坏　骨质破坏是局部正常骨组织被病理组织所代替而造成骨组织缺失。破坏的病理基础是病变组织本身或其引起的破骨细胞活动增强所致。骨松质和骨皮质均可发生骨质破坏。

主要X射线影像表现为局部骨质密度减低,骨小梁稀疏消失而形成骨质缺失区。当骨质破坏初期,骨松质破坏可表现为斑片状骨小梁缺损;骨皮质破坏发生于哈弗管周围,X射线上呈筛孔样,骨皮质内外层表层破坏呈虫蚀样改变。当骨质破坏进展到一定程度,可见骨松质和骨皮质的大片状缺损。

骨质破坏见于感染、肉芽肿、肿瘤或肿瘤样病变。不同病因造成的骨质破坏各具特点:感染性疾病急性期或恶性肿瘤多表现为溶骨性骨质破坏,常呈不规则或大片状,边界模糊,病变进展迅速;感染性疾病慢性期或良性肿瘤多表现为膨胀性骨质破坏,病变境界清楚,边缘有致密增生硬化环围绕,骨干轮廓多膨胀变形,病变进展缓慢。

4. 骨质增生硬化　骨质增生硬化指一定单位体积内骨量的增多。组织学改变是骨皮质增厚、骨小梁增粗增多。骨质增生硬化是成骨增多或破骨减少或二者同时存在所致。

X射线影像表现为骨质密度增高,骨皮质增厚,皮质与髓质分界不清,骨小梁粗密、小梁间隙变窄或消失,髓腔硬化或闭缩,骨干增粗或变形。

骨质增生硬化见于多种疾病。多数为慢性疾病,外伤后修复、感染、肿瘤均可引起局部骨质增生硬化,是机体一种代偿性修复反应。全身性骨质增生硬化见于氟骨症、石骨症、某些代谢性骨病等。

5. 骨膜反应　骨膜反应又称为骨膜增生,是骨膜受到各种刺激后,骨膜内层的成骨细胞活动亢进引起的骨膜反应性新生骨形成。组织学改变是骨膜内层或外层形成层成骨细胞增多,有新生骨小梁出现。

在病变的急性期,X射线影像表现为与骨皮质平行的细线状致密影,与骨皮质间可见1~2mm宽的透亮间隙,呈平行排列;病变慢性期,骨膜新生骨常使骨皮质增厚,X射线可表现为多种不同的形态。常见的有与骨皮质平行的线状、层状、葱皮样改变,亦有与骨皮质垂直的放射状、针状表现。引起骨膜增生的病变进展,已形成的骨膜新生骨可被再次破坏,破坏区两侧的残留骨膜新生骨与骨皮质间呈三角形改变,称为骨膜三角或Codman三角。

骨膜增生见于感染、外伤、肿瘤和骨的生长发育异常等,仅依据其形态不能确定病变性质,需结合其他表现才能作出诊断。

6. 软骨钙化　软骨钙化指软骨基质发生钙化,标志着骨内或骨外有软骨组织或瘤软骨的存在。软骨钙化可分为生理性钙化和病理性钙化,前者多见于喉软骨、肋软骨的钙化;后者多见于肿瘤软骨的钙化。

X射线影像表现为大小不同的环形或半环形致密影,中心区域密度低或呈毛玻璃样。良性病变的软骨钙化密度较高,钙化环完整、清楚。恶性病变的软骨钙化密度较低,边缘模糊,钙化环形态多不完整或残缺不全,钙化可融合成片状而呈现蜂窝影。

7. 骨质坏死　骨质坏死指骨组织局部代谢的停止。坏死的骨质称为死骨。形成死骨的主要原因是血液供应的中断。组织学改变是骨细胞死亡、消失,骨髓液化、萎缩。在坏死早期,骨结构和骨钙含量变化不大;随着周围血管丰富的肉芽组织长向死骨,则出现破骨细胞对死骨的吸收和成骨细胞生成的新骨。

骨质坏死初期X射线上无异常表现。在骨质坏死1~2月后,死骨表现为局限性密度增高。其原因是在死骨骨小梁表面及髓腔内有新骨形成;死骨周围骨质被吸收或在周围肉芽组织及脓液的衬托下,使死骨密度增高。晚期,死骨被清除,新骨形成、重建,出现真正的骨密度增高。

骨质坏死多见于化脓性骨髓炎、骨结核、骨缺血性坏死。

8. 骨内矿物质沉积　铅、磷、铋等矿物质进入人体后,主要沉积在骨内。在生长期,沉积在生长较快的干骺端。

X射线影像表现为干骺端内多条平行于骺线的致密带,厚薄不一,于成年期则不易显示。

9. 骨骼变形　骨骼变形多与骨骼大小改变并存,可累及一骨、多骨或全身骨骼。局部病变或全身疾病均可引起骨骼变形,如骨肿瘤可使骨局部膨大、变形;发育畸形可使一侧骨骼增大;垂体功能亢进是全身骨骼增大;骨软化症和成骨不全可使全身骨骼变形。

X射线上易于显示局部或全身骨骼变形,对于适合矫形治疗的骨骼变形能够进行术前测量分析,为临床治疗提供参考。

(二)软组织的改变

普通X现检查观察软组织的异常改变有一定局限性,远不如CT、MRI。

1. 软组织肿胀　软组织肿胀指由于炎症、出血、水肿或脓肿等原因造成软组织肿大、增厚。

X射线影像表现为病变部位密度略高于正常邻近软组织。水肿可使皮下脂肪层内出现网状结构影,皮下组织与肌肉间边界不清。

2. 软组织肿块　软组织肿块指各种软组织起源的炎症、肿瘤或肿瘤样病变引起的结节或团块。

X射线影像显示良性软组织肿块,边界多较清楚,邻近软组织可受压移位,邻近骨质可出现压迫性骨吸收或反应性骨质硬化;恶性软组织肿块,边缘模糊,邻近骨皮质可明显受侵破坏。

3. 软组织钙化　软组织钙化指软组织因出血、退变、坏死、肿瘤、结核及寄生虫感染等导致在肌肉、肌腱、关节囊、血管和淋巴结等处发生的钙盐沉积。

X射线影像表现为不同形状的钙质样高密度影。不同病变的钙化或骨化各有特点,软骨组织的病变内钙化多为环形、半环形或点状高密度影;骨化性肌炎骨化多为斑片状,可见骨小梁甚至骨皮质;成骨性骨肉瘤的瘤骨多为云絮状或针状。

4. 软组织积气　软组织内气体为软组织外伤、手术或产气杆菌感染等病理情况下所引起的软组织积气。

X射线影像表现为单发或多发的不同形态气体样低密度影,边界锐利,常沿皮下、筋膜和肌肉间分布。

（三）关节的改变

1. 关节肿胀　关节肿胀多由于关节腔积液或关节囊及其周围软组织充血、水肿、出血和炎症所致，常见于关节炎症、外伤或出血性疾病等。

X射线影像表现为关节周围软组织影增厚、密度增高，病变累及的层次结构欠清晰。大量关节腔积液时，关节间隙多增宽。

2. 关节破坏　关节破坏指关节软骨及其下方的骨性关节面被病理组织侵犯、代替，包括关节软骨的破坏和骨质破坏，常见于各种急慢性关节感染、肿瘤、痛风等。关节破坏是关节疾病重要的诊断依据。

关节破坏X射线共性表现：当关节破坏只累及关节软骨时，仅见关节间隙变窄；在累及关节面骨质时，则出现相应区域的骨质破坏和缺损，严重时可引起关节脱位、半脱位或变形。

关节破坏的部位和进展又可因疾病不同而表现不同。急性化脓性关节炎，软骨的破坏首发于关节持重面，软骨和骨破坏进展迅速，破坏范围广泛；关节滑膜结核，软骨破坏常从边缘部位开始，逐渐累及骨质，表现为关节边缘骨质呈虫蚀样破坏；类风湿关节炎在疾病晚期才出现关节破坏，表现为关节边缘或关节面下多囊状骨质破坏，邻近骨质疏松明显。

3. 关节退行性变　关节退行性变指关节软骨变性坏死，逐渐被纤维组织代替，引起不同程度关节间隙狭窄，骨性关节面边缘骨质增生硬化并形成骨赘，关节囊肥厚、韧带骨化；常见于老年人，以承重的脊柱和髋、膝关节尤为明显，是组织衰退的表现；还见于长期关节过度负重、慢性关节创伤和感染性疾病的晚期。

关节退行性变早期X射线影像表现为骨性关节面模糊、中断、消失；中晚期出现关节间隙狭窄，以承重部位为重，软骨下骨质囊变，关节边缘骨赘形成，严重者出现关节变形，无明显骨质破坏。

4. 关节强直　关节遭到破坏后，滑膜关节骨端之间被异常的骨或纤维组织增生连接而使关节丧失运动功能；分为骨性强直和纤维性强直两种；常见于化脓性关节炎、强直性脊柱炎等疾病。

骨性强直，X射线影像表现为关节间隙明显变窄或消失，并有骨小梁通过关节连接两侧骨端，多见于急性化脓性关节炎愈合后和强直性脊柱炎。

纤维性强直，X射线影像表现为关节间隙变窄，关节面不规整，边界清楚，无骨小梁通过关节间隙，多见于关节结核。

5. 关节脱位　构成关节的骨端正常相对位置发生改变或距离增宽，构成关节正常解剖关系完全或部分丧失；分为完全脱位和半脱位；常见于外伤、先天性和病理性。

二、异常 CT 影像表现

（一）骨骼的改变

骨骼系统基本病变CT影像表现的病理基础和临床意义与X射线影像表现相同，

CT影像不仅能够显示X射线上所能观察到的所有表现,而且较X射线更为敏感和细致。

1. 骨质疏松和骨质软化　二者的CT影像表现和征象评价与X射线影像表现基本一致。

2. 骨质破坏　CT能够区分骨松质和骨皮质的破坏。骨松质在早期表现为局部的骨小梁稀疏,破坏区呈软组织样密度,晚期表现为斑片状或大片状骨质缺损。骨皮质破坏表现为皮质内筛孔样破坏和其内外表面的不规则虫蚀样改变、骨皮质变薄,或者出现大小范围不一的全层骨皮质缺损(图6-2-1)。

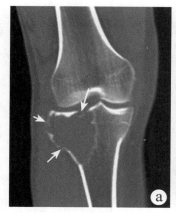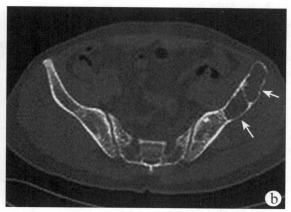

图6-2-1　骨质破坏CT影像表现

a. 右胫骨平台骨质破坏CT冠状面(MPR),周围骨皮质和关节面不连续(↑);b. 左侧髂骨见囊状低密度骨质破坏灶,边界清楚,内有分隔,骨皮质尚完整(↑)。

3. 骨质增生硬化　CT影像表现和征象评价与X射线影像表现基本一致。

4. 骨膜增生　CT影像表现和征象评价与X射线影像表现基本一致,但有其特殊性。CT能够显示平片不能显示的骨膜增生,高分辨率CT对于多层状的骨膜增生也能清晰显示。

5. 软骨钙化　CT能优于X射线平片显示,且能显示平片不能见到的分化较低的软骨肿瘤所产生的小点状钙化。

(二)软组织的改变

1. 软组织肿胀　CT显示软组织肿胀优于X射线检查。脓肿的边界较清楚,内可见液性密度区;水肿表现为局部肌肉肿胀,肌间隙模糊,密度正常或稍低,邻近的皮下脂肪层密度增高并可见网状影;新鲜血肿表现为边界清楚或模糊的高密度区。

2. 软组织肿块　CT能清楚显示软组织肿块的边界、密度(其内是否含有脂肪、钙化或骨化、囊变、坏死)等。增强扫描,可明确肿块与邻近组织的关系,也可区分肿瘤与瘤周水肿并了解其内有无囊变、坏死等。动态增强扫描有助于了解肿块的血供情况及肿块与周围血管的关系。

3. 软组织钙化　CT 平扫显示软组织内钙化和骨化效果最佳,可直接反映其形态、大小与密度情况。

4. 软组织积气　CT 能准确显示软组织内少量的气体,CT 值多 <-200Hu,边界清楚。

(三)关节的改变

1. 关节肿胀　CT 扫描显示关节周围软组织肿胀优于 X 射线,能够直接显示关节腔内、关节附近滑液囊内的积液和关节囊的增厚。表现为呈软组织密度的关节囊肿胀、增厚;关节腔内出现水样密度影,合并积血或积脓其密度更高;关节附近的滑液囊积液表现为关节附近含液的囊状影。

2. 关节破坏　可清晰显示关节软骨下的细小骨质破坏,但对关节软骨的破坏显示不佳,因软骨破坏所造成的关节间隙的狭窄,较 X 射线平片敏感。特别是与健侧对比时。

3. 关节退行性变　CT 与 X 射线影像表现相似,可以清晰显示软骨下囊变、关节囊肥厚、韧带增生与钙化或骨化。

4. 关节强直　CT 与 X 射线影像表现相似,MPR 影像可清晰显示关节间隙改变和有无骨小梁通过关节。

5. 关节脱位　能够显示平片难以发现或显示不佳的关节脱位。MPR 影像可清晰显示关节结构和关节囊改变,三维重组影像可以整体显示骨性关节结构,并可进行相关测量。

三、异常 MRI 表现

(一)骨骼的改变

1. 骨质疏松　老年性骨质疏松因黄骨髓增多,骨小梁稀疏,在 T_1WI 和 T_2WI 上信号均增高;骨皮质变薄其内出现异常线状高信号影,提示哈氏管扩张和黄骨髓侵入;炎症、肿瘤、骨折等病变引起的骨质疏松因局部组织充血、水肿而呈边界模糊的 T_1WI 低信号, T_2WI 高信号灶。

2. 骨质软化　MRI 很少用于诊断骨质软化。

3. 骨质破坏　骨质破坏 MRI 表现为低信号的骨质被不同信号强度的病理组织所取代。骨皮质破坏表现与 CT 相似,呈不规则虫蚀样改变和变薄,骨破坏区周围的骨髓因水肿而呈现边缘模糊的 T_1WI 低信号, T_2WI 高信号影。骨松质破坏常表现为高信号的骨髓被较低信号或混杂信号的病理组织所取代。

4. 骨质增生硬化　增生硬化的骨质在 MRI 表现为 T_1WI 低信号, T_2WI 低信号影。

5. 骨膜增生　显示骨膜增生早于 X 射线和 CT,早期的骨膜水肿及骨膜内层细胞增生、肥大,骨膜增厚,在 T_1WI 呈中等信号, T_2WI 呈高信号的连续线样影;骨膜新生骨形成后在 MRI 各序列上均为低信号。MRI 空间分辨力不足,显示骨膜增生的精细程度不及

X 射线。

6. **骨质坏死** MRI 显示骨质坏死较 X 射线、CT 早。在骨密度和形态尚未出现变化前,就能显示骨髓信号的改变,坏死区 T_1WI 上呈均匀或不均匀的等或低信号,T_2WI 上呈中到高信号。死骨周围肉芽组织和软骨化生组织带在 T_1WI 上为低信号,T_2WI 为高信号;最外侧新生骨质硬化带在 T_1WI 和 T_2WI 均为低信号,二者构成双线征。晚期,坏死区出现纤维化和骨质增生硬化,在 T_1WI 和 T_2WI 上均为低信号。

(二)软组织的改变

1. **软组织肿胀** MRI 分辨水肿、脓肿及血肿优于 CT、X 射线。水肿及脓肿呈 T_1WI 低信号,T_2WI 高信号;血肿根据形成时期不同呈现不同的信号,较为特征的是亚急性期血肿呈 T_1WI 高信号,T_2WI 高信号。

2. **软组织肿块** MRI 对软组织肿块观察优于 CT、X 射线,但对钙化、骨质的显示不如 CT、X 射线。一般软组织肿块多呈均匀或不均匀的 T_1WI 低信号,T_2WI 高信号或混杂信号;脂肪成分呈 T_1WI 高信号,T_2WI 稍高信号,在脂肪抑制序列上其信号可被抑制。液化坏死区呈液性 T_1WI 低信号,T_2WI 高信号,有时可见液 – 液平面,上层为液体信号,下层为坏死组织或血液信号。增强扫描可提供与 CT 相似的更详尽信息。

3. **软组织钙化** 软组织内钙化和骨化在 MRI 各序列上均显示为均匀或不均低信号。

4. **软组织积气** 软组织积气在 MRI 各序列上均呈无信号区。

(三)关节的改变

1. **关节肿胀** 关节肿胀 MRI 除显示关节囊增厚外,在 T_2WI 上可见关节囊尤其是滑膜层呈高信号;关节周围软组织肿胀呈弥漫性 T_1WI 低信号,T_2WI 高信号;MRI 对关节腔积液较 X 射线、CT 敏感,表现为液性 T_1WI 低信号,T_2WI 高信号,合并出血时 T_1WI和T_2WI 均为高信号。

2. **关节破坏** 关节软骨破坏早期 MRI 显示为关节软骨表面毛糙、不规整或表层缺损,晚期可显示关节软骨信号不连续、呈碎片状或大片状缺失;当关节骨质破坏时低信号骨性关节面出现信号中断或混杂信号。

3. **关节退行性变** 较 X 射线、CT 早期发现关节软骨的改变,能够清楚显示软骨下囊变、滑膜增生,关节囊肥厚等。关节面下的骨质增生在 T_1WI 和 T_2WI 均为低信号;骨赘的表面为低信号的骨皮质,其内可见高信号的骨髓;关节面下的囊变区呈 T_1WI 低信号,T_2WI 高信号,大小不一,边缘清晰。

4. **关节强直** 关节骨性强直时,可见关节软骨完全破坏,关节间隙消失,骨髓信号贯穿于关节骨端之间;纤维性强直时,关节间隙可见,但关节骨端有破坏,骨端间可见高低混杂异常信号影。

5. **关节脱位** MRI 不但能显示关节脱位,还可直观显示关节脱位合并的损伤及关节周围软组织损伤等;尤其对解剖结构复杂部位关节脱位的显示有独到之处。

第三节 影像技术比较

一、X 射线检查的应用价值与限度

目前对于骨关节系统的疾病,常规 X 射线检查仍是重要和首选影像检查方法。外伤、骨感染、良性肿瘤和肿瘤样病变、全身性骨病等 X 射线影像表现具有一定的特征性,X 射线检查简单,诊断价值较高。

二、CT 检查的应用价值与限度

CT 检查对于解剖结构比较复杂的部位,如颅骨、脊柱、肋骨、骨盆、跗骨等部位有明显的优势。特别螺旋 CT 影像后处理技术的应用,如 MPR、MIP、VR 等,让各种骨关节病变的显示更加直观、清楚,极大方便了临床。目前 CT 在骨关节系统的应用是在 X 射线平片基础上,对骨关节复杂病变可以进一步显示,或者对骨内淡薄钙化、骨化以及软组织病变更多细节的显示。

三、MRI 检查的应用价值与限度

MRI 检查在骨关节系统的首要应用在于软骨和骨髓、肌肉、肌腱病变的显示。MRI 是目前识别骨髓、软骨病变最敏感并且无创的适宜方法。骨质挫伤骨髓水肿等 X 射线平片和 CT 难以显示的改变,MRI 显示清楚。新近骨折多伴有骨髓水肿,MRI 对此显示敏感,可以用于区分新近骨折及陈旧骨折,具有极高实际临床应用价值。另外由于 MRI 检查无电离辐射,可应用于某些特殊患者的检查。

四、常用影像技术的优选和综合应用

在骨与关节系统的影像检查中,X 射线、CT、MRI 三者各具优势,具有互补关系。X 射线检查操作简单快捷,作为常规、筛选、急诊等首选检查,CT、MRI 检查作为补充完善检查手段,用于指导下一步诊疗。实际工作中,多是这些影像技术联合应用,对于各病变的细节、范围、分期提供更加详细信息,远较任何单一影像技术更加准确、更加全面,从而有助于疾病的正确诊断和治疗。

第四节　骨与关节创伤

导入情景

患者,女,65岁。患者1h前因路滑摔倒,右手部撑地,现右前臂疼痛难忍。查体右腕关节变形,呈餐叉样,局部肿胀,拒触。

请思考:

根据以上病史,患者下一步首选什么影像检查? 怀疑可能存在什么骨折? 该骨折有何影像表现?

骨与关节创伤是临床常见病和多发病,影像检查是临床诊断及观察疗效的主要手段。X射线平片是诊断骨折、指导临床治疗和观察疗效的最简便有效的方法,CT适合于检查复杂的骨结构,三维重组影像是平片的有力补充,对于复杂部分及细微骨折的诊断和治疗具有明显优势。MRI可直接显示软骨、韧带、肌腱、关节囊和滑膜等结构,特别对于软骨及韧带损伤的诊断价值较高。

一、骨　　折

（一）骨折概论

骨折指骨的连续性和完整性的中断,包括骨小梁和/或骨皮质的断裂。骨折发生后,骨膜下、断端之间、骨髓腔内及附近组织间隙形成血肿;2~3d后血肿开始机化,形成纤维性骨痂;4~7d后纤维骨痂逐渐转变为软骨,再分化为骨样骨痂;2~3周后断端分别以软骨内化骨和膜内化骨的方式成骨,形成骨性骨痂。随着骨性骨痂的形成和不断增多,骨折断端稳固并达到一定强度,即临床愈合期。愈合的骨还要进一步改建以适应功能的需要,因年龄不同,改建过程可达1~2年或更长。

1. 骨折主要影像表现

（1）X射线影像表现:骨折线表现为锐利、透亮的裂隙,在骨皮质显示整齐清晰,在骨松质表现为骨小梁中断、扭曲、错位。骨折线显示是否清晰与X射线中心线是否与骨折断面平行有关。

（2）CT影像表现:CT是平片的重要补充,对骨盆、脊柱等解剖结构比较复杂的部位,确定骨折碎片的数目和位置有很大帮助。CT三维重组可以全面直观地了解骨折情况,为临床治疗提供有力依据。

（3）MRI表现:MRI较CT可更敏感地发现隐匿骨折和骨挫伤,能更清晰地显示软组织及脊髓的损伤。

2. 骨折类型　根据骨折线的形态分为横形骨折、斜形骨折和螺旋形骨折等（图6-4-1）。肌腱、韧带牵拉造成其与骨的附着点发生骨的撕裂，称为撕脱骨折。骨折断裂3块以上者称为粉碎性骨折。椎体骨折常见为压缩性骨折。颅骨骨折表现为塌陷、线形或星芒状骨折。只有部分骨皮质骨小梁断裂时，表现为骨皮质皱褶、成角、凹折、裂痕和/或小梁中断称为不完全骨折。儿童青枝骨折表现为骨皮质发生皱褶、凹陷或隆起而不见骨折线，似嫩枝折曲而不断的表现。

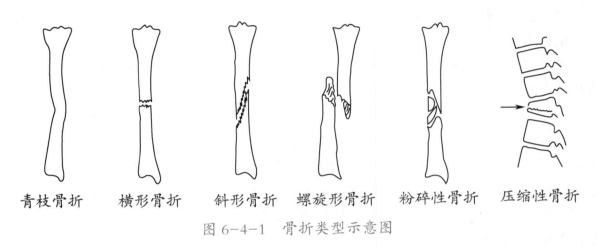

青枝骨折　　横形骨折　　斜形骨折　　螺旋形骨折　　粉碎性骨折　　压缩性骨折

图 6-4-1　骨折类型示意图

3. 骨折移位和成角　骨折移位是根据骨折断端移位情况分类的。①横向移位：骨折远侧断端向前后方或侧方移位。②重叠移位：骨折断端发生完全移位后，因肌肉收缩而导致断端重叠，肢体短缩。③分离移位：骨折断端间距离较大，多为软组织嵌入其中或牵引所致。④断端嵌入：较细的骨干断端嵌入较宽大的干骺端或骨端的骨松质，多发生在长骨的干骺端和骨端，应与断端重叠区别。⑤成角：远侧断段向某一方向倾斜，两断段中轴线交叉成角称为成角。⑥旋转移位：远侧断段围绕骨长轴向内或向外旋转。其中横向移位、纵向移位（分离和重叠）称为对位不良，成角称为对线不良（图6-4-2）。

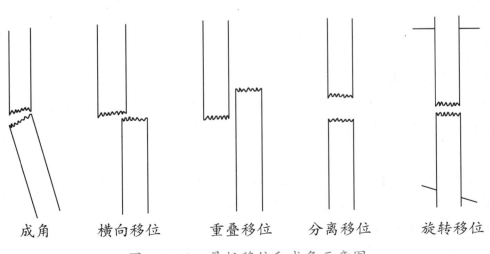

成角　　　横向移位　　　重叠移位　　　分离移位　　　旋转移位

图 6-4-2　骨折移位和成角示意图

238

4. 骨折的诊断与复查 平片诊断,首先要判断有无骨折,其次要判断骨折移位情况,以骨折近侧断端为标准描述远侧端向何方移位;还要观察骨折断端的成角,两断端成角的尖端所指的方向即为成角的方向。骨折复位后初次复查,应着重分析骨折对位对线情况是否符合要求。以完全复位最理想,一般对线正常,对位达 2/3 以上者,即已符合要求。判定骨折复位的标准主要依据骨折愈合后是否影响骨与关节的功能和外观。

一般在骨折整复后 2~3 周需要平片复查,以评估骨折固定的位置和骨痂形成的情况。摄片时应暂时去除外固定物,以免因重叠而影响对骨痂形成多少及其部位的观察。如骨痂未连接断端,则为无效骨痂。只有有效骨痂长到一定程度,才可稳固地固定断端,以达临床愈合。

5. 骨折的愈合 骨折 1 周内形成纤维骨痂,进而形成骨样骨痂,X 射线平片不能显示;2~3 周后,开始形成骨性骨痂,表现为断端外侧与骨干平行的梭形高密度影,主要为内骨痂、环形骨痂和腔内骨痂的密度增高所致。一般在骨折 4~8 周后,即达临床愈合期,X 射线影像表现为骨痂体积逐渐变小、致密,边缘清楚,骨折线消失和断端间有骨小梁通过(图 6-4-3)。骨折愈合后塑形的结果与年龄有关,改建过程可达 1~2 年或更长,儿童骨折完全愈合后可以看不到骨折的痕迹。

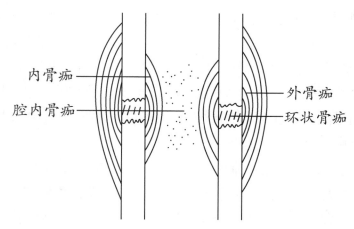

图 6-4-3 骨痂形成示意图

6. 骨折的并发症和后遗症

(1)延迟愈合或不愈合:骨折已半年以上,骨折断端仍有异常活动,X 射线上无成桥骨痂形成,骨折断端的髓腔已被浓密的硬化骨质封闭、变光滑即为骨折不愈合。骨折经治疗后,若超过一般愈合所需的时间较长而仍未愈合,但又未达到骨折不愈合的程度,即属于骨折延迟愈合。延迟愈合或不愈合常见于股骨颈、胫骨下 1/3、舟骨、距骨和肱骨干骨折等,原因主要是这些部位的骨折易于同时损伤供血动脉。

(2)外伤后骨质疏松:骨折整复固定后因疼痛长期不活动,可引起伤肢失用性骨质疏松,而骨质疏松可以延缓骨折的愈合。

(3)畸形愈合:由于骨折整复固定不理想,断端仍对位对线不良,但有骨痂形成。

(4)骨缺血性坏死:骨折使骨供血血管断裂,未建立有效侧支循环则可以引起骨的缺血性坏死。是股骨颈、距骨、腕舟骨和月骨骨折的常见并发症。

（5）创伤性骨关节病：骨折引起关节软骨和软骨下骨质受力发生改变，进而破坏关节软骨和软骨下骨质，形成创伤性骨关节病。

（6）骨化性肌炎：骨折后周围软组织内的血肿处理不当，发生钙盐沉积，经机化而骨化，呈近骨性高密度。

（7）神经、血管损伤：骨折常伴有相邻的神经和血管损伤。

7. 疲劳骨折　长期、反复的外力作用于正常骨的某一部位，可逐渐发生慢性骨折，到临床诊断时常已有骨痂形成，称为疲劳骨折。疲劳骨折好发于距骨和胫腓骨，也见于肋骨、股骨干和股骨颈等处。长途行军、径赛运动员与舞蹈演员常发生疲劳骨折。发病1~2周内X射线检查可无阳性征象，有时可见到压痛部位有一横行裂隙。发病3~4周后，骨折线周围已有梭形骨痂包围。也可仅见一侧骨皮质断裂，周围有明显不规则硬化；有时需CT扫描才能发现骨折线。

8. 病理性骨折　由于骨的病变使其强度下降，轻微的外力也可引起的骨折，称为病理性骨折。骨病变可为局限性病变，如肿瘤、肿瘤样病变、炎性病变；也可为全身性病变，如骨质疏松、骨质软化和骨发育障碍（如成骨不全）等。X射线上除有骨折的征象外，还显示原有病变的特点。根据骨质病变和轻微外伤史，可以诊断为病理骨折。CT发现骨质破坏比X射线敏感。MRI显示骨髓的病理改变及骨质破坏最敏感，有助于病理性骨折的诊断。

9. 骨骺损伤　骨骺损伤为干、骺愈合之前骨骺部发生的创伤，又称为骨骺分离。骨骺损伤可以是单独骺软骨损伤，也可为骺软骨和干骺端、骨骺骨化中心同时折断。影像能显示损伤的情况，指导治疗避免畸形的形成。大多数骨骺损伤可由X射线平片根据骨骺的移位、骺板增宽及临时钙化带变模糊或消失等表现作出诊断，但不能显示无移位的骨折及二次骨化中心未骨化之前骨骺的损伤。MRI可以直接显示软骨、软组织和骨成分，显示损伤全貌更精确，主要用于临床高度怀疑骨折而X射线影像表现正常的病例。骺板急性断裂表现为高信号的骺板内出现局灶线性低信号影，干骺端及二次骨化中心的骨折则表现为T_1WI上线性低信号影，T_2WI上为高信号影。

（二）四肢骨折

四肢骨折很常见，在此主要介绍肱骨外科颈骨折、肱骨髁上骨折、柯莱斯骨折、股骨颈骨折、胫腓骨骨折。

【疾病概要】

1. 病因病理　病因多有明确外伤史。直接暴力或间接暴力作用于骨骼，前者为主要原因；病理骨折可无明确外伤史或仅有轻微外伤史。

2. 临床表现　临床表现为局部肿痛、变形、患肢短缩、保护性姿势及功能障碍等。

【影像表现】

1. 肱骨骨折

（1）肱骨外科颈骨折：骨折部位发生在肱骨解剖颈下2~3cm，多见于成人，可分为裂隙样骨折、外展骨折和内收骨折三型,常合并肱骨大结节撕脱骨折(图6-4-4)。

(2)肱骨髁上骨折:骨折常见于3~10岁的儿童。骨折分为两型。①伸直型:较多见,远侧断段向背侧倾斜,致骨折向掌侧成角。②屈曲型:较少见,远侧断段向掌侧倾斜,致骨向背侧成角。肱骨髁上骨折常伴有旋转移位(图6-4-5)。

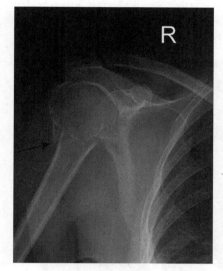

图6-4-4　肱骨外科颈骨折
右肱骨外科颈骨皮质不连续,见不规则透亮线,伴多发小骨片分离(↑)。

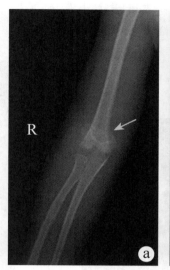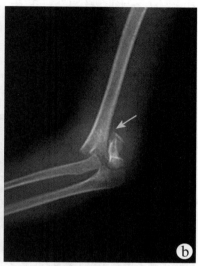

图6-4-5　肱骨髁上骨折
a. 正位平片;b. 侧位平片。肱骨髁上骨质不连续,远断段向背侧移位,伴有旋转(↑)。

2. 前臂骨折　柯莱斯骨折为最常见的骨折,指桡骨远端距关节面2.5cm以内的骨折,且伴有远侧断段向背侧移位和向掌侧成角,使手呈餐叉状畸形改变(图6-4-6)。

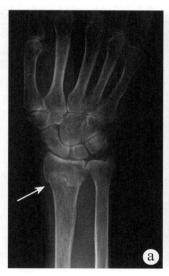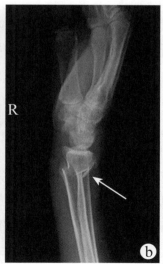

图6-4-6　柯莱斯骨折
a. 正位平片;b. 侧位平片。桡骨远端骨质不连续,远侧断段向背侧移位、向掌侧成角(↑)。

3. 股骨颈骨折　骨折多见于老年人,特别是绝经后妇女。骨质疏松是重要诱因,轻微外伤即可引起股骨颈骨折,多为单侧(图6-4-7),易并发股骨头缺血性坏死。按骨折是否稳定,股骨颈骨折可分为无错位嵌入型骨折和错位型骨折等类型。

4. 胫腓骨骨折　双骨折多见,胫骨单骨折次之,腓骨单骨折少见。双骨折时,腓骨骨折部位多比胫骨高,需拍摄包括腓骨上下端的X射线片,以免漏诊。胫骨中下三分之一处骨折容易延迟愈合甚至不愈合(图6-4-8)。

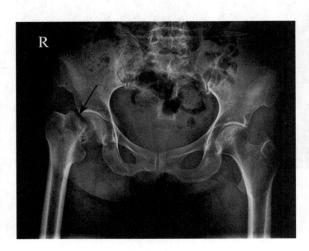

图6-4-7　股骨颈骨折

股骨颈骨质不连续,断端明显错位(↑)。

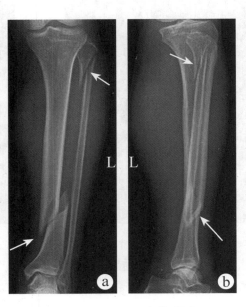

图6-4-8　胫腓骨骨折

a. 正位;b. 侧位。胫腓骨骨质不连续,骨折线分别呈螺旋形和斜形,断端伴错位(↑)。

(三)脊椎骨折

脊椎骨折和脱位常见,占全身骨折的5%~6%,多数因传导暴力致伤。脊椎骨折包括椎体及其附件的骨折,以及所包含的椎管、硬脊膜、神经、脊髓、椎间盘、韧带的损伤等。主要依靠X射线和CT检查明确椎体及其附件的骨折、移位情况,对脊髓的损伤评估需进行MRI检查。

【疾病概要】

1. 病因病理　胸腰段脊椎骨折多见。脊椎骨折分为次要损伤和重要损伤,前者包括单纯的横突、棘突、关节突和椎弓峡部骨折,这类骨折极少引起神经损伤及脊柱畸形;后者包括压缩或楔形骨折、爆裂骨折、安全带型损伤及骨折-脱位。从生物力学角度脊柱分为前、中、后三柱:前柱包括前纵韧带及椎体、纤维环和椎间盘的前2/3;中柱包括椎体、纤维环和椎间盘的后1/3及后纵韧带;后柱为脊椎骨附件,骨性结构包括椎弓根、椎板、关节突、横突和棘突,软组织为椎间关节的关节囊、黄韧带、棘间和棘上韧带。

2. 临床表现　损伤后轻者引起疼痛、活动受限。重者出现后凸畸形,易引起神经功能障碍,甚至截瘫、死亡。寰枢椎损伤易使颈髓受压而引起严重并发症,搬动患者和影像检查时要格外注意,避免二次损伤。

【影像表现】

1. 脊椎骨折

(1)压缩或楔形骨折:骨折以胸腰椎最常见,X射线影像表现为椎体前侧上部终板塌陷,皮质断裂,而后柱正常,致使椎体呈楔形压缩。

(2)爆裂骨折:椎体压缩骨折的特殊类型,常可压迫脊髓,为椎体粉碎性骨折。前中柱都受累,并有骨碎片突入椎管,同时也可有后柱骨折。CT断面影像结合三维重组,显示爆裂骨折最佳(图6-4-9)。

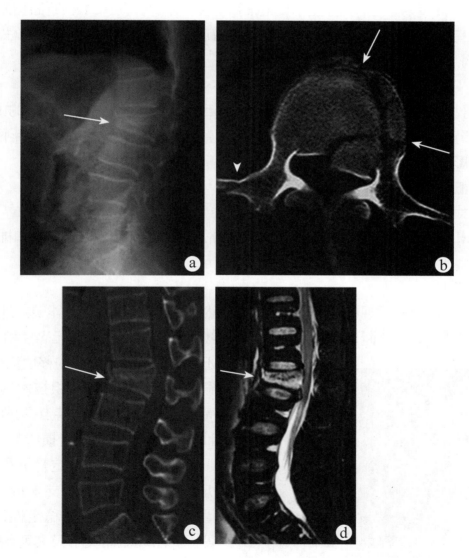

图6-4-9　脊椎骨折影像表现

a. X射线平片;b. CT轴位像;c. CT矢状位重建;d. MRI矢状位 T_2WI压脂像。第2腰椎压缩呈楔形,椎体碎裂,部分向椎管移位(↑), 右侧横突骨质不连续(▲),T_2WI见片状高信号(↑)。

（3）安全带骨折：骨折多见于车祸，平片上，骨折线横行经过棘突、椎板、椎弓与椎体，后部张开；或仅有棘上、棘间与黄韧带断裂，关节突分离，椎间盘后部破裂；或骨折与韧带断裂同时存在。

（4）脊柱骨折－脱位：脊柱骨折－脱位又称为移动性损伤，三柱都有损伤，平片上，主要显示椎体脱位、关节突绞锁，常伴关节突等附件骨折。75% 可引起脊髓和神经损伤，CT 显示关节突的位置关系清楚，MRI 显示椎体的移位、椎管狭窄、脊髓损伤情况最佳。

2. 寰枢椎损伤　常见的损伤包括寰枢关节脱位、寰椎骨折和齿状突骨折等。寰枢关节脱位表现为寰椎前弓后面与枢椎齿状突的距离超过 3mm，或者张口位寰枢椎的骨突关节间距两侧不对称。CT 扫描显示寰枢椎损伤优于平片，薄层 CT 横断面扫描并矢状面和冠状面、三维重组，可以精确显示寰枢椎的相互关系，是诊断本病的最佳方法。MRI 对椎管内结构情况显示最佳。

（四）骨盆骨折

骨盆骨折大多是直接暴力使骨盆受挤压所致的严重外伤，占骨折总数的 1%~3%，致残率高。严重骨盆骨折易引起创伤性失血性休克及盆腔脏器合并损伤，救治不当有很高的病死率，影像检查和诊断应尽快完成。

【疾病概要】

1. 病因病理　病因多为直接暴力撞击，挤压骨盆或从高处坠落冲撞所致。

2. 临床表现　临床除骨折症状及体征外，常有血管、膀胱、尿道、直肠和神经损伤等严重并发症。

【影像表现】

因骨盆是环形的不规则骨组成，X 检查必然有骨性重叠，因而不能很好地显示所有结构，CT 对骨盆骨折诊断优于 X 射线，不仅可以显示骨折线形态、有无碎片和骨折数目，还清楚地显示骨折后的移位情况，利于指导临床治疗。三维重组技术的应用可以清楚显示骨盆的结构特点，另外还可以同时显示骨盆内脏器官受损情况。

骨盆骨折分为稳定骨折和不稳定骨折。前环骨折如耻骨支骨折、髂前上棘骨折等不破坏骨盆的稳定性，属于稳定骨折。后环骶髂关节及其两侧的骨折脱位和耻骨联合分离，都破坏了骨盆的稳定性，为不稳定骨折。不稳定骨折多为多发骨折，易伴髋关节、骶髂关节或耻骨联合损伤（图 6-4-10）。

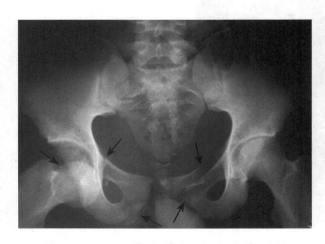

图 6-4-10　骨盆骨折伴髋关节脱位
双侧耻骨见多处骨质不连续，右侧股骨头与髋臼对应关系失常（↑）。

总之,临床具有明确外伤史,影像表现为明确骨折线,即可诊断骨折。但要与一些正常解剖结构,如管状骨的滋养血管沟、扁骨的血管压迹、周围肌肉间脂肪线、儿童骺板以及正常骨变异等鉴别。CT可发现平片上不能发现的隐匿骨折,对于结构复杂和骨性重叠部位的骨折,CT比平片能更精确显示骨折移位情况。MRI比CT更易发现隐匿骨折及骨挫伤。

二、关 节 创 伤

（一）关节脱位

【疾病概要】

1. 病因病理 根据发病机制,关节脱位可分为先天性关节脱位、习惯性关节脱位、创伤性关节脱位和病理性关节脱位。

2. 临床表现 创伤性关节脱位多见于肘、肩、足、髋、踝、腕、膝等关节。一般有明确的外伤史,关节疼痛、肿胀变形和功能丧失。创伤性关节脱位治疗不当,经复位后屡次复发则称为习惯性脱位。

【影像表现】

完全脱位表现为组成关节的各骨的关节面对应关系完全脱离或分离。半脱位为关节间隙宽窄不均,失去正常均匀的弧度而分离移位。关节脱位常并发邻关节肌腱附着部的撕脱骨折。球窝关节脱位还常引起关节窝内骨折。CT可发现关节囊内骨折,在显示关节脱位合并骨质损伤、骨质分离移位等细节方面优于平片。MRI可发现脱位合并的软骨、肌腱和韧带损伤。

常见关节脱位影像表现见图6-4-11。

（二）关节周围软组织损伤

【疾病概要】

1. 病因病理 韧带损伤分完全撕裂和不完全撕裂。不完全撕裂,为部分纤维断裂。如发生在附着部,可引起撕脱骨折。

2. 临床表现 关节周围软组织损伤包括关节囊、韧带和肌腱等的损伤。完全撕裂则关节不稳定,出现异常活动。肌腱损伤临床主要表现其对应功能异常,如指的伸肌腱断裂则不能伸指。

【影像表现】

1. X射线和CT影像表现 X射线和CT均不能直接显示韧带和韧带撕裂。

2. MRI表现 MRI可以直接显示韧带、肌腱。正常韧带、肌腱在所有MRI序列上都表现为低信号影。不完全撕裂表现为T_2WI上韧带低信号影中出现散在的片状或条纹状高信号,其外形可以增粗,边缘模糊不规则。完全中断则可见到断端呈犬牙交错状,很多完全韧带撕裂不能见到清楚的断端。

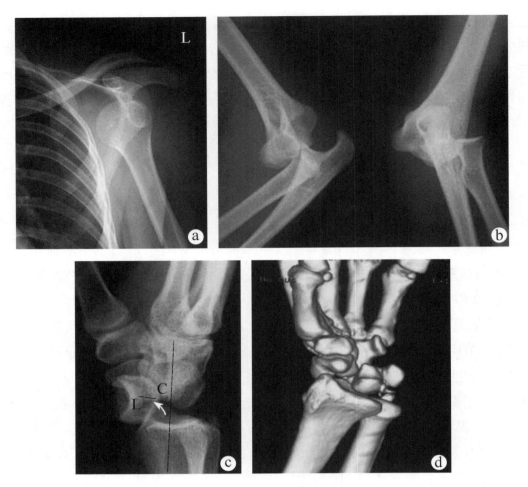

图 6-4-11　关节脱位

a. 肩关节脱位；b. 肘关节脱位；c. 月骨脱位；d. 月骨关节脱位 CT 三维重建。

（三）常见关节创伤

1. 肩关节创伤

（1）肩关节脱位：根据肱骨头脱出后的位置，肩关节脱位可分为前脱位和后脱位。前脱位又分为盂下、喙突下和锁骨下脱位；有明显外伤史；患肩疼痛、无力、酸胀和活动受限。查体可见方肩畸形，搭肩试验阳性。X 射线易于显示肩关节脱位。CT 可以明确肱骨头前后移位情况，还可显示平片不易发现的肱骨头压缩骨折和关节盂骨折。

（2）肩袖撕裂：肩袖为肩关节囊外的肌肉、肌腱和韧带复合体，主要由冈上肌、冈下肌、小圆肌和肩胛下肌及其肌腱构成。肩袖撕裂主要原因包括肩关节退行性变、创伤和撞击，可分为部分性和完全性撕裂，主要表现为肩关节疼痛、活动受限、不能外展。目前 MRI 为无创性诊断肩袖撕裂的首选方法，可明确撕裂的部位、范围、程度及伴发损伤。主要表现是在任何序列均为低信号的正常肌腱和韧带，撕裂后呈不同程度的 T_2 高信号（图 6-4-12）。

2. 肘关节脱位　肘关节脱位多因为肘关节过伸引起，多为后脱位，尺骨和桡骨端同时向后移位，尺骨鹰嘴半月切迹脱离肱骨滑车；常伴发骨折，关节囊韧带损伤。还可合并血管和神经损伤。

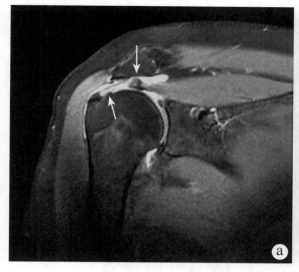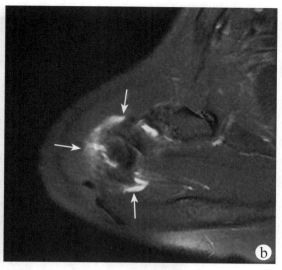

图 6-4-12　肩袖撕裂 MRI 表现

a. 斜冠状位；b. 横轴位。

3. 腕关节创伤　腕骨骨折以舟骨最多见，脱位以月骨最多见。腕舟骨骨折多发生于青壮年。常规正侧位片，常因骨折线显示不明显而漏诊，X 射线检查需拍摄舟骨位，以充分展示舟骨，发现骨折线。CT 扫描多平面重建可以增加舟骨骨折的检出率；MRI 可以明确诊断隐匿性舟骨骨折。月骨脱位在 X 射线正位片上表现为月骨周围关节间隙变窄，侧位片显示月骨向前翻转移位。月骨周围关节脱位表现为月骨向掌侧旋转脱位，与周围的腕骨失去对应关系。

4. 髋关节创伤　髋臼骨折多为股骨头脱位时撞击髋臼顶所致，偶发于骨盆骨折累及髋关节。CT 在诊断髋臼骨折上明显优于平片，它不仅可准确显示骨折片的形态大小、移位情况，还可以显示平片不易发现的关节腔内游离骨片，为指导手术和治疗提供依据。

5. 膝关节创伤　常见创伤如下：

（1）半月板撕裂：对于半月板撕裂，MRI 为首选检查。半月板位于膝关节腔内，由纤维软骨构成，上凹下平，外缘肥厚，并与关节囊相连，内缘薄而锐利游离于关节腔。正常半月板在所有 MRI 序列中呈均匀低信号；半月板撕裂、分为纵行、横行和水平撕裂。在矢状位和冠状位上均看到半月板内线形高信号影延伸至其表面，即可诊断为半月板撕裂（图 6-4-13）。当其高信号影未延伸到表面则提示慢性损伤或变性。

（2）内、外侧副韧带复合体损伤：稳定膝关节内侧的结构有内侧副韧带、收肌腱和深部关节囊韧带，紧邻内侧半月板，共同称为内侧副韧带复合体。外侧副韧带复合体损伤少见。内侧副韧带复合体损伤机制为暴力作用于膝关节外侧面。患者膝关节内侧显著肿胀，皮下淤血、淤青和明显压痛；如完全断裂，侧方应力试验呈阳性。

MRI 表现：正常内侧副韧带复合体，在 T_1WI 和 T_2WI 上均呈低信号，损伤后信号增高，并可见增厚、变形和 / 或中断（图 6-4-14）。内、外侧副韧带损伤的继发征象可包括关节间隙增宽、积液、半月板损伤、交叉韧带撕裂和骨挫伤。

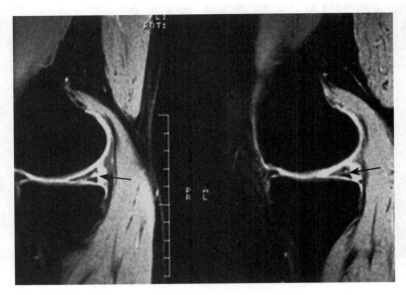

图 6-4-13 半月板撕裂 MRI 表现

T_2WI 矢状面,内侧半月板后角见横行高信号裂隙,达关节面边缘(↑)。

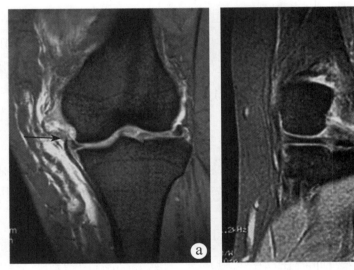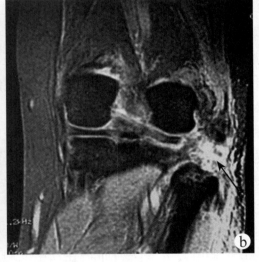

图 6-4-14 膝关节副韧带撕裂 MRI 表现

冠状位 T_2WI 脂肪抑制序列影像:a. 内侧副韧带撕裂(↑);b. 外侧副
韧带撕裂(↑)。

(3)膝关节交叉韧带损伤:前交叉韧带的主要作用是限制胫骨前移和辅助限制胫骨内旋。后交叉韧带的主要作用是防止胫骨后移,与前交叉韧带和侧副韧带协同限制膝关节的旋转运动。正常交叉韧带在 MRI 各个序列中均为低信号。膝关节交叉韧带损伤的主要 MRI 征象包括韧带局灶性或弥漫性增厚、界限不清楚、轮廓不规则或扭曲呈波浪状,连续性中断、局灶性或弥漫性 T_2WI 或 PDWI 高信号等(图 6-4-15),MRI 常难以区分完全性和部分性撕裂。MRI 为膝关节交叉韧带损伤的首选检查方法,还可同时显示膝关节的其他损伤。

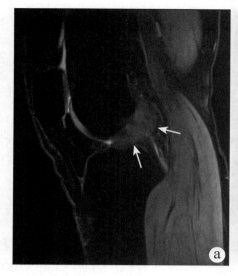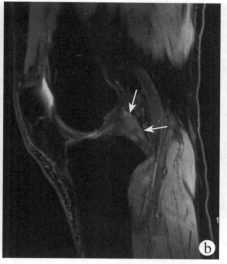

图 6-4-15　膝关节前、后交叉韧带损伤 MRI 表现

a. 矢状位 T_2WI 序列示前交叉韧带增粗、信号不均匀增高（↑）；b. 矢状位 T_2WI 序列示后交叉韧带增粗、扭曲、信号不均匀增高（↑）。

第五节　骨与关节发育异常

一、发育性髋关节脱位

发育性髋关节脱位又称为先天性髋关节脱位，是小儿较常见的发育畸形，女孩发病率较高，其中遗传因素起重要作用。单侧发病多见，左侧较右侧多见。

【疾病概要】

1. 病因病理　病因是髋臼与股骨头失去正常对位关系所导致的二者及周围软组织发育不良；病理改变包括髋臼发育不良，髋臼窝内充填脂肪纤维组织，圆韧带迂曲肥大，关节囊松弛，股骨前倾角增大，股骨头骨骺小等。

2. 临床表现　新生儿期即可发现腹股沟皮肤皱纹不对称，两侧肢体不等长。行走后，单侧脱位出现跛行；双侧脱位者，腰部生理前突增大，步态摇摆呈鸭步。本病早期诊断及时治疗可避免严重畸形，故早期诊断有重要意义。

【影像表现】

1. X 射线影像表现　常规摄取双髋正位和双髋外展位片（髋关节蛙形位），为本病的首选检查方法。髋臼形态因脱臼程度、病程长短而异，轻者仅髋臼角稍大，重者除髋臼角明显增大外，髋臼顶发育不良呈斜坡状，髋臼窝平浅宽大。股骨头是否位于髋臼窝内是诊断本病的直接依据，在股骨头骨化之前（6 个月内婴儿），主要根据股骨近端位置来判断。采用双髋外展位片，正常情况下，两侧股骨干轴线的延长线向上通过髋臼中心，表明无脱位；

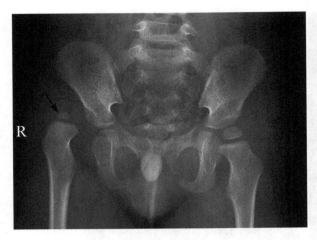

图 6-5-1　发育性髋关节脱位 X 射线影像表现
右侧股骨头骨骺较对侧明显小，位于髋臼外上
方（↑），申顿线（Shenton line）不连续。

若延长线位于髋臼中心以外，则表明脱位或倾向脱位（图6-5-1）。此外，X射线影像还可显示患侧骨盆骨发育不良，骨骺出现晚且小，耻骨、坐骨间骨骺线宽且联合晚，患侧闭孔较对侧小等。

髋臼和股骨头关系的X射线测量方法，常用三种。

①Perkin方格：经两侧髋臼最深处的Y形软骨中点做水平连线，再通过髋臼外缘做垂直线，构成四个象限。股骨头位于方格内下象限时为正常，超出此区域，则为脱位或半脱位。

②申顿线：是沿股骨颈内缘与同侧闭孔上缘的连线，圆滑的抛物线为正常，脱位时则失去应有的弧形。

③髋臼指数：经两侧髋臼最深处的Y形软骨中心做水平连线，再通过髋臼外上缘至髋臼最深处做连线，两直线夹角为髋臼指数，又称为髋臼角。该角度超过30°应考虑髋臼发育不良。

2. CT影像表现　多层螺旋CT三维重组影像可直接显示股骨头与髋臼的解剖关系以及股骨颈前倾角和髋臼窝深度等，还可观察髋关节囊挛缩、圆韧带增厚、纤维脂肪垫肥厚等病理改变，对临床选择治疗方案及手术入路，纠正股骨前倾角及髋臼角有较大帮助。

3. MRI表现　MRI可清晰显示股骨头软骨和二次骨化中心发育状况，直接显示股骨头移位情况和髋臼形态。对观察髋关节盂软骨病变、肌腱嵌顿、关节囊拉长肥厚、髋关节周围肌肉萎缩、圆韧带增厚和纤维脂肪垫肥厚等病理改变也比较满意。MRI可早期显示髋关节发育不良的并发症，如股骨头缺血性坏死或关节积液等。

【鉴别诊断】

发育性髋关节脱位应与婴幼儿髋关节化脓性关节炎鉴别，后者早期于骨质破坏之前即可出现病理性髋关节脱位，但两侧髋臼形态对称是与前者的主要差别，结合临床和实验室检查也有助于其鉴别。

二、椎弓峡部不连及脊椎滑脱

【疾病概要】

1. 病因病理　椎弓峡部不连指椎弓峡部骨不连续，又称为椎弓崩裂、峡部裂。多认为系先天发育不良，及在此发育薄弱基础上反复受力，多次微小应力性骨折所致。如果由于椎弓峡部不连导致椎体向前不同程度移位，称为脊椎滑脱。

2. 临床表现　主要症状为下腰痛，并向髋部或下肢放射。

【影像表现】

1. X射线影像表现   前后位片上椎弓峡部不连可表现为椎弓峡部裂隙、密度增高、结构紊乱等改变；侧位片上，椎弓峡部缺损位于椎弓的上、下关节突之间，为自后上斜向前下方的裂隙样骨质缺损，边缘可有硬化，有时会因滑脱而使裂隙两边的骨质有分离和错位，但前后位或侧位片一般不能作为确诊的依据。左右斜位片上峡部显示最清楚，可见"狗戴项圈征"，并可确定哪一侧不连（图6-5-2）。

测量椎体滑脱程度以Meyerding测量法较适用。即将下一椎体上缘由后向前分为四等份，根据前移椎体后下缘在下一椎体上缘的位置，将脊椎滑脱分为四度。如位于第1等

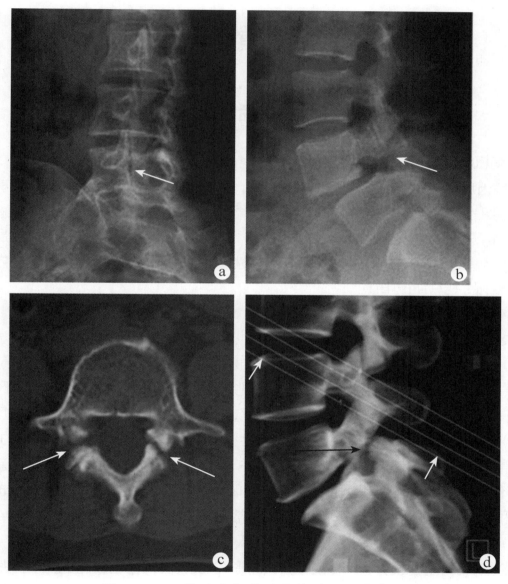

图6-5-2   椎弓峡部裂并脊椎滑脱影像表现

a. 右后斜位平片，显示第4腰椎椎弓峡部裂隙（↑），呈"狗戴项圈征"；b. 侧位片，第4腰椎椎弓峡部隐约见裂隙（↑），椎体迁移、滑脱；c. CT轴位片（另一患者）示双侧椎弓峡部裂隙（↑）；d. CT的MPR影像显示椎弓峡部裂隙清晰（↑）。

份内的为Ⅰ度滑脱,位于第2等份的为Ⅱ度滑脱,依此类推。

2. CT影像表现   MPR可显示椎弓峡部骨皮质不连续的直接征象,断端清晰、圆滑,多伴有骨质硬化;间接征象可表现为上位椎体前移、椎管前后径增加等。

3. MRI表现   矢状面可观察脊椎的移位。通过峡部的横断面可以显示其不连及椎管前后径增加,它在 T_1WI 和 T_2WI 均为低信号。此外,椎体骨髓因受力改变发生变化,开始为长 T_1 长 T_2 信号(纤维血管组织),然后脂肪化而呈高信号,最后为骨质硬化的低信号。

【鉴别诊断】

一般平片即可作出诊断,MPR显示椎弓峡部比平片更清晰、明确。

第六节   骨软骨缺血性坏死

一、股骨头骨骺缺血性坏死

【疾病概要】

1. 病因病理   本病的发病原因尚不清楚,多数与慢性损伤有关,大约10%病例为家族性。早期为骨骺软骨下骨质缺血,继而引起周围组织的反应性改变。

2. 临床表现   本病好发于3~10岁儿童。一般为单侧受累,亦可为两侧先后发病。主要症状为髋部疼痛、乏力和跛行,可有间歇性缓解。晚期患侧下肢稍短,患髋内旋、外展、后伸受限,托马斯征阳性。

【影像表现】

1. X射线影像表现

(1)早期:早期主要表现为髋关节间隙内侧增宽,股骨头骨骺骨化中心变小且密度均匀增高。股骨头骨骺骨性关节面下方可出现新月形透光区,称为"新月征"。干骺端改变包括股骨颈粗短,骨质疏松,骺线不规则增宽,以及邻骺线骨质内出现囊样缺损区。

(2)进展期:骨骺更为扁平并呈不均匀性密度增高,甚至可节裂成数个小的致密性骨块。骨骺内多发大小不等的囊样透亮区,并于囊腔周围逐渐形成数量不等的新生骨。骺板呈不规则增宽,但有时可见骨骺干骺提早闭合。与早期相比,干骺部粗短、局限性骨质疏松和囊样变更加明显,关节间隙增宽或正常。

(3)晚期:若临床治疗及时,股骨头骨骺大小、密度及结构可逐渐恢复正常。如治疗延迟或不当,常可遗留股骨头蕈样或圆帽状畸形,以及股骨颈粗短、大粗隆升高、头部前下偏斜、颈干角缩小并形成髋内翻和髋关节半脱位等畸形。髋臼表现上部平直和形态不规则。最终,引起继发性退行性骨关节病而出现骨质增生和关节间隙变窄。

2. CT影像表现   CT可较X射线更早发现骨骺缺血性坏死的细微病变。

3. MRI表现   MRI敏感性较高,可比较准确地显示股骨头骨骺软骨的形态、髋臼与股骨头骨骺的位置关系、骨坏死区部位与形态、骺板受累情况,因而对确定分期及判断预后更有价值(图 6-6-1)。

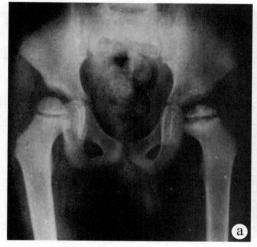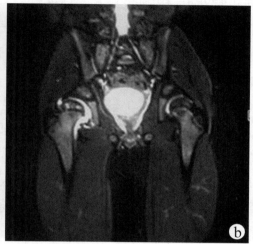

图 6-6-1　股骨头骨骺缺血性坏死影像表现

a. X 射线平片左股骨头骨骺坏死;b. MRI 冠状位脂肪抑制右股骨头骨骺坏死(不同患者)。

【鉴别诊断】

股骨头骨骺缺血性坏死主要应与髋关节结核相鉴别,后者骨破坏周围较少有硬化带,邻关节骨质疏松广泛,较早即有关节间隙狭窄,无明显骺板和干骺端增宽。

二、成人股骨头缺血性坏死

【疾病概要】

1. 病因病理　成人股骨头缺血性坏死又称为股骨头无菌性坏死。常见的病因有创伤、长期服用皮质激素和酗酒。股骨头缺血性坏死也是股骨头骨折最常见并发症。其典型病理变化自股骨头表面向深侧,依次可分为五层:关节软骨、坏死骨组织、肉芽组织、反应性新生骨、正常骨组织。

2. 临床表现　非创伤性股骨头坏死多见于中年男性,半数以上双侧受累。早期多为髋部疼痛,间断发作并逐渐加重,双侧病变可呈交替性疼痛。典型体征为腹股沟区深部压痛,可放射至臀或膝部,"4 字"试验阳性。

【影像表现】

1. X 射线影像表现　股骨头血液供应中断后 12h 骨细胞即坏死,但在 X 射线平片上看到股骨头密度改变至少需要 2 个月或更长时间。

Ⅰ期(软骨下溶解期):股骨头负重区关节软骨下骨质中可见 1~2cm 宽的弧形透明带,构成"新月征",此为坏死松质骨塌陷并与关节软骨分离的表现。

Ⅱ期(股骨头修复期):股骨头负重区关节软骨下骨质密度增高,可见点状及斑片状密度减低区及囊性改变,病变周围可见密度增高的硬化带。

Ⅲ期(股骨头塌陷期):股骨头负重区的软骨下骨呈不同程度变平和塌陷,而关节间隙仍保持正常宽度,申顿线基本保持连续。

Ⅳ期(股骨头脱位期):股骨头负重区严重塌陷,股骨头变扁平。股骨头向外上方移位,申顿线不连续。关节间隙可以变窄,髋臼外上缘常有骨赘形成,出现继发性髋关节骨关节炎的表现。

2. CT影像表现　CT较X射线平片显示股骨头坏死更为敏感,可发现早期细微骨质改变,确定是否存在骨塌陷,及显示病变延伸范围,从而为治疗方案的选择提供帮助。三维重组影像可以更好地评价股骨头的变形和塌陷程度。

3. MRI表现　MRI对股骨头缺血性坏死的早期诊断具有较大价值。多表现为股骨头前上部边缘的异常条带信号:T_1WI上为条带状低信号、T_2WI亦为低信号或内高外低两条并行信号带,与CT上的硬化带或并行的透光及硬化带相对应,此即"双线征",为特异的影像诊断征象(图6-6-2)。

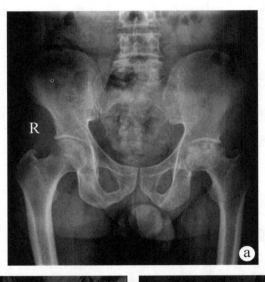

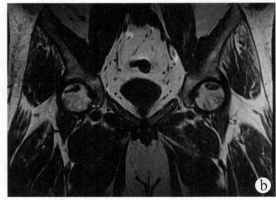
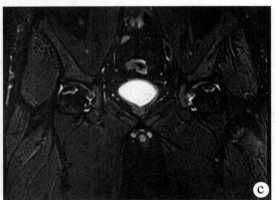

图6-6-2　成人股骨头缺血性坏死影像表现

a. 正位平片,左侧股骨头缺血性坏死;b. MRI冠状位T_1WI;c. MRI冠状位T_2WI压脂,双侧股骨头缺血性坏死(与平片为不同患者)。

【鉴别诊断】

成人股骨头缺血性坏死应与以下疾病或异常变异鉴别：关节退变性假囊肿，表现为关节面边缘骨质增生硬化及局限于持重区骨性关节面下类圆形骨质吸收灶，形态规整，无明显股骨头塌陷。骨岛：多为孤立的圆形致密硬化区，密度较高，边缘较光整，无骨质破坏。

第七节　骨与关节化脓性感染

一、化脓性骨髓炎

化脓性骨髓炎指由化脓性细菌引起的骨膜、骨质及骨髓组织的炎症。关节滑膜的化脓性炎症即为化脓性关节炎，二者统称为骨与关节化脓性感染。

（一）急性化脓性骨髓炎

【疾病概要】

1. 病因病理　致病菌以金黄色葡萄球菌最多见。主要病理变化为骨质破坏与死骨形成，后期有新生骨，成为骨性包壳。幼儿骺板抗感染力较强，直接蔓延而发生关节炎的机会很少。成人骺板融合，感染易侵入关节引起化脓性关节炎。

2. 临床表现　急性化脓性骨髓炎好发于儿童及青少年，最常见的部位是胫骨近端和股骨远端。起病急，可有高热、寒战等全身中毒症状，局部皮肤红、肿、热、压痛明显。

【影像表现】

1. X 射线影像表现

（1）软组织肿胀：骨髓炎发病 7~10d 内，骨质改变常不明显，主要为软组织肿胀。表现为肌肉间隙模糊、消失，皮下组织与肌肉间的分界不清，皮下脂肪内出现致密的条纹状和网状阴影。

（2）骨质破坏：约在发病半个月后，干骺端形成分散不规则的骨质破坏区，骨小梁模糊、消失，破坏区边界不清。破坏区逐渐向骨干发展，很少跨过骺板或穿过关节软骨侵入关节。骨质破坏的同时，开始出现骨质增生，表现为骨质破坏周围密度增高。

（3）死骨：骨质破坏形成的死骨表现为小片状、长条状高密度影。

（4）骨膜增生：脓肿刺激骨膜，在骨皮质表面形成葱皮状、花边状或放射状致密影。病变早期骨膜增生量少，密度较低，随病变发展逐渐变厚及密度增高。骨膜新生骨围绕骨干大部或全部，即称为包壳。

2. CT 影像表现　与 X 射线相比，CT 更易发现骨内小的侵蚀性破坏或脓肿形成，显示骨周围软组织肿胀也较清楚。但 CT 常难以发现薄层骨膜新生骨。

3. MRI 表现　MRI 显示骨髓水肿和软组织肿胀明显优于 X 射线和 CT，具有早期诊断价值。炎性病灶 T_1WI 上呈低或中等信号，T_2WI 上呈不均匀高信号，死骨呈低信号。

增强扫描,炎性病灶信号增强,坏死液化区不增强,脓肿壁可见不规则花边状强化。

急性化脓性骨髓炎影像表现见图6-7-1。

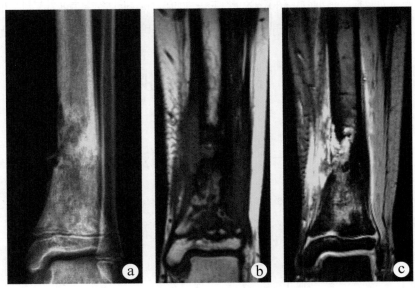

图6-7-1 急性化脓性骨髓炎影像表现

a. X射线平片,胫骨下段不规则骨质破坏,骨小梁模糊,骨膜增生;b. MRI冠状位T_1WI,感染灶呈低信号;c. MRI冠状位T_2WI,感染灶呈高信号。

【鉴别诊断】

急性化脓性骨髓炎应与恶性骨肿瘤如成骨肉瘤、尤文肉瘤鉴别。恶性肿瘤的骨质破坏周围不一定有骨质增生(包括瘤骨、反应性成骨和骨膜新生骨)且骨质增生不会随病程的延长而日趋明显。

（二）慢性化脓性骨髓炎

【疾病概要】

1. 病因病理　因急性化脓性骨髓炎未能彻底控制,反复发作演变为慢性化脓性骨髓炎。病理改变以死骨和新生骨形成为主。

2. 临床表现　在病变不活动阶段可以无症状,有局部肿胀,骨质增厚、粗糙,肢体增粗及变形。急性发作表现为局部红、肿、热及压痛,可有全身中毒症状,症状反复发作为其典型特征。

【影像表现】

1. X射线影像表现　主要表现为广泛的骨质增生、脓腔和死骨。骨皮质增厚,髓腔狭窄或闭塞,骨干增粗,轮廓不规整(图6-7-2)。

2. CT影像表现　CT比X射线更容易发现死骨和骨内脓肿。

3. MRI表现　MRI可以很好地显示炎症组织、脓肿、窦道或瘘管,有助于区分不典型骨髓炎与肿瘤。

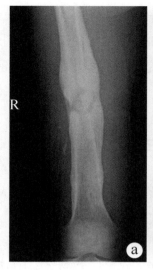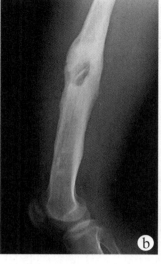

图 6-7-2　慢性化脓性骨髓炎影像表现

a. 正位平片,右股骨广泛增生硬化,骨髓腔狭窄;b. 侧位平片,股骨
中段局限性骨质破坏,内见死骨,周围骨质硬化。

【鉴别诊断】

慢性化脓性骨髓炎不典型病例应与慢性骨脓肿、硬化性骨髓炎鉴别。慢性骨脓肿主
要表现为局限性骨破坏,位于干骺端中央或略偏一侧,周围逐渐出现反应性骨硬化。硬化
性骨髓炎主要表现为大范围骨质增生硬化,髓腔狭窄或消失,而脓腔很小,难以分辨。

二、化脓性关节炎

【疾病概要】

1. 病因病理　化脓性关节炎为关节内化脓性感染。
致病菌以金黄色葡萄球菌最常见,主要经血行播散进入
关节内,先引起滑膜充血、水肿,若病变继续发展则会出
现不同程度的关节软骨及软骨下骨质破坏。愈合期可形
成纤维性或骨性关节强直。

2. 临床表现　本病多见于儿童,好发于髋、膝关节。
起病急骤,有寒战、高热等症状,病变关节迅速出现疼痛与
功能障碍。

【影像表现】

1. X 射线影像表现　早期会出现关节囊和周围软组
织肿胀,关节间隙可增宽,局部骨质疏松。随后,关节间隙
进行性变窄,软骨下骨质破坏,以持重面为重,可发生病理
性脱位。愈合期可见骨性强直(图 6-7-3)。

2. CT 影像表现　CT 对一些复杂关节,如髋、肩和骶

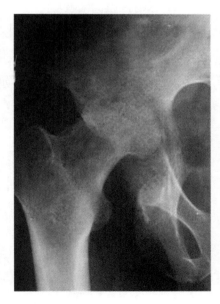

图 6-7-3　右髋关节化脓性
关节炎影像表现

骶关节等,显示骨质破坏和脓肿侵犯的范围常较 X 射线平片敏感。

3. MRI 表现　MRI 显示化脓性关节炎的滑膜炎和关节渗出液比 X 射线片和 CT 敏感,能明确炎症侵犯周围软组织的范围,还可显示关节囊、韧带、肌腱、软骨等关节结构的破坏情况。

第八节　骨与关节结核

骨与关节结核是最常见的肺外继发性结核病,结核分枝杆菌绝大多数源于肺结核,好发于儿童和青年,以脊椎结核发生率最高,其次为关节结核。

在病理学上,骨与关节结核病变可分为干酪坏死型和增生型两种。前者较多见,其特点是干酪样坏死和死骨形成;病变突破骨皮质时,在相邻软组织内形成脓肿,局部无红、热、痛,被称为冷脓肿或寒性脓肿。增生型少见,以形成结核性肉芽肿组织为主。

一、脊椎结核

【疾病概要】

1. 病因病理　绝大多数脊柱结核发生于椎体,附件结核仅有 1%~2%。椎体结核又分为中心型、边缘型和韧带下型。

2. 临床表现　成人以腰椎最多见,胸椎次之,颈椎较少见。儿童以胸椎最多见。临床上发病隐匿,症状较轻,病程缓慢。全身症状可有午后低热、乏力、消瘦、盗汗等。

【影像表现】

1. X 射线影像表现

(1)中心型(椎体型):此型多见于胸椎,主要变现为椎体内骨质破坏。

(2)边缘型:腰椎结核多属此型,主要表现为椎体的前缘、上或下缘局部骨质首先破坏,再向椎体和椎间盘侵蚀蔓延,椎间隙变窄出现早为其重要特点之一。

(3)韧带下型(椎旁型):此型主要见于胸椎,病变在前纵韧带下扩展,椎间盘受累不明显,椎间隙无狭窄。

(4)附件型:此型较少见,以脊椎骨附件骨质破坏为主,累及关节突时常跨越关节。以上各型均可产生椎旁冷脓肿,死骨较少见。

2. CT 影像表现　CT 可清晰显示病灶部位,骨质破坏程度,有无空洞、椎旁脓肿和死骨形成。

3. MRI 表现　MRI 是显示脊椎结核病灶部位、病变特征和累及范围最敏感的方法,可发现 X 射线、CT 影像表现尚正常的早期椎体结核病灶,显示椎旁脓肿、软组织改变和病变椎管内侵犯优于 CT。增强检查,病变椎体和椎间盘多呈不均匀强化,脓肿壁薄且均匀强化。

脊柱结核的影像表现见图 6-8-1。

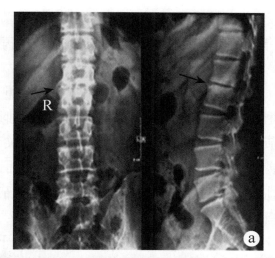

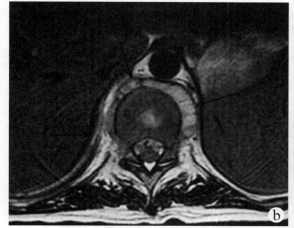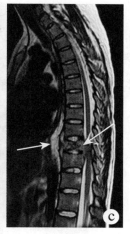

图 6-8-1　脊椎结核的影像表现

a. X 射线平片,第 2 腰椎边缘型结核,第 1 腰椎椎体下缘受累,椎间隙狭窄(↑);b. MRI 轴位 T_2WI 和 c. MRI 矢状位 T_2WI:胸椎中心型结核,椎体骨质破坏,塌陷,椎旁脓肿形成(↑)。

【鉴别诊断】

脊椎结核应与下列疾病鉴别:①化脓性脊椎炎,多单节或双节发病,骨质破坏进展较快,骨质增生硬化较明显,易形成骨赘或骨桥。②脊椎转移瘤,很少累及椎间盘,也很少沿前纵韧带下蔓延,且不会形成椎旁脓肿。③椎体压缩骨折,常有明确外伤史,多累及一个椎体,多呈楔状压缩变形,无侵蚀性骨质破坏及椎间隙狭窄。

二、关 节 结 核

【疾病概要】

1. 病因病理　关节结核依据最初病灶发生部位分为骨型和滑膜型关节结核。前者先为骨骺、干骺端结核,后蔓延至关节。后者结核分枝杆菌先侵犯滑膜,较晚才破坏关节软骨及骨端。病变晚期,关节组织结构和骨质均有明显改变时,则无法分型,称为全关节结核。

2. 临床表现 儿童和青少年多见，好发于髋关节和膝关节。起病缓慢，有低热、乏力、倦怠、食欲减退、消瘦等全身症状。骨质破坏明显时会形成病理性脱位。

【影像表现】

1. X 射线影像表现 骨型关节结核以髋关节和肘关节多见，表现为在骨骺与干骺结核的基础上，出现关节周围软组织肿胀，关节骨质破坏及关节间隙不对称狭窄。滑膜型关节结核多见于膝和踝关节，早期表现为关节囊和软组织肿胀，关节间隙正常或稍增宽，邻关节骨质疏松。病变发展，在关节非承重部位（多数位于关节面边缘）出现虫蚀状骨质破坏，且关节上下骨端多对应受累（图 6-8-2a）。晚期，关节面及破坏灶边缘变清晰并可出现硬化，严重者可产生关节强直，多为纤维性强直。

2. CT 影像表现 骨型关节结核的骨质破坏改变与骨骺、干骺结核相同。滑膜型关节结核在 CT 上可清楚地显示关节囊增厚，关节腔积液和周围软组织肿胀。脓肿形成可确定其部位和范围。增强检查，关节囊和脓肿壁呈均匀强化。

3. MRI 表现 MRI 的信号变化能全面地显示关节结核的病理改变（图 6-8-2b~图 6-8-2d），对诊断和鉴别诊断有很大帮助。

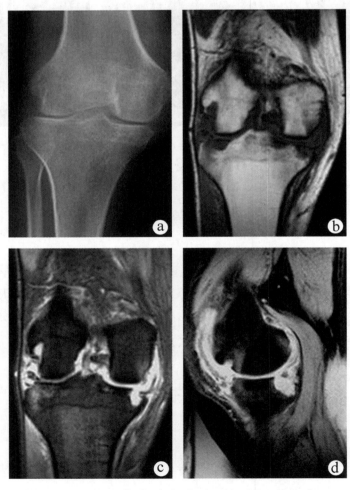

图 6-8-2 右膝关节（滑膜型）结核影像表现

a. X 射线平片；b. 冠状位 T_1WI；c. 冠状位 T_2WI；d. 矢状位 T_2WI。

【鉴别诊断】

本病应与以下关节病相鉴别：①化脓性关节炎：起病急，进展快，关节软骨较早破坏而较快出现关节间隙狭窄，常为匀称性狭窄；骨质破坏发生在承重面，骨质破坏同时多伴有增生硬化，骨质疏松不明显；最后多形成骨性强直。②类风湿关节炎：常对称性侵及多个关节，关节间隙变窄出现较早，且是匀称性狭窄，然后再侵及骨性关节面。

第九节 慢性骨关节病

一、退行性骨关节病

【疾病概要】

1. 病因病理 退行性骨关节病又称为慢性骨关节病，是一种非炎症性的骨关节病变，以关节软骨退变、关节面及其边缘形成新骨为特征。本病分为原发性和继发性，原发性最多见，多见于老年人，女性多于男性，是关节软骨随着年龄增长而发生的退行性变。软骨改变主要是因为水含量减少、表层侵蚀或磨损而引起软骨变薄，甚至可完全被破坏而剥脱。关节软骨退变，表面变薄、粗糙、断裂，骨性关节面硬化，边缘可形成骨赘；软骨下骨质内可形成囊变，周围有致密纤维组织和反应性新生骨，内含有黏液。晚期关节腔内可见游离体，多由软骨退行性变导致的碎片脱落而来，并可发生钙化及骨化。

2. 临床表现 本病发病缓慢，可侵犯全身任何关节，包括滑膜关节和软骨联结。一般多累及大关节，如髋关节、膝关节、指间关节及脊椎等。主要症状为关节活动不灵便、疼痛。

【影像表现】

1. X 射线影像表现 早期最常见表现为关节间隙变窄。进展期为软骨下骨质硬化、骨赘形成。骨赘开始表现为骨边缘变锐利，之后为关节面边缘的骨性突起，呈唇样或鸟嘴样改变（图 6-9-1），脱落后形成关节腔内游离体。软骨下骨质反应性硬化在相邻关节面区最明显，向骨干侧逐渐减轻。关节面下可见圆形、类圆形的囊性透亮区，边界清楚，有硬化带。晚期出现关节失稳、畸形，但不会出现关节强直。临床症状不与 X 射线影像表现的严重程度正相关。

2. CT 影像表现 CT 可以更清晰地显示关节间隙变窄、骨质破坏、关节面硬化和关节腔内游离体形成。检查复杂关节时，通过 CT 的多种后处理技术可以更好地显示病变，如脊柱、髌股关节等病变。

3. MRI 表现 MRI 是唯一可以直接清晰地显示关节软骨的影像检查方法。早期表现为关节软骨肿胀，T_2WI 为高信号；之后软骨内出现小囊、表面糜烂和小溃疡；晚期表现为软骨变薄，部分纤维化在 T_2WI 上表现为低信号。

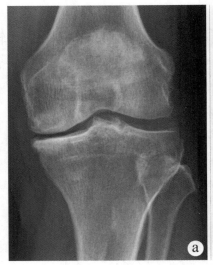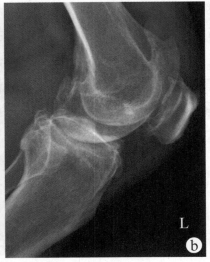

图 6-9-1　左膝关节退行性骨关节病 X 射线影像表现

a. 正位片；b. 侧位片。关节间隙变窄，内侧明显，骨性关节面硬化，关节边缘骨质增生，骨赘形成。

二、类风湿关节炎

【疾病概要】

1. 病因病理　类风湿关节炎（rheumatoid arthritis，RA）是一种全身性自身免疫性疾病，主要表现为多发性、非特异性慢性关节炎症，主要特征为对称性侵犯手足小关节。本病的病因尚不明确，可能与遗传因素有关。主要病理变化为关节滑膜的非特异性慢性炎症。

2. 临床表现　类风湿关节炎是一种致残率较高的反复发作性疾病，预后不良。临床上发病隐匿，女性多见，好发于 20~50 岁。主要临床表现是手、足、腕等小关节对称性关节梭形肿胀、疼痛。晚期表现为多关节畸形，如手指"尺侧偏移"、指间关节屈曲、过伸畸形和肌肉萎缩。部分病例有关节外的类风湿结节，好发于肘关节附近。本病可累及动脉、心包、心肌、心内膜等，还可引起胸膜病变、肺间质性纤维化等，实验室检查可见类风湿因子阳性，血沉加快等。

【影像表现】

1. X 射线影像表现　手足小关节是最早也是最常受累的部位，其中双侧腕关节正位是早期检查的最佳部位。小部分病例可侵犯膝、肘、肩和髋等关节（图 6-9-2）。

早期手足小关节多发的对称性梭形软组织肿胀，关节间隙正常或变窄。骨侵蚀始于关节软骨边缘，即边缘性侵蚀，是类风湿关节炎重要的早期征象。骨质疏松是类风湿关节炎的重要特点之一，早期多从周围小关节、邻近关节区域开始，逐步累及中轴骨、四肢骨，部分有骨质软化。类风湿关节炎常有软骨下囊性病灶，在鹰嘴、肱骨远端、股骨颈或

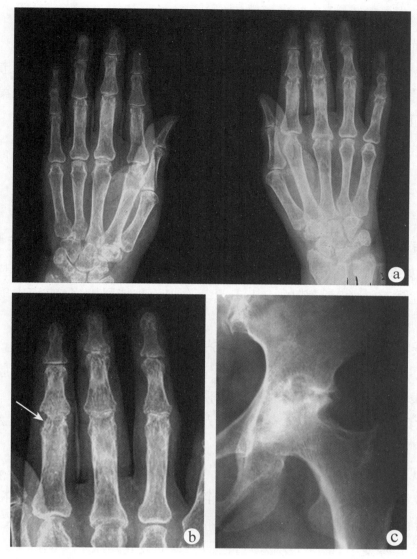

图 6-9-2　类风湿关节炎 X 射线影像表现

a. 双手正位片：双手小关节多发对称性骨质破坏，关节间隙
变窄；b. 是 a 图局部放大影像：边缘侵蚀性骨质破坏(↑)；
c. 髋关节关节面骨质破坏，关节间隙明显变窄。

膝关节周围骨质偶见囊性病灶，被称为假囊性类风湿关节炎，可继发骨折。晚期，骨质疏松严重，关节面硬化明显，部分引起关节纤维性或骨性强直、关节脱位或半脱位，指间关节、掌指关节半脱位较常见，容易造成指向尺侧偏斜畸形。另外，骨质破坏可引起压迫性侵蚀，多见于承重的关节，如髋关节。

2. CT 影像表现　骨性关节面可见锯齿样破坏、关节面部分中断和关节面下囊状破坏等，骨端可显示骨质疏松。

3. MRI 表现　MRI 首先出现滑膜炎，进而产生骨髓水肿，后期骨质侵蚀破坏。注射对比剂后显示炎性关节滑膜明显强化。

【鉴别诊断】

类风湿关节炎应与下列疾病鉴别：

1. 关节结核　关节结核多为单关节发病，关节软骨和骨质破坏发展较快而严重。

2. 痛风性关节炎　痛风性关节炎间歇性发作，男性多见，多数先侵犯第1跖趾关节，早期关节间隙正常，发作高峰期高血尿酸为其特点，晚期有痛风结节形成。

三、强直性脊柱炎

【疾病概要】

1. 病因病理　强直性脊柱炎（ankylosing spondylitis，AS）是以中轴关节慢性炎症为主要表现的全身疾病，病因不明。多数病例有骶髂关节受累，主要病变是脊柱韧带广泛骨化、椎骨间骨性强直。关节滑膜的一般病理学改变为非特异性炎症，可出现滑膜炎症、软组织水肿和骨质疏松。

2. 临床表现　强直性脊柱炎好发于15~35岁男性，与遗传因素有关。发病隐匿，病程长，多数早期出现骶髂关节受累，逐渐向上蔓延，早期表现多为间歇性下腰痛、发僵。脊柱受累后，可表现为活动受限、疼痛或脊柱畸形。

实验室检查：血沉加快，90%患者出现人类白细胞分化抗原B27（HLA-B27）阳性，而正常人群中仅少数出现HLA-B27阳性。

【影像表现】

1. X射线影像表现　病变最先侵犯骶髂关节，双侧对称性受累为其特征，是诊断该病的主要依据。开始髂侧关节面受侵蚀破坏，呈鼠咬状，边缘增生硬化，关节间隙见假性增宽，随后关节间隙变窄，最终表现为骨性强直、骨质硬化消失。

骶髂关节炎发病后，逐渐向上累及脊柱，开始侵蚀椎体前缘上、下角和关节突关节，病变加重导致椎体前面的凹面变直，形成"方椎"。炎症可引起椎间盘纤维环及前纵韧带深层骨化，形成平行于脊柱的韧带骨赘，椎间隙变窄，脊柱外观改变呈竹节样，即竹节状脊柱（图6-9-3）。晚期，脊柱强直，强度降低，易发生骨折。

2. CT影像表现　骶髂关节扫描，因消除关节前后重叠的干扰，比平片能更早、更清晰地显示关节的虫蚀状骨质破坏和硬化。

3. MRI表现　MRI是最敏感的影像检查方法。早期MRI表现为骶髂关节间隙内的血管翳在T_1WI呈低信号，T_2WI呈高信号，增强扫描显示明显强化。

【鉴别诊断】

强直性脊柱炎需要与类风湿关节炎鉴别。类风湿关节炎女性多见，多数类风湿因子阳性，早期先侵犯手足小关节，无方形椎和竹节样脊柱改变。

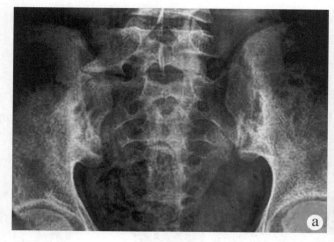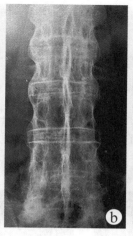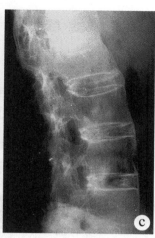

图 6-9-3 强直性脊柱炎 X 射线影像表现

a. 平片示双侧骶髂关节对称性骨质破坏,关节间隙假性增宽;b、c. 强直性脊柱炎晚期,脊柱呈竹节状改变。

四、椎间盘突出与膨出

【疾病概要】

1. 病因病理 椎间盘退行性改变是椎间盘突出、膨出的内因,包括髓核脱水、变性、弹性减低,纤维环有裂隙,周围韧带松弛,椎体终板断裂等。

根据髓核突出的位置、程度不同,椎间盘退行性改变可分为椎间盘膨出、椎间盘突出、椎间盘脱出、椎间盘游离碎片、施莫尔结节(椎体内突出)等。

椎间盘膨出指椎间盘变性致纤维环松弛,椎间盘向周围均匀地膨隆,纤维环超出椎体终板边缘。

椎间盘突出指退变或外伤导致纤维环变性、断裂,部分髓核或纤维环内层通过纤维环缺损处局限性突出。根据椎间盘突出的部位和方向,椎间盘突出可进一步分为:①后中央型;②旁中央型;③外侧型等多种类型。由于椎间盘后方纤维环较薄,与后纵韧带连接疏松,因此椎间盘突出常发生于后纵韧带的侧后方,即旁中央型最多见。

椎间盘脱出指突出的髓核穿过中央有裂隙的后纵韧带进入椎管内,髓核突出部分与未突出部分之间由一"窄颈"相连。

椎间盘游离碎片指突出的髓核与椎间盘髓核主体部分分离,可以向上或向下移位。

施莫尔结节(Schmorl nodules)指髓核经软骨盘受损破裂处向上或向下突入相邻椎体的骨松质内,形成椎体上缘和/或椎体下缘的半圆形压迹。

2. 临床表现 椎间盘突出好发于 30~50 岁男性。椎间盘突出多见于活动度大的部位,如腰椎,其中以 L_4~L_5、L_5~S_1 最常见,其次为 C_4~C_5、C_5~C_6 椎间盘。发病时脊椎活动受限,同时有局部刺激症状及压迫脊髓、神经根的症状。

【影像表现】

1. X 射线影像表现 主要影像表现是间接征象,如椎间隙变窄;椎体边缘骨质增生、骨赘形成或游离骨块;脊柱生理曲度异常或侧弯。

2. CT 影像表现　椎间盘多向后侧椎管方向突出,呈局限性膨隆,密度与对应层面的椎间盘一致,椎间盘外缘连续性中断;突出的椎间盘压迫致硬膜囊局部变形,硬膜外脂肪受压移位,对应的脊髓段或马尾神经段受压;突出的椎间盘内可见大小、形态不一的钙化。椎间盘游离碎片影像表现为后纵韧带后方可见不规则结节,部分钙化。施莫尔结节表现为椎体上或下缘、边缘清楚的圆形或半圆形压迹,常位于椎体上下缘的中后 1/3 交界处,可上下对称出现,其中心密度低为突出的髓核及软骨板,边缘有反应性骨硬化带(图 6-9-4)。

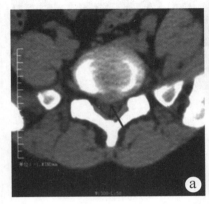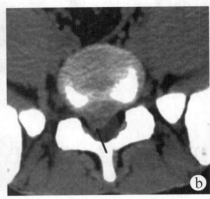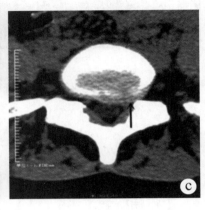

图 6-9-4　椎间盘突出 CT 影像表现

a. 后中央型;b. 后外侧型;c. 外侧型:椎间盘不同方向突出(↑)。

3. MRI 表现　MRI 是椎间盘病变最佳的影像检查方法。可清晰显示椎间盘、椎体骨髓、硬膜囊、脊髓和神经根改变。直接征象:髓核突出与脱出,髓核游离碎片,施莫尔结节。间接征象:硬膜囊、脊髓或神经根受压改变;受压节段脊髓内水肿或缺血改变;硬膜外静脉丛受压改变;相邻骨结构及骨髓改变(图 6-9-5)。

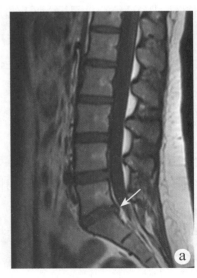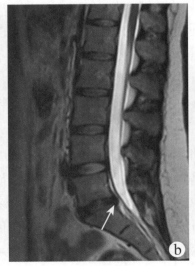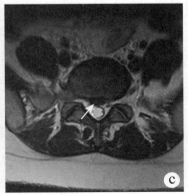

图 6-9-5　椎间盘突出 MRI 表现

a. T_1WI 矢状面;b. T_2WI 矢状面;c. T_2WI 横断面。腰骶椎间盘 T_2WI 信号降低,后中央型突出(↑)。

第十节 骨 肿 瘤

骨肿瘤的组织起源和病理表现复杂多样,近年随着研究的深入和新技术的应用,人们对疾病的认识从形态学走向了蛋白质分子水平和基因水平,对疾病的认识和理解需要不断更新。在新版(2020)世界卫生组织(World Health Organization,WHO)骨肿瘤分类中,骨肿瘤分为软骨源性肿瘤、骨源性肿瘤、纤维源性肿瘤、骨血管肿瘤、富含破骨性巨细胞的肿瘤、脊索源性肿瘤、骨的其他间叶性肿瘤和骨的造血系统肿瘤八大类共68种疾病,每一大类包括多种肿瘤。本节主要学习六种常见骨肿瘤的诊断知识,为今后深入学习骨肿瘤相关知识打好基础。

肿瘤良、恶性方面,骨肿瘤分为良性、中间型(局部侵袭性)、恶性三大类。良性肿瘤病史长、病灶生长缓慢、预后好。中间型骨肿瘤又称为局部侵袭性肿瘤,该类肿瘤虽然属于骨的良性病变,但该类疾病(以骨巨细胞瘤为代表)也会发生恶变和远处转移,最终需要外科手术截肢治疗或危及生命,需要引起临床重视。恶性骨肿瘤多发于青壮年,且致残或致死率高,临床尽可能早期诊断和治疗有重要意义。骨肿瘤的临床、病理和影像表现复杂多样,正确地诊断骨肿瘤有赖于影像表现,结合骨肿瘤的发病率、年龄、部位、临床症状、体征和实验室检查结果等,最后同病理检查相结合才能确诊。多年来医学界形成共识,临床、影像、病理三结合是诊断骨肿瘤的正确途径。

医学影像在骨肿瘤诊断中的价值在于:首先是发现病变,病灶单发还是多发;判断病变是否为肿瘤;如是肿瘤,则需判断是良性还是恶性;属于原发肿瘤还是转移性肿瘤;明确肿瘤的侵犯范围;进一步推断肿瘤的组织学类型。其中最重要的是判断肿瘤的良、恶性,若属恶性肿瘤应及时治疗以提高生存率,改善患者生活质量。骨肿瘤尽早明确诊断是提高疗效、改善预后的前提。表6-10-1是良性和恶性骨肿瘤的X射线影像主要表现特点,供诊断参考。

表6-10-1 良、恶性骨肿瘤的鉴别要点

鉴别	良性	恶性
生长情况	生长缓慢,不侵及邻近组织,但可引起压迫移位;无转移	生长迅速,易侵及邻近组织、器官,可有转移
局部骨质变化	呈膨胀性骨质破坏,与正常骨界限清晰,边缘锐利,骨皮质变薄,膨胀,保持其连续性	呈浸润性骨破坏,病变区与正常骨界限模糊,边缘不整
骨膜增生	一般无骨膜增生,病理骨折后可有少量骨膜增生,骨膜新生骨不被破坏	可出现不同形式的骨膜增生且多不成熟,并可被肿瘤侵犯破坏
周围软组织变化	多无肿胀或肿块影,如有肿块,其边缘清楚	长入软组织形成肿块,与周围组织分界不清

一、骨 软 骨 瘤

【疾病概要】

1. 病因病理　骨软骨瘤在新版（2020）WHO 骨肿瘤分类中分属于软骨源性肿瘤。骨软骨瘤又称为骨软骨性外生骨疣，是长在骨表面，远端覆盖软骨帽的骨性突出物。骨软骨瘤可单发和多发，单发的骨软骨瘤是最常见的良性骨肿瘤。多发的骨软骨瘤病有家族遗传性，是常染色体显性遗传性疾病，易恶变。该肿瘤由骨性基底、软骨帽和纤维包膜三部分构成。多位于长骨干骺端，以股骨下端和胫骨上端最常见。骨性基底可宽可窄，内为骨小梁和骨髓，外为薄层骨皮质，与母骨相应结构延续。软骨帽位于骨性基底的顶部，为透明软骨，厚度随年龄增大而减退，成年时完全骨化。

2. 临床表现　骨软骨瘤好发于 10~30 岁，男多于女。肿瘤早期一般无症状，仅局部可扪及硬结节，邻近关节者引起活动障碍。若肿瘤出现生长加快，应考虑恶变的可能。

【影像表现】

1. X 射线影像表现　X 射线影像上肿瘤包括骨性基底和软骨盖帽。骨性基底表现为与相应正常骨干相连续的骨皮质向外伸延并逐渐变薄的骨性突出赘生物，发生于长管状骨的多背离关节生长，其内见骨小梁，与母骨小梁相延续。基底部顶端稍膨大，呈菜花状或丘状隆起。基底部顶缘为不规则的致密线。软骨帽在 X 射线影像上不显影。当软骨钙化时，基底顶端外缘出现点状或环形钙化。肿瘤与周围软组织分界清晰（图 6-10-1）。

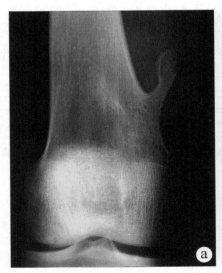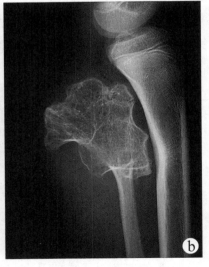

图 6-10-1　骨软骨瘤 X 射线影像表现

a. 股骨远段骨软骨瘤，骨性基底部骨皮质与母体骨相连，肿瘤背离膝关节生长；b. 腓骨近端骨软骨瘤，骨性基底部骨皮质与骨小梁均与母体骨相连。

2. CT 影像表现　骨性基底的骨皮质和骨松质分别与母体骨相延续,表面有透明软骨覆盖。软骨帽边缘光整,其内点状或环形钙化。增强扫描病灶无明显强化。

3. MRI 表现　MRI 能清楚显示软骨帽,在 T_1WI 上为低信号,在 T_2WI 上为高信号,与关节软骨信号一致。增强扫描无强化。对估计骨软骨瘤是否恶变有帮助,如软骨帽厚度大于 2cm,则提示恶变。

【鉴别诊断】

骨软骨瘤需与骨旁骨瘤鉴别:骨旁骨瘤来自骨皮质表面,与母体骨的髓腔不相通。

二、骨　瘤

【疾病概论】

1. 病因病理　骨瘤在新版(2020)WHO 骨肿瘤分类中分属于骨源性肿瘤,是一种成骨性良性肿瘤,多见于颅骨和颜面骨,鼻旁窦内最常见。按结构不同,分为致密型、松质型和混合型;四肢骨瘤按发生部位又分为内生型和外生型,内生型发生于松质骨或髓腔,又称为内生骨瘤或骨岛;外生型位于皮质旁,又称为骨旁骨瘤。

2. 临床表现　骨瘤多见于 20~40 岁男性。常无明显症状,表面骨瘤表现为局部无痛性隆起;生长缓慢,较大者随着部位不同可引起相应的临床表现。

【影像表现】

1. X 射线影像表现　致密型:多见,成分为致密骨质,多呈丘状、分叶状突出于骨表面的宽基底均匀高密度影,边缘光滑,基底与颅板或骨皮质相连(图 6-10-2)。松质型、混合型及四肢骨瘤少见。

2. CT 影像表现　致密型:圆形或类圆形骨样高密度灶,边缘光滑,与骨皮质或颅骨外板相连。CT 优势在于能够显示位于骨性外耳道、乳突内等隐蔽部位的小肿瘤。发生于颅骨的骨瘤多位于颅骨外板,表现外板局限性增厚、突出。

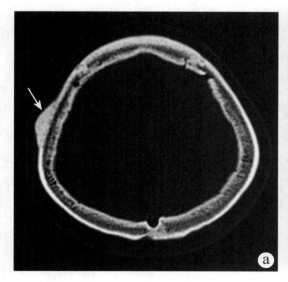
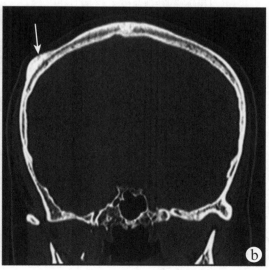

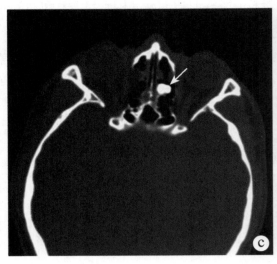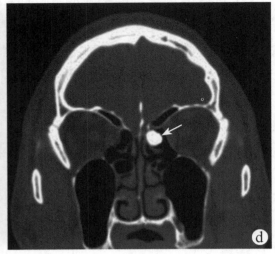

图 6-10-2　骨瘤 CT 影像表现

a. 患者一 CT 横轴位；b. 患者一 MPR 影像示右顶骨致密型骨瘤（↑）；c. 患者二 CT 横轴位；d. 患者二 MPR 影像示左侧筛窦致密型骨瘤（↑）。

【鉴别诊断】

骨瘤需与骨软骨瘤鉴别：骨软骨瘤常见于干骺端或相当于干骺端的部位，背离关节面方向生长。由外围骨皮质和中央松质骨构成的基底部，与母体骨对应的结构相连续是其结构特点。

三、骨 囊 肿

【疾病概要】

1. 病因病理　在新版（2020）WHO 骨肿瘤分类中，单纯性骨囊肿分属于骨的其他间叶性肿瘤（良性）。该病较常见，多单发，为原因不明的骨内良性、膨胀性病变。囊肿壁呈壳状变薄，内壁衬有疏松结缔组织，囊内含有棕黄色液体，有纤维性间隔。

2. 临床表现　骨囊肿在 20 岁以下的年轻男性多见。好发于肱骨和股骨近端等长管状骨。一般无明显临床表现，半数以上因病理骨折就诊。

【影像表现】

1. X 射线和 CT 影像表现　骨囊肿好发于干骺端中央，病灶多为圆形、卵圆形，边界清楚、密度均匀，不跨越骺板，其长径与骨长轴一致，少偏心性生长。囊肿呈膨胀性生长，骨皮质变薄，外缘光整，并有硬化边，无骨膜反应。一般囊内无明显间隔，少数有不完整骨嵴呈多房样；若合并骨折，表现为骨皮质断裂，囊内液体流出，骨折碎片插入囊腔内，称为"骨折片陷落征"，是骨囊肿的特殊征象。CT 增强扫描无强化。

2. MRI 表现　平扫：骨囊肿在 T_1WI 上呈低信号，在 T_2WI 上呈高信号。增强扫描：无强化（图 6-10-3）。

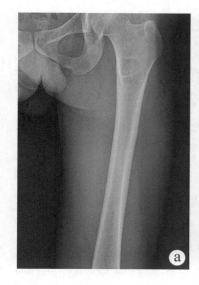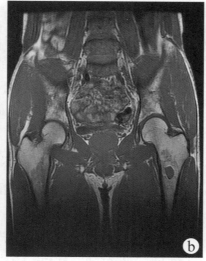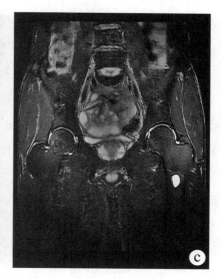

图 6-10-3 　骨囊肿的 X 射线和 MRI 表现

a. X 射线正位平片：左股骨上段可见囊性透亮影，边界清晰；b. MRI：T_1WI 呈低信号，T_2WI 呈高信号。

骨囊肿的 X 射线和 MRI 表现见图 6-10-3。

【鉴别诊断】

1. 骨巨细胞瘤　骨巨细胞瘤好发于成人骨骺闭合后的骨端，偏心性骨质破坏，边缘锐利，多呈囊状或肥皂泡状改变。

2. 单灶骨纤维异常增殖症　病变范围大，偏心性生长，髓腔内呈弧状改变，特征性表现为病灶磨玻璃样改变。

四、骨巨细胞瘤

【疾病概要】

1. 病因病理　骨巨细胞瘤在新版（2020）WHO 骨肿瘤分类中分属于富含破骨性巨细胞的肿瘤。骨巨细胞瘤的性质部分属于中间型，是一种局部侵袭性肿瘤；部分生长活跃，属于恶性骨巨细胞瘤。骨巨细胞瘤是常见的骨肿瘤之一，发病率居第三位，仅次于骨软骨瘤和骨肉瘤。

2. 临床表现　骨巨细胞瘤好发于 20~40 岁。多发生于股骨远端、胫骨近端和桡骨远端。主要症状是患部疼痛和压痛，局部肿胀或压迫症状。肿瘤较大时，出现局部皮温增高，表面静脉曲张。骨皮质膨胀变薄时，压迫肿瘤有捏乒乓球感。

【影像表现】

1. X 射线影像表现　X 射线摄影为首选检查方法。主要特征表现：多发生在骨骺闭合后的骨端，呈膨胀性骨质破坏，瘤内无钙化；骨壳薄，轮廓完整，其内可见纤细骨嵴，分房状,称为肥皂泡征;部分肿瘤膨胀明显甚至将关节对侧的另一骨端包绕起来,该肿瘤的特征性表现之一;有横向膨胀倾向,其横径大于纵径,呈偏心性生长;骨破坏区与正常皮质交界清楚,无骨膜反应和钙化影。

良、恶性骨巨细胞瘤在 X 射线上无明显差异,以下几点提示恶性:①有明显的侵袭性表现,如肿瘤与正常骨质交界模糊,有虫噬样、筛孔样骨破坏,骨性包壳和骨嵴残缺不全;②骨膜新生骨明显,有 Codman 三角;瘤组织肿块大,超出骨性包壳轮廓;③患者年龄大,疼痛持续加重,肿瘤突然生长迅速并有恶病质。

2. CT 影像表现　CT 平扫可见膨胀性、偏心性骨质破坏,病灶与正常骨小梁分界清晰,病灶内可见清晰的纤维间隔,肿瘤内如有坏死,可见液 – 液平面影。增强扫描明显强化,坏死囊变区无强化。

3. MRI 表现　MRI 同 CT 影像表现。MRI 的优势在于显示肿瘤周围软组织情况,与周围神经和血管关系,关节软骨下骨质的穿破,关节腔的受累和骨髓的侵犯和有无复发等。

骨巨细胞瘤的 X 射线和 MRI 表现见图 6-10-4。

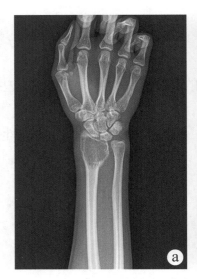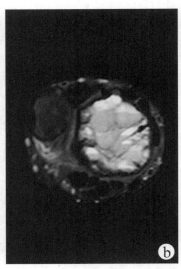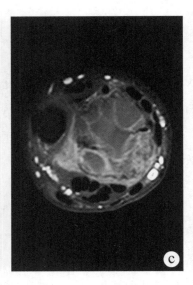

图 6-10-4　骨巨细胞瘤的 X 射线和 MRI 表现

a. X 射线平片:右侧桡骨远端见低密度骨质破坏区;b. MRI 平扫表现:在 T_2WI 上,病灶呈高信号,其内可见纤维分隔;c. MRI 增强扫描表现:病灶呈中等强化。

【鉴别诊断】

骨巨细胞瘤最需与骨囊肿鉴别:骨囊肿通常发病年龄小,多在干骺愈合前发生,位于干骺端,骨囊肿膨胀小,长轴与骨干平行,囊内一般无肥皂泡影。CT 和 MRI 表现为水样低密度影和低信号影,增强扫描无强化。

五、骨 肉 瘤

【疾病概要】

1. 病因病理　骨肉瘤又称为成骨肉瘤,指瘤细胞能直接形成骨样组织或肿瘤骨的恶性肿瘤。骨肉瘤在新版(2020)WHO骨肿瘤分类中属于骨源性恶性肿瘤,是最常见的原发性恶性骨肿瘤,好发于骨骼生长迅速的青春期,也是青少年最常见的恶性骨肿瘤,恶性程度高、发展较快。该肿瘤主要由肿瘤细胞、肿瘤性骨组织和肿瘤骨构成,另外还有肿瘤性软骨组织和纤维组织。

2. 临床表现　原发性骨肉瘤好发于15~25岁的青少年男性,好发部位为长骨干骺端,尤其是股骨远端和胫骨近端,多数早期会发生肺转移。疼痛、局部肿胀和运动障碍是骨肉瘤的三大主要症状。实验室检查多数有碱性磷酸酶明显升高。

【影像表现】

1. X射线影像表现

(1)骨质破坏:多数始于干骺端中央或边缘,骨松质呈小斑片状或虫蚀状骨质破坏,皮质边缘有虫噬样破坏区,在皮质内为筛孔状破坏。骨质破坏区逐渐融合扩大,形成大片的骨缺损。

(2)肿瘤骨:呈云絮状、象牙状或针状,分布于骨质破坏区和软组织肿块内,是骨肉瘤的本质表现,也是影像诊断重要的依据。

(3)软组织肿块:呈圆形或半圆形,边界多不清楚,其内可见瘤骨。表示肿瘤已经侵犯到骨外软组织。

(4)骨膜新生骨和Codman三角:引起各种形态的骨膜新生骨和Codman三角是骨肉瘤常见的重要的征象,但并非特异性改变,也可见于其他骨肿瘤和非肿瘤性病变。

(5)肿瘤软骨钙化:呈点状、弧形或环状钙化影,多分布于肿瘤外围。

2. CT影像表现　CT平扫与X射线平片相似,但较平片敏感,能更好地显示肿瘤范围以及与周围组织结构的关系,能较好地显示肿瘤在髓腔的蔓延范围,表现为骨髓腔扩大,其内可见软组织密度影,或者骨髓腔变窄、消失,其内呈骨样密度;能清楚显示软组织肿块,其内可见坏死、囊变或出血灶;可见关节面骨质破坏、关节腔积液等征象。增强扫描:肿瘤的实质部分(非骨化的部分)明显不均匀强化,使肿瘤与瘤内的坏死灶和周围组织清楚区分。

3. MRI表现　MRI清楚显示肿瘤侵犯范围,多平面成像可以提供肿瘤周围血管、神经、肌肉受累的信息,利于治疗方案确立。

骨肉瘤的X射线和MRI表现见图6-10-5。

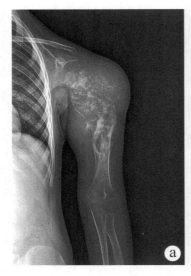 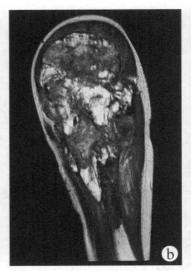 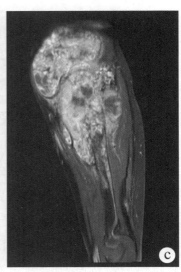

图 6-10-5　骨肉瘤的 X 射线和 MRI 表现

a. X 射线平片：左侧肱骨上段可见溶骨性骨质破坏，突破骨皮质，局部可见软组织肿块影，骨干下缘可见骨膜反应及 Codman 三角；b. MRI：病灶内信号不均匀，T_2WI 以高信号为主；c. MRI 增强：病灶不均匀强化，坏死囊变区不强化，上臂软组织内见软组织肿块。

【鉴别诊断】

1. 化脓性骨髓炎　化脓性骨髓炎起病急，高热，白细胞数量增高。 ①早期骨破坏模糊，新生骨密度低，骨膜反应较轻，晚期骨质破坏清楚，新生骨的密度高，骨膜新生骨光滑完整；骨肉瘤相反，新生骨质被破坏，骨膜反应继续被破坏。②骨髓炎的骨增生和骨破坏联系在一起，即骨破坏的周围有骨增生，而增生骨中也有破坏。骨肉瘤的骨增生和破坏不具有这种联系。③骨髓炎早期有广泛的软组织肿胀，当骨破坏出现后肿胀反而消退；而骨肉瘤在穿破骨皮质后形成明显的软组织肿块。

2. 成骨性骨转移瘤　成骨性骨转移瘤发病年龄大，好发于躯干骨和四肢长骨骨端。表现骨松质内的多发性骨硬化灶，边界清楚，骨破坏较少见，骨皮质不受累。

六、骨 转 移 瘤

【疾病概要】

1. 病因病理　骨转移瘤指骨外恶性肿瘤通过循环系统转移至骨，或者肿瘤对骨骼直接侵犯。在新版（2020）WHO 骨肿瘤分类中，骨转移瘤归类于骨的其他间叶性肿瘤（恶性）中；临床多归属于继发性恶性骨肿瘤，原发灶以乳腺癌、前列腺癌、肾癌、甲状腺癌、肺癌和鼻咽癌最为常见。骨转移瘤可发生于全身任何骨骼，其中骨盆、脊柱、颅骨和肋骨等红骨髓集中区多见。骨转移瘤一般可分为以下三型：

（1）溶骨型：原发肿瘤主要来自肾、肺部、甲状腺、消化系统和生殖系统的肿瘤。

（2）成骨型：原发肿瘤多来自前列腺癌，乳癌和鼻咽癌次之。

（3）混合型：兼有前二者转移的骨质改变，以溶骨型最多见。

2. 临床表现　骨转移瘤多见于中老年人，主要表现是持续性疼痛，夜间加重。也可出现肿块、病理骨折和压迫等症状。实验室检查：成骨型转移瘤碱性磷酸酶增高，血清钙磷正常或偏低；溶骨型转移瘤血清钙磷增高。前列腺癌转移者则酸性磷酸酶增高。转移途径主要是血行转移，少数为直接蔓延。

【影像表现】

1. X射线和CT影像表现　CT显示骨转移瘤远较X射线平片敏感，还能清楚显示局部软组织肿块的范围、大小以及与邻近脏器的关系。

（1）溶骨型转移瘤：溶骨型转移瘤为骨松质中虫蚀状低密度骨质破坏区，边缘不规则，无硬化，进而破坏区融合扩大，形成大片溶骨性骨质破坏区，破坏突破骨皮质，一般无骨膜新生骨形成。病变侵犯至脊柱时，易并发病理性压缩性骨折，但椎间隙正常，椎弓根受侵蚀、破坏。

（2）成骨型转移瘤：成骨型转移瘤少见，由生长较缓慢的肿瘤引起。大多是前列腺癌，少数是乳腺癌、鼻咽癌、肺癌和膀胱癌。表现为骨松质内斑点状、片状、结节状高密度影，密度均匀一致，边界清楚或模糊，骨皮质多完整，骨轮廓无改变，无软组织肿块，少有骨膜新生骨。发生于椎体时，椎体不被压缩、变扁。

（3）混合型转移瘤：混合型转移瘤兼有溶骨型和成骨型转移瘤的骨质改变。

2. MRI表现　MRI平扫骨转移瘤在T_1WI为低信号，在T_2WI上为不同程度的高信号。增强扫描病灶明显强化。成骨型骨转移瘤多数在T_1WI和T_2WI上均是低信号（图6-10-6）。

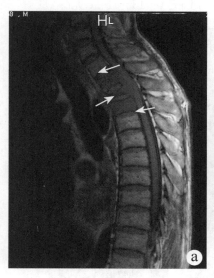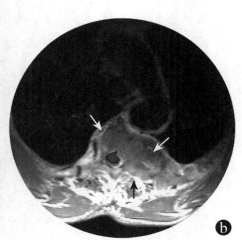

图6-10-6　椎体骨转移瘤MRI表现

a. 矢状面T_1WI；b. 横断面T_1WI增强。多发椎体骨质破坏，椎旁软组织肿块。

【鉴别诊断】

本病应与多发性骨髓瘤鉴别。骨转移瘤病灶大小不一，边界模糊，骨质疏松不明显，病灶间的骨质密度正常，发生于脊椎者，椎体先受累，常累及椎弓根。多发性骨髓瘤的病灶大小一致，呈穿凿样的骨质破坏，骨质疏松明显。

第十一节 骨质疏松症

【疾病概要】

1. 病因病理　WHO 的定义：骨的有机成分和无机成分等比例减少，导致骨微细结构退化，引起骨脆性增加和骨折危险性增加的病变，称为骨质疏松症。目前认为，若骨质疏松伴有明显腰背痛、骨折或神经症状，则视为一种疾病。有关病因病理请参考本章第二节异常 X 射线影像表现。随着人口老龄化程度的增加，骨质疏松症严重影响老年人生活质量和生命安全，已成为公共卫生问题，受到社会的广泛关注。

2. 临床表现　骨质疏松症一般无症状或仅有轻微症状，多逐渐发生。部分有腰背疼痛、驼背、身高明显缩短和病理性骨折等表现。

【影像表现】

1. X 射线、CT 影像表现　X 射线检查一般包括胸椎侧位、腰椎侧位、股骨、骨盆及双手正位片。骨质疏松症的基本表现是骨密度减低。长骨表现为骨小梁变细、数量减少，骨皮质变薄和出现分层等改变。椎体骨表现为只遗留上下承重方向的骨小梁，呈栅栏状，横行骨小梁较早被吸收减少，椎体与相邻椎间盘密度差减小，椎体变形呈双凹状或压缩性骨折表现（图 6-11-1a）。

2. MRI 表现　骨质疏松症时，骨小梁间隙增宽，中间填充脂肪、造血组织，尤其是黄骨髓量增多，T_1WI 呈高信号，T_2WI 呈等或高信号（图 6-11-1b、c）。

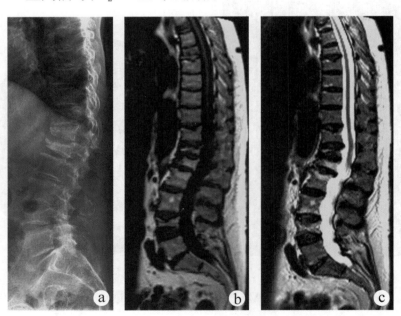

图 6-11-1　腰椎骨质疏松并压缩性骨折影像表现

a. 腰椎侧位片：部分椎体骨质密度减低，T_{12}、L_1、L_4 椎体变扁；b、c. 腰椎 SE T_1WI 和 FSE T_2WI：椎体骨髓 T_1WI 呈不均匀高信号，T_2WI 呈高信号，部分椎体不同程度压缩变扁。

【附】骨密度测定

　　骨密度测定目的是通过椎体或周围骨密度的定量测定,对老年人骨质疏松症早期诊断,早期干预,减少并发症。常用骨密度测定方法有光子吸收法、单能或双能 X 射线骨密度仪、定量 CT 扫描、定量 MR 技术和定量超声技术多种技术。其中,定量 CT 测量技术是唯一可选择性测量骨皮质或骨松质矿物质含量的方法,且骨密度测定结果是骨密度的绝对值,单位是 mg Ca-HA/ml;以"图片 + 表格"的形式显示(图 6-11-2)。

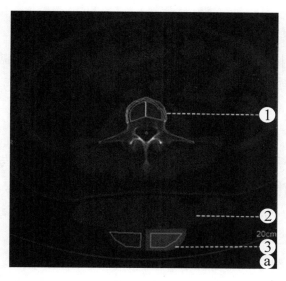

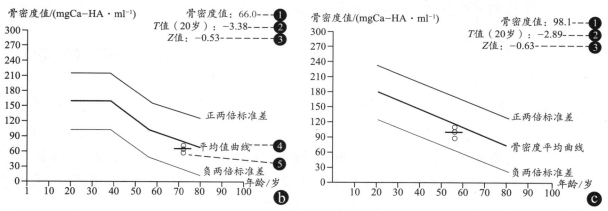

图 6-11-2　定量 CT 骨密度测定

a. 椎体断面分析:①划定椎体皮质和松质区域;②填充胶袋;③体模。b. 骨密度测定结果(女性参考均值):①骨密度绝对值;②T 值;③Z 值;④骨密度曲线:40~60 岁和 60~80 岁两个年龄段,骨盐含量减少的斜率不同;⑤测量值的位置标示。c. 骨密度测定结果(男性参考均值):20~80 岁骨盐含量逐渐减少。

　　"图片"直观显示的是受检者的骨密度数值在中国男(女)性骨密度参照曲线图的具体位置;"表格"直接列出 T 值和 Z 值的具体数值。他们的含义:

（1）T 值：T 值是一个相对的数值，临床上通常用 T 值来判断人体的骨密度是否正常。国际标准将 T 值划分为三个区间。其意义：$-1<T$ 值 <1 表示骨密度值正常；$-2.5<T$ 值 <-1 表示骨量低、骨质流失；T 值 <-2.5 表示骨质疏松症。

（2）Z 值：Z 值也是一个相对的数值，当出现低于参考值的 Z 值时，需引起患者和临床医生的注意。Z 值正常不能表示完全没有问题，如老年人 Z 值正常时，不能代表其发生骨质疏松性骨折的可能性小。因为同一年龄段的老年人随着骨量丢失，骨密度减少，骨骼的脆性也增加，更需要参照 T 值来判断骨密度情况。Z 值划分为两个区间。其意义：$-2<Z$ 值表示骨密度值在正常同龄人范围内；Z 值 ≤-2 表示骨密度低于正常同龄人。

【鉴别诊断】

本病应与下列疾病鉴别：

1. 骨质软化症　骨小梁减少，骨皮质变薄，边界模糊，有骨骼畸形和假骨折形成。

2. 转移瘤　椎体骨折为一致性变扁或塌陷，椎体边缘或椎弓根常有骨质破坏，有原发肿瘤。

本章小结　　本章重点介绍了骨与关节系统正常影像表现，对骨与关节系统异常影像表现、骨肿瘤及肿瘤样病变和慢性骨关节病进行了阐述。在学习过程中注意各种影像技术的优势与临床应用。学习难点在于掌握该系统疾病的分析方法，并提出诊断建议。对骨与关节创伤、骨关节发育异常、骨软骨缺血性坏死、骨与关节化脓性感染及骨关节结核影像表现进行了介绍。简单描述了骨与关节系统的病因病理、临床表现及影像鉴别诊断。

（魏彦伟　兰天明　韩芳媛）

思考题

1. 什么是骨质软化，其 X 射线影像表现有哪些？

2. 退行性骨关节病的 X 射线影像表现有哪些？

3. 急性化脓性骨髓炎的 X 射线影像表现有哪些？

4. 良、恶性骨肿瘤的鉴别诊断要点有哪些？

5. 骨肉瘤基本 X 射线影像表现中的重要诊断依据是什么？

第七章 | 中枢神经系统

07章 数字资源

学习目标

1. 具有救死扶伤的职业精神,具有严谨细致的工作作风,较强的辐射防护意识和能力,较强的沟通能力。

2. 掌握中枢神经系统 CT 及 MRI 的正常表现,以及常见病(脑梗死、颅内出血、脑挫裂伤、硬膜外血肿、硬膜下血肿)的影像表现。

3. 熟悉中枢神经系统异常影像表现;熟悉颅骨骨折、颅内肿瘤、椎管内肿瘤的影像表现;熟悉各种影像技术的优势及临床应用。

4. 了解弥漫性轴索损伤、颅内血管畸形、颅内动脉瘤、颅内感染等影像表现。

5. 能为患者选择合适的中枢神经系统影像检查方法,学会识别 CT 和 MRI 典型代表层面的主要影像结构,能发现异常病变并作出初步分析和诊断。

导入情景

患者,男性,33 岁。患者因车祸导致昏迷,意识不清,左耳流血 1h 来院就诊。

请思考:

1. 该患者颅脑哪些部位可能损伤?

2. 该患者的首选检查方法是什么? 检查过程中注意哪些问题?

第一节　正常影像表现

一、正常 CT 影像表现

（一）颅脑 CT 影像表现

1. 颅骨及气腔　颅骨及气腔需用骨窗观察,可显示颅骨内外板、颅缝、颈静脉结节、岩骨、蝶骨小翼、蝶鞍、颈静脉孔、破裂孔及鼻旁窦,颅骨为高密度,窦腔为低密度。

2. 脑实质　脑实质分为大脑额、颞、顶、枕叶及脑干、小脑。脑实质分脑皮质及脑髓质,皮质密度略高于髓质,平扫易于辨认。丘脑位于第三脑室的两侧。豆状核位于尾状核与丘脑的外侧,呈楔形,自内而外分为苍白球和壳核。豆状核外侧近岛叶皮层下的带状灰质为屏状核。尾状核、丘脑和豆状核之间的带状白质结构为内囊,内囊分为前肢、膝部和后肢。豆状核与屏状核之间的带状白质结构为外囊。

3. 脑室系统　颅脑内含脑脊液的腔隙构成脑室系统。在幕上,两侧大脑半球内各有一个侧脑室,两侧侧脑室通过室间孔与位于中线区、两侧丘脑间的第三脑室相通。在幕下、延髓、脑桥的背侧与小脑之间有第四脑室,借中脑导水管与幕上的第三脑室相通,第四脑室向下与蛛网膜下腔和脊髓中央管相通。

4. 蛛网膜下腔　蛛网膜与软脑膜之间的间隙称为蛛网膜下腔,内含脑脊液。脑沟、脑裂、脑池均为蛛网膜下腔。

5. 非病理性钙化　颅内非病理性钙化 CT 检出率明显高于平片,常见部位为松果体、缰联合、脉络丛、大脑镰、基底核及齿状核,一般钙化多见于 40 岁以上成人。基底节钙化在高龄人群中易出现,若年轻人出现,要考虑是否有甲状腺功能低下的可能。

6. 增强扫描　注入对比剂后扫描,正常脑实质密度有不同程度增高,皮质较髓质强化明显,脑内血管明显强化,其他结构如硬脑膜、垂体和松果体均可发生强化。正常颅内组织如血管内腔、脉络丛和硬膜在增强检查后发生强化,密度增高。脑底动脉环、上矢状窦、直窦、基底静脉和脉络丛可清楚显影。使用较大剂量对比剂,则颈外动脉分支也可显影。硬脑膜如大脑镰与小脑幕有强化。

正常颅脑横断面 CT 影像表现见图 7-1-1。

（二）脊柱和脊髓 CT

脊柱 CT 主要扫描层面为椎间孔、椎间盘及椎弓根三个层面。

1. 椎间孔层面　椎间孔由上下相邻的椎弓根、后侧的椎小关节、前上部的椎体后外侧、前下部的椎间盘及后纵韧带所组成。椎间孔略呈倒泪滴状,内有神经根袖及脂肪组织,神经根袖走行于硬膜外脂肪和椎间孔中,位于硬膜囊前外方的侧隐窝内,CT 显示其直径为 1~3mm 的圆形影,侧隐窝呈漏斗状,前后径不小于 5mm。硬膜囊借周围脂肪显影,

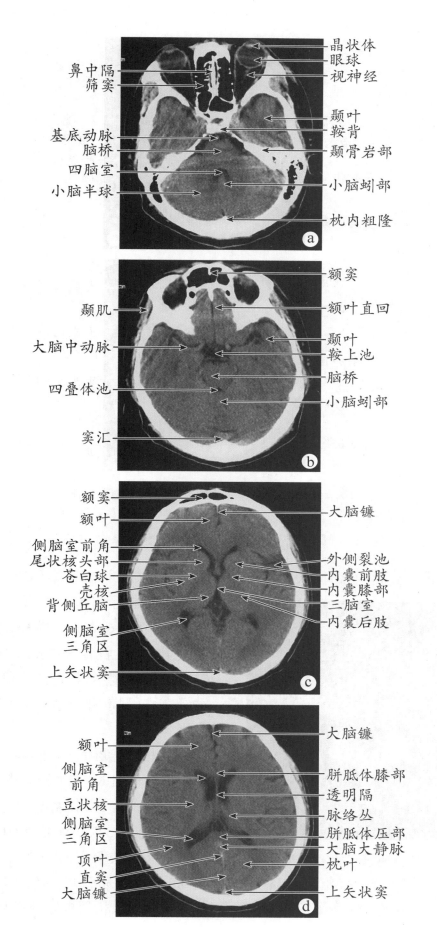

晶状体
眼球
视神经

鼻中隔
筛窦

颞叶
鞍背
颞骨岩部

基底动脉
脑桥
四脑室
小脑半球

小脑蚓部
枕内粗隆

额窦

颞肌
额叶直回

大脑中动脉
颞叶
鞍上池

四叠体池
脑桥

小脑蚓部

窦汇

额窦
大脑镰

额叶

侧脑室前角
尾状核头部
苍白球
壳核
背侧丘脑
侧脑室三角区
上矢状窦

外侧裂池
内囊前肢
内囊膝部
三脑室
内囊后肢

额叶
大脑镰

侧脑室前角
胼胝体膝部
透明隔

豆状核
脉络丛

侧脑室三角区
胼胝体压部
大脑大静脉

顶叶
直窦
大脑镰

枕叶
上矢状窦

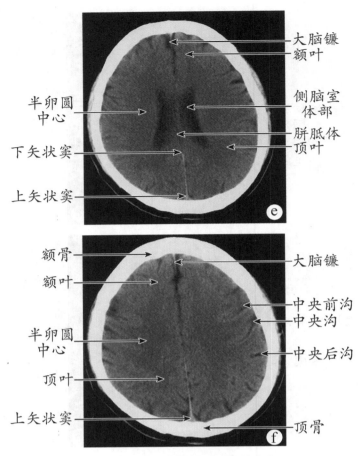

图 7-1-1　正常颅脑横断面 CT 影像表现

a. 颅底层面；b. 鞍上池层面；c. 基底节区层面；d. 基底节上部层面；e. 侧脑室体部层面；f. 半卵圆中心层面。

呈圆形或椭圆形，囊内含脊髓，平扫二者不能区分。CT 脊髓造影（CT myelography，CTM）可显示脊髓形态及大小，正常颈髓前后径范围 6~8mm，横径范围 7~12mm，胸腰髓的前后径 5~7mm，横径 7~9mm。脊髓圆锥轻度增粗，逐渐变细成终丝，马尾神经在蛛网膜下隙成均匀分布的点状低密度影。

2. 椎间盘层面　椎间盘由髓核、纤维环与终板软骨组成。CT 影像表现为较软组织密度略高的影像，其密度均匀，不能分辨纤维环与髓核，CT 值为 80~120Hu。黄韧带位于椎板和小关节突的内侧面，厚 2~4mm，超过 5mm 为黄韧带肥厚（图 7-1-2）。正常成人椎间盘较相邻椎体外缘略宽，但不超过

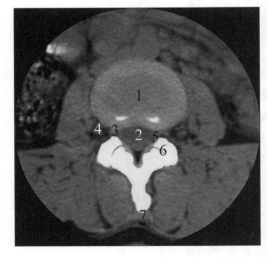

图 7-1-2　腰椎间盘层面 CT 影像表现

1. 椎间盘；2. 硬膜囊；3. 椎间孔；4. 神经根；5. 黄韧带；6. 椎小关节；7. 棘上韧带。

1~2mm。椎小关节在颈椎呈水平排列,胸椎近冠状排列,腰椎近矢状排列。正常关节面光滑规整,关节间隙宽 2~4mm。

3. 椎弓根层面　椎弓根层面可见完整的骨性椎管结构,由椎体、椎弓根、椎板及棘突构成。在颈、胸、腰段椎管形态不同,分别呈类圆形,椭圆形,三角形。正常颈椎管前后径约 12~16mm,腰椎管下限约 12mm。

二、正常 MRI 表现

(一)颅脑 MRI 表现

1. 脑实质　脑皮质含水量较髓质多,即皮质氢质子数目较髓质多,故皮质的 T_1 值和 T_2 值均较髓质长,在 T_1WI 上脑皮质信号低于髓质,T_2WI 上高于髓质。基底核是大脑半球中最重要的灰质团核,其内侧为脑室,外侧为外囊。在豆状核与尾状核、丘脑间有内囊结构,MR 显示非常清晰。MRI 无颅骨伪影干扰,是小脑、脑干病变的最佳检查方法。

2. 含脑脊液结构　脑室和蛛网膜下隙含脑脊液,其信号均匀,T_1WI 为低信号,T_2WI 为高信号。

3. 颅骨　颅骨内、外板因含水量和氢质子数很少,故 T_1WI、T_2WI 均为低信号,板障内含脂肪组织,故 T_1WI、T_2WI 均为高信号。

正常颅脑正中矢状面、冠状面 MRI 见图 7-1-3 和图 7-1-4。

4. 脑血管　供应脑的动脉来自颈内动脉和椎动脉。以小脑幕为界,幕上结构接受颈内动脉和大脑后动脉的血液供应,幕下结构接受椎-基底动脉的血液供应。

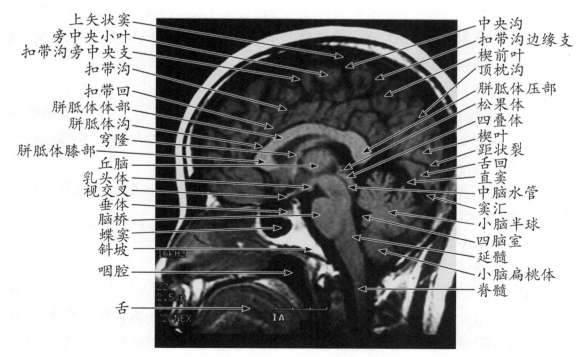

图 7-1-3　正常颅脑正中矢状面 MRI T_1WI 表现

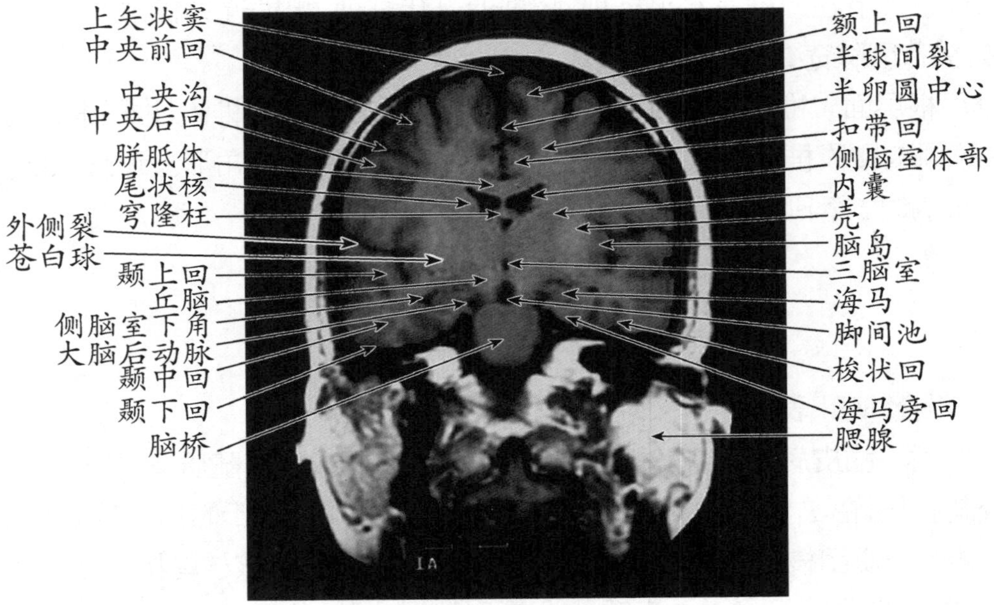
上矢状窦
中央前回
中央沟
中央后回
胼胝体
尾状核
穹隆柱
外侧裂
苍白球
颞上回
丘脑
侧脑室下角
大脑后动脉
颞中回
颞下回
脑桥
额上回
半球间裂
半卵圆中心
扣带回
侧脑室体部
内囊
壳
脑岛
三脑室
海马
脚间池
梭状回
海马旁回
腮腺
IA

图 7-1-4　正常颅脑冠状面 MRI T_1WI 表现

（1）颈动脉系统：颈总动脉约于第 4 颈椎水平（甲状软骨上缘）分出颈内动脉和颈外动脉。

颈外动脉主要分出脑膜中动脉、颞浅动脉及枕动脉三大分支。

颈内动脉按血流方向分为七段。C1：颈段，自颈总动脉发出至颈动脉管；C2段：岩段，位于颈动脉管内；C3：破裂孔段；C4：海绵窦段；C5：床突段；C6：眼段；C7：交通段，发出后交通动脉和脉络膜前动脉。

大脑前动脉分为五段。A1：水平段；A2：上行段；A3：膝段；A4：胼周段；A5：终段。

大脑中动脉分为五段。M1：水平段；M2：回转段；M3：侧裂段；M4：分叉段；M5：终段。在侧裂段大脑中动脉分出额顶升支动脉。

（2）椎 – 基底动脉系统

1）椎动脉：椎动脉源于锁骨下动脉，于第六颈椎水平入横突孔，上行达寰椎横突孔向后经枕骨大孔在延髓腹侧入颅，在蛛网膜下隙从延髓两侧斜向内上，至延髓脑桥沟平面，双侧椎动脉汇合成基底动脉。

2）基底动脉：基底动脉主要分支为小脑下前动脉、内听动脉、脑桥动脉及小脑上动脉，终末支为双侧大脑后动脉。

正常颅内 MRA 表现见图 7-1-5。

（3）脑静脉系统

静脉窦：上矢状窦汇入窦汇，下矢状窦汇入直窦，最后均引流入颈内静脉。浅静脉包括大脑上静脉、大脑中静脉和大脑下静脉三部分，收集皮质和皮质下髓质的静脉血，并直接注入邻近的静脉窦，如上矢状窦、海绵窦、岩上窦、横窦等。深静脉包括大脑大静脉、大脑内静脉、基底静脉、脑底静脉环四部分，收集大脑深部的髓质、基底核、间脑、脑室脉络丛

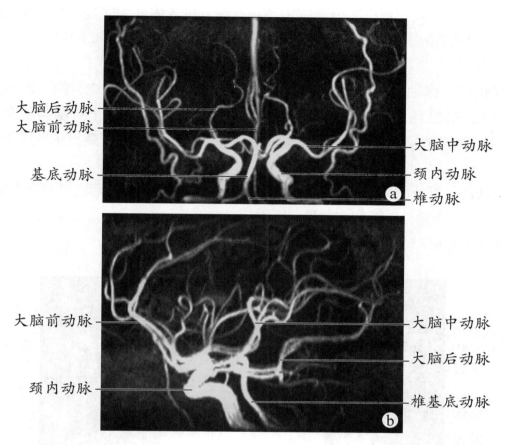

图 7-1-5　正常颅内 MRA
a. MRA 正面观；b. MRA 侧面观。

等处的静脉血,最后汇成大脑大静脉(又称为盖伦静脉)。大脑大静脉于胼胝体压部后下方注入直窦。发生于大脑大静脉的静脉瘤,又称为盖伦(Galen)静脉瘤(图 7-1-6)。

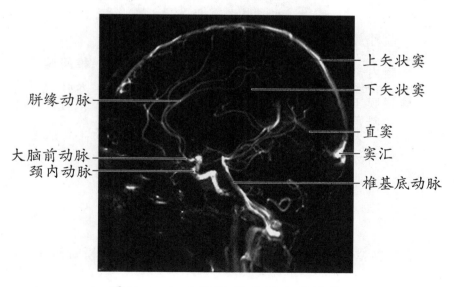

图 7-1-6　MRV 显示颅内静脉窦

（二）脊椎和脊髓 MRI

1. 矢状位　矢状位可以充分连续地显示脊髓及椎管内外的病变。在 T_1WI 或 T_2WI 上，脊髓位于椎管中心呈中等信号的带状影，周围有 T_1WI 呈低信号、T_2WI 呈高信号的蛛网膜下腔环绕。

2. 横轴位　横轴位 T_1WI 上脊髓呈较高信号，位于低信号的蛛网膜下腔内。蛛网膜下腔周围的静脉丛、纤维组织和骨皮质均为低信号。在 T_2WI 上脊髓与脑脊液形成良好的对比，脑脊液呈高信号，而脊髓呈较低信号。横断面还可清楚显示硬膜囊及脊神经根。

3. 冠状位　冠状位用于观察脊髓两侧的神经根和脊髓病变的形态，以甄别病变的部位是在髓内还是在髓外以及病变的浸润范围。

脊椎和脊髓 MRI 表现见图 7-1-7 和图 7-1-8。

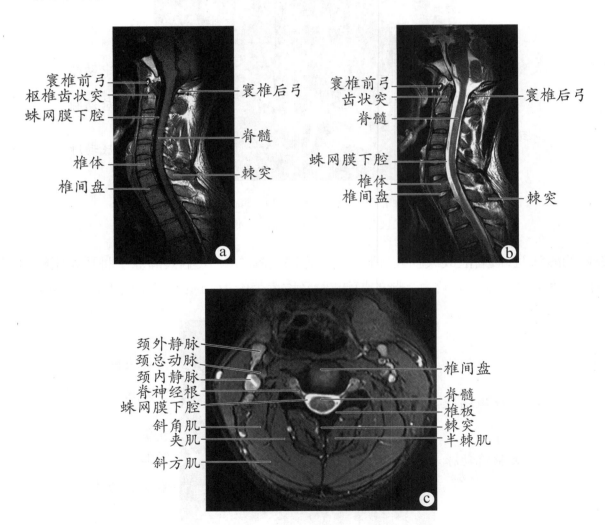

图 7-1-7　正常颈椎 MRI 表现

a. 矢状面 MRI T_1WI；b. 矢状面 MRI T_2WI；c. 颈椎间盘横断面 MRI T_2WI。

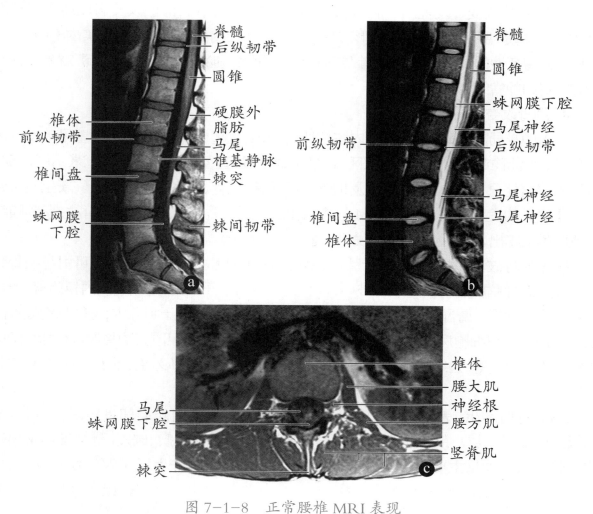

图 7-1-8　正常腰椎 MRI 表现

a. 矢状面 MRI T_1WI；b. 矢状面 MRI T_2WI；c. 腰椎间盘横断面 MRI T_1WI。

第二节　异常影像表现

一、异常 CT 影像表现

（一）颅脑改变

1. 脑实质密度改变　CT 影像上病灶与正常组织相比，首先是密度即 CT 值的不同，只有当病灶与正常组织的密度有差异时才能在 CT 影像中确认病灶。与脑灰质 CT 值相比，病灶的密度分为高密度、等密度、低密度，病灶内密度不一致为混杂密度。

2. 增强扫描特征　增强扫描用以确定病灶的范围和性质，根据有无强化分为不强化、强化；依强化程度分为轻、中度和显著强化；根据病灶内的密度均匀程度分为均匀强化、不均匀强化。不均匀强化中包括斑片状、环状和不规则强化等。

3. 脑结构改变　发现病灶后,应注意病灶的大小、数目、部位以及病灶周围有无水肿,中线结构是否移位,脑室、脑池形态有无变化。病灶内部的密度反映了其内部结构,一些病变有特征性的结构,如后颅凹小脑半球血管网状细胞瘤的"大囊小结节"就是一种非常有特点的肿瘤结构。

4. 颅骨改变

(1)颅骨局部变薄:多见于颅内占位性病变,变化起自内板、板障。颅壁见单发或多发陷窝,呈圆形或椭圆形密度减低区,边缘呈致密线,直径由几毫米到几厘米不等;切线位显示陷窝处只有外板,陷窝多累及顶骨或额骨,颞枕骨、颅底骨多不明显。新生儿颅骨陷窝是少见的发育异常,可在生后1~3个月出现颅骨大片变薄,部分合并脊柱裂、脑膜膨出或脑膜脑膨出,不伴上述严重并发症的患儿,陷窝会逐渐消失,预后良好。

(2)颅骨破坏和骨缺损:颅骨肿瘤、邻近颅骨的肿瘤及转移性肿瘤都可引起颅骨骨质破坏。恶性脑膜瘤可引起颅骨破坏,骨改变可自内板开始向外发展,以内板为著,严重时可造成骨缺损。骨髓瘤可引起颅骨穿凿样破坏,病变主要位于板障内,与转移瘤较难区别。其他如组织细胞病及炎症也可引起骨质破坏。颅骨缺损可见于颅裂畸形、神经纤维瘤病和术后改变等,边缘规则、锐利。颅外病变以引起外板破坏为主,见于头皮癌、头皮胆脂瘤等。

(3)骨质增生:表现为局部骨质硬化增厚,脑膜瘤常引起局部骨质增生,可累及内板或颅盖骨全层。颅骨本身病变也可引起骨板增生,如骨瘤、肉瘤、骨纤维异常增殖症。骨质增生如果主要发生在内板,且伴颅内压增高则可能由于颅内病变所致;若主要在板障且不伴高颅压,多为颅骨病变所致;如外板增生伴局部软组织肿块影,则为颅外病变。

(二)椎管和脊髓改变

椎管和脊髓改变较常见于脊髓血管病变和椎管内肿瘤,包括生长于脊髓本身及椎管内与脊髓相邻近的组织结构(如神经根、硬膜囊、脂肪组织及血管等)的原发性肿瘤及转移性肿瘤等。按生长部位及其与脊髓、脊膜的关系,椎管内肿瘤可分为脊髓内、脊髓外硬脊膜内和硬脊膜外三种类型。脊髓外硬脊膜内肿瘤发生率最高,硬脊膜外次之,髓内最低。单纯的 CT 平扫常不能对椎管内肿瘤作出确切的定位和定性诊断,需要进行 CTM 检查。脊髓血管病变和肿瘤均需要进行增强扫描协助诊断。通过分析病变的形态、位置、强化方式等,可以确定肿瘤性病变的类型,进而明确肿瘤的性质。

二、异常 MRI 表现

(一)颅脑改变

1. 脑实质信号异常

(1)长 T_1、长 T_2 病灶:在 T_1WI 上呈低信号,T_2WI 上呈高信号,主要见于绝大多数的脑肿瘤、梗死灶、脱髓鞘病变、脑脓肿及其他颅内炎性病变等。

（2）长T_1、短T_2病灶：在T_1WI，T_2WI上均呈低信号，主要见于动脉瘤、动静脉血管畸形（arteriovenous malformation，AVM）、钙化、纤维组织增生等。

（3）短T_1、长T_2病灶：在T_1WI，T_2WI上均呈高信号，主要见于脑出血的亚急性期、脂肪类肿瘤等。

（4）短T_1、短T_2病灶：在T_1WI上呈高信号，T_2WI上呈低信号，见于急性出血、黑色素瘤及肿瘤卒中等。

（5）混杂信号病灶：动脉瘤出现湍流现象，AVM伴有血栓形成，肿瘤合并坏死、囊变、钙化和肿瘤血管等，表现为混杂信号。

2. 形态结构异常　在分析观察病灶的形态、结构时，MRI和CT相同，但MRI的软组织分辨力更高，且可以进行多方位成像和功能成像，利于对颅脑内各种病变进行定位和定性诊断，以及显示病变与邻近解剖结构的关系。

3. 脑血管改变　MRI在分析观察脑血管的异常变化时有其独特的优越性，利用MRI的流空效应能显示正常血管及脑血管畸形中的异常血管结构，同时又能显示血管周围脑实质的病理性改变。

4. 对比增强改变　当MRI显示异常信号或其与周围正常组织和结构无明显差别时，通常需行MRI增强检查。静脉注入的顺磁性对比剂可通过受损的血脑屏障进入脑内病变组织，或者滞留于病灶内缓慢的血流中。病灶是否强化以及强化的程度，与病变组织血供是否丰富以及血脑屏障被破坏的程度有关。强化程度因病变性质不同亦有很大的差异，分为明显强化、轻中度强化或无强化等。强化形式又分为均匀强化和不均匀强化。强化后病灶的信号常发生改变，如此可对病变进一步观察分析，如区分肿瘤与水肿、检出复发的肿瘤、勾画肿瘤的形态等。

（二）椎管和脊髓改变

1. 脊髓增粗　脊髓空洞症、肿瘤、外伤后血肿及水肿、脊髓血管畸形等均可引起脊髓增粗，后者常合并迂曲、粗大的流空血管影。脊髓增粗时，邻近的蛛网膜下腔发生对称性狭窄乃至闭塞。

2. 脊髓变细　脊髓空洞症可导致脊髓变细。各种原因引起的脊髓萎缩，于矢状面T_1WI上均可直接观察脊髓萎缩的程度与范围。

3. 脊髓信号异常　脊髓缺血、炎症以及脱髓鞘病变时，脊髓大小可无改变，仅表现为边界不清的长T_1，长T_2信号改变。

4. 脊髓移位　髓外硬脊膜内占位时，脊髓局部移位较为明显，常伴有病灶一侧上下方蛛网膜下腔的显著增宽。硬脊膜外占位，脊髓轻度移位但移位范围常较长，常伴有病灶上下方蛛网膜下腔的狭窄。椎间盘向后脱出，对硬膜囊前缘形成局限性压迫，脊髓局部受压移位。纤维性椎管狭窄显示韧带肥大增厚，使硬脊膜囊变窄，脊髓亦受压移位并发生形态改变。

第三节　常用影像技术比较

一、X 射线检查的应用价值和限度

颅骨 X 射线平片只能发现较为明显的骨折,无法观察脑组织损伤、出血等病变,在中枢神经系统的应用价值很少。X 射线脑血管 DSA 在介入放射学诊断与治疗中应用价值高。

二、CT 检查的应用价值和限度

颅脑外伤 CT 平扫是最常用的、首选的影像检查方法,不仅可以观察颅骨及颅底有无骨折,还可以观察脑组织有无挫裂伤等病变。CT 增强在颅脑外伤中应用价值不大。CT 观察脑部及脊髓炎症、肿瘤性病变,较为可靠,显示肿瘤的钙化较 MRI 清晰,临床多与 MRI 结合用于有关炎症和肿瘤性病变的检查与诊断。CT 增强检查对脑部及脊髓炎症、肿瘤性病变的鉴别有重要价值,已经取代 DSA。CT 检查简单,脑血管病的诊断中常作为首选,在卒中的诊断过程中,鉴别出血性卒中还是缺血性卒中较可靠,有利于临床早期治疗。脑出血的首选检查方法是 CT 平扫,但对于少量蛛网膜下腔出血 MRI 则优于 CT。

三、MRI 检查的应用价值和限度

MRI 平扫对脊髓的损伤的显示有很大的优势,通常在急性外伤病情稳定后进行,也常用于观察病变恢复情况;MRI 增强检查在颅脑外伤中应用价值不大。MRI 平扫结合增强检查观察脑部及脊髓炎症、肿瘤性病变有重要价值,是最常用的影像检查方法。脑梗死发病 24h 内颅脑 CT 平扫基本无阳性发现,而 MRI 的 DWI 序列可以在发病 30min 呈高信号,是脑梗死的首选检查方法。脑血管病的诊断 CT、MRI 平扫及增强均是最常用的影像检查方法。随着 MR 设备的普及和检查费用的降低,MRI 逐渐占据优势地位。MRI 的主要限度是检查时间较长,在脑外伤危重症和急诊患者的应用受到一定限制;躁动不安的患者难以配合检查,必要时需要给予镇静剂。

四、常用影像技术的优选和综合应用

从上述中枢神经系统正常及异常影像表现可以看出,X 射线、CT、MRI、DSA 等影

像技术对脑部及脊髓病变的诊断各有优劣。在日常工作中,应根据脑部疾病的性质及特点,制订合理的影像检查方案,选择合适的影像技术。总体而言,外伤性疾病首选 CT,脑血管疾病、炎症和肿瘤性疾病 CT 结合 MRI。MRA 由于其无创的优点,逐渐成为脑血管 MRI 的常规影像技术。脑梗死首选 MRI 检查。

 知识拓展

影像检查最常用于颅脑外伤和卒中(脑缺血或脑出血性疾病)的诊断,患者起病急、病情重;许多外伤患者伤情严重、常伴有出血及脑脊液漏等情况,部分伤者生命垂危,救治必须争分夺秒。影像检查应注意准确、快速,尽快报告影像诊断结果,尽快与临床科室沟通,尽快救治患者,体现救死扶伤的人道主义精神。

第四节　颅 脑 外 伤

一、颅 骨 骨 折

【疾病概要】

1. 病因病理　颅骨骨折在颅脑外伤中比较常见,按骨折部位分为颅盖骨折和颅底骨折,颅盖骨折最常见,约占 4/5;按骨折形态分为线性骨折、凹陷骨折、粉碎性骨折和穿入骨折,各种骨折类型可并存。颅骨骨折多合并有颅内其他损伤。

2. 临床表现　局部肿胀,压痛。颅底骨折可出现脑脊液鼻漏、耳漏等症状。合并颅内其他损伤可出现不同程度的头痛、头晕、呕吐等表现。

【影像表现】

CT 是颅骨骨折的主要检查方法,需用骨窗观察,表现为骨质的连续性中断、移位,还可见颅缝增宽分离,CT 能清楚地显示骨折部位、骨碎片分布、骨折凹陷程度,更重要的是,CT 可显示颅骨骨折继发和并发的颅内损伤,并能确定颅内血肿的位置、范围和周围水肿,以及脑室变形和中线移位等情况(图 7-4-1)。

颅底骨折必须用薄层高分辨率 CT 扫描才能清楚显示,颅底骨折常累及颅底孔道,从而损伤通过的神经血管,并可发生鼻旁窦黏膜增厚或窦腔积血。颅内积气、窦腔积液是颅底骨折的间接征象,提示颅底骨折的存在(图 7-4-2)。

【鉴别诊断】

颅骨骨折的骨折线要与正常的颅缝鉴别。正常颅缝有固定的位置和走行,而且两侧对称。

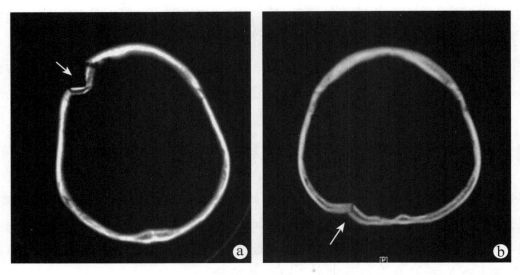

图 7-4-1　颅骨凹陷性骨折 CT 影像表现

a. CT 平扫骨窗额骨凹陷性骨折(↑);b. CT 平扫骨窗枕骨凹陷性骨折(↑)。

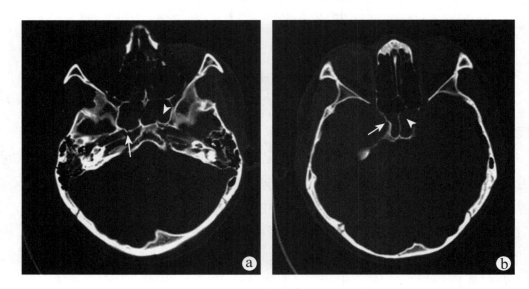

图 7-4-2　颅底骨折 CT 影像表现

a. CT 平扫颅底层面骨窗;b. CT 平扫颅底上方层面骨窗。CT 平扫骨窗显示
蝶骨骨折(↑)、蝶窦内积液(▲)、左侧中颅窝颞骨内侧见气体积聚。

二、脑挫裂伤

【疾病概要】

1. 病因病理　脑挫裂伤是临床最常见的颅脑损伤之一,包括脑挫伤和脑裂伤。脑挫伤指外力作用下脑组织发生的局部静脉淤血、脑水肿、脑肿胀和散在的小灶性出血。脑裂伤则指外力作用下脑组织、软脑膜血管撕裂。二者常同时存在,统称为脑挫裂伤,可以出血性损伤为主,也可以非出血性损伤为主。

2. 临床表现　　患者伤后出现头痛、恶心、呕吐、意识障碍等。病情轻重与脑挫裂伤的部位、范围和程度直接相关。

【影像表现】

1. CT 表现　　脑挫裂伤表现为低密度水肿区内多发、散在斑点状高密度出血灶，小灶性出血可相互融合（图 7-4-3a、图 7-4-3b）。病变小而局限者占位表现不明显，病变广泛者占位明显。动态观察，早期低密度水肿区逐渐扩大，第三天至第五天达到高峰，以后随时间推移，出血灶吸收则病变演变为低密度，水肿范围逐渐缩小，占位逐渐减轻，最终形成软化灶，病变范围小者可不留痕迹；如继续出血则可形成脑内血肿，占位表现加重。可合并有脑内血肿、脑外血肿、颅骨骨折和颅内积气等。

2. MRI 表现　　早期，T_1WI 呈片状低信号，T_2WI 呈片状高信号，病灶信号多不均匀，有占位效应，病灶内出血与脑出血信号变化一致（图 7-4-3c~图 7-4-3f）；晚期，轻度脑挫裂伤可以不留痕迹，也可以形成软化灶，表现为 T_1WI 低信号，T_2WI 高信号，若有含铁血黄色沉积，则表现为 T_2WI 高信号病灶内散在不规则低信号影。对脑深部及脑干损伤，MRI 比 CT 更敏感。

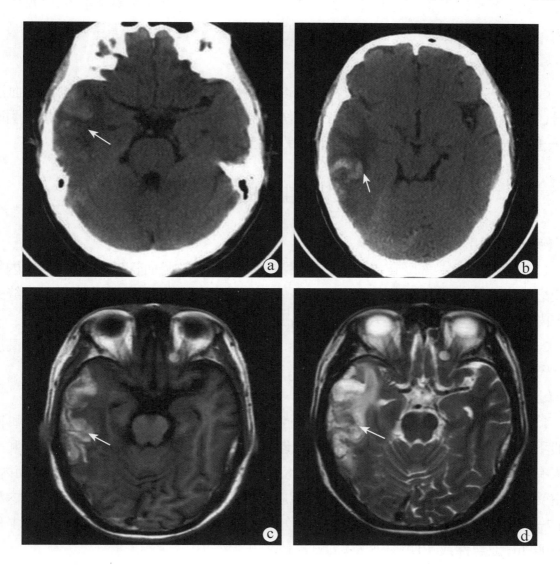

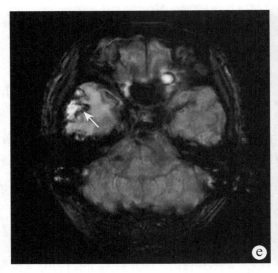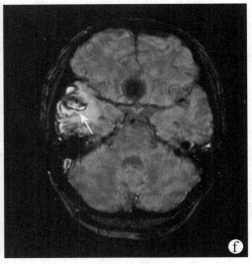

图 7-4-3　右侧额颞叶脑挫裂伤影像表现

a. CT 平扫鞍上池层面；b. CT 平扫三脑室下部层面；c. MRI 平扫 T_1WI；d. MRI 平扫 T_2WI；e. SWI 鞍上池下部层面；f. SWI 鞍上池层面。CT 平扫示右侧颞叶高密度出血灶，周围示低密度水肿（↑）；MRI 平扫 T_1WI 及 T_2WI 均呈不均匀高信号（↑）；SWI 呈高低混杂信号（↑）。

【鉴别诊断】

CT 影像表现为低密度区内散在高密度出血灶，MRI 表现为病灶内水肿、出血混杂信号，结合外伤史，容易诊断。以出血性损伤为主的脑挫裂伤与脑内血肿之间本无明确界限，一般将出血灶较大者称为血肿，较小者为脑挫裂伤。

三、硬膜外血肿

【疾病概要】

1. 病因病理　头部受直接外力，致颅骨骨折或变形、脑膜血管破裂，血液进入内板与硬膜之间潜在的硬膜外间隙形成血肿。多位于颞顶区，常为脑膜中动脉出血。颅缝处硬膜与内板粘连紧密，故血肿围较局限，呈双凸透镜形、梭形或半月形。

2. 临床表现　典型的临床表现为昏迷、清醒再昏迷，还可有头痛、呕吐等颅内高压表现，严重者出现脑疝症状。

【影像表现】

1. CT 影像表现　颅骨内板下方局限性梭形或半月形高密度区，边缘锐利，血肿范围一般不超过颅缝，密度多较均匀，密度不均匀的血肿，早期可能与血清溢出、脑脊液和气体进入有关，后期与血块溶解有关。可见占位表现，邻近皮质受压内移，皮髓质界面内移，脑室受压变形或中线结构移位等。可有相应区域颅骨骨折，开放骨折可出现血肿内积气（图 7-4-4）。血肿可多发，可与其他脑外伤类型同时存在。急性期：高密度区，CT 值在 40~100Hu；亚急性或晚期：密度逐渐减低、体积开始缩小。

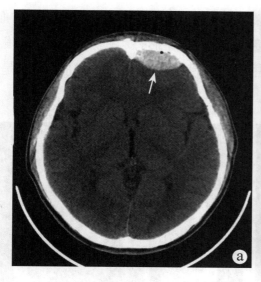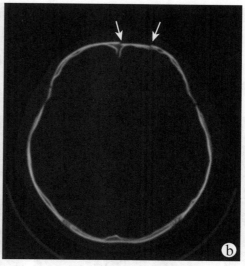

图 7-4-4 左侧额部硬膜外血肿 CT 影像表现

a. CT 平扫软组织窗；b. CT 平扫骨窗。CT 平扫软组织窗示左额部颅骨内板下梭形高密度影，边界锐利，其内示小气泡影（↑）；骨窗示额骨骨折（↑）。

2. MRI 表现 血肿形态与 CT 影像表现相同，血肿的 MRI 信号演变同脑内血肿。急性期：T_1WI 呈等或稍低信号，T_2WI 呈低信号，信号强度常不均一；亚急性期早期：T_1WI 和 T_2WI 血肿周边为高信号，中心区为低信号；亚急性晚期、慢性期：血肿 T_1WI、T_2WI 呈高信号。

【鉴别诊断】

1. 亚急性和慢性期硬膜外血肿可继发感染，形成硬膜外脓肿且血肿壁有明显强化。
2. 少见的硬膜肿瘤一般呈实质性强化。

四、硬膜下血肿

【疾病概要】

1. 病因病理 外伤致静脉窦或窦旁小静脉或皮质小血管破裂，血液流入硬膜与蛛网膜之间的硬膜下间隙，形成硬膜下血肿。血肿好发在大脑半球表面，范围均较广泛，多并发严重脑挫裂伤。硬膜下血肿按病程可分为急性（3d 以内）、亚急性（4d~3 周）、慢性（3 周以上）。

2. 临床表现 急性硬膜下血肿病情危重，发展较快，多为持续性昏迷，且进行性加重，脑疝和颅内压增高出现较早。亚急性和慢性硬膜下血肿的特点是有轻微头部外伤史或没有明显外伤史，患者症状轻，可能有头痛、头晕、轻微偏瘫表现，也可无明显症状。

【影像表现】

1. CT 影像表现 急性硬膜下血肿 CT 平扫表现为颅骨内板下方新月形高密度区，范围较广泛，不受颅缝限制，由于常合并脑挫裂伤，故占位表现明显（图 7-4-5）。少数早期即为混杂密度,甚至低密度,系蛛网膜破裂脑脊液混入血肿所致,或者见于贫血患者。亚急性、慢性硬膜下血肿呈稍高、等、低或混杂密度。血肿形态可由新月形逐渐发展为双凸状,与血肿内高渗状态有关。增强扫描仅用于亚急性或慢性硬膜下血肿,特别是对于诊断等密度硬膜下血肿有帮助。

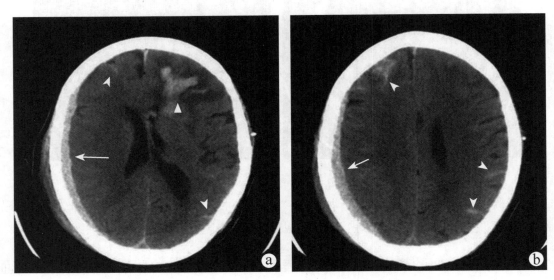

图 7-4-5　硬膜下血肿 CT 影像表现

a. CT 平扫侧脑室体部层面;b. CT 平扫半卵圆中心层面。CT 平扫示右侧颞顶部硬膜下血肿(↑)伴蛛网膜下腔出血(▲)、左侧额叶脑挫裂伤(▲)。

2. MRI 表现　MRI 形态学表现同 CT,为颅骨内板下方新月形异常信号区。血肿的信号特征及演变同脑内血肿(图 7-4-6)。MRI 对亚急性硬膜下血肿的显示敏感性极高,尤其适于出血量较少或幕下病变,CT 常显示不清或不能显示。

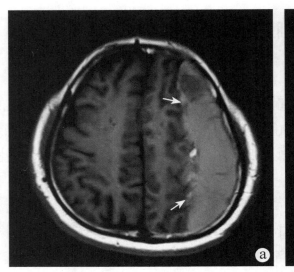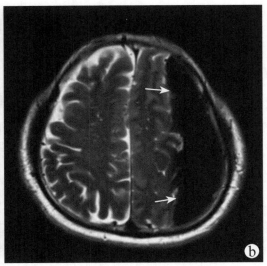

图 7-4-6　硬膜下血肿 MRI 表现

a. MRI 平扫 T_1WI;b. MRI 平扫 T_2WI。左侧额顶枕部弧形异常信号,T_1WI 呈略高信号(↑),T_2WI 呈低信号(↑)。

【鉴别诊断】

1. 等密度出血量较少的硬膜下血肿,应注意皮髓质界面距颅骨内板的距离;低密度硬膜下血肿应与硬膜下积液相鉴别。

2. 硬膜下血肿与硬膜下积脓的鉴别,需 CT 或 MRI 增强检查。

五、蛛网膜下腔出血

【疾病概要】

1. 病因病理　蛛网膜下腔出血是由于颅内血管破裂,血液进入蛛网膜下腔所致。分为外伤性和自发性,后者以颅内动脉瘤破裂出血最常见(占 51%)。蛛网膜下腔出血可发生于任何年龄段,成人多发。

2. 临床表现　临床表现为剧烈头痛、呕吐、脑膜刺激征、血性脑脊液。

【影像表现】

1. CT 影像表现　直接征象:脑沟、脑池密度增高,出血量大者呈铸形高密度(图 7-4-7)。出血积聚脑池部位与出血动脉有关,大脑前动脉破裂,血液多积聚于视交叉池,侧裂池前部;大脑中动脉破裂,血液多积聚于同侧的外侧裂池附近,亦可向内流。椎基底动脉破裂血液多积聚于脚间池和环池。间接征象:脑积水、脑水肿、脑梗死、脑内血肿、脑室内出血和脑疝等。出血量少者, 5~7d 后即可吸收。

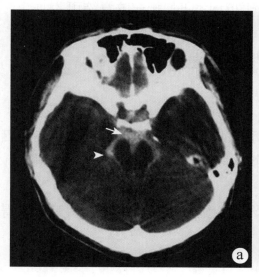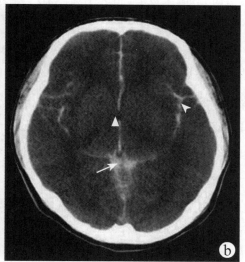

图 7-4-7　蛛网膜下腔出血 CT 影像表现

a. CT 平扫蝶鞍层面;b. CT 平扫三脑室下部层面。CT 平扫蝶鞍层面示环池(▲)、鞍上池(↑)充填高密度影,边缘模糊;三脑室下部层面示四叠体池(↑)、双侧侧裂池(▲)及大脑纵裂增宽(▲)并充填高密度影。

2. MRI 表现　磁共振液体抑制反转恢复序列（fluid attenuated inversion recovery sequence, FLAIR sequence）显示最敏感，表现为脑沟脑池高信号（图 7-4-8）。急性期蛛网膜下腔出血，CT 较 MRI 敏感，而亚急性期和慢性期出血，MRI 优于 CT。

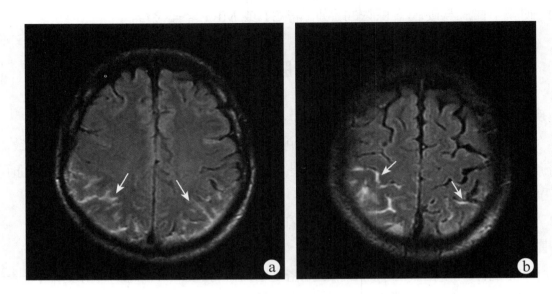

图 7-4-8　蛛网膜下腔出血 MRI 表现
a. MRI 平扫 FLAIR 半卵圆中心层面；b. MRI 平扫 FLAIR 大脑皮层层面。
MRI 平扫 FLAIR 序列示双侧顶叶脑沟内高信号（↑）。

【鉴别诊断】
　　当少量蛛网膜下腔出血 CT 和 MRI 检查均为阴性时，腰穿脑脊液可为血性。

六、弥漫性轴索损伤

【疾病概要】
　　1. 病因病理　弥漫性轴索损伤是头部加速、减速或旋转性暴力造成弥漫性脑内轴索的扭曲、肿胀、断裂，皮髓质交界区穿行的血管中断。好发于皮髓质交界区、胼胝体、尾状核、丘脑、内囊及中脑被盖的背外侧。
　　2. 临床表现　弥漫性轴索损伤是一种严重的颅脑损伤。病情危重，意识障碍是最主要的临床表现。

【影像表现】
　　1. CT 影像表现　表现为脑灰白质交界区、胼胝体及周围、脑干、基底节区多发或单发小出血灶，直径多小于 2cm；弥漫性白质密度减低，双侧脑室和脑池受压、变窄或消失；脑室和／或蛛网膜下腔出血（图 7-4-9）。
　　2. MRI 表现　MRI 检查为首选，表现为上述区域的多发或单发局灶性异常信号，多为 T_1WI 低信号，T_2WI 高信号，磁敏感序列呈低信号（图 7-4-10），系轴索断裂、间质水肿所致。以出血性损伤为主者表现为 T_2WI 低信号，周围有高信号水肿，T_1WI 低或等信号。白质弥漫性水肿表现为 T_1WI 低信号，T_2WI 高信号。

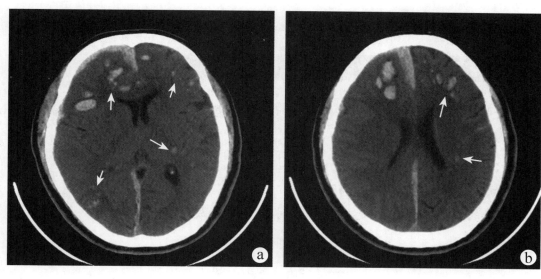

图 7-4-9　弥漫性轴索损伤 CT 影像表现

a. CT 平扫基底节层面；b. CT 平扫侧脑室体部层面。CT 平扫示灰白质交界区多发出血灶伴右侧额部、大脑镰旁硬膜下血肿和蛛网膜下腔出血（↑）。

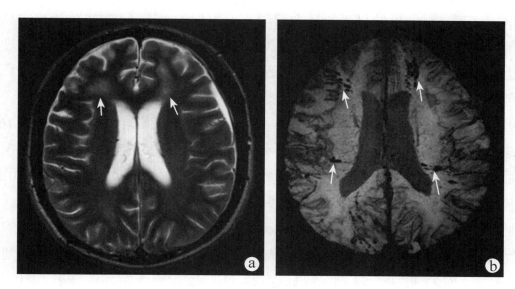

图 7-4-10　弥漫性轴索损伤 MRI 表现

a. MRI 平扫 T_2WI；b. MRI 平扫磁敏感序列（SWI）。T_2WI 示双侧大脑半球灰白质交界区多发稍高信号（↑），SWI 显示更多低信号出血灶（↑）。

【鉴别诊断】

弥漫性轴索损伤诊断必须结合临床，MRI、CT 诊断依据为弥漫性髓质 T_2WI 高信号或密度减低，以皮髓质交界区和胼胝体区受累最重，同时有多发点状出血灶，脑室、脑沟受压变小。弥漫性轴索损伤与原有的脑白质病变相鉴别，病史、体征很重要。

第五节 脑血管疾病

 导入情景

患者,女性,69岁。患者在家中突发意识丧失,烦躁,四肢抽搐,口角歪斜30min,被送入医院诊治。

请思考:

1. 该患者可能患哪种性质疾病?

2. 该患者的首选检查方法是什么?此时是否适合做颅脑MRI?

一、脑 梗 死

(一)缺血性脑梗死

【疾病概要】

1. 病因病理 缺血性脑梗死指因血管阻塞所引起的供血区域内脑组织缺血后的一系列病理性改变。脑梗死可因脑血管狭窄、闭塞或栓子所致,称为动脉闭塞性脑梗死,以大脑中动脉闭塞最多见;也可在其他病变基础上由各种原因所造成的脑部血液循环障碍,以脑细胞缺血缺氧为主的非动脉闭塞性脑梗死。

梗死发生后4~6h脑组织发生缺血与水肿,继而脑组织出现坏死。1~2周后脑水肿逐渐减轻,梗死区出现吞噬细胞浸润,清除坏死组织,同时胶质细胞增生和肉芽组织形成,8~10周后形成含液体的囊腔即软化灶。少数梗死在发病24~48h后可因再灌注而发生梗死区内出血,转为出血性脑梗死,即继发性梗死区出血。

2. 临床表现 缺血性脑梗死主要临床表现为头晕、头痛、呕吐、不同程度的昏迷,同时可伴有脑功能损害的体征,如偏瘫、失语、共济失调等。重患者可出现深度昏迷、意识丧失、瞳孔放大、呼吸不规则等脑疝症状。实验室检查无特异性,脑脊液可有蛋白增高。

【影像表现】

1. CT影像表现 脑梗死24h以内,CT平扫50%~60%显示正常。脑梗死常见的早期征象:①致密动脉征,为大脑中动脉、颈内动脉、椎动脉或其他大动脉的某一段密度增高,为栓塞或血栓形成所致,CT值77~89Hu(正常CT值42~53Hu)。②岛带征,岛带(岛叶、最外囊、屏状核)灰白质界面消失。③豆状核轮廓模糊或密度减低。

超过24h者,闭塞血管供血区呈低密度,同时累及灰白质,大小和形状与闭塞血管分布有关,斑点状较高密度区为相对无损害区;1~2 周,梗死区密度减低且均匀,边界较清,皮质为等密度,低密度病灶仅限于髓质;2~3 周,梗死区水肿消失,吞噬细胞浸润成为等密度,出现"模糊效应";1~2 月,形成脑软化灶;其中 1~2 周水肿及占位效应最明显。

增强扫描:3~6d 及 2~3 周梗死区强化最明显,呈脑回状、斑片状及团块状强化,梗死区强化的病理基础是血脑屏障被破坏、新生毛细血管增多、血液过度灌注。

2. MRI 表现 缺血性脑梗死在 T_1WI 上表现为低信号,T_2WI 上表现为略高信号。MRI 的 DWI 和 PWI 序列对早期脑梗死更为敏感,DWI 在脑梗死发病 30min 即表现高信号,为急性脑血管病较特异的征象。随着血管源性水肿、神经元坏死、凋亡的出现,DWI 呈等或低信号(图 7-5-1)。

【鉴别诊断】

根据上述 CT、MRI 及血管造影征象,脑梗死的诊断多无困难,需要注意的是缺血性脑梗死有时需要与脑胶质增生或I级星形细胞瘤相鉴别,二者的共同 CT 影像表现均为低密度,但脑胶质增生或I级星形细胞瘤的病灶形态不规则,会侵及白质,占位表现明显,增强检查无脑回样强化。

(二)腔隙性脑梗死

【疾病概要】

1. 病因病理 腔隙性脑梗死是脑穿支小动脉闭塞引起的深部脑组织较小面积的缺血性坏死。在中风病变中约占 20%,好发于基底节、内囊、丘脑、放射冠及脑干。它的病理机制,临床特征及影像表现与发生于脑动脉大分支的梗死不同,有一定特殊性。脑组织缺血性坏死,约 1 个月形成软化灶,腔隙灶直径 5~15mm,大于 10mm 者有时称为巨腔隙灶。

2. 临床表现 梗死部位不同,临床表现各异。可有轻偏瘫,偏身感觉异常或障碍等局限性症状。总体认为症状轻而且局限,预后也好。部分病例也可以没有明显的临床症状。

【影像表现】

1. CT 影像表现 基底节区、丘脑或脑干类圆形低密度灶,边界清楚,直径 5~15mm,无水肿或明显占位效应(图 7-5-2),可多发。4 周左右形成低密度软化灶。增强扫描 3d~1 个月可发生均匀或不规则形斑片状强化。

2. MRI 表现 MRI 显示病灶比 CT 敏感,表现为 T_1WI 低信号,T_2WI 略高信号,新发梗死 DWI 表现为高信号(图 7-5-3),陈旧性梗死或软化灶 DWI 表现为等或低信号,无占位表现。

【鉴别诊断】

腔隙性脑梗死需要与脑软化灶、血管周围间隙鉴别,临床上要结合病史,必要时进行增强扫描。

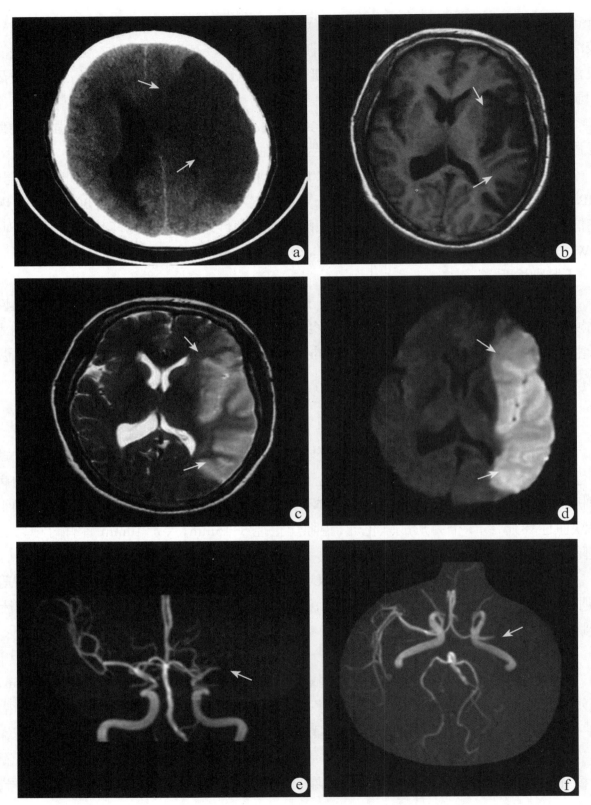

图 7-5-1　左侧大脑中动脉闭塞致其供血区大面积脑梗死影像表现

a. CT 平扫；b. MRI 平扫 T_1WI；c. MRI 平扫 T_2WI；d. MRI 平扫 DWI；e. MRA 前后观；f. MRA 上下观。CT 平扫示左侧额顶叶大片状低密度区（↑）；MRI 平扫示 T_1WI 呈低信号（↑），T_2WI 呈略高信号（↑），DWI 呈高信号（↑），MRA 示左侧大脑中动脉闭塞（↑）。

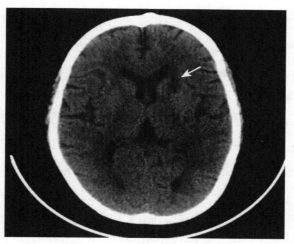

图 7-5-2　腔隙性脑梗死 CT 影像表现

左侧基底节区小斑片状低密度灶,边界清楚(↑)。

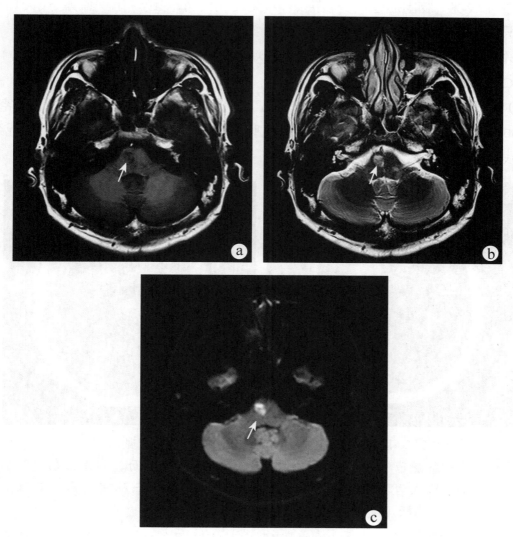

图 7-5-3　腔隙性脑梗死 MRI 表现

a. MRI 平扫 T_1WI;b. MRI 平扫 T_2WI;c. MRI 平扫 DWI。脑干右侧示 T_1WI 稍低信号(↑),T_2WI 稍高信号(↑),DWI 明显高信号(↑)。

二、颅 内 出 血

颅内出血依出血原因可分为创伤性和非创伤性。前者主要由外伤所致；后者又称为原发性或自发性脑出血，主要包括高血压脑出血、动脉瘤破裂出血、脑血管畸形出血和脑梗死或脑血管栓塞后再灌注所致的出血性脑梗死等。出血可发生于脑实质内、脑室内和蛛网膜下腔，也可以同时累及上述部位。本节重点介绍高血压脑出血。

【疾病概要】

1. 病因病理　脑出血指非外伤性脑实质内的自发性出血，绝大多数是由高血压小动脉硬化所致血管破裂引起，又称为高血压脑出血。男女发病相近，多见于 50 岁以上中老年人，且多数具有高血压病史，其病死率占脑血管病首位。

2. 临床表现　脑出血起病多较突然，为突发性头痛，并迅速出现偏瘫、失语和不同程度的意识障碍，病情呈逐渐加重趋势。

【影像表现】

1. CT 影像表现

（1）超急性期（≤6h）和急性期（7~12h）：脑内圆形、椭圆形或不规则形高密度影，CT 值 60~80Hu，灶周可见低密度水肿带，血肿较大者可有占位效应，表现为邻近结构受压或中线结构移位（图 7-5-4）。

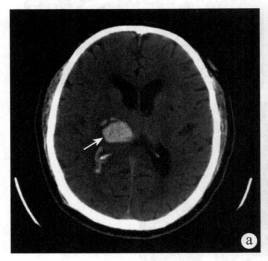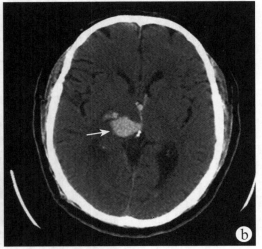

图 7-5-4　急性期脑出血 CT 影像表现

a. CT 平扫基底节区上方层面；b. CT 平扫基底节区层面。右侧丘脑类圆形高密度灶（↑），边界锐利，周围示低密度水肿带，破入三脑室及右侧侧脑室后角，中线结构轻度受压左移。

（2）亚急性期（3~14d）：血肿边缘模糊，血肿密度逐渐减低，灶周水肿由明显逐步减低；血肿周边吸收，中心仍呈高密度，向心性缩小，出现融冰征；此期增强扫描血肿周边可呈环形强化。

（3）慢性期（2周后）：病灶呈等或低密度灶；较小血肿吸收后病灶呈裂隙样低密度影，边界锐利；病灶较大者可呈脑脊液样囊腔。

（4）其他表现：血肿破入脑室和／或蛛网膜下腔者，表现为相应部位的高密度影，1~3周可吸收。

2. MRI表现　MRI在显示出血，判定出血时间方面有独特的优势，其信号强度与血肿内成分的演变有关，可反映血肿内血红蛋白、氧合血红蛋白、脱氧血红蛋白、正铁血红蛋白、含铁血黄素的演变过程。

（1）超急性期：血肿 T_1WI 呈等信号，T_2WI 呈稍高信号。

（2）急性期：血肿 T_1WI 呈等或略低信号，T_2WI 呈低信号。

（3）亚急性期：血肿 T_1WI、T_2WI 均呈环形高信号，病灶中心为低信号或等信号；随红细胞溶解，出现游离正铁血红蛋白，脑血肿在 T_1WI、T_2WI 均呈高信号（图7-5-5）。

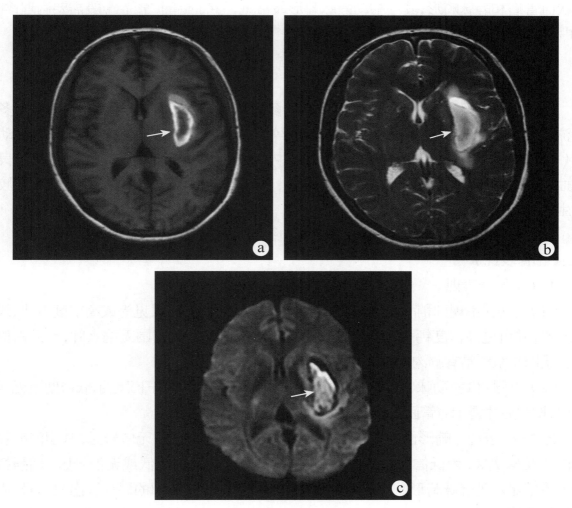

图7-5-5　亚急性期脑出血MRI表现

a. MRI平扫 T_1WI；b. MRI平扫 T_2WI；c. MRI平扫DWI。左侧基底节区示 T_1WI 表现为周边环形高信号，中心稍低信号（↑）；T_2WI 表现为稍高信号（↑）；DWI表现为周边环形低信号，中心为高信号（↑）。

（4）慢性期：血肿 T_1WI 呈低信号，T_2WI 呈高信号，血肿周围 T_2WI 可见低信号的含铁血黄素环。

【鉴别诊断】

根据典型的 CT、MRI 表现和严重的临床症状，脑出血容易诊断。临床症状不明显的脑出血在吸收期 CT 检查可能为等密度，需与脑肿瘤鉴别，临床上肿瘤起病缓慢，病灶的形态、部位与脑出血常不同，以及脑肿瘤增强扫描多有不同程度强化，一般均可鉴别。

三、脑血管畸形

脑血管畸形为先天性脑血管发育异常，一般分为脑动静脉畸形、毛细血管扩张症、海绵状血管瘤和静脉畸形，其中脑动静脉畸形最常见，毛细血管扩张症一般需要病理诊断，CT 和 MRI 显示困难。

（一）脑动静脉畸形

【疾病概要】

1. 病因病理　动静脉畸形由一条或多条供血动脉、畸形血管团、一条或多条引流静脉组成，是一种胚胎脑血管发育异常。供血动脉和畸形血管团可形成动脉瘤（8%~12%），可见动静脉瘘，畸形血管团内血流缓慢易形成血栓，管壁发育不良易出血，管壁易钙化。反复出血使病灶增大，局部脑组织软化、出血、钙化、萎缩、胶质增生。

2. 临床表现　临床表现为出血、癫痫、神经障碍。

【影像表现】

1. CT 影像表现

（1）平扫：不规则稍高、低或混杂密度灶，边界不清，其内可见等或高密度点状、线状血管影，并可见高密度钙化和低密度软化灶。无出血时病灶周围无脑水肿，也无占位表现。周围脑组织常有脑沟增宽等脑萎缩改变。

（2）增强：供血动脉、血管巢及引流静脉强化，少数病例平扫仅显示低密度或无异常发现，增强后才显示血管团，类似肿块。

2. MRI 表现　畸形血管团在 T_1WI 和 T_2WI 均表现为低或无信号区；其回流静脉由于血流缓慢 T_1WI 为低信号，T_2WI 为高信号；供血动脉表现为低或无信号区；增强扫描能更清楚显示动静脉畸形血管。病变区内常可见到新鲜或陈旧的局灶性出血信号，周围脑组织萎缩，其中的高 T_2WI 多为脑组织退变或胶质增生灶。MRA 亦可显示动静脉畸形血管。

脑动静脉畸形影像表现见图 7-5-6。

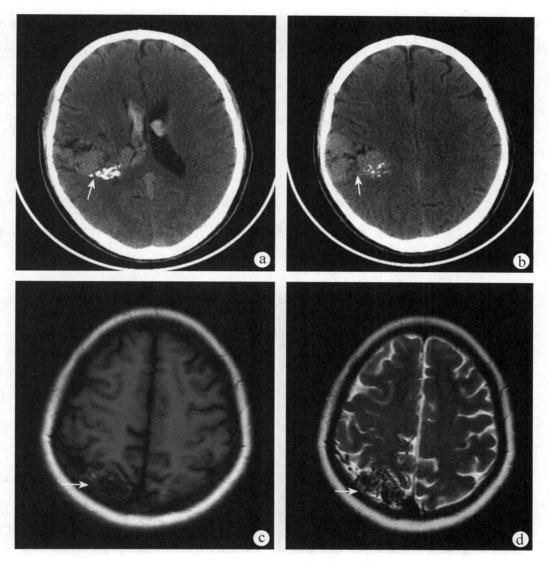

图 7-5-6　脑动静脉畸形影像表现

a. CT 平扫侧脑室体部层面；b. CT 平扫半卵圆中心层面；c. MRI 平扫 T_1WI；d. MRI 平扫 T_2WI。CT 平扫示右侧颞顶叶不规则状较高密度影伴钙化，与脑室内迂曲血管影相连续（↑）；MRI 平扫示右侧顶叶畸形血管团（↑）。

【鉴别诊断】

MRA、CTA 可显示较大的 AVM，而 DSA 为诊断本病的可靠依据。在 DSA 中个别病例需与胶质瘤鉴别。鉴别要点：①AVM 有异常血管团，血管密集；胶质瘤的异常血管团不那么密集。②AVM 有动静脉短路，动脉期即有静脉出现；胶质瘤无此现象。③AVM 引流静脉增粗显著；胶质瘤静脉无明显改变。

（二）海绵状血管瘤

【疾病概要】

1. 病因病理　海绵状血管瘤是一种少见的先天性脑血管畸形，占脑血管畸形的 1.9%~6%，占脑隐匿性血管畸形的 11%~20%。它由 1mm 至数厘米大小不同的缺乏肌层和弹力层的薄壁的海绵状血管窦组成，一般看不到明显的供血动脉和引流静脉，窦腔内可有血栓，窦间不含脑组织，反复出血，自发性"芽生"毛细血管，使病灶扩大。

2. 临床表现　常见临床症状有癫痫（约 38%），颅内出血（约 23%），头痛（约 28%）及局部神经功能障碍（约 12%），少见症状及体征有失语、精神症状和颅内压增高等，部分患者可无症状，症状主要取决于病变的部位。

【影像表现】

1. CT 影像表现　平扫表现为类圆形边界清楚的高密度区，密度不均匀，约 30% 可见钙化，增强后轻度或明显强化，取决于血栓形成的程度。一般无灶周水肿及占位效应，但急性出血时可出现水肿及轻度占位效应（图 7-5-7）。

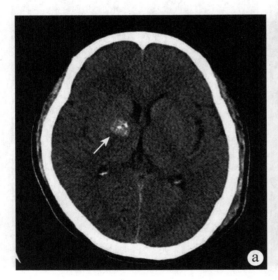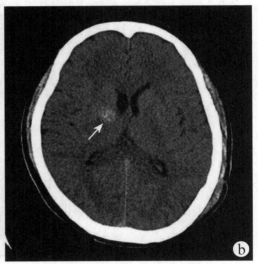

图 7-5-7　海绵状血管瘤 CT 影像表现

a. CT 平扫基底节区层面；b. CT 平扫基底节区上方层面。右侧基底节区不均匀高密度结节灶（↑）。

2. MRI 表现　平扫为边界清楚的混杂信号灶，T_1WI 及 T_2WI 均可见病变中央呈高信号，其周围见一圈低信号围绕，为含铁血黄素环，又称为铁环征（图 7-5-8）。病灶内含有不同阶段的出血是信号不均匀的原因，在 SWI 序列中显示尤为清楚，表现为多发低信号灶。增强扫描病变可出现不同程度强化。

【鉴别诊断】

MRI 上，T_1WI 与 T_2WI 见病变中心高信号周围为低信号环的单发或多发病变常可确诊。海绵状血管瘤同其他隐匿性脑血管畸形如隐匿性 AVM，毛细血管扩张症等 CT 鉴别困难，但本病 MRI 典型表现可鉴别。

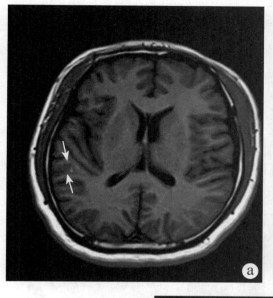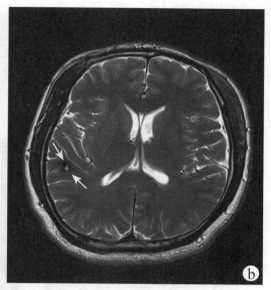

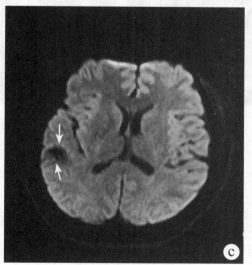

图 7-5-8　海绵状血管瘤 MRI 表现

a. MRI 平扫 T_1WI；b. MRI 平扫 T_2WI；c. MRI 平扫 DWI。右侧颞叶异常信号，T_1WI 中心呈高信号（↑）；T_2WI 病灶周围见铁环征（↑）；DWI 病变呈低信号（↑）。

（三）脑静脉血管瘤

【疾病概要】

1. 病因病理　脑静脉血管瘤又称为脑静脉畸形，又称为脑静脉性血管瘤或脑发育性静脉异常。组织学发现中央静脉干周围有许多放射状的扩张静脉排列，血管由一层扁平内皮细胞组成，好发于侧脑室额角或小脑半球。

2. 临床表现　一般无症状，偶有头痛、颅内压增高、偏瘫、失语、脑膜刺激征等；常合并海绵状血管瘤，可能为出血的真正原因。

【影像表现】

1. CT 影像表现　平扫多无阳性发现，少数呈略高密度灶；增强扫描可显示有强化的点、线状髓质静脉及增粗的中央静脉影。病灶无占位效应,周围无脑组织水肿。

2. MRI 表现　细小扩张的髓静脉呈放射状汇入一条或多条引流静脉,引流静脉多数流空信号,少数 T_2 高信号。髓静脉网细、血流较慢,发现率低, T_1 低信号(约 40%), T_2 高信号(约 57%),部分显示不清,增强后引流静脉和髓静脉网均明显增强,呈水母头征(图 7-5-9)。

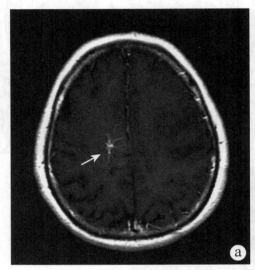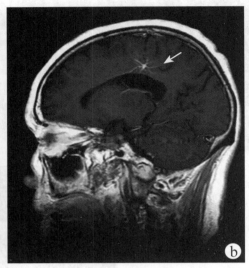

图 7-5-9　脑静脉血管瘤 MRI 表现
a. MRI 增强横断面;b. MRI 增强矢状面。右侧额叶畸形的静脉呈水母头征(↑)。

【鉴别诊断】

脑静脉畸形主要应与海绵状血管瘤鉴别。海绵状血管瘤密度及 MRI 信号混杂,病灶周边可见含铁血黄素黑环为其特征性表现,其内可见钙化,增强后无或轻度强化。

四、颅内动脉瘤

【疾病概要】

1. 病因病理　颅内动脉瘤依据形态分为常见的浆果形动脉瘤、少见的梭形动脉瘤以及罕见的夹层动脉瘤。目前认为,发生的主要因素是血液动力学改变,特别是血管分叉部血液流动对血管壁形成剪力以及搏动的压力造成血管壁的退化。

2. 临床表现　平时无明显临床症状,偶有头痛、癫痫、脑神经压迫症状等,破裂时造成蛛网膜下腔出血、脑出血的相应症状。

【影像表现】

1. CT 影像表现　平扫可显示蛛网膜下腔出血、动脉瘤、腔内血栓、壁钙化等表现。平扫瘤体可表现为等或稍高密度影(图 7-5-10a),局限性出血和蛛网膜下腔出血有助于判断动脉瘤的部位。增强检查有助于鉴别颅内肿瘤,动脉瘤腔因对比剂充盈而显著强化,血栓内无对比剂充盈不增强。CTA 可三维显示动脉瘤与载瘤动脉的关系。

2. MRI 表现　浆果形动脉瘤依有无血栓可分为无血栓形成的动脉瘤、部分血栓形成的动脉瘤和完全血栓形成的动脉瘤。三种动脉瘤的 MRI 表现不同,无血栓形成的动脉瘤 T_1WI 和 T_2WI 序列均呈流空的低信号,周围可有搏动伪影。完全血栓形成的动脉瘤可见层状血栓,周边可有含铁血黄素环,部分血栓形成的动脉瘤兼具二者的表现(图 7-5-10b、c)。

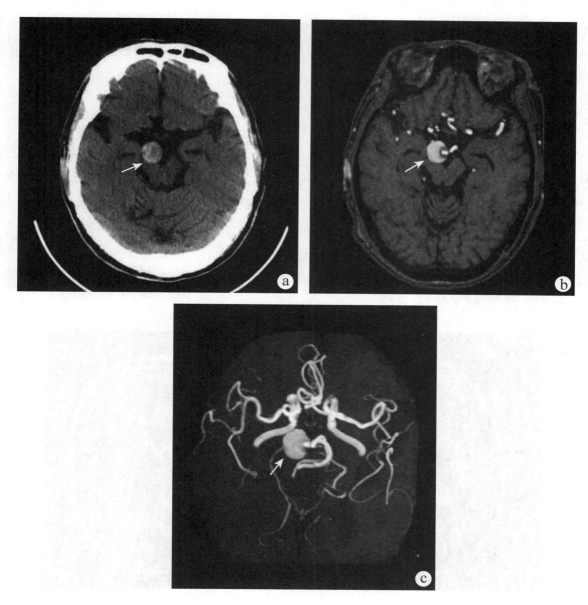

图 7-5-10　颅内动脉瘤影像表现

a. CT 平扫;b. MRA 原始图;c. MRA 图上下观。CT 平扫示鞍上池右侧高密度结节灶(↑);MRA 示右侧大脑后动脉水平段动脉瘤(↑)。

当巨大动脉瘤发生占位表现时,需与其他占位病变鉴别,但 CT、MRI 可显示其中的血管流空、血栓、钙化和动脉瘤内含有对比剂强化的血管,则诊断不会发生困难。

五、脑白质疏松症

【疾病概要】

1. 病因病理　脑白质疏松症是多种不同病因引起的一组以脑室周围及半卵圆中心区脑白质的弥漫性斑点状或斑片状缺血性改变为主的临床综合征。其病理表现为脑室周围深部白质、半卵圆中心、放射冠区出现脱髓鞘、室管膜层细胞脱失、反应性胶质细胞增生及轴突减少;皮质下白质穿动脉内膜增厚、脂质沉着、小血管玻璃样变或淀粉样变;小血管周围间隙和脑室周围间隙扩大。

2. 临床表现　临床表现为记忆、情绪、计算、定向等认知功能障碍。

【影像表现】

1. CT 影像表现　两侧大脑皮质下、脑室周围斑片状或弥漫性互相融合的低密度灶,边缘模糊,呈月晕状,常两侧对称,增强扫描不强化。常合并双侧脑室扩大和脑萎缩;皮质下弓状纤维和胼胝体很少受累,脑干尤其是脑桥中上部,中央部易受累,较少累及延髓、中脑和小脑。

2. MRI 表现　MRI 显示病灶在 T_1WI 上呈低信号,T_2WI 及 FLAIR 上为高信号(图 7-5-11),病变部位与 CT 一致,但较 CT 更加敏感,对脑室壁参差不齐显示更为清楚,增强扫描无强化;DTI 可了解脑白质纤维束的微细结构改变,有助于认识脑白质病变部位和皮质功能活动。

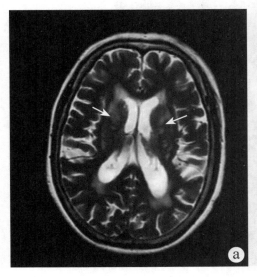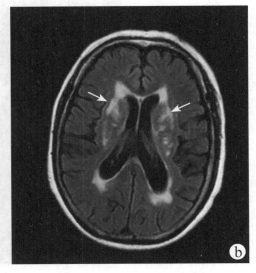

图 7-5-11　脑白质疏松症 MRI 表现

a. MRI 平扫 T_2WI;b. MRI 平扫 FLAIR。双侧脑室周围白质对称性 T_2WI 稍高信号、FLAIR 呈高信号(↑)。

【鉴别诊断】

依据对称分布的脑白质病变,合并脑萎缩,脑白质疏松症诊断并不困难。但应与以下疾病相鉴别:①多发性硬化,发病以20~40岁女性多见,急性期有强化。②腔隙性脑梗死,多为基底节区的多发点状或小圆形低密度影,病灶可发生于一侧或两侧,一般不对称。③炎性病变,范围较广泛,部位不固定。④肾上腺脑白质营养不良,病灶分布以侧脑室后角及三角部为主。

第六节　颅内感染性疾病

一、病毒性脑炎

【疾病概要】

1. 病因病理　病毒性脑炎在脑炎中最常见,可由多种病毒引起。其中,单纯疱疹病毒性脑炎、乙型脑炎、腮腺炎病毒性脑炎较常见。

单纯疱疹病毒性脑炎最常见,约占病毒性脑炎的2%~19%,多数是由I型单纯疱疹病毒感染引起急性坏死性脑炎,青少年及成人均可发生,但以20~40岁多见,起病比较急,症状比较重,死亡率高达70%,可有后遗症。II型疱疹病毒主要存在于女性阴道,在宫内造成胎儿脑感染或在分娩过程中引起新生儿脑内感染。

2. 临床表现　乙型脑炎是一种嗜神经病毒感染所引起的急性传染病,临床上以高热、抽搐、意识障碍、脑膜刺激征及其他神经症状为特征。腮腺炎病毒性脑炎是流行性腮腺炎的并发症,主要表现为发热、头痛,时有呕吐、颈项强直等。严重者也可有偏瘫、失语等定位症状。

【影像表现】

1. 单纯疱疹病毒脑炎I型　病变常首先侵犯颞叶,单侧或双侧,也可仅侵犯颞叶内侧或累及全部颞叶,部分病例可向额叶和枕叶发展。

(1)CT影像表现:病变区呈低密度,早期可能表现为正常。增强检查,病灶可不强化或弥漫性强化,但多数不强化或仅边缘部分线样或脑回样强化,增强与否可能与病变的严重程度及病程有关,进行性坏死期易出现强化。

(2)MRI表现:T_1WI呈低信号,T_2WI为高信号,豆状核通常不受侵犯,病变区与豆状核之间常有清楚的界线,凸面向外,如刀切样,是本病最具特征性的表现(图7-6-1)。

2. 乙型脑炎和腮腺炎病毒性脑炎　乙型脑炎和腮腺炎病毒性脑炎有侵犯基底节和丘脑的趋向,常同时累及双侧,但双侧病变的形态、大小、范围往往不对称,少数也可比较对称。

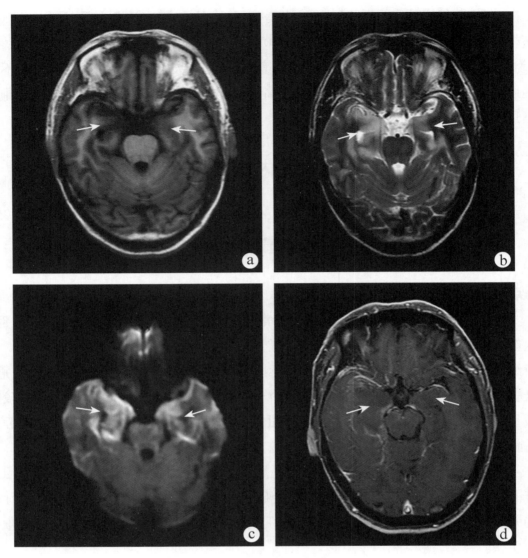

图 7-6-1　病毒性脑炎 MRI 表现

a. MRI 平扫 T_1WI；b. MRI 平扫 T_2WI；c. MRI 平扫 DWI；d. MRI 增强。
双侧海马及其周围对称性异常信号，T_1WI 呈稍低信号（↑），T_2WI 呈稍高
信号（↑），DWI 呈高信号（↑），增强扫描病灶未见明显强化（↑）。

（1）CT 影像表现：病变区呈低密度，边缘清楚或不清楚。增强检查，病变区一般无明显强化。占位效应一般不明显，病变范围较大者，也可有轻度的占位效应，表现为侧脑室前部受压变窄，中线结构一般无移位。

（2）MRI 表现：T_1WI 为低信号，T_2WI 为高信号。增强检查表现同 CT。

3. 肿瘤样病毒性脑炎　肿瘤样病毒性脑炎以额叶和颞叶多见，病变范围比较大，直径可达 6cm~7cm，占位效应显著，可引起中线结构明显移位。

（1）CT 影像表现：呈大片状低密度区，密度常不均匀，境界比较清楚或不清楚，一般无强化。

（2）MRI 表现：T_1WI 呈低信号，T_2WI 呈高信号，境界往往比较清楚。部分病例病变区内可发生广泛非液性坏死及液性坏死，非液性坏死部分在 T_2WI 呈中等高信号，液性坏死部分呈很高信号，整个病变区信号不均匀。增强扫描病灶多无强化。

【鉴别诊断】

（1）单纯疱疹病毒性脑炎：主要侵犯颞叶，影像表现有时与颞叶脑梗死相似，但二者临床表现完全不同，一般鉴别不难。

（2）乙型脑炎和腮腺炎病毒性脑炎：易侵犯基底节和丘脑，主要应与其他常累及基底节的病变鉴别。

二、脑 脓 肿

【疾病概要】

1. 病因病理　脑脓肿指脑实质内局限性化脓性炎症并有脓腔形成，可单发或多发，形状多为圆形或类圆形。脑脓肿最常位于灰白质交界处，以颞叶常见。不到 15% 的脑脓肿位于幕下，包括小脑和脑干脓肿。垂体脓肿罕见。常见致病菌为金黄色葡萄球菌、肺炎链球菌等。其病理包括急性脑炎期、化脓期和包膜形成期。脓肿壁内层为炎症细胞带，中层为肉芽和纤维组织，外侧为神经胶质层。脓腔可破溃外溢，可形成多房脓肿。

2. 临床表现　临床主要表现为颅内压增高，位置表浅的脓肿可引起癫痫发作，不同部位的脓肿出现相应的定位体征。血常规检查白细胞计数增高，急性期以中性粒细胞为主，晚期以淋巴细胞为主。

【影像表现】

1. CT 影像表现　急性脑炎期表现为边界不清的低密度区，增强一般无强化。化脓期脓液表现为边界清楚的低密度区，形态不规则，边缘模糊，也可表现为不均匀的混杂密度区，脓肿壁表现为高密度或稍高密度的环，占位效应显著。增强检查，脓肿壁呈环形显著强化，环壁薄而均匀，光滑而有张力，脓腔内的脓液及周围水肿不强化。

2. MRI 表现　急性脑炎期，T_1WI 呈低信号，T_2WI 呈高信号。化脓期脓肿内脓液 T_1WI 为低信号，T_2WI 呈很高信号，DWI 上也表现为高信号。脓壁信号变化在不同时期可稍有所不同：脓肿形成早期，脓壁在 T_1WI 呈稍高信号，在 T_2WI 呈低信号；亚急性期，T_1WI 和 T_2WI 脓壁都为稍高信号；到慢性期，T_1WI 脓壁为等信号，T_2WI 为低信号。周围水肿在 T_1WI 呈低信号，在 T_2WI 呈高信号。增强检查脓肿壁显著强化呈环形，环壁薄而均匀，光滑而有张力，脓腔内的脓液及周围水肿不强化（图 7-6-2）。

【鉴别诊断】

脑脓肿在 CT 和 MRI 诊断一般比较容易。主要应与其他表现为环形强化的病变如胶质瘤、转移瘤、脑囊虫和脑出血等鉴别。

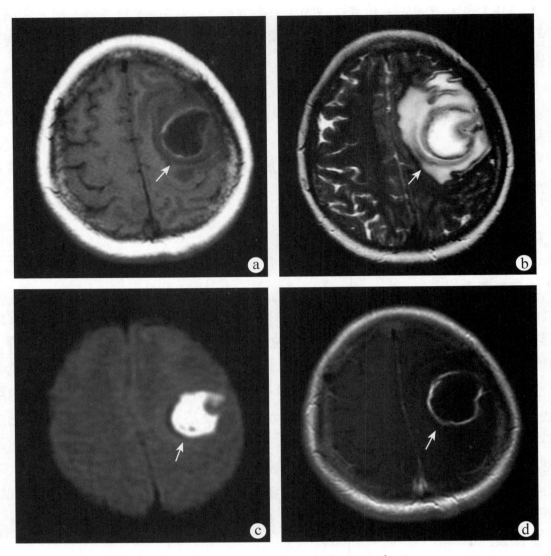

图 7-6-2　左侧额叶脑脓肿 MRI 表现

a. MRI 平扫 T_1WI；b. MRI 平扫 T_2WI；c. MRI 平扫 DWI；d. MRI 增强。MRI 平扫 T_1WI 及 T_2WI 示左侧额叶脑脓肿轮廓较清，占位效应明显，见水肿带，DWI 呈高信号，增强扫描示脓肿壁明显强化（↑）。

第七节　中枢神经系统肿瘤

中枢神经系统由脑和脊髓组成。中枢神经系统肿瘤的种类繁多、复杂，肿瘤生物学行为各异，影像表现复杂多样，是本课程学习的难点之一。2021 年 WHO 公布了中枢神经系统肿瘤最新分类方法（第 5 版），该分类方法打破了既往完全基于显微镜下诊断的原则，将分子学改变加入中枢神经系统肿瘤分类中，开启了形态学＋分子病理诊断模式。

该分类方法将中枢神经系统肿瘤分为十二大类，即胶质瘤（胶质神经元肿瘤和神经元肿瘤）、脉络丛肿瘤、胚胎性肿瘤、松果体肿瘤、脑神经和椎旁神经肿瘤、脑（脊）膜瘤、间叶性非脑膜上皮来源的肿瘤、黑色素细胞肿瘤、淋巴和造血系统肿瘤、生殖细胞肿瘤、鞍区肿瘤、转移性肿瘤。

各大类肿瘤还进一步分为多种亚型，这种复杂的分类方法将使医生能够更好地了解特定中枢神经系统肿瘤的预后和最佳治疗方法。按照循序渐进的教学原则，本节主要选择学习五大类常见肿瘤的影像诊断学基础知识。在今后的进一步深入学习过程中，同学们将对中枢神经肿瘤的诊断知识有更加全面的了解。

一、胶质瘤，胶质神经元肿瘤和神经元肿瘤

中枢神经系统肿瘤最新分类方法（第5版）将第一大类胶质瘤，即胶质神经元和神经元肿瘤，进一步分为6个亚型，即成人型弥漫性胶质瘤、儿童弥漫性低级别胶质瘤、儿童弥漫性高级别胶质瘤、局限性星形胶质细胞瘤、胶质神经元和神经元肿瘤、室管膜肿瘤。上述每个亚型中又包括多种病理类型的肿瘤，为了学习方便，本节主要介绍常见的星形胶质细胞瘤、少突胶质细胞瘤和室管膜肿瘤。

（一）星形胶质细胞瘤（星形细胞瘤）

【疾病概要】

1. 病因病理　星形胶质细胞起源的肿瘤是原发于颅内最常见的神经胶质肿瘤，可发生在中枢神经系统任何部位。在2021WHO中枢神经系统肿瘤分类和分级中，星形胶质细胞起源的肿瘤依据年龄分为成人型及儿童型，依据生长特性分为弥漫性及局限性两大类，依据良、恶性程度分为1~4级。1级分化良好，如局限性星形胶质细胞瘤中的毛细胞型星形细胞瘤；2~4级分化程度逐渐变差，恶性程度依次递增，如成人型弥漫性胶质瘤中的星形细胞瘤异柠檬酸脱氢酶突变型。分化良好的星形细胞肿瘤多位于大脑半球白质，肿瘤含神经胶质纤维多，可有囊变，肿瘤血管趋于成熟；分化不良的肿瘤呈弥漫性生长，形态不规则，边界不清，易发生坏死和出血，血管形成不良，血脑屏障不完整，可沿脑白质纤维或胼胝体纤维向邻近脑叶或对侧半球扩展。

2. 临床表现　主要表现为肿瘤所致脑神经定位体征和颅内高压症状，包括偏瘫、头痛、呕吐或抽搐、癫痫发作，也可出现神经功能障碍。

【影像表现】

1. CT影像表现

（1）平扫：不同分级肿瘤影像表现差异较大。1和2级星形细胞肿瘤多表现为密度较均匀的低密度病灶，境界相对清楚，一般没有或仅有轻度水肿和占位表现。3和4级多表现为混杂密度病灶，可见出血和钙化，边界不清，形态不规则，瘤周水肿较重，占位效应明显。

（2）增强扫描：肿瘤的强化与其病理分级呈一定程度正相关，1级星形细胞肿瘤多无强化；2级不强化或轻度强化，部分2级星形细胞肿瘤可呈环状强化，并可有强化的壁结

节;3、4级星形细胞肿瘤边缘明显强化,形态多不规则或呈花环状,若肿瘤沿胼胝体向对侧生长则呈蝴蝶状强化。

2. MRI 表现

（1）平扫: T_1WI 呈等或低信号, T_2WI 呈高信号。1 级星形细胞肿瘤信号多较均匀, 2、3、4 级肿瘤信号多不均匀,间以更低或更高信号,体现瘤内坏死或出血。DWI 上 1 级星形细胞肿瘤多呈低信号,2 级呈等信号,3、4 级多为混杂高信号。

（2）增强扫描: 1 级星形细胞肿瘤多无强化;2 级不强化或轻度强化;3、4 级肿瘤呈斑片状、线条状、花环状或结节状强化,坏死和出血区不强化。

星形胶质细胞瘤影像表现见图 7-7-1 和图 7-7-2。

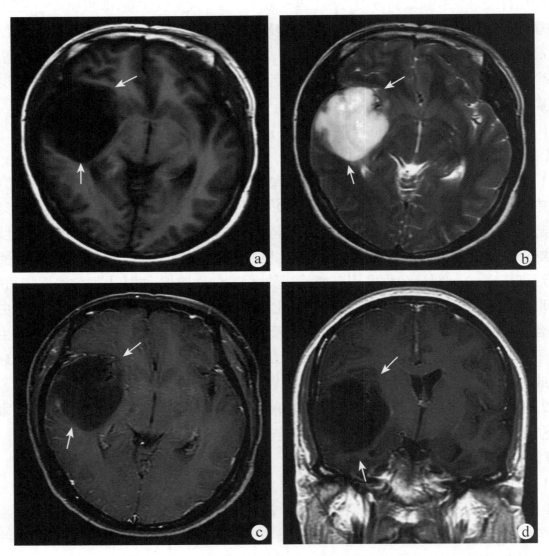

图 7-7-1　星形胶质细胞瘤（2 级）MRI 表现

a. MRI 平扫 T_1WI; b. MRI 平扫 T_2WI; c. MRI 增强横轴位; d. MRI 增强冠状位。MRI 平扫示右侧颞叶肿瘤 T_1WI 呈低信号（↑）, T_2WI 呈高信号（↑）; MRI 增强扫描未见强化（↑）。

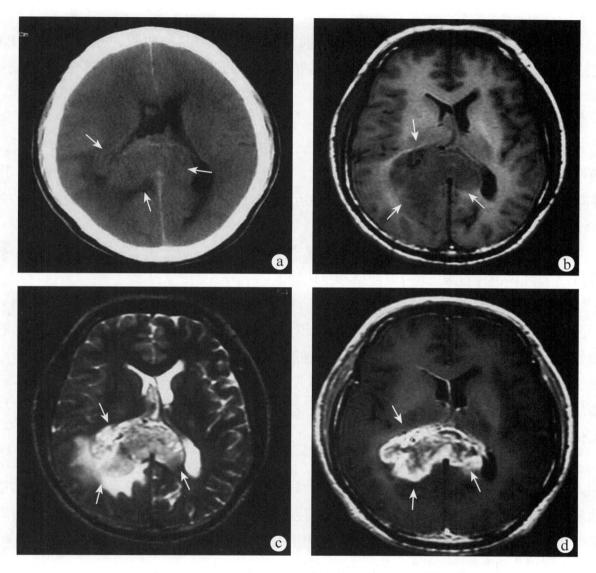

图 7-7-2　星形胶质细胞瘤（4 级）影像表现

a. CT 平扫；b. MRI 平扫 T_1WI；c. MRI 平扫 T_2WI；d. MRI 增强。CT 平扫示胼胝体压部不规则占位，呈稍高混杂密度（↑），MRI 平扫 T_1WI 呈稍低信号（↑），T_2WI 呈不均匀高信号（↑）；MRI 增强扫描示不规则花环状强化（↑）。

【鉴别诊断】

1. 少突胶质细胞瘤　病灶部位多较表浅，可有颅骨的改变，钙化的概率较大，增强后肿瘤可强化。

2. 脑梗死　1 级星形细胞肿瘤应该与脑梗死鉴别，脑梗死的特点是临床突然起病，病灶多呈楔形，同时累及灰白质，增强后呈脑回状或斑片状强化，短期内随诊病灶形态及密度可发生变化。

3. 脑脓肿　脑脓肿可以表现为环状强化,形状较规则,脓肿壁较为均一连续,如不均一,则近皮质侧较厚。中心坏死区于 DWI 上呈高信号。结合急性感染病史,诊断不难。

4. 脑转移瘤　单发的转移瘤与高级别的星形细胞肿瘤鉴别困难,使用大剂量 MRI 对比剂(常规剂量的 2~3 倍),在原有病灶的基础上发现新的病灶则支持转移瘤。

(二)少突胶质细胞瘤

【疾病概要】

1. 病因病理　少突胶质细胞瘤起源于脑白质的小突胶质细胞。该病主要见于成人,绝大多数发生于幕上,仅极少数发生在幕下。一般为实体性肿块,境界可辨,但无包膜,肿瘤向外生长,有时可与脑膜相连。肿瘤深部可囊变,但很少出血、坏死。大部分肿瘤有结节状或短弧形钙化。

2. 临床表现　临床表现与肿瘤部位有关。50%~80% 有癫痫,1/3 有偏瘫和感觉障碍,1/3 有颅内高压征象,还可出现精神症状等。

【影像表现】

1. CT 影像表现　肿瘤位置表浅,位于皮层灰质和皮层灰质下区,边界清楚或不清。肿瘤内囊变及钙化使密度不均,呈高、低混杂密度。钙化多为条带状、斑片状、大片絮状,囊变为单囊或多囊,瘤内偶见出血。因肿瘤位置表浅可侵蚀颅骨,造成骨破坏。瘤周水肿及占位表现轻微或较明显。增强后肿瘤无强化或轻度强化,囊壁强化或不强化。

2. MRI 表现　肿瘤在 T_1WI 上呈低信号,在 T_2WI 上呈高信号,良性者边缘清楚、锐利、占位较轻,瘤周无水肿或有轻度水肿,大片钙化在 T_1WI 和 T_2WI 上均为低信号区;恶性者瘤周水肿明显,肿瘤边界不清,肿瘤钙化不明显,MRI 分辨率高且三维成像,对瘤周组织和肿瘤范围显示清楚。增强后肿瘤轻度强化或不强化。

少突胶质细胞瘤的影像表现见图 7-7-3。

【鉴别诊断】

少突胶质细胞瘤的典型表现为幕上弯曲的条带状或团块状钙化。没有钙化时则难于和星形细胞瘤鉴别。脑膜瘤有时也可造成局部颅骨破坏和头皮软组织肿胀,但脑膜瘤为脑外肿瘤且明显均一强化,依此可鉴别。MRI 显示钙化不如 CT,但显示肿瘤的范围优于 CT。

与星形细胞瘤相比此肿瘤较突出的表现:①CT 上,等密度或略高密度为多数,星形细胞瘤多为低密度或以低密度为主的混杂密度。②肿瘤多发特征性钙化明显高于星形细胞瘤。③肿瘤多无强化或轻度强化。④瘤周轻度水肿多于中度水肿而星形细胞瘤相反。

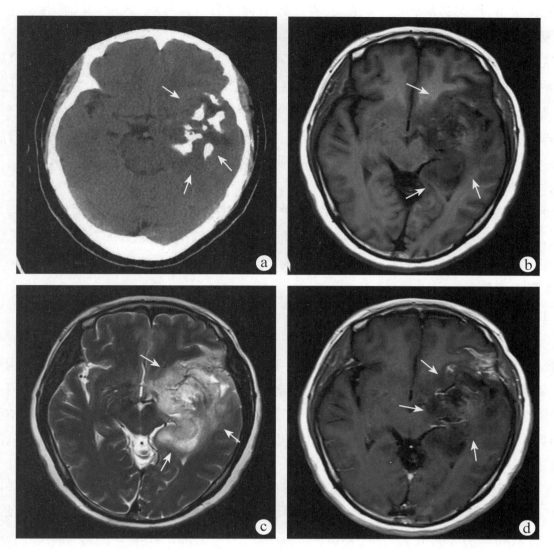

图 7-7-3　少突胶质细胞瘤影像表现

a. CT 平扫；b. MRI 平扫 T_1WI；c. MRI 平扫 T_2WI；d. MRI 增强。CT 平扫示左侧额颞叶软组织肿块伴钙化；MRI 平扫 T_1WI 以低信号为主混杂信号（↑），T_2WI 呈混杂高信号，钙化呈低信号（↑）；增强扫描呈明显不均匀强化（↑）。

（三）室管膜肿瘤

室管膜肿瘤按发病部位可分为脑内室管膜瘤（幕上室管膜瘤、后颅窝室管膜瘤）及脊髓室管膜瘤等类型。

【疾病概要】

1. 病因病理　室管膜肿瘤是发生于脑室壁与脊髓中央管室管膜细胞的神经上皮肿瘤，起源于室管膜细胞，多见于儿童和青少年，男女比为 3∶2，有两个发病高潮，分别是1~5 岁和 30 岁左右。70% 位于后颅窝，以第四脑室最为多见，其次为侧脑室、第三脑室、导水管、脊髓、马尾、大脑半球。发生于脑内的室管膜瘤是中等恶性程度的肿瘤，5 年存活率约为 50%，可以通过脑脊液种植转移，多发生于手术后；发生于脊髓室管膜瘤通常为良性,生长缓慢,可达数年,向上下生长,累及数个脊髓节段,好发于颈段、脊髓圆锥和终丝。室管膜瘤易出血、囊变、继发空洞形成。

后颅窝室管膜瘤占60%~70%,以小儿多见,由于多位于第四脑室内,常引起程度较重的脑积水,肿瘤边界尚清,有时可沿第四脑室侧孔(Luschka孔)和中孔(Magendie孔)向桥小脑角池及枕大池生长。幕上室管膜瘤多见于成人,约70%以上完全位于脑室外,这些脑实质的室管膜瘤常位于脑室旁或部分侵犯脑室,其发生与脑实质内残存的室管膜细胞有关。幕上室管膜瘤恶性程度略高于后颅窝室管膜瘤,囊变与出血的概率也略高,而且肿瘤与脑实质常分界不清。

2. 临床表现　由于肿瘤部位不同,所产生的临床症状也不同,以颅内压升高为主要症状,幕上室管膜瘤还可伴有抽搐、视野缺损,后颅窝室管膜瘤则常伴有共济失调。发生于脊髓者通常症状较轻,就诊时肿瘤已经长得很大。

【影像表现】

1. 脑内室管膜瘤的影像表现

(1)CT影像表现:后颅窝室管膜瘤多表现为等密度肿块,少数为高密度或混杂密度,形状不规则,边界不清。约1/4肿瘤内可见单发或多发低密度囊变区,50%第四脑室内室管膜瘤可见钙化,有时肿瘤边缘可见带状或新月形脑脊液密度影,为残存的第四脑室。发生室管膜下转移表现为脑室边缘局限性带状密度增高影。肿瘤内可出血,增强检查半数均一强化,半数不均一强化。幕上室管膜瘤CT影像表现多种多样,但囊变与出血较幕下常见,肿瘤呈轻-中度强化。

(2)MRI表现:肿瘤T_1WI呈等或略低信号,T_2WI为等或稍高于脑皮层灰质的信号强度,信号不均匀是由于肿瘤伴有出血、囊变及钙化所致。增强后,实性部分明显强化。MRI显示肿瘤边界较CT清楚,并可显示肿瘤周围残余的第四脑室以及脑干受压情况。肿瘤沿第四脑室侧孔与中孔向脑室外的脑桥小脑角及枕大孔生长是幕下室管膜瘤一个典型但并非特异的特征(图7-7-4)。

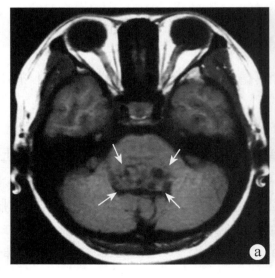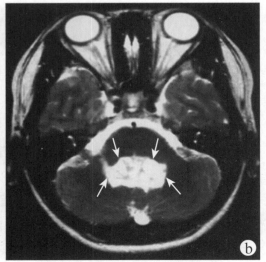

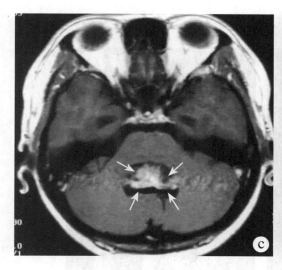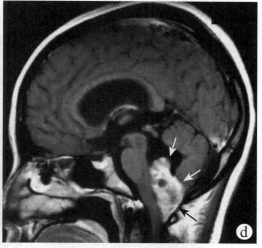

图 7-7-4　第四脑室室管膜瘤 MRI 表现

a. MRI 平扫 T_1WI；b. MRI 平扫 T_2WI；c. MRI 增强横轴位；d. MRI 增强矢状位。MRI 平扫示四脑室肿瘤 T_1WI 呈等低信号（↑），T_2WI 以高信号为主（↑）；增强扫描肿瘤实性部分明显强化并向枕骨大孔生长（↑）。

2. 脊髓室管膜瘤的影像表现

（1）CT 影像表现：平扫示病变处脊髓增粗，低于正常脊髓密度，与硬膜囊密度相似，圆锥或终丝部的室管膜瘤平扫不易发现，囊变较常见。增强扫描囊变部分不强化，实质部分有不规则的强化，是室管膜瘤的特征改变。

（2）MRI 表现：平扫是诊断脊髓内肿瘤的最佳方法。在 T_1WI 呈较均匀的等或低信号，T_2WI 为高信号。脊髓内正常结构消失，肿瘤与正常脊髓分界不清。典型的室管膜瘤多伴发囊变，发生在肿瘤内或在肿瘤两端的脊髓内。肿瘤内囊肿为肿瘤的一部分，两端为继发脊髓空洞形成。空洞区信号与脑脊液信号相同。增强扫描，肿瘤实体部分强化明显，在 T_1WI 上呈高信号，水肿及囊变区无强化（图 7-7-5）。增强检查能够发现较小的肿瘤，并将肿瘤同其周围的水肿和伴发的囊肿区分，从而显示肿瘤的边界，作出准确定位。

【鉴别诊断】

幕下室管膜瘤在儿童须与髓母细胞瘤及星形细胞瘤鉴别。病灶呈分叶状及点状钙化有助于诊断室管膜瘤。髓母细胞瘤起源于第四脑室顶部的下髓帆，与室管膜瘤不易区分，髓母细胞瘤多侵犯小脑与第四脑室，脑干受压程度相对较轻。小脑星形细胞瘤也是儿童后颅凹常见肿瘤，多位于小脑半球，当肿瘤发生在小脑蚓部并侵犯第四脑室时，需与室管膜瘤鉴别，肿瘤常伴有较大的囊变，在囊变的周边可见不规则强化的肿瘤，肿瘤边缘相对清楚。

脊髓内室管膜瘤需急性脊髓炎及星形细胞瘤鉴别。急性脊髓炎发病急，病史短，病变范围长，增强扫描一般不强化或轻度斑片状强化，不常合并脊髓空洞。脊髓星形细胞瘤多见于青少年，呈偏心性生长，边界不清，累及脊髓的长度和范围比室管膜瘤长且广泛。合并出血的比率低于室管膜瘤。

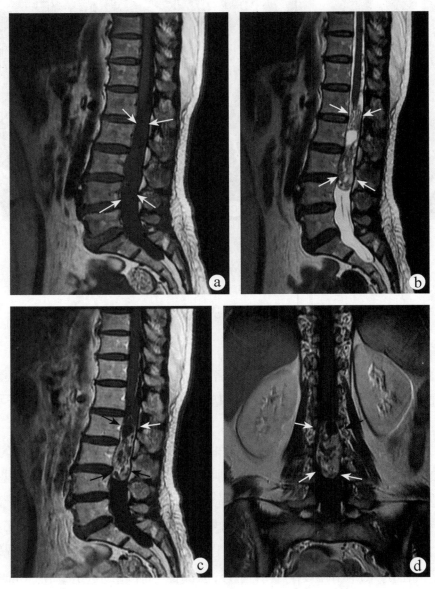

图 7-7-5　脊髓室管膜瘤 MRI 表现

a. MRI 平扫 T_1WI；b. MRI 平扫 T_2WI；c. MRI 增强矢状位；
d. MRI 增强冠状位。腰椎管内囊实性占位，T_1WI 呈等低混
杂信号（↑），T_2WI 呈等高混杂信号（↑）；增强扫描病变周围
实质部分呈轻度强化，囊性部分未见强化（↑）。

二、脑神经和椎旁神经肿瘤

　　脑神经肿瘤以生长于第 8 对脑神经的听神经瘤、第 2 对脑神经的视神经瘤和第 5 对
脑神经的三叉神经瘤等较常见；椎旁神经肿瘤主要是生长于骨性椎管内和椎间孔附件的

神经鞘瘤、神经纤维瘤等；它们各自具有较特征的发病部位和影像特征，学习这些特征有利于病变的诊断。

（一）听神经瘤

【疾病概要】

1. 病因病理　听神经瘤是最常见的脑神经肿瘤。多起源于听神经前庭支的神经鞘，绝大多数为神经鞘瘤，起源于耳蜗神经少见。肿瘤通常以内听道为中心向桥小脑角生长。微小听神经瘤通常不足 1cm，局限于管内；较大的肿瘤紧贴岩骨，形态多不规则，边界清楚，囊变多见，坏死可见，钙化和出血少见。瘤周水肿多为轻度，占位效应常较明显。

2. 临床表现　好发于成年人，临床主要表现为桥小脑综合征，即病侧听神经、面神经和三叉神经受损以及小脑症状。肿瘤压迫第四脑室，脑脊液循环受阻形成颅内高压。

【影像表现】

1. CT 影像表现　显示脑外肿瘤影像特点，早期肿瘤局限于内听道内，普通 CT 常难以显示。较大的肿瘤表现为桥小脑角区类圆形等或低密度肿块，少数呈高密度。病灶与岩骨接触面小，呈"锐角征"。病灶中心多位于内听道平面。

CT 增强扫描，几乎所有的肿瘤均有强化，半数为均一强化，其次为不均一强化，部分病例为环状强化。均一强化者平扫多为等密度病变，环状强化病变以低密度为主。

2. MRI 表现　较大的肿瘤表现为桥小脑角区脑外肿瘤的特征，即在肿瘤和脑实质之间可见由脑脊液和流空的血管形成的"裂隙"、小脑半球皮髓质交界移位、脑干受压移位。T_1WI 上 2/3 的肿瘤信号低于脑实质，1/3 与脑实质等信号，T_2WI 肿瘤呈高信号，常可见肿瘤呈蒂状伸入内听道。较大的肿瘤内可见囊变。少数情况下肿瘤周围可合并蛛网膜囊肿。

MRI 增强：多数肿瘤强化明显，可呈均一、不均一或环状强化。强化有助于显示局限于内听道的小的听神经瘤（图 7-7-6）。

【鉴别诊断】

1. 脑膜瘤　CT 平扫多为高密度，呈明显均一强化，以广基和岩骨相连，与岩骨夹角为钝角，并可向幕上延伸，呈逗号征。T_1WI 和 T_2WI 均与脑皮质等信号，明显均一强化，邻近脑膜常可见强化，呈硬膜尾征。

2. 胆脂瘤　CT 上密度低于听神经瘤，边界清楚，增强后无强化。MRI 上胆脂瘤呈 T_1WI 低信号 T_2WI 高信号，信号略不均一肿瘤呈匍匐性生长，增强后无强化。

3. 三叉神经瘤　病灶的中心位于内耳道前方岩骨尖处，常同时累及中后颅窝，呈"哑铃"状。岩骨尖常受压变短及鞍旁骨破坏，一般无内耳道扩大。

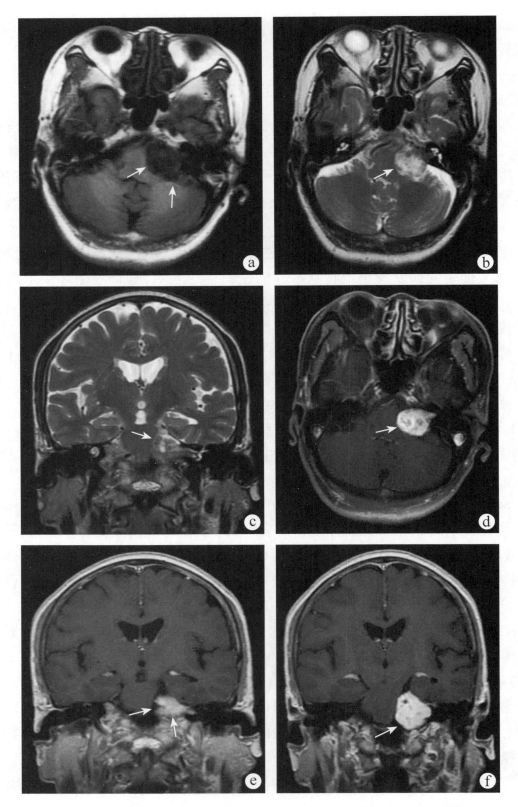

图 7-7-6　左侧听神经瘤 MRI 表现

a. MRI 平扫 T_1WI；b. MRI 平扫 T_2WI 横轴位；c. MRI 平扫 T_2WI 冠状位；d. MRI 平扫增强横轴位；e、f. MRI 增强冠状位。左侧桥小脑角区肿瘤 T_1WI 呈低信号（↑），T_2WI 呈不均匀高信号（↑）；增强扫描肿瘤明显强化并向左侧内听道内延伸（↑）。

（二）椎旁神经肿瘤

【疾病概要】

1. 病因病理　椎旁神经肿瘤是最常见的椎管内肿瘤，神经鞘瘤较神经纤维瘤常见，颈胸段略多，好发于 20~60 岁，男性少多于女性，而神经纤维瘤好发于 20~40 岁，无性别差异。神经鞘瘤起自脊神经后根鞘膜的施万细胞（Schwann cell），有光滑、完整的包膜，为圆形实性肿瘤，偏向一侧生长。神经鞘瘤易坏死、囊变，而神经纤维瘤易发生黏液变性，脊髓受压、移位或变细。有时肿瘤沿神经根生长穿破硬脊膜到脊膜外或通过椎间孔到椎管外，呈哑铃状生长于椎间孔内外，可压迫致椎间孔扩大和邻近椎骨破坏。

神经纤维瘤组织学上可见施万细胞、成纤维细胞、有或无髓鞘的神经纤维等多种成分并存。病理上常混合存在，组织结构相仿，不易区别，但在椎管内神经纤维瘤较神经鞘瘤少见，在椎管外二者发生率相似。神经纤维瘤病可见椎管内多发神经鞘瘤或神经纤维瘤。恶性神经鞘瘤少见，多呈浸润生长，常造成邻近骨质溶骨性破坏。

2. 临床表现　主要症状为神经根性疼痛，后可出现肢体麻木，感觉和运动障碍。

【影像表现】

影像检查主要表现脊髓外肿瘤的影像特征，可跨脊膜或椎间孔生长。

1. CT 影像表现　神经鞘瘤平扫呈等或稍高密度的实性肿块，密度比脊髓略高，有时可见其中的低密度囊变与坏死区，少数病例可见高密度钙化。增强扫描肿瘤呈中等均一强化，使肿瘤显示更为清楚，可见向椎间孔和椎管外延伸的双极哑铃状软组织块。病变处椎管扩大，一侧或两侧椎间孔扩大和相邻椎体骨破坏。

2. MRI 表现

（1）MRI 平扫：肿瘤呈边界清楚的类圆形或棒形肿块，信号在 T_1WI 和 T_2WI 上与脊髓信号相似，有囊变坏死者可在肿瘤内出现与脑脊液信号近似的 T_1WI 低信号、T_2WI 高信号。多位于脊髓背侧，瘤周可见脑脊液包绕。邻近脊蛛网膜下腔增宽，对脊髓压迫，少数肿瘤可突入到脊髓内，与髓内肿瘤相似，多平面成像能够作出鉴别，在横断面上可显示跨越椎间孔位于椎管内外的哑铃状肿瘤。

（2）增强扫描：肿瘤实体部分显著均一强化，边界清楚，其内囊变、黏液样变和出血灶区不强化（图 7-7-7）。

【鉴别诊断】

需与以下疾病鉴别：

1. 脊膜瘤　体积较小，多不侵犯椎间孔，易出现钙化，密度均匀，较少囊变，增强扫描多见均匀明显强化，可见脊膜尾征等特征。

2. 神经纤维瘤　有多发倾向，强化不及神经鞘瘤明显，形成哑铃状外观更多见，但单发的神经纤维瘤与神经鞘瘤有时不易鉴别。

3. 小的神经纤维瘤与严重的椎间盘突出鉴别　在增强扫描时，肿瘤呈明显强化，而突出之椎间盘不强化或仅周围肉芽组织呈环形强化。

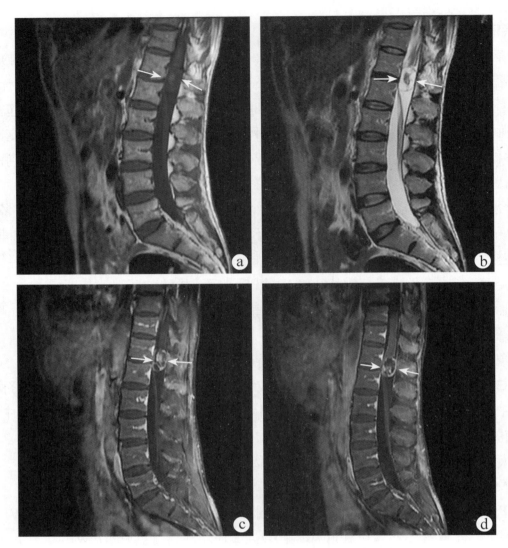

图 7-7-7　椎管内神经鞘瘤 MRI 表现

a. MRI 平扫 T_1WI; b. MRI 平扫 T_2WI; c、d. MRI 增强。T_{12}/L_1 椎间盘
水平髓外硬膜下占位，T_1WI、T_2WI 均呈高低混杂信号（↑）；增强扫描
肿瘤呈明显不均匀强化（↑）。

三、脑（脊）膜瘤

【疾病概要】

1. 病因病理　脑（脊）膜瘤起源于颅脑或脊髓的蛛网膜颗粒帽细胞，发病年龄一般
在中年 40~60 岁。脑膜瘤发病率占颅内肿瘤 15%~20%，女性多于男性，好发于矢状窦旁、
大脑凸面、蝶骨嵴、鞍上（旁）、后颅窝、脑室内。多为单发，偶为多发，肿瘤有包膜，质坚
韧，可有钙化或骨化，囊变、坏死及出血少见。肿瘤生长缓慢，血供丰富，可嵌入脑内，脑实
质受压。因肿瘤多紧邻颅骨，可引起颅骨增厚、破坏或变薄，甚至穿破颅骨向外生长。

脊膜瘤在椎管内肿瘤的发病率居第二位，70%以上发生于胸段，其次为颈段（20%），腰骶段少见。该病组织学分型多，以上皮型最常见，成纤维细胞型和砂粒型次之，其他类型少见。肿瘤为实性，质较坚硬，大小不等，多单发，表面光滑，包膜完整，覆盖较丰富的毛细血管网，可有钙化。肿瘤广基与硬脊膜相连，多数位于硬脊膜下，部分跨硬脊膜内外生长。

　　2. 临床表现　主要表现是肿瘤压迫邻近结构出现相应的症状和体征，因该肿瘤生长缓慢、病程长，上述症状及体征常出现较晚，程度较轻。

【影像表现】

（一）脑膜瘤的影像表现

　　1. 典型脑膜瘤表现　CT 平扫呈等或稍高密度肿块，呈广基与颅骨内板或硬脑膜相连，可见脑白质塌陷征，周围可见含脑脊液间隙，其内常见钙化，出血、囊变少见；可引起颅骨内板局限性或弥漫性骨增生及骨破坏。MRI 平扫 T_1WI、T_2WI 病灶多呈等信号。CT 和 MR 增强扫描强化方式类似，均呈明显均一强化，可见硬膜尾征（图 7-7-8）。

　　2. 不典型脑膜瘤表现　包括瘤内范围不等的低密度区、肿瘤的高密度出血灶和瘤周水样低密度病变。

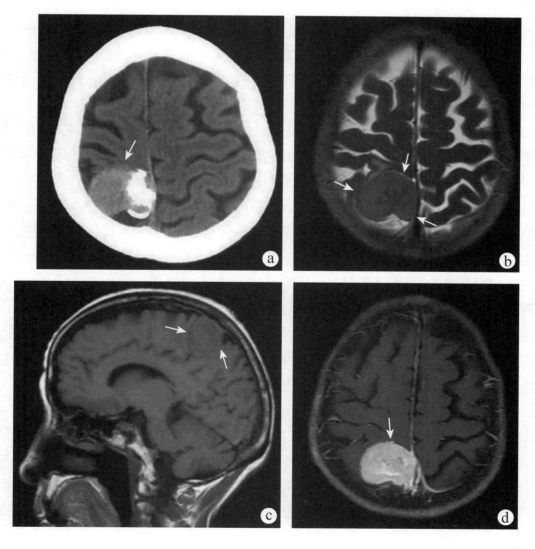

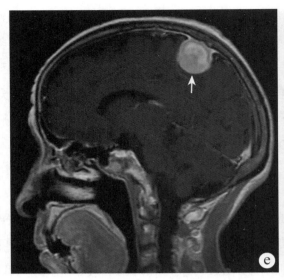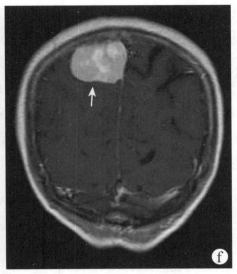

图 7-7-8　右侧顶部脑膜瘤影像表现

a. CT 平扫；b. MRI 平扫 T_2WI 横轴位；c. MRI 平扫 T_1WI 矢状位；d. MRI
增强横轴位；e. MRI 增强矢状位；f. MRI 增强冠状位。CT平扫肿瘤呈稍
高密度并伴片状钙化（↑）；MRI 平扫 T_2WI 呈稍高信号（↑），T_1WI 矢状面
呈等信号（↑）；MRI 增强扫描示肿瘤明显强化并可见脑膜尾征（↑）。

（1）肿瘤内低密度区：平扫检查即可显示，其大小不等，形态规则或不规则，可单发
或多发，系肿瘤坏死、囊变、黏液变性、脂肪变性或陈旧性出血所致。增强检查，低密度区
多无强化。

（2）肿瘤出血性高密度灶：脑膜瘤很少发生明显出血，可见于瘤内或瘤周。平扫检
查，新鲜出血表现肿瘤内或邻近脑质内的高密度灶。若出血进入原有的坏死腔内，则出现
液平。瘤内陈旧性出血表现为低密度灶，此时难与囊变或黏液变性所致的低密度区鉴别。

（3）瘤周水样低密度病变：常见于矢状窦旁区脑膜瘤，其可为局部脑脊液循环障碍
所致的部分蛛网膜下腔增宽，也可为蛛网膜囊肿。和脑水肿不同，这种瘤周低密度区虽呈
水样密度，但边缘清楚、锐利，位于脑外。

（二）脊膜瘤的影像表现

脊膜瘤绝大多数表现为髓外硬膜内肿瘤的影像特点，少数可长于硬膜外。

1. CT 影像表现　平扫肿瘤密度多略高于相应脊髓，呈实质性，范围较局限，以椭圆
形较多，其中有时可见钙化；增强检查，肿瘤明显均一强化；局部脊髓受压、移位和变形以
及肿瘤上下方脊蛛网膜下腔的增宽，相邻椎管骨增生或骨吸收破坏。

2. MRI 表现　肿瘤多呈 T_1WI 等信号、T_2WI 等或稍高信号，在矢状面和横断面上能清
楚显示脊髓受累的程度和肿瘤的全貌。矢状面与冠状面便于全面观察肿瘤与硬脊膜囊、脊
蛛网膜下腔的关系。肿瘤可突入脊髓内，似髓内病变，但脊膜瘤在 T_1WI 和 T_2WI 上与髓内
肿瘤可显示轻度的信号差别。增强检查肿瘤在 T_1WI 上呈高度均一强化，内侧与脊髓界限
清楚，外侧与硬脊膜广基相连并可显示硬脊膜尾征，能进一步确定为髓外病变（图 7-7-9）。

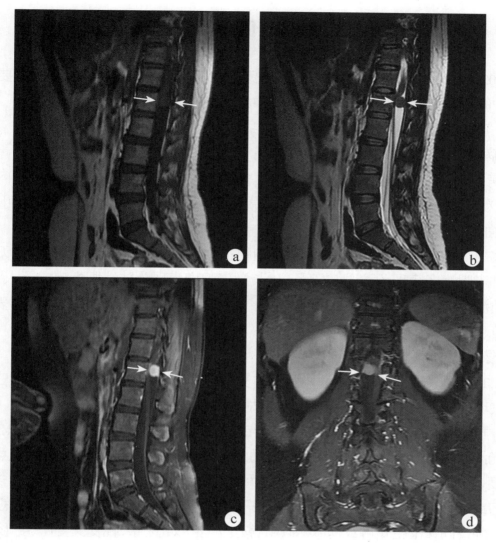

图 7-7-9　脊膜瘤 MRI 表现

a. MRI 平扫 T_1WI；b. MRI 平扫 T_2WI；c. MRI 增强矢状位；d. MRI 增强冠状位。L_1 水平椎髓外硬膜下占位，T_1WI 呈等信号（↑），T_2WI 呈稍低信号（↑）；增强扫描肿瘤明显均匀强化并可见硬脊膜尾征（↑）。

【鉴别诊断】

脑膜瘤需要与胶质瘤、转移瘤及淋巴瘤鉴别。鞍区者需与垂体瘤鉴别，蝶鞍大小正常及鞍隔显示利于脑膜瘤诊断。桥小脑角区脑膜瘤和听神经瘤鉴别，内耳道扩大及内有强化肿块说明为听神经瘤。脑室内脑膜瘤需与脉络丛乳头状瘤鉴别，后者常致交通性脑积水，并多见于青少年。某些硬膜病变如血管畸形、血管瘤、转移瘤或白血病也可类似脑膜瘤。

脊膜瘤需要与神经鞘瘤和神经纤维瘤鉴别：神经鞘瘤易囊变，信号不均匀，脊膜瘤的表现与硬脊膜内神经鞘瘤和神经纤维瘤表现相似，有些病例难于鉴别。但神经鞘瘤和神经纤维瘤容易伴发椎间孔扩大，脊膜瘤则很少见。发生在马尾神经上的孤立性肿瘤多为神经鞘瘤。

四、鞍区肿瘤

在 2021WHO 中枢神经系统肿瘤分类概述中,鞍区肿瘤包括五种亚型,主要包括起源于垂体的腺瘤和起源于颅咽管退化过程中残留上皮细胞的颅咽管瘤。

(一)垂体瘤

【疾病概要】

1. 病因病理　垂体瘤占颅内原发肿瘤 10%,发病年龄为 30~60 岁,75% 有内分泌功能;25% 为无功能腺瘤。直径≤10mm 者为微腺瘤;直径＞ 10mm 者为大腺瘤,可有囊变、坏死、出血。

2. 临床表现　临床表现取决于肿瘤细胞类型、大小、部位、生长方式及有无并发症等。泌乳素腺瘤多表现为泌乳与闭经;生长激素腺瘤表现为肢端肥大症或巨人症;促肾上腺皮质激素腺瘤则多表现为库欣综合征。垂体大腺瘤一般无内分泌功能,可表现为双颞侧偏盲、脑积水及脑神经受累症状。

【影像表现】

1. CT 影像表现　CT 检查垂体肿瘤首先应注意扫描技术和影像后处理,三维重组影像对发现、分析病变有重要意义,另外要结合 CT 增强扫描影像

(1)垂体大腺瘤:CT 多呈圆形、椭圆形或分叶状实性肿块,CT 值与脑组织相似。肿块边缘光滑、锐利,密度多均匀一致。有出血、坏死及囊变者,密度不均,坏死及囊变部分呈低密度,急性期出血呈高密度,有时甚至可出现液平。肿瘤极少有钙化。增强检查肿瘤呈均匀或周边强化,边界更为清楚。蝶鞍不同程度扩大,鞍背变薄、倾斜,鞍底下陷,骨质吸收。肿瘤向鞍上生长可致垂体柄倾斜,鞍上池变形或闭塞,视交叉受压、变形及移位;向下生长,压迫吸收鞍底或侵入蝶窦;向两侧生长,可侵犯海绵窦,挤压或包绕颈内动脉海绵窦段,并致海绵窦增大、外缘膨隆。颈内动脉及海绵窦的侵犯需增强检查方能显示清楚。肿瘤直径大于 3~4cm 者,可向上压迫三脑室前部和两侧侧脑室前角,并出现脑积水。

(2)垂体微腺瘤:CT 诊断有一定难度,检查方法极为重要,主要靠直接冠状位增强检查或动态扫描,扫描层厚通常用 1~3mm,间隔 1~2mm 平扫对诊断多无帮助。其直接表现为增强早期明显强化的正常垂体组织中显示为局限性圆形、椭圆形或不规则形低密度区,边界多较清楚,有时呈小环形增强结节影。若扫描时间较晚或对比剂注射速度稍慢,由于肿瘤增强时间长于正常垂体,使得肿瘤呈等或高密度影。间接表现包括:垂体高度增加(一般大于 8mm),垂体上缘不对称性膨隆,垂体柄偏移,鞍底骨质局限性变薄、侵蚀、破坏或鞍底倾斜等。

2. MRI 表现　垂体腺瘤 MRI 检查以冠状位 T_1WI 和 T_2WI 显示为佳,必要时可辅以矢状位或横轴位检查。

(1)垂体大腺瘤:肿瘤多呈 T_1WI 和 T_2WI 均为等信号,信号强度均匀。发生出血、坏

死及囊变时,其信号强度不均匀,可出现液平面。合并出血时,其信号变化规律与颅内出血相似,如亚急性出血呈 T_1WI 和 T_2WI 均为高信号;合并坏死及囊变时,则多呈 T_1WI 低信号、T_2WI 高信号。增强检查肿瘤实质部分多有强化。肿瘤向鞍上生长,初期只占据视交叉池下部,与视交叉之间隔以薄层脑脊液。肿瘤继续增大,可占据视交叉池,视交叉受压、抬起及变薄,三脑室前部及侧脑室前角亦可受压、变形。在鞍隔层面,肿瘤可因鞍隔的限制,局部常有内收呈束腰征。肿瘤向下生长可侵入蝶窦,向两侧可侵入海绵窦、甚至颞叶。垂体腺瘤多经海绵窦内壁侵入,致颈内动脉海绵窦段包绕、变细、甚至移位。海绵窦间隙受累后,可出现海绵窦增大,外缘膨隆。增强检查显示海绵窦内有充盈缺损区并与垂体腺瘤的异常信号区相连(图 7-7-10)。

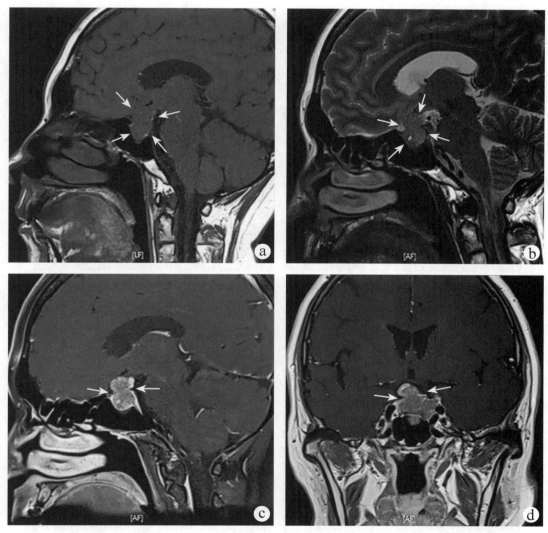

图 7-7-10　垂体大腺瘤 MRI 表现

a. MRI 平扫 T_1WI 矢状位;b. MRI 平扫 T_2WI 矢状位;c. MRI 增强矢状位;d. MRI 增强冠状位。MRI 平扫鞍内见一较大肿块,T_1WI 呈稍低信号(↑),T_2WI 呈稍高信号,突向鞍上池生长,视交叉受压(↑);增强扫描肿块均匀强化,可见束腰征(↑)。

（2）垂体微腺瘤：微腺瘤 T_1WI 呈等或低信号，T_2WI 呈略高信号，增强扫描正常垂体强化较明显而微腺瘤强化程度较轻呈低信号（图7-7-11）。微腺瘤的检出与显示的关键是冠状位薄层扫描，但 MRI 二维成像的空间分辨率尚不足以显示直径小于 3mm 的微腺瘤，三维成像可改善空间分辨率，提高对微腺瘤的检出率。一般而言，微腺瘤的间接表现比直接表现更具诊断敏感性。间接表现包括：鞍隔不对称性膨隆，垂体柄偏移，鞍底倾斜等。直接主要表现为肿瘤本身信号改变，一般呈 T_1WI 等或低信号、T_2WI 高信号。普通增强检查肿瘤有时易被遮盖而不能显示，故主张用半剂量 Gd–DTPA 增强，即 0.05mmol/kg。但动态增强检查由于正常垂体组织常在团注对比剂后 20s~1min 显示明显强化，而肿瘤组织多在 60~200s 时达到强化高峰，因此可区分微腺瘤与正常垂体。

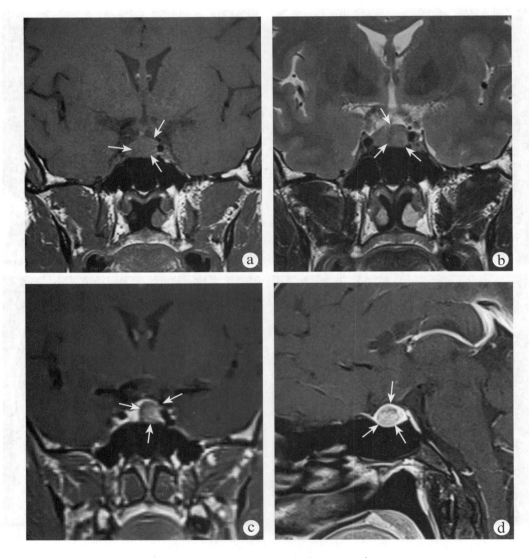

图 7-7-11　垂体微腺瘤 MRI 表现

a. MRI 平扫 T_1WI 矢状位；b. MRI 平扫 T_2WI 矢状位；c. MRI 增强矢状位；d. MRI 增强冠状位。MRI 平扫垂体左侧肿块 T_1WI 呈等信号（↑），T_2WI 呈稍高信号，垂体柄偏移，垂体左侧上缘膨隆（↑）；增强扫描正常垂体强化明显，肿块强化不明显呈低信号（↑）。

【鉴别诊断】

鞍区肿瘤应与鞍区病变及青春期垂体表现鉴别：

1. 颅咽管瘤　向鞍内生长或大部分位于鞍内者，与垂体腺瘤鉴别困难。冠状位上肿瘤基底部紧贴鞍底并有鞍底骨质受侵者，多为垂体腺瘤，肿瘤与鞍底之间有距离者，则多不是垂体腺瘤，MRI 冠状增强检查可鉴别。颅咽管瘤多有钙化，垂体瘤钙化少见。

2. 鞍结节脑膜瘤　肿瘤均位于鞍上，蝶鞍多无扩大。肿瘤内常有钙化及血管流空信号，邻近骨质增厚或侵蚀。向鞍内生长者，MRI 上多能显示鞍隔受压下移，鞍内仍能见到垂体信号。

3. 拉特克囊（Rathke cleft cyst）　拉特克囊位于鞍内者与微腺瘤相似，但多数病例 T_1WI 和 T_2WI 均为高信号，且增强检查无强化，而垂体微腺瘤常有强化。

（二）颅咽管瘤

【疾病概要】

1. 病因病理　颅咽管瘤占原发性颅内肿瘤的 3%~5%。半数以上发生于儿童及青少年，为颅咽管瘤发病的第一高峰期，约占儿童鞍上肿瘤的 50%，儿童中约 40% 发生于 8~12 岁。成人也可发病，多见于 40~60 岁，为颅咽管瘤发病的第二高峰期。无明显性别差异。肿瘤多位于鞍上区，约占 3/4，鞍内、蝶骨内或咽顶部者少见。

肿瘤可分为囊性、实质性及囊实性三型。其中囊性占 70%~95%，多为单囊，也可为多囊。典型表现为分叶状、边缘清楚、带壁结节的囊性肿块。囊液通常呈黄色、棕色或机油样外观，其内含有不同数量的胆固醇结晶、角蛋白碎屑及正铁血红蛋白，瘤体和囊壁常有钙化。少数为实性，实性肿瘤瘤体多较小，质地较硬，常有钙化，有时可含有一个或多个囊性病变。

2. 临床表现　常见临床表现有头痛、视力障碍、视野缺损、脑积水、尿崩症等。儿童颅咽管瘤有时还可造成垂体性侏儒。

【影像表现】

1. CT 影像表现　平扫表现为鞍上低密度囊性肿块，CT 值多为 -40~10Hu。囊壁及实性部分为等或略高密度，可在周围脑池或脑室衬托下而被显示。肿瘤边界清楚，呈圆形、类圆形或分叶状肿块，边界光滑、清楚。囊内蛋白成分多时，CT 值可达 20Hu 左右。实质性肿瘤多呈均匀、略高或等密度肿块。颅咽管瘤钙化发生率极高，儿童高达 90%，成人亦有约 30%。囊壁钙化多呈弧线状、蛋壳状，实质内钙化多呈斑片状。鞍上池可部分或完全性闭塞，三脑室前部多不能显示。肿瘤较大、突向侧脑室底部时，可显示两侧侧脑室前角后下部弧形受压。侧脑室可扩大，蝶鞍多无明显改变。增强检查，囊性者囊壁多呈薄环状或多环状强化，壁结节亦有强化，中心部低密度囊液无强化。实性者多为均匀强化。少数肿瘤无强化。

2. MRI 表现　鞍区肿瘤中，颅咽管瘤信号强度变化多样，主要与其囊内成分有关。囊内坏死组织多呈 T_1WI 低信号、T_2WI 高信号，胆固醇结晶呈 T_1WI 高信号、T_2WI 低信号，角蛋白碎屑呈 T_1WI 中等信号、T_2WI 高信号，正铁血红蛋白呈 T_1WI 和 T_2WI 均为高信号，实质性部分呈 T_1WI 等信号、T_2WI 高信号，而钙化则为低信号。肿瘤外形多呈下垂的、边缘清楚、分叶状、囊状结构,向后生长常累及脚间池和桥前池。增强检查,囊壁、壁结节及实质部分呈明显强化(图7-7-12)。为显示及正确诊断颅咽管瘤,多方位成像是关键,肿瘤的生长部位、形态比其信号强度更具诊断价值。

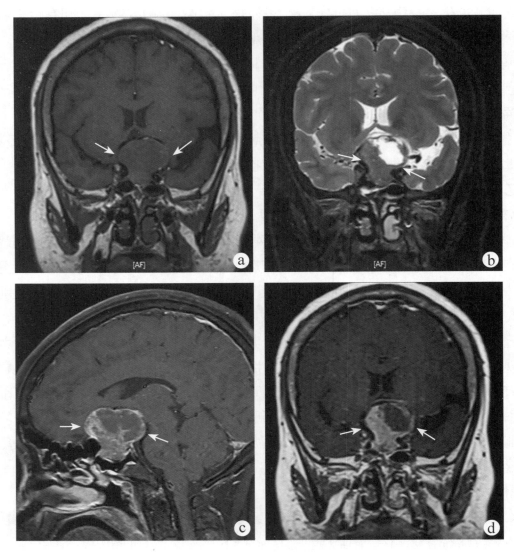

图 7-7-12　颅咽管瘤 MRI 表现

a. MRI 平扫 T_1WI 冠状位;b. MRI 平扫 T_2WI 冠状位;c. MRI 增强矢状位;d. MRI 增强冠状位。MRI 平扫鞍区肿瘤 T_1WI 呈等低混杂信号(↑),T_2WI 囊性部分呈高信号,囊壁及实质部分呈等信号(↑);MRI 增强扫描囊壁及实质部分明显强化(↑)。

【鉴别诊断】

1. 拉特克囊肿　起源于拉特克囊的上皮残余,70% 位于鞍内及鞍上,20%~25% 完全在鞍内,女性发病率是男性的两倍,常见于 40~60 岁,多无症状为偶然发现。壁较薄,囊液为浆液或黏液。CT 影像表现为等密度类圆形病变,无钙化。MRI 信号依其内容囊液的成分不同而不同,最常见为 T_1WI 高或等信号,而 T_2WI 多为高信号。增强检查多不强化,有时可见环形强化。

2. 垂体瘤 向鞍上生长及合并有出血、坏死或囊变时,需与颅咽管瘤鉴别。CT 上垂体瘤少有钙化,蝶鞍多有明显扩大,而后者钙化常见,蝶鞍多无明显改变。MRI 上二者鉴别容易,垂体瘤由鞍内向上生长,多不能显示正常垂体信号;而后者向鞍内生长时常压迫鞍隔下陷,致垂体变扁,但垂体信号仍能显示。

五、中枢神经系统转移性肿瘤

中枢神经系统的转移性肿瘤包括脑和脊髓实质的转移性肿瘤、脑膜的转移性肿瘤,本节主要介绍脑转移瘤及脑膜转移瘤。

（一）脑转移瘤

【疾病概要】

1. 病因病理 脑转移瘤是临床常见的颅脑恶性肿瘤之一,占脑肿瘤的 2%~10%,是全身恶性肿瘤远距离转移的结果,常导致神经功能缺损,预后极差。临床上,肿瘤发生脑转移的概率由大到小依次为肺癌、乳腺癌、胃癌、结肠癌、肾癌、甲状腺癌等。转移灶内有钙化见于结肠类癌、胰腺癌、骨肉瘤转移,亦可见于肺、乳腺、子宫、卵巢及非霍奇金淋巴瘤的转移。肿瘤内出血常见于黑色素瘤、肾细胞癌和绒癌转移。脑转移瘤多为血行转移,也可直接浸润或脑脊液播散。转移部位幕上多于幕下,大多位于大脑中动脉供血区皮髓质交界处,次为小脑、鞍区、脉络丛、松果体等部位,少数为单发较大转移。

2. 临床表现 临床主要表现有头痛、恶心、呕吐、共济失调、视神经盘水肿等。有时表现极似脑中风,极少数患者表现为痴呆。

【影像表现】

1. CT 影像表现

（1）CT 平扫:皮质及皮质下区多发类圆形等或低密度病灶,易出血、坏死、囊变,囊内可有结节,瘤周水肿明显。硬脑膜转移为硬膜局限性增厚或结节。颅骨转移为局部骨破坏伴软组织肿块。

（2）CT 增强:脑实质内多发结节或环状强化,室管膜下转移为脑室周围带状强化影。柔脑膜转移为脑池、脑沟弥漫强化和结节。硬脑膜转移多为硬膜局限性增厚并强化、结节状强化或异常强化的肿块。颅骨转移为骨破坏区内异常强化的肿块。

2. MRI 表现

（1）MRI 平扫:多数肿瘤呈 T_1WI 低、T_2WI 高信号。恶性黑色素瘤转移在 T_1WI 和 T_2WI 均呈高信号。胃肠道肿瘤、分泌黏蛋白转移瘤以及富含细胞成分、核浆比例高的转移瘤 T_2WI 上可呈低信号。

（2）MRI 增强:为均一结节状和 / 或环状强化。0.2~0.3mmol/kg Gd-DTPA 增强可显示小的转移灶,利于转移瘤的发现和诊断（图 7-7-13）。

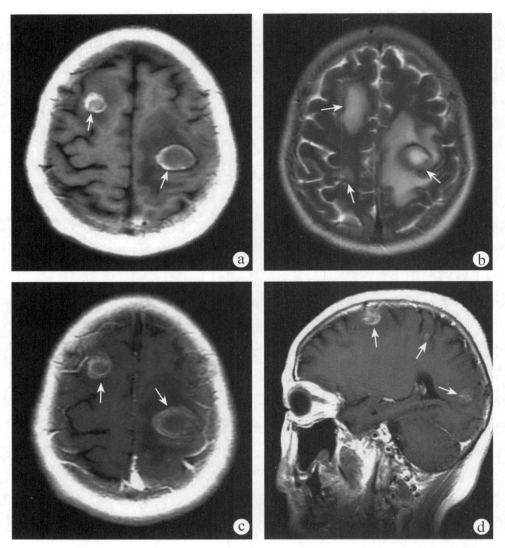

图 7-7-13 肺癌多发脑转移瘤 MRI 表现

a. MRI 平扫 T_1WI；b. MRI 平扫 T_2WI；c. MRI 增强横轴位；d. MRI 增强矢状位。MRI 平扫示颅内多发混杂信号，周围水肿明显（↑）；MRI 增强示多发占位呈环形强化（↑）。

【鉴别诊断】

中枢神经系统转移性肿瘤多发病灶要和脑脓肿、脑结核瘤、脑囊虫病、淋巴瘤、脱髓鞘假瘤相鉴别。脑脓肿发病年龄较轻，囊壁薄，厚度均一。脑囊虫病灶多在 1cm 以下，病史有助鉴别。单发较大的转移瘤，如果位置较深，难以和胶质瘤鉴别。位置表浅，贴近颅骨，则表现类似脑膜瘤，有时鉴别困难。

（二）脑膜转移瘤

脑膜转移瘤又称为癌性脑膜炎，随着医学影像技术的发展，脑膜转移瘤在临床上有所增多。

【疾病概要】

1. 病因病理　临床上发生脑内转移的肿瘤都可以出现脑膜转移，另外脑内的肿瘤如胶质瘤、髓母细胞瘤等也可发生脑膜转移。肿瘤可侵犯硬脑膜、软脑膜及蛛网膜表现为脑膜增厚或者呈肿块表现。脑外肿瘤单独发生脑膜转移较少见,常合并脑转移瘤和/或颅骨转移瘤。

2. 临床表现　头痛是最常见的临床症状,其他有恶心、呕吐、癫痫及精神状态改变等。

【影像表现】

1. CT 影像表现　增厚的脑膜呈等密度或稍高密度,呈肿块改变着可有坏死,一般无钙化。增强后呈均匀性强化。

2. MRI 表现　T_1WI 呈等或稍低信号,T_2WI 呈稍高信号。呈弥漫性增厚者强化较明显,信号均匀,表现为肿块者因坏死信号一般不均(图 7-7-14)。

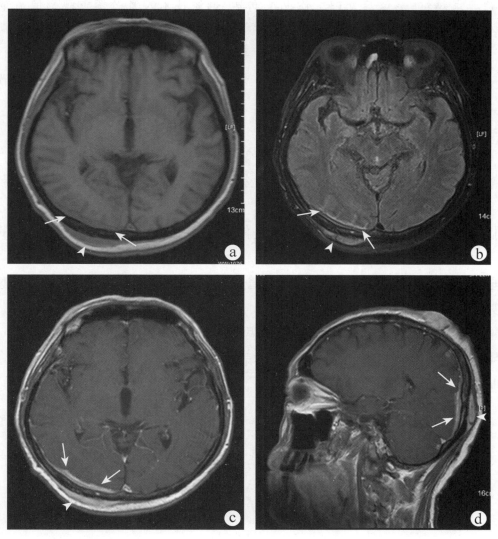

图 7-7-14　小细胞肺癌脑膜转移及颅骨转移 MRI 表现

a. MRI 平扫 T_1WI;b. MRI 平扫 FLAIR;c. MRI 增强横轴位;d. MRI 增强矢状位。MRI 示脑膜转移瘤(↑)及颅骨转移瘤(箭头),增厚的脑膜 T_1WI 呈等信号(↑),FLAIR 呈稍高信号(↑);增强呈均匀一致强化(↑)。

MRI 对脑膜转移瘤的诊断明显优于 CT，脑膜转移瘤在 MR 平扫时可以不显示，增强扫描对诊断帮助很大。

【鉴别诊断】

脑膜转移瘤需与脑膜瘤和脑膜炎鉴别。有肿瘤病史者出现脑膜异常强化时，应该首先考虑脑膜转移瘤。

> **本章小结**　本章主要学习了颅脑和脊髓的 CT 和 MRI 正常影像表现、异常影像表现和常见病的影像表现；对各种影像技术在中枢神经系统疾病诊断中的优势进行了比较评价。颅脑疾病尤其是脑肿瘤表现较复查，需要反复学习、不断实践、逐步提高。由于颅脑和脊髓的解剖结构较复杂，该部位的 CT 和 MRI 操作要求精细，影像后处理工作也很重要；影像技术人员必须重视影像质量和后处理技术，为影像诊断提供帮助。

（张子东　田欣雨）

 思考题

1. 颅脑外伤患者的主要影像技术是什么？影像技术人员在检查过程中需要注意哪些问题？

2. 脑梗死与脑出血的主要影像表现是什么？ MRI 的哪个序列对脑梗死的诊断价值大？

3. 垂体大腺瘤与微腺瘤 CT 及 MRI 增强表现有何区别？ 垂体 MRI 增强对比剂剂量为何较正常低？ 何时使用动态增强扫描？

4. 星形胶质细胞瘤与脑转移瘤的影像表现的共同点有哪些？ 如何鉴别？

5. 颅咽管瘤和少突胶质细胞瘤的 MRI 表现是什么？ 为何要结合 CT 检查？

6. 典型脑膜瘤的影像表现是什么？

第八章 | 眼耳鼻咽喉口腔

08章 数字资源

学习目标

1. 具有严谨细致的工作作风,较强的辐射防护意识和能力,良好的人文关怀、爱护伤者意识,较强的沟通能力。
2. 掌握眼耳鼻咽喉口腔常用的影像检查方法和主要结构的 X 射线平片和 CT 影像表现。
3. 熟悉眼耳鼻咽喉口腔各常见病的主要影像表现。
4. 了解眼耳鼻咽喉口腔常见病的 MRI 表现。
5. 学会眼耳鼻咽喉口腔各部位影像检查质量正确判断的方法。

导入情景

患儿,男性,16 岁。患儿上学路上边听音乐边骑车,没注意到路边停放的重型卡车,面部正撞在卡车后挡板上,造成口鼻出血、昏迷,被紧急送院诊治。

请思考:

1. 该患儿可能伤到身体的哪些部位和结构?
2. 应该进行哪些影像检查,明确受伤情况,首选的检查方法是什么?

眼耳鼻咽喉口腔是头颈部的重要器官,解剖结构细小、复杂,是影像诊断学的重点和难点学习内容。只有在熟悉五官及头颅解剖形态结构的前提下,识别观察各部位的正常影像解剖结构,才能对疾病作出正确诊断。近些年来,CT 和 MRI 在眼耳鼻咽喉口腔疾病诊断中的应用日趋广泛,普通 X 射线检查应用明显减少,要充分发挥各种影像技术的优势,相互结合,提高眼耳鼻咽喉口腔疾病的诊断水平。眼耳鼻咽喉口腔各结构互相毗邻和关联,影像检查常难以明确分开,考虑到眼耳鼻咽喉口腔在综合医院多涉及眼科、耳鼻咽喉科、口腔科等临床专业科室,故本章的学习,仍按照解剖部位分开进行。

第一节　眼和眼眶

眼眶由额骨、筛骨、蝶骨、腭骨、泪骨、上颌骨和颧骨七块骨组成。眶内容物包括眼球、六条眼球外肌、上睑提肌、视神经、泪腺、眼眶血管神经以及眶内脂肪等结构。眶窝通过视神经管及眶上裂与颅中窝相通,通过眶下裂与翼腭窝相通,通过泪囊、鼻泪管与鼻腔相通,眼眶与鼻旁窦相邻,故颅底、眼眶、鼻旁窦病变可以相互延伸、侵犯。

一、正常影像表现

（一）正常 X 射线影像表现

眼眶 X 射线平片检查以眼眶后前位（柯氏位）和侧位片较为常用,对眶壁骨折、眼眶内异物的检出及定位有一定价值。

1. 后前位片　后前位片主要用于观察眶窝和眼眶骨结构。眶窝的大小、形状等因不同个体、年龄、性别略有差别,但双侧眶窝的大小、形态对称,密度均匀,双侧眶壁的骨结构也大致对称。

2. 眼眶侧位片　眼眶上、下壁与 X 射线趋向平行,显示较清楚,但双侧眶窝重叠不利于观察,应结合 CT 影像分析。

（二）正常 CT 影像表现

CT 影像显示眼眶由上、下、内、外壁组成,呈锥形,眶壁为条形高密度,眼球壁呈圆环形中等密度,眼球内前方可见梭形高密度晶状体及其后方的低密度玻璃体。球后可见低密度脂肪间隙,六条眼外肌附着于眼球壁,向后止于眶尖总腱环。共同构成肌锥,视神经走行于肌锥内。眼眶通过眶尖处的眶上裂及视神经管与颅内相通（图 8-1-1）。

（三）正常 MRI 表现

MRI 检查一般用头颅线圈,常规行横断位、冠状位、斜矢状位扫描,层厚 2~5 mm。脂肪抑制技术有利于眶内球后病变的观察,要常规选用。增强及动态增强扫描有助于判断病变血供情况及鉴别其良、恶性。眶壁骨质结构显示不如 CT 清晰,骨皮质在各种序列影像均呈低信号,骨髓腔在 T_1WI 和 T_2WI 均呈高信号。眶内结构 MR 显示清楚,眼外肌、视神经、眼环及晶状体呈中等信号,玻璃体呈长 T_1 长 T_2 信号,眶内脂肪呈短 T_1 长 T_2 信号（图 8-1-2）。

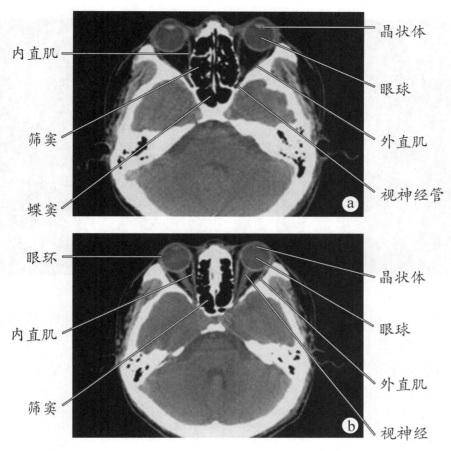

图 8-1-1 眼眶部 CT 横断面正常表现
a. 视神经下层面；b. 视神经层面。

内直肌
晶状体
筛窦
眼球
蝶窦
外直肌
视神经管

眼环
晶状体
内直肌
眼球
筛窦
外直肌
视神经

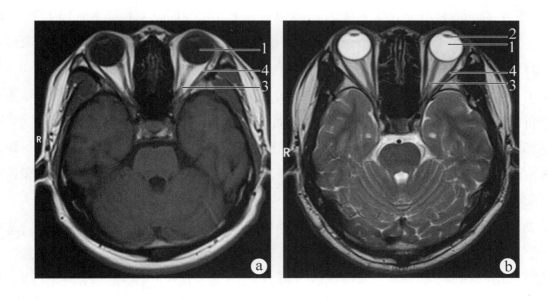

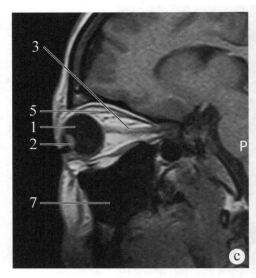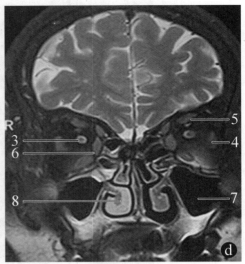

图 8-1-2　眼眶部正常 MRI 表现

a. 横断面 T_1WI；b. 横断面 T_2WI；c. 矢状面 T_1WI；d. 球后冠状面 T_2WI。

1. 眼球玻璃体；2. 晶状体；3. 视神经；4. 外直肌；5. 上直肌；6. 内直肌；

7. 上颌窦；8. 下鼻甲。

二、影像技术比较

眼和眼眶部影像检查方法有 X 射线平片检查、造影检查、CT、MRI、DSA、超声检查等多种影像技术。随着 CT 的普及，平片应用明显减少，目前 X 射线平片多用于外伤后观察阳性异物是否存在；眼球病变以超声检查为首选，再辅以 CT 或 MRI 检查；眼眶外伤常规应用 CT 检查，观察眼眶骨折的直接和间接征象；眼眶内病变包括肿瘤、炎症等则应首选 CT 和 / 或 MRI 检查。

CT 检查常规采用横断面或冠状面扫描，层厚 3~5mm，用于观察眼球及眼眶软组织病变，肿瘤性病变需结合 CT 增强扫描；对于损伤性病变，需要观察及判断有无眶壁骨折及视神经管骨折时，应采用高分辨率 CT 扫描技术或薄层重建技术，层厚 1~2 mm，骨算法重建，用骨窗观察。多排螺旋 CT 多采用容积扫描，同时采用 MPR、VR 等多种影像处理技术观察眶壁细微结构。

CT 对确定眶内肿瘤的存在、位置、大小、形态、病变范围、内部结构、区别良、恶性等比较可靠。良性肿瘤表现为边缘清楚、光滑、密度均匀的高密度肿块。而囊肿则表现为边缘清楚的类圆形低密度病灶。良性病变近眶壁，可形成局限性压迹、凹陷伴硬化缘。恶性肿瘤形态不规则，密度不均匀，边界多不清楚，常有眶骨破坏，并可向颅内、鼻旁窦延伸，这些对眶内恶性肿瘤的诊断有一定帮助。鼻旁窦、颅内或眶骨肿瘤可向眶内延伸，CT 则会发现肿瘤的主要部分位于眶外,眶内部分较小,这有助于肿瘤原发部位的判断。由于 CT 对眼球环的观察清楚,故对眼球肿瘤的诊断有利,表现为眼环偏心性肥厚,并突向眼环内,形成高密度灶,也可向球后延伸进入球后间隙。CT 对肿瘤病理性质的判断有时也较为困难。

MRI 对眶内占位性病变观察有优势,可以清楚显示病变部位。对具有特征信号表现的肿瘤可明确诊断,如眼球内葡萄膜黑色素瘤呈 T_1WI 高信号,T_2WI 低信号,是其特征性表现。

临床工作中,颅脑 CT 或 MRI 扫描常部分和整体包括眼眶,应注意仔细观察眼眶及眶内结构,避免漏诊眶部病变,特别是外伤患者,应注意观察眼眶骨结构,避免漏诊。技术人员要充分利用 CT 的影像后处理功能,做好各种后处理影像,为临床诊断提供帮助。

三、眼眶损伤和眶内异物

眼眶损伤包括眶内软组织损伤、眶骨和视神经管骨折、眶内或眼球内异物等,临床很常见。

(一)眶壁骨折

眼眶骨折在颅面部损伤中很常见。CT 是诊断眼眶骨折首选的影像检查方法,表现为眶壁骨质中断,皮质断裂,骨片扭曲,邻近软组织如眼外肌水肿、移位、嵌顿、眶内气肿。眶壁骨折常与邻近结构的骨折同时存在,如眶顶壁骨折常累及前颅窝、额窦,眶内壁骨折常累及筛窦,眶下壁骨折则易累及同侧上颌窦等(图 8-1-3)。MRI 显示眶壁骨折线不如 CT 清晰,但可显示眶内脂肪经骨折处向眶外疝出而造成的形态、位置的异常,邻近

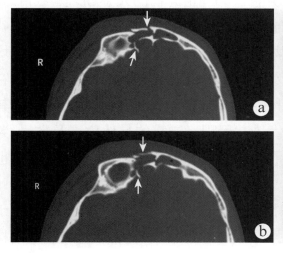
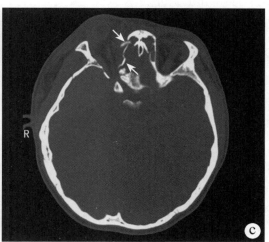

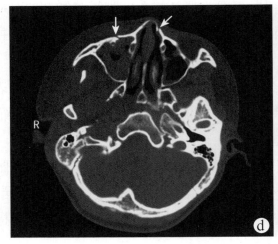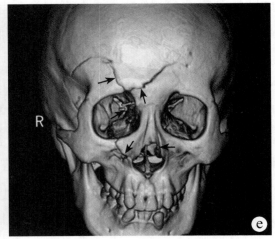

图 8-1-3　颜面部多发骨折 CT 影像表现

a~d. 不同位置 CT 横断面示多发颜面骨骨折（↑）；e. CT 重建 VR 影像直观显示骨折部位。

脑组织信号异常和鼻旁窦积液等间接征象。另外,显示软组织损伤水肿出血优于 CT,如视神经挫伤增粗、眼外肌离断等。CT 及 MRI 均可明确显示眼球破裂、球内积气、玻璃体积血、晶状体移位等异常征象。

（二）眶内异物

因损伤进入眶内的异物可分为以下三类：①不透 X 射线异物（阳性异物）,如铁屑、铜屑、钢渣等较易显示,形成致密阴影。②半透 X 射线异物,有些矿石渣、水泥渣、石渣、玻璃屑等部分吸收 X 射线,形成密度较淡的阴影。③透 X 射线的异物（阴性异物）,如木刺、竹片、塑料屑等,X 射线平片不显影。

眶内异物的诊断要求：①判定眶区有无异物。②确定异物的大小、形态、数目,并确定异物在眶内还是眶外。③对眶内异物要作出眼球内外的判断。

X 射线平片只能对一定大小的阳性异物进行诊断：一般而言,正、侧位片眶内均见异物影,并且位置对应一致,则可基本确定为眶内异物；正侧位有一张片显示异物在眶外,则异物为眶外。CT 显示异物优于 X 射线平片,金属异物常见放射状伪影是其影像特点,常不利于异物大小的观察。CT 的优势在于明确异物的具体位置及数量,判定是否位于眼球壁轮廓内（图 8-1-4）,对于平片不能显示的非金属异物,CT 多数也可检出。

MRI 检查主要用于眼球及眼眶软组织损伤及非磁性异物穿通伤的诊断。由于在 MRI 检查中,金属异物伪影较多,且铁磁性金属异物会移位导致眼球壁或眶内结构再损伤,因此属于 MRI 检查的禁忌证。非金属异物含氢质子较少,在 MRI 上表现为低信号。

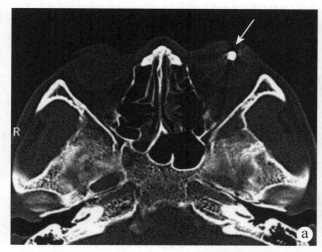
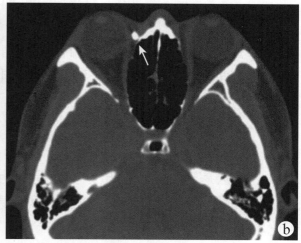
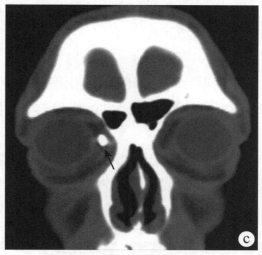

图 8-1-4　眶内异物的 CT 诊断与定位

a. 眼球内异物（↑）；b. 眼球外异物（↑）；c. 冠状面 MPR 显示异物（↑）与眼球的位置关系。

 知识拓展

　　眶部开放性损伤是临床常见急症，临床各相关科室应开通绿色通道，优先救治生命。影像科医生应注意准确、快速检查，尽快报告影像诊断结果，与临床科室沟通尽快救治患者。眼球壁穿通伤、气体或异物进入眼球等急诊患者，检查和诊断过程中应由临床医生先行包扎处理，再行影像检查；影像科检查过程中应仔细操作，避免加重损伤和感染的可能。

四、眼和眼眶肿瘤及肿瘤样病变

眼眶肿瘤包括眼内肿瘤、眼外眶内肿瘤、眶壁肿瘤、眶外病变向眶内延伸和颅内病变向眶内延伸等，包括良性肿瘤、恶性肿瘤和非肿瘤性病变。临床主要表现为眼球突出，多为单侧发病。

（一）视网膜母细胞瘤

【疾病概要】

1. 病因病理　视网膜母细胞瘤是婴幼儿最常见的眼球内恶性肿瘤，具有先天性和遗传性倾向。肿瘤生长较快，瘤组织早期易发生坏死变性，并有细沙样或不规则斑片状钙化。

2. 临床表现　临床 90% 发生于 3 岁以前，双眼发病占 30%~35%。临床主要表现为白瞳症、视力低下。随肿瘤生长，逐渐向眶外突出。

【影像表现】

1. X 射线影像表现　眼眶平片可显示眶内钙化影，呈细小砂粒状或斑片状，视神经孔扩大则提示肿瘤向眼球外生长并沿视神经向颅内发展，晚期出现眶窝扩大、眶壁骨质破坏。

2. CT 影像表现　球壁肿物突向玻璃体腔，95% 可见肿瘤内钙化，呈点状、斑片状或团块状，为本病特征性表现。病变发展可向球外蔓延，表现为眼球扩大突出、球壁完整性破坏、视神经增粗及向颅内蔓延（图 8-1-5）。

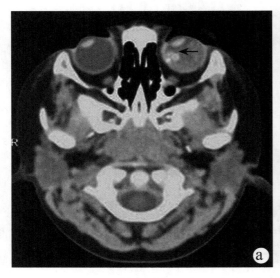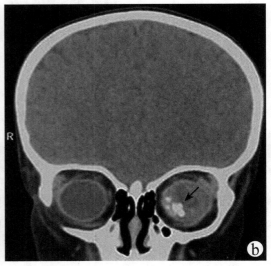

图 8-1-5　左眼视网膜母细胞瘤 CT 影像表现

a. 横断面影像；b. 冠状面 MPR 影像。2 岁患儿，左侧眼环后内侧见一占位性病变，病变边界清楚，形态不规则，向玻璃体内生长（↑）；CT 平扫呈稍高密度，内可见不规则斑片状高密度钙化灶（↑）；视神经未见明显增粗。

3. MRI 表现　眼球内见局限性软组织肿块,边界清楚。T_1WI 信号高于玻璃体,T_2WI 信号低于玻璃体。结合 CT 影像对该病可作出较准确的诊断。MRI 的优势在于确定视神经侵犯及颅内蔓延。视网膜母细胞瘤影像分为四期:Ⅰ期,眼球内期,病变局限于球内;Ⅱ期,青光眼期,眼球扩大,眼内压明显增高;Ⅲ期,眼外眶内期;Ⅳ期,眼外眶外期。

【鉴别诊断】

视网膜母细胞瘤需与其他眼球内肿瘤鉴别。通常,3 岁以下的儿童,如果眼球大小正常,内有肿块及钙化时,首先要考虑视网膜母细胞瘤,本病首选影像检查方法为 CT,而 MRI 检查有助于肿瘤分期。

（二）眶内海绵状血管瘤

【疾病概要】

1. 病因病理　海绵状血管瘤是成人眶内最常见的良性肿瘤,病理上肿瘤呈类圆形,有完整纤维包膜,切面见许多血窦,内由扁平内皮细胞覆衬,间质为不等量的纤维组织。

2. 临床表现　海绵状血管瘤常于中青年时期发病,女性稍多。常见体征为无痛性、慢性进行性眼球突出,视力一般不受影响,肿瘤生长于眶尖可首先表现为视力下降。

【影像表现】

1. X 射线影像表现　平片可无阳性发现,血管造影可显示病灶血供丰富。

2. CT 影像表现　表现为眶内肿块,圆形或椭圆形,边界光整,密度均匀,肿瘤很少侵犯眶尖脂肪,因而表现为 "眶尖空虚征",即眶尖脂肪存在。增强后病灶明显强化,较大的肿瘤动态增强扫描可表现为 "渐进性强化",即在注射对比剂后立即动态扫描可见肿瘤内小片状强化,随时间延长,小片状强化影逐渐扩大,最终整个肿瘤明显均匀强化（图 8-1-6）。此为诊断海绵状血管瘤的特征征象。较小肿瘤,注射对比剂后肿瘤立即强化。

3. MRI 表现　肿瘤呈长 T_1 长 T_2 信号,信号均匀,动态增强扫描,强化方式与 CT 影像表现类似。

【鉴别诊断】

眶内海绵状血管瘤需与其他眼眶内肿瘤鉴别。眶内类圆形肿块,增强呈 "渐进性强化" 特点,一般可明确诊断。

（三）眶内炎性假瘤

【疾病概要】

1. 病因病理　眶内炎性假瘤又称为特发性眶内炎症,是原发于眼眶组织的非特异性增殖性炎症,目前认为是一种免疫反应性疾病。根据发生部位炎性假瘤可分为:眶隔

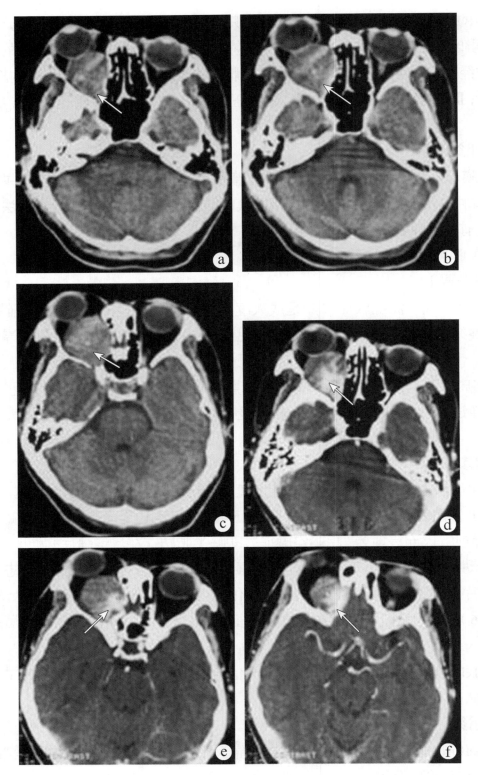

图 8-1-6　右眼眶内海绵状血管瘤

a~c. CT平扫示右眼球后边界清楚的类圆形均匀高密度肿块；d~f. 增强扫描呈不均匀明显强化(↑)，邻近眼外肌受压，眶壁明显受压、膨胀，未见明显骨质破坏。

前型、肌炎型、泪腺炎型、巩膜周围炎型、神经束膜炎型和弥漫型。

2. 临床表现　眶内炎性假瘤中年男性多见,常为单侧,急性起病,但发展缓慢,可反复发作。典型的临床表现是眼眶痛、眼球运动障碍、复视和眼球突出,眼睑和结膜肿胀充血。特发性眶内炎症激素治疗有效但易复发。

【影像表现】

1. CT 影像表现　眶内炎性假瘤应以 CT 作为首选检查方法。眶隔前型主要表现为隔前眼睑组织肿胀增厚;肌炎型典型表现为眼外肌肌腹与肌腱同时增粗,上直肌和内直肌最易受累;泪腺炎型表现为泪腺睑部与眶部同时增大,睑部增大明显,多为单侧,也可为双侧;巩膜周围炎型为眼环增厚;视神经束膜炎型为视神经增粗,边缘模糊;弥漫型表现为眶内脂肪低密度影被软组织密度影取代,泪腺增大,眼外肌增粗并与周围软组织影无明确分界,视神经可不受累而被软组织影包绕,增强扫描显示眶内弥漫强化而视神经不强化。

2. MRI 表现　眶内炎性假瘤以淋巴细胞浸润为主者病变呈长 T_1 长 T_2 信号;以纤维增生为主者 T_1WI 及 T_2WI 均呈低信号。增强后中度至明显强化。泪腺增大、眼外肌肌腹和肌腱增粗、眼睑增厚、眶内异常密度或信号影、巩膜增厚、视神经增粗,具备上述一项并排除肿瘤后可诊断。

【鉴别诊断】

眶内炎性假瘤主要与甲状腺相关性眼病鉴别:一方面需要结合临床表现鉴别;另一方面,眶内炎性假瘤表现多样,其中肌炎型眼外肌肌腹和肌腱弥漫增粗与甲状腺相关性眼病主要为肌腹增粗,附着于眼球壁上的肌腱不增粗表现不同。

(四)甲状腺相关性眼病

【疾病概要】

1. 病因病理　毒性弥漫性甲状腺肿(又称为格雷夫斯病)、浸润性突眼等,是引起成人单侧或双侧眼球突出最常见的原因。甲状腺相关性眼病的眼眶炎症常与甲状腺功能异常和免疫系统功能失调共存。

甲状腺改变有甲状腺功能亢进、功能正常及功能低下。甲状腺功能异常伴有眼症者称为格雷夫斯眼病。仅有眼部症状而甲状腺功能正常者称为眼型格雷夫斯病。病变几乎总是限制在眼外肌的肌腹,首先受累的眼外肌常为下直肌,其次为内直肌,再次为上直肌,而外直肌受累最少。

2. 临床表现　常见临床表现有上睑退缩、迟落、复视、眼球突出等。

【影像表现】

CT 和 MRI 均表现为眼球突出,眼外肌增粗,主要为肌腹增粗,附着于眼球壁上的肌腱不增粗。急性期和亚急性期增粗的眼外肌呈长 T_1 长 T_2 信号,晚期眼外肌已纤维化,T_1WI 及 T_2WI 均呈低信号。增强扫描示增粗的眼外肌呈轻至中度强化,至晚期眼外肌纤

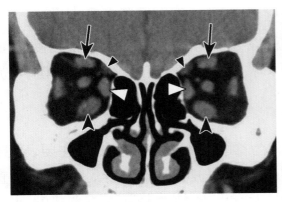

图 8-1-7　甲状腺相关性眼眶病
CT 平扫冠状面显示双侧下直肌（▲）、内直肌
（△）、眼上肌群（↑）和上斜肌（▲）增粗。

维化时则无强化。眶尖部眼外肌增粗常压迫视神经，造成视神经水肿、增粗，增粗的视神经边界清楚，信号均匀，走行和弯曲度正常。

【鉴别诊断】

甲状腺相关性眼病需要与眶内炎性假瘤鉴别。通常眼外肌增粗伴有甲状腺功能亢进，即可考虑诊断。CT 检查多可明确诊断，可作为首选和主要方法（图 8-1-7），而 MRI 检查有利于疾病分期。

第二节　耳

耳属于位听器官，包括外耳、中耳和内耳三部分。外耳包括耳郭和外耳道。外耳疾病的临床诊断主要依靠临床查体。内耳和中耳等结构在颞骨岩部（岩锥）内。内耳前庭蜗神经的疾病诊断在前面章节已有介绍。本节主要介绍中耳乳突病变的影像诊断。

一、正常影像表现

中耳鼓室是颞骨岩部内含气的不规则小腔，位于鼓膜和内耳之间，其内有听小骨等结构，鼓室壁覆有黏膜，并与中耳其他结构相通。双侧鼓室等大，容积 1~2ml。鼓室的上部较为狭小，称为上鼓室或鼓室上隐窝，是容纳听小骨的主要部位。乳突窦是鼓室和乳突间的含气小腔，出生时已出现。乳突窦向前通鼓室，向后下方与乳突小房相通连。乳突为颞骨后下的骨突，在乳突内部形成多个小气腔，称为乳突小房，小房间互相通连。中耳的上述细微结构 CT 可以清楚显示，而 X 射线则主要显示他们的大致投影位置和形态轮廓。

内耳迷路位于颞骨岩部骨质内，骨迷路由耳蜗、前庭和半规管三部分构成，组成骨迷路的骨质结构致密。内耳道内含第 8、7 对脑神经。内耳结构主要通过 CT 和 MR 观察。

（一）正常 X 射线影像表现

由于颞骨解剖结构复杂，为了更好观察耳的不同结构，传统 X 射线采用多种摄影体位对颞骨岩部及乳突进行观察。近些年，随着 CT 的广泛应用，传统 X 射线检查的应用明显减少。乳突侧位和轴位是相对应用较多的乳突 X 射线平片检查位置，主要用于诊断中耳乳突炎症，观察胆脂瘤等，临床一般要求双侧同时摄片，以便对比观察。

1. 许氏位（Schüller method）或称为乳突25°侧斜位　许氏位主要用于观察乳突结构、窦硬膜角、鼓室盖和乙状窦前壁等（图8-2-1a）。乳突依小房的发育气化程度可分为四种：①气化型，乳突小房多，气化好，小房间隔薄，乳突圆钝。②板障型，乳突仍为松质骨结构，无乳突小房。③混合型，乳突小房少，数目介于气化型和板障型之间。④硬化型，乳突骨质坚实致密，无小房。

2. 梅氏位（Mayer method）或称为颞骨双45°轴位　梅氏位主要观察乳突窦及其入口部病变（图8-2-1b）。岩锥呈纵向展开，底部在上，尖端向下，前方可见颞下颌关节，后方可见乙状窦压迹。髁突的后上方见一个长圆形透亮影为鼓室和外耳道的重合影，该透亮区后上方可见"逗点"状透亮影，为乳突窦及其入口的影像，乳突窦边缘不清，周围是多少不一的乳突小房。

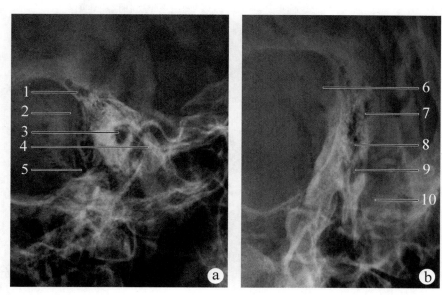

图8-2-1　乳突平片正常X射线影像表现
a. 许氏位；b. 梅氏位。1. 窦硬膜角；2. 乙状窦压迹；3. 外耳道、鼓室和内耳道的重合影；4. 髁突；5. 乳突小房；6. 乙状窦压迹；7. 乳突小房；8. 乳突窦；9. 外耳道和鼓室的重合影；10. 髁突。

（二）正常CT影像表现

CT常规采用横断位及冠状位高分辨扫描，层厚1~2 mm，骨算法重建。目前是临床诊断各种耳部疾病首选的影像技术，对于颞骨先天发育异常、炎症、肿瘤、损伤等各种病变的诊断均适用。螺旋CT容积扫描后可对采集的数据进行影像后处理，获得任意方位的MPR影像，还可进行表面成像、迷路成像、听骨链成像等有利于病变观察。

外耳道为一含气管道，长2.5~3.0cm，管壁外1/3为软骨呈软组织密度，内2/3为骨质呈高密度影。中耳鼓室为不规则含气腔，其内容纳听小骨；咽鼓管连通鼓室和鼻咽腔；乳突窦为一较大气房，经窦入口连于鼓室；乳突内含较多大小不等的气房。前庭与三个半规管相连，耳蜗为蜗牛状。内耳道为管样或喇叭口样骨管性结构（图8-2-2）。

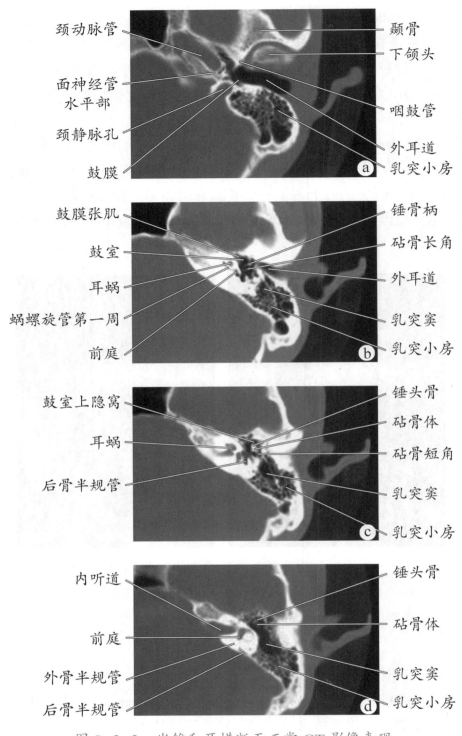

图 8-2-2　岩锥和耳横断面正常 CT 影像表现

左侧标注（从上到下）：
- a图：颈动脉管、面神经管水平部、颈静脉孔、鼓膜
- b图：鼓膜张肌、鼓室、耳蜗、蜗螺旋管第一周、前庭
- c图：鼓室上隐窝、耳蜗、后骨半规管
- d图：内听道、前庭、外骨半规管、后骨半规管

右侧标注（从上到下）：
- a图：颞骨、下颌头、咽鼓管、外耳道、乳突小房
- b图：锤骨柄、砧骨长角、外耳道、乳突窦、乳突小房
- c图：锤头骨、砧骨体、砧骨短角、乳突窦、乳突小房
- d图：锤头骨、砧骨体、乳突窦、乳突小房

（三）正常 MRI 表现

MRI 对软组织的分辨率优于 CT，对于颞骨肿瘤的检出及诊断优于 CT，尤其在观察前庭蜗神经形态及发育上是其他检查所不能替代的。增强扫描有助于判断病变血供情况及鉴别肿瘤良、恶性。一般应用头颅线圈，常规行横断位、冠状位检查。内耳水成像可观察内耳膜迷路精细结构、内耳道及其内的脑神经，诊断脑神经发育异常及局限于内听道内

的小肿瘤；平行于面神经管鼓室段的斜矢状位可观察面神经情况。皮质骨和气体均无信号，故正常的外、中耳呈锥形无信号区。内耳膜迷路及内耳道含淋巴液，在 MRI 上呈长 T_1 长 T_2 信号（图 8-2-3）。

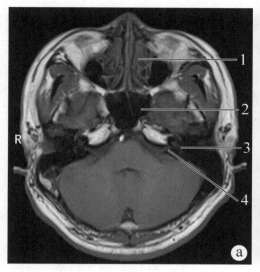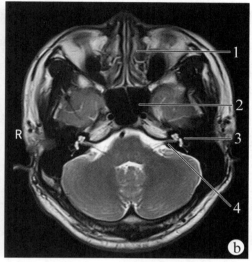

图 8-2-3　耳部正常 MRI 表现

a. 横断面 T_1WI；b. 横断面 T_2WI。1. 筛窦；2. 蝶窦；3. 内耳；4. 前庭蜗神经。

二、影像技术比较

耳部解剖结构细小复杂，是影像检查和疾病诊断的难点，常见病包括外伤所致颞骨骨折、中耳炎症、中耳肿瘤，内耳神经肿瘤等。耳部影像检查有多种影像技术，平片目前已趋向淘汰，高分辨率 CT 检查为颞骨内、中耳及其病变的最理想的常规影像技术，病变累及颅内或膜迷路时应行 MRI 检查，肿瘤性病变及炎性病变还需要配合增强检查，有利于病变的鉴别诊断。

影像科技师的一项重要工作是在完成 CT 扫描后对影像进行各种后处理，获得有利于病变诊断的影像，一方面有利于诊断医师正确诊断，也有利于临床医师根据影像进行手术或疾病的治疗。技师重建出优质影像的重要前提是对耳部的正常解剖结构熟悉掌握，希望同学们努力学习相关知识，掌握该部位 CT 影像的后处理技能。

三、耳部损伤

【疾病概要】

耳部损伤包括软组织损伤、颞骨骨折等，可引起耳聋，如果骨折累及面神经管，则可表现为同侧面瘫。CT 扫描主要诊断骨折，并注意观察面神经管是否受累。颅脑损伤后外耳道流血、流脑脊液是提示颞骨骨折的重要临床表现。

【影像表现】

颞骨骨折通常是颅底骨折的一部分，应注意观察颅底其他骨质和颅内结构的损伤情况。颞骨骨折以岩部骨折最常见，根据骨折线的走向分为纵行骨折（平行于颞骨岩部长轴，约占骨折的 80%）、横行骨折（垂直于颞骨岩部长轴，占 10%~20%）、粉碎性骨折。纵行骨折 CT 影像表现为平行于颞骨岩部的透亮线，常累及鼓室和面神经膝部。迷路区骨折多为横行骨折，但累及岩部的纵行骨折亦可累及迷路。颞骨损伤后临床出现面瘫应考虑面神经损伤，CT 可观察到面神经管骨质连续性中断，听小骨脱位、鼓室和乳突气房积血等，结合损伤史可明确诊断。

四、化脓性中耳乳突炎

【疾病概要】

化脓性中耳乳突炎是临床常见的感染性疾病，表现为耳部疼痛、耳漏及传导性耳聋。临床分为急性和慢性两种，后者常合并胆脂瘤。

【影像表现】

1. X 射线和 CT 影像表现　表现为乳突气房透亮度低或不含气，密度增高，结构模糊或乳突骨质增生硬化（图 8-2-4）。合并肉芽肿形成，鼓室内可见软组织密度影，邻近骨质破坏，大小数毫米，边界不清。

2. MRI 表现　典型表现为中耳乳突区呈长 T_1 长 T_2 信号。当怀疑有颅内并发症，如乙状窦血栓、脑内外脓肿、脑膜炎时，需行 MRI 增强检查以明确显示病变范围。

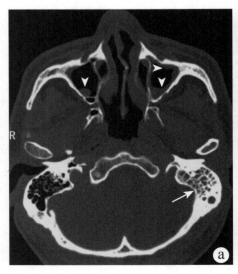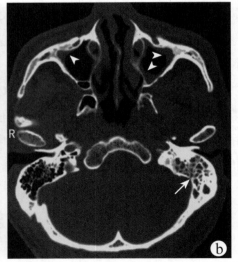

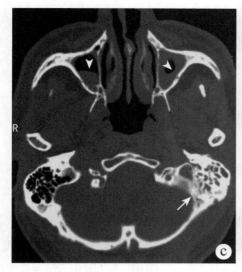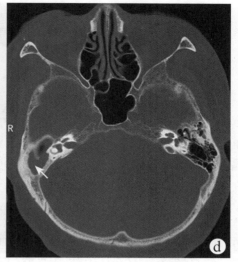

图 8-2-4　化脓性中耳乳突炎及胆脂瘤 CT 影像表现

a、b、c. 患者一，左侧慢性化脓性中耳乳突炎不同横断面 CT 影像，显示乳突增生硬化、乳突小房模糊浑浊、听小骨破坏等征象（↑），同时可见多发性鼻窦炎，鼻旁窦黏膜增厚（箭头示）；d. 患者二，右侧慢性中耳乳突炎合并胆脂瘤，上鼓室和乳突窦见破坏区，周围骨质硬化（↑）。

五、胆　脂　瘤

【疾病概要】

1. 病因病理　胆脂瘤是慢性化脓性中耳炎常见的并发症，是脱落上皮聚集而成的团块，内部无血供，不是真正的肿瘤。胆脂瘤生长缓慢、有包膜，压迫周围骨质吸收，形成边缘清楚、光滑的破坏区。好发于上鼓室、鼓窦入口和鼓窦部，并可延及乳突。

2. 临床表现　为长期反复发作的外耳道溢脓和听力下降，并有脓臭和脓内含豆渣样物。稳定期检查可见鼓膜穿孔，并可见到棕黑色的胆脂瘤。

【影像表现】

X 射线和 CT 影像表现：CT 显示胆脂瘤优于 X 射线片，可观察胆脂瘤的位置、大小、有无骨壁破坏和并发症等：①对应上鼓室及乳突窦区，显示为圆形透光区，少数为不规则形。②破坏区边缘清楚锐利，有硬化缘，呈连续或不连续的致密环影（图 8-2-4d）。③小的胆脂瘤，只占据上鼓室和鼓窦入口时，则仅显示该区扩大。④大的胆脂瘤破坏区较大，并累及乳突。⑤胆脂瘤可引起周围骨质破坏，使感染扩散到中颅窝或乙状窦周围，引起颅内并发症。

【鉴别诊断】

影像诊断的重点在于鉴别胆脂瘤和其他病变引起的骨质破坏。胆脂瘤形成的骨质破坏，需要和慢性中耳炎形成肉芽肿进而造成的骨质破坏鉴别，后者大小较小，约数毫米，破坏灶的边界不清，形态多不规则。另外需要与中耳、外耳恶性肿瘤造成的骨质破坏鉴别，后者病灶大小较大，进展快，破坏灶的边界不清，形态多不规则。

第三节　鼻和鼻旁窦

一、正常影像表现

鼻包括外鼻、鼻腔和鼻旁窦等结构。鼻腔被鼻中隔左右分开，外壁自上而下附着上、中、下鼻甲，鼻甲下方分别形成上、中、下鼻道。鼻旁窦简称为副鼻窦，为鼻腔周围颅面骨内的含气腔，经窦口与鼻腔相通，骨性窦壁有黏膜覆盖。鼻旁窦共四对，依所在颅骨命名，分别称为上颌窦、筛窦、额窦和蝶窦。临床上，按开口的部位，鼻旁窦分为前、后两组；前组开口于中鼻道，包括额窦、上颌窦和前组筛窦；后组开口于上鼻道，包括后组筛窦和蝶窦。

额窦位于额骨内、外板之间，眼眶内上方，略呈扇形，两窦腔间常有间隔。额窦的形态、大小个体差异很大，两侧常不对称。上颌窦位于上颌骨体内，是最大的一对鼻旁窦，平均容积 12~15ml。上颌窦形态呈倒置的三面锥形：顶壁即眶下壁，前外侧为面壁，后壁与翼腭窝相邻，内壁为鼻腔的外侧壁，邻近中、下鼻道。筛窦位于鼻腔和眼眶之间，其内侧壁有上鼻甲和中鼻甲附着，外侧壁为筛骨的眶板，上界为前颅窝底，前上与额窦邻近，后方与蝶窦相邻。筛窦蜂窝的数目、大小和排列很不规则。前组靠前内方，后组位于后外方，两组无明显解剖界限。蝶窦位于蝶骨体内，蝶鞍下方，左右各一，双侧多不对称。

（一）正常 X 射线影像表现

由于 CT 的推广，X 射线平片在鼻旁窦疾病诊断中的应用明显减少，华氏位和柯氏位是较常用的 X 射线摄影体位。正常鼻旁窦窦腔透明，窦壁清晰、锐利，黏膜不显影。鼻旁窦的透光度，因窦腔大小、骨性窦壁的厚度不同而有很大差别。窦腔的形态也常有明显差别，尤其是额窦和筛窦的形态变化较大。上颌窦以华氏位显示最好，呈三角形，尖向下，窦腔透明，窦壁清晰、锐利。双侧多对称，正常变异较少。上颌窦的顶壁、内壁、外壁等显示清楚，圆孔常投影在窦腔内侧中部。额窦在柯氏位或华氏位上，位于眶的内上方呈扇形，窦腔透明，可有不完整间隔，中隔常偏一侧，两侧多不对称。大小、形态、密度个体差别较大（图 8-3-1）。筛窦位于两侧眼眶之间，呈蜂窝状。华氏位上后组筛窦投影下移，与上颌窦内上方重叠。蝶窦的大小、形态个体差别大，蝶窦中隔多不在中线，两侧蝶窦多不对称。

（二）正常 CT 影像表现

鼻旁窦常规检查为横断位薄层扫描，层厚 1~2 mm，骨算法重建，常规行横断面和冠状多平面重建，占位性病变需结合增强检查。通过多种后处理技术得到的 CT 三维重组影像可清晰显示鼻腔和鼻旁窦开口等细微解剖结构，有利于鼻旁窦病变的观察和诊断（图 8-3-2）。鼻腔和鼻旁窦内含气体，呈低密度。骨性鼻中隔、鼻甲和窦壁骨质呈高密度。正常鼻腔、鼻旁窦黏膜呈纤细线状软组织影，各鼻旁窦的形态结构与 X 射线影像表现一致。

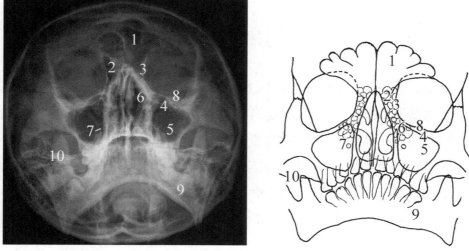

图 8-3-1　鼻旁窦华氏位 X 射线影像表现及示意图

1. 额窦；2. 筛窦；3. 眶内壁；4. 上颌窦眶壁；5. 上颌窦；6. 后组筛窦；7. 圆孔；8. 眶下缘；9. 下颌骨；10. 岩锥。

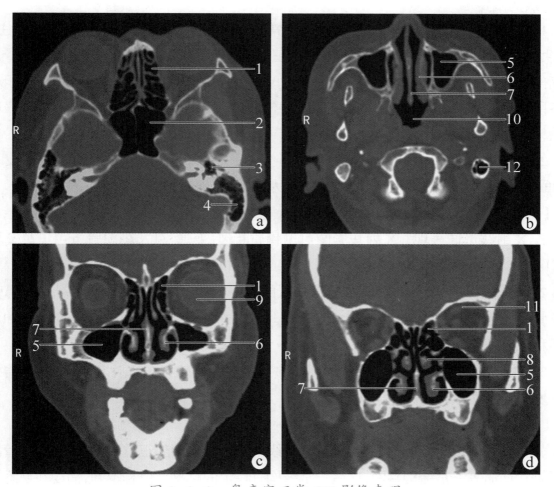

图 8-3-2　鼻旁窦正常 CT 影像表现

a. 筛窦水平横断面；b. 上颌窦水平横断面；c. 前部冠状面；d. 后部冠状面。
1. 筛窦；2. 蝶窦；3. 中耳鼓室；4. 乳突气房；5. 上颌窦；6. 下鼻甲；7. 鼻中隔；8. 中鼻甲；9. 眼球；10. 鼻咽腔；11. 眼上直肌；12. 乳突尖。

二、影像技术比较

鼻腔和鼻旁窦影像检查有平片、CT、MRI、DSA 等多种影像技术。平片检查目前已趋向淘汰，CT 为鼻腔、鼻旁窦及其病变的常规首选影像技术，肿瘤性病变时需软组织窗重建或行 MRI 检查，并需要结合增强检查。气体及骨皮质 MRI 表现为无信号，因此，对鼻旁窦及颅底等结构的骨性解剖显示不佳，但 MRI 对软组织的分辨力好，能直接显示黏膜、肌肉、间隙、血管、神经等结构。MRI 检查是 CT 检查的重要补充手段，二者联合应用，有利于提高鼻旁窦病变的影像诊断水平。

三、鼻和鼻窦损伤

【疾病概要】

1. 病因病理　鼻骨和鼻窦骨折临床很常见，病因以交通事故、暴力、坠落伤为主，直接暴力常造成多发骨折。鼻骨突出于面部正中，直接外力打击很易引起骨折。鼻骨骨折是面部最常见的骨折部位，可单独发生，也可合并颅面部其他骨折。发生部位常位于鼻骨中下段。鼻旁窦本身是颅面骨内的窦腔，窦壁骨折实质是颅面骨骨折累及窦腔，多表现为多发粉碎性骨折。

2. 临床表现　鼻骨和鼻窦骨折多有损伤史。临床表现为局部软组织肿胀、皮下气肿，面部及鼻腔出血，外鼻变形，内眦距离加大，脑脊液鼻漏等。

【影像表现】

1. X 射线影像表现　X 射线影像可见骨质断裂、变形移位，鼻窦骨折可见鼻窦积血（液）、窦腔浑浊、密度增高。

2. CT 影像表现　CT 是显示鼻骨骨折的最好方法，可较清楚地显示鼻骨及鼻旁窦骨壁骨质的连续性中断、骨质移位塌陷，鼻窦积血（液）、液平面，窦腔浑浊、黏膜水肿增厚皮下积气等征象。

3. MRI 表现　MRI 显示骨折线不如 CT，但在观察软组织水肿、出血及邻近结构有无并发损伤方面具有优势。

【鉴别诊断】

鼻骨和鼻窦骨折诊断的难点在于，骨折线常需要与颅面部正常的骨缝、营养血管沟和神经管状通道等正常结构鉴别，这些正常结构有特定的解剖部位和走向，需要在熟悉有关解剖结构的基础上鉴别，不应将其误认为骨折。

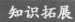

颜面部损伤,鼻及鼻窦损伤易多发、出血量较多,病情多危重。一方面,影像科检查要开通绿色通道,工作流程快速进行,技师应尽快检查,诊断医师尽快出具报告,指导临床救治,充分体现医务工作者敬佑生命、救死扶伤、关爱伤者的职业精神。另一方面,鼻骨、鼻窦损伤,需要冠状面、矢状面 MPR 等多种后处理影像,以清楚显示骨折和损伤错位情况,指导治疗、处理善后。技术人员应认真负责,真实显示外伤情况,对伤者负责。

四、鼻 窦 炎

【疾病概要】

1. 病因病理 鼻窦炎是鼻部最常见病,多继发于急性鼻腔炎症或上呼吸道感染,也可继发于变态反应等原因,或者由邻近器官的炎症如牙根周围炎症扩散引起。上颌窦炎发病率最高,其次为筛窦,常为多发。主要病理改变:急性期黏膜充血、水肿;慢性期黏膜肥厚、增生,或者黏膜下囊肿形成;由于炎性反应,鼻窦黏膜肿胀,窦口鼻道复合体狭窄,导致黏液阻塞和分泌物潴留。鼻窦炎按病程分为急性和慢性炎症,慢性鼻窦炎是由于急性鼻窦炎治疗不及时或不彻底,反复发作迁延而致。真菌性鼻窦炎是鼻窦真菌感染形成的慢性鼻窦炎。过敏性鼻窦炎又称为变态反应性鼻窦炎,是身体对某些过敏原全身反应在鼻窦局部的表现,病理主要表现为鼻窦黏膜水肿、黏液腺增生、嗜酸性粒细胞浸润。

2. 临床表现 化脓性鼻窦炎的主要表现是鼻塞、流脓涕、头痛和鼻窦区的压痛及全身症状,症状随不同病期时好时坏。过敏性鼻窦炎临床主要表现为突发的鼻塞、喷嚏、流水样涕或脓涕、嗅觉减退;鼻腔检查见黏膜水肿、苍白,水肿明显的可呈息肉状,鼻分泌物和血液中嗜酸性粒细胞增多。

【影像表现】

1. 急性鼻窦炎 X 射线影像表现为受累窦腔混浊、透光度减低,可见气液平面。CT 影像表现为窦腔黏膜增厚,窦腔内可见液体及气液平面。由于水为鼻窦分泌物的主要成分,MRI 表现为窦腔内长 T_1 长 T_2 信号。感染可仅限于一个鼻窦,也可累及半组或全组鼻窦。若感染不能及时控制,易形成骨髓炎或向邻近结构蔓延而引起蜂窝织炎。

2. 慢性鼻窦炎 X 射线和 CT 影像均表现窦壁骨质增生硬化,黏膜明显增厚,窦腔透光度降低(图 8-2-4、图 8-3-3)。MRI 表现为黏膜肥厚,黏膜下囊肿形成,显著增厚黏膜和多发黏膜下囊肿使窦腔气体减少。由于分泌物中自由水和蛋白质比例不同, T_1、T_2 弛豫时间多变,因此信号多样不定。

3. 真菌性鼻窦炎 影像表现常见钙化,钙化密度较高,靠近窦口区,边缘清楚,形态不规整,多见于老年人的上颌窦。当窦腔内出现钙化斑时,应考虑真菌性鼻窦炎的可能。

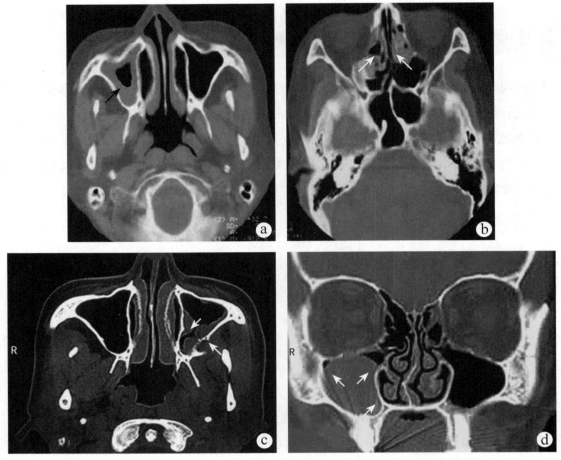

图 8-3-3　鼻窦炎和囊肿 CT 影像表现

a+c. 上颌窦炎症黏膜增厚（↑）；b. 双侧筛窦炎症（↑）；d. 右上颌窦囊肿（↑）。

4. 过敏性鼻窦炎　X 射线和 CT 影像表现为多发鼻窦腔混浊、密度增高，难与急性化脓性鼻窦炎鉴别。MRI 表现黏膜广泛水肿增厚，呈长 T_2 信号。诊断需结合临床表现、体征等，其中多鼻窦甚至全组鼻窦受累，病变出现和消退较快等是过敏性鼻窦炎的特点。

【鉴别诊断】

鉴别诊断主要是各种鼻窦炎症间的区分，要注意各自的影像特征，结合临床表现进行鉴别。

五、鼻窦囊肿

【疾病概要】

鼻窦囊肿从病理方面可分为浆液囊肿、黏液腺囊肿和黏液囊肿三种。

1. 浆液囊肿　浆液囊肿又称为黏膜下囊肿或间质囊肿；好发于上颌窦，病因可能与变态反应性水肿、慢性鼻窦炎等有关；系毛细血管渗出的浆液潴留在上颌窦黏膜下结缔组织内形成的囊状物。临床多无症状，偶有头痛、间歇性流黄水等。

2. 黏液腺囊肿　病因与慢性炎症有关，系黏液腺导管开口阻塞，黏液潴留在腺管内形成。浆液囊肿与黏液腺囊肿影像鉴别困难。

3. 黏液囊肿　黏液囊肿与浆液囊肿、黏液腺囊肿不同，系鼻窦炎症或变态反应产生的大量渗出液或脓液，由于窦口阻塞，腔内黏液和脓液潴留形成囊肿，其特点是腔内压力增大会引起窦腔膨大变形。该种囊肿好发于筛窦和蝶窦。临床表现为头痛、病变局部隆突和邻近结构如眼球、视神经受压的症状。

【影像表现】

1. X 射线影像表现　浆液囊肿和黏液腺囊肿表现相似，窦腔内见圆形或半圆形软组织块影，边缘光滑清楚，好发于上颌窦腔下部或外下方。黏液囊肿早期可仅表现为窦腔混浊、密度增高，似鼻窦炎，随着压力的增高，窦腔内间隔消失，窦腔增大变形，邻近结构受压甚至骨质吸收破坏。

2. CT 和 MRI 表现　CT 是本病的主要检查方法，浆液囊肿和黏液腺囊肿表现相似，囊肿可单发或多发，也同时发生于多个窦腔，CT 影像表现为沿窦壁走行、边缘光滑、圆形或半球形软组织密度灶，内部为液体密度。MRI 信号多变，信号差异主要由囊腔含水量及水化状态、蛋白含量和其成分黏稠度决定，一般呈长 T_1 长 T_2 信号。黏液囊肿早期似鼻窦炎（图 8-3-3），CT 和 MRI 显示鼻窦腔的变形较平片可靠。CT 和 MRI 增强扫描上述囊肿内容物均不强化，囊壁可见轻度强化。

【鉴别诊断】

主要是各种囊肿间的鉴别：黏液腺囊肿的发病部位、临床表现、影像表现等与浆液囊肿相似，鉴别困难。黏液囊肿的主要诊断依据是晚期引起鼻窦腔的变形，窦壁吸收变薄等较为可靠。

六、鼻腔及鼻窦肿瘤

鼻腔及鼻窦良性肿瘤常见内翻性乳头状瘤、鼻息肉、血管瘤等。恶性肿瘤常为鼻窦鳞癌，其他较少见类型包括未分化癌、小唾液腺肿瘤、腺癌、淋巴瘤、黑色素瘤等。

（一）内翻性乳头状瘤

【疾病概要】

1. 病因病理　内翻性乳头状瘤是鼻腔及鼻窦最常见的肿瘤，生长缓慢，在组织学上属于良性肿瘤，生物学行为属于交界性肿瘤，有局部侵袭性，术后易复发。绝大多数内翻性乳头状瘤单侧发病，最常见的发生部位为鼻腔外壁近中鼻道处，常蔓延到邻近鼻窦，也可侵犯鼻咽、眼眶，少数可侵犯颅内。

2. 临床表现　临床上男性较女性多见，高发年龄为 40~70 岁，临床表现为鼻塞、流涕、鼻出血和失嗅，出现疼痛和面部麻木提示可能恶变，侵犯眼眶时可出现眼球突出。

【影像表现】

1. CT 影像表现　CT 影像显示鼻腔软组织肿块，累及邻近鼻窦，形态规则或不规则,边界较清楚,密度均匀,增强后轻度强化,可引起邻近骨质吸收破坏或骨质增生。肿瘤阻塞鼻窦开口时可引起继发鼻窦炎。肿瘤增大可侵犯眼眶或前颅窝,骨质破坏明显时,应考虑恶变可能。

2. **MRI 表现** 多数病变信号均匀,T_1WI 和 T_2WI 表现为低到中等信号,中度强化。MRI 易区分肿瘤与伴发的阻塞性炎症。

内翻性乳头状瘤影像表现见图 8-3-4。

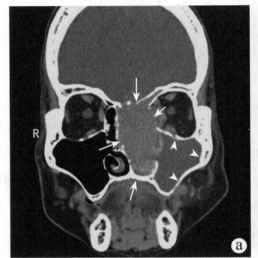
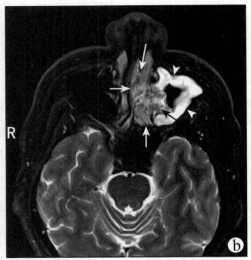
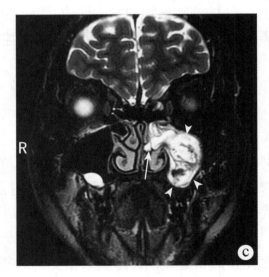

图 8-3-4 内翻性乳头状瘤影像表现

a. 患者一,CT 冠状面 MPR 影像,左侧鼻腔见软组织密度肿块,鼻甲及鼻腔外侧壁破坏,病变向筛窦和左眶生长(↑),左侧上颌窦见阻塞性炎症积液征象(▲)。b+c. 患者二,MRI T_2WI 横断面(b)和 T_2WI 冠状面(c)影像,左侧鼻腔见混杂信号肿块(↑),左侧上颌窦黏膜不规则增厚,呈阻塞性炎症表现(▲)。

【鉴别诊断】

鼻腔及鼻窦肿瘤主要与上颌窦癌鉴别,内翻性乳头状瘤影像表现的主要特点是一侧鼻腔病变,随病变发展累及上颌窦及其他邻近结构,主要是引起邻近结构的破坏或阻塞性炎症表现,这些影像特点与上颌窦癌不同。

(二)鼻窦癌

【疾病概要】

鼻窦恶性肿瘤以鳞癌最常见,最好发于上颌窦,通常发生于中老年人,男性多见。早期的临床症状隐匿,类似鼻窦炎,其后发生牙齿松动、脱落或疼痛、牙关紧闭、复视和头痛等。肿瘤晚期可侵及深部组织、颅底骨,并可有淋巴结转移。

【影像表现】

1. X射线影像表现　X射线平片可见鼻窦腔内团块影,晚期可见骨质破坏。

2. CT影像表现　CT显示窦腔软组织肿块,窦壁骨质破坏,并向邻近结构侵犯,如眼眶、翼腭窝、颞下窝、面部软组织、颅底甚至颅内,表现为软组织肿块及骨质破坏(图8-3-5)。增强扫描肿瘤呈较明显不均匀强化。

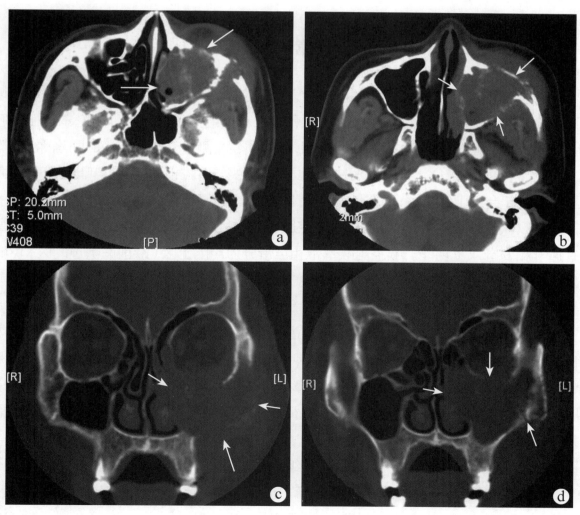

图 8-3-5　上颌窦癌 CT 影像表现

a、b. 软组织窗;c、d. 冠状面 MPR 骨窗影像。左侧上颌窦内软组织密度肿块,上颌窦壁呈融冰样骨质破坏,病变侵及颜面部软组织,破坏眶下壁侵及眶窝,破坏上颌窦内壁并侵及鼻腔(↑)。

3. MRI 表现　MRI 显示肿瘤呈等 T_1 长 T_2 信号,肿瘤内部液化坏死则呈长 T_1 长 T_2 信号。增强后肿瘤强化。MRI 的优势在于明确显示肿瘤侵犯邻近结构的情况及病变范围。

【鉴别诊断】

总之,各种影像检查发现上颌窦内软组织肿块,伴有窦壁破坏时即可诊断上颌窦癌。该病需要与鼻窦炎、鼻息肉、内翻乳头状瘤等疾病鉴别。

第四节　咽　喉　部

咽喉是进饮食、行呼吸、发声音的器官。咽喉上连口鼻,下通肺胃,是连接口腔和肺胃的通路,中医认为咽喉是经脉循行的要冲。咽喉腔形态不规则,解剖结构复查,获得高质量的影像是完成诊断工作的基础。

一、正常影像表现

咽腔为鼻腔、口腔和喉腔后方的肌膜性含气腔道,位于颈椎前方,上至颅底,下至环状软骨下缘与食管相接,以软腭水平和会厌软骨上缘水平可将咽腔分为鼻咽腔、口咽腔和喉咽腔三部分。鼻咽位居鼻腔之后,下通口咽,鼻咽顶、后、侧壁交界处较深的凹陷称为咽隐窝,是鼻咽癌的好发部位。口咽位居口腔后方,经咽峡与口腔相通,上通鼻咽腔,下通喉咽腔。喉咽上起会厌上缘水平,下至环状软骨下缘接食管。

喉是以软骨为支架,由软组织构成的空腔器官,位于颈前正中,上通喉咽,下接气管,具有通气和发音双重功能。喉腔由喉室带和声带分为声门上区(喉前庭)、声门区和声门下区三部分。

(一)正常 X 射线影像表现

1. 影像技术　咽部侧位片、鼻咽部侧位片、喉咽部侧位片是为不同部位咽喉腔结构设计的投照体位,主要区别是中心线对应咽喉部不同部位摄片。上述各片在摄影时应嘱患者作改良 Valsava 动作(即深吸气后,口鼻闭合,做强行呼气动作)时摄片,以便增加鼻咽腔内压力和含气量,使气体与咽壁软组织形成对比。随着 CT 的普及,X 射线平片逐渐少用。

2. 咽喉腔影像　咽腔含气与周围软组织形成对比,显示软组织轮廓。在咽侧位片上,咽顶壁和后壁与 X 射线趋向于平行,显示较清。咽顶壁与颅底平行略呈弧形,咽后壁软组织与颈椎前缘平行呈带状软组织影,其中鼻咽后壁与顶壁交界处软组织较厚,形成光滑的突向后上的弧形轮廓。鼻咽后壁对应寰椎前弓的部位可略前突。

喉咽后壁上部、口咽后壁与鼻咽后壁相延续,厚度较均匀,但喉咽后壁下部则较厚,称为环状软骨后间隙。在咽喉部侧位片上也可观察咽腔和鼻腔、口腔、喉腔的沟通情况。

3. 咽壁软组织测量　咽顶壁和后壁软组织呈连续的带状影,在观察软组织轮廓的同时,测量其厚度对咽后壁炎症及肿瘤的诊断有重要价值。测量方法有多种,其中直接测量法较为方便实用。直接测量法:鼻咽顶壁前部厚度为 5mm 左右,成人正常绝对值不超过 10mm,儿童因腺样体肥大厚度相对较大,但一般不应超过 8mm;鼻咽、口咽后壁和喉咽后壁上部厚度超过 5mm 具有病理意义;喉咽后壁下部即环状软骨后间隙,其正常厚度不超过 15mm。

(二)正常 CT 影像表现

1. 鼻咽 CT 检查及正常表现　选用软组织窗观察,颅底和颈椎骨质选用骨窗观察。螺旋 CT 容积扫描可以通过 MPR 技术,从不同方位观察咽部结构。发现肿块性病变时应行增强 CT 检查。口咽横断面前界为软腭和舌根部。两侧壁由腭扁桃体与邻近肌肉组织构成,CT 上二者密度相近,无法区分。侧壁外侧为咽旁间隙。咽后壁为头长肌和颈椎。鼻咽部横断面上,鼻咽腔位于中央,两侧壁中部突出的结节状软组织密度影为咽鼓管圆枕;圆枕前方的凹陷为咽鼓管咽口;后方的裂隙为咽隐窝(图 8-4-1)。

2. 喉部 CT 检查及正常表现　横断面扫描,层厚 3~5mm,扫描范围自会厌向下至气管上部,扫描时患者屏住呼吸且停止吞咽,视需要可加行发 E 音或行 Valsalva 动作扫描。螺旋 CT 容积扫描可以通过 MPR 等多种技术,从不同方位观察咽部结构(图 8-4-2)。CT 冠状重建及仿真喉镜对显示声带及喉室更直观,应合理应用。 舌骨体层面,前方倒 U 字形高密度影为舌骨体及舌骨角,甲状软骨板呈八字形。会厌体与舌甲膜之间低密度区为会厌前间隙,会厌两侧向后外呈弧形的带状软组织影为杓会厌皱襞,其间椭圆形含气间隙为喉前庭。室带和声带分别位于甲状软骨内侧,前者密度较低,后者呈软组织密度。

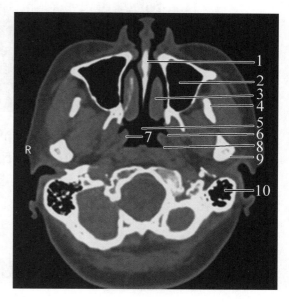

图 8-4-1　鼻咽部 CT 正常影像表现
(横断面)

1. 鼻中隔;2. 上颌窦;3. 下鼻甲;4. 下颌骨冠突;5. 鼻咽腔;6. 咽鼓管咽口;7. 咽鼓管圆枕;8. 咽隐窝;9. 下颌骨髁突;10. 乳突气房。

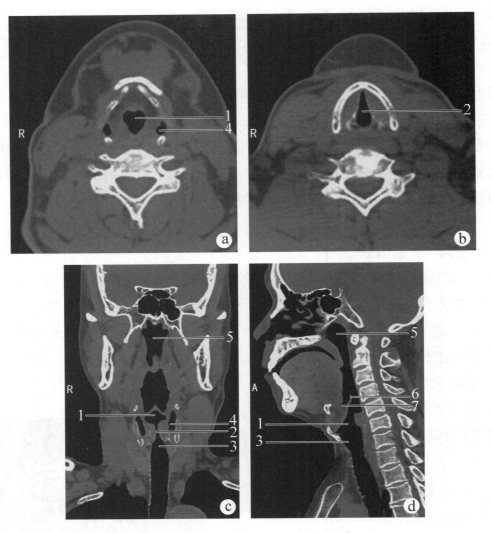

图 8-4-2 咽喉部 CT 正常影像表现

a. 声门上区横断面；b. 声门区横断面；c. 冠状面 MPR；d. 矢状面 MPR。1. 声门上区；2. 声门区；3. 声门下区；4. 梨状窝；5. 鼻咽腔；6. 会厌软骨；7. 会厌谿。

二、影像技术比较

咽喉部的影像检查包括 X 射线、CT 和 MRI 三方面，主要观察鼻咽腔、喉腔轮廓和周围软组织结构，用于咽喉部炎症性病变和肿瘤性病变的诊断。X 射线检查目前用于观察鼻咽顶后壁软组织厚度，主要用于儿童腺样体增生的观察。CT 检查为咽部及其病变的常规影像技术，可以清晰显示咽腔、咽壁及咽周间隙改变，肿瘤性病变需要结合增强检查。应注意应用各种影像后处理技术，有利于病变的显示。MRI 检查由于任意方位成像及优越的软组织信号对比，临床应用越来越多，观察肿瘤性病变的浸润范围、发现淋巴结转移有明显优势。

三、鼻咽部炎症

（一）小儿鼻咽部腺样体增生

【疾病概要】

1. 病因病理 腺样体也叫咽扁桃体或增殖体,位于鼻咽腔顶部与咽后壁处,属于淋巴组织,表面呈桔瓣样。腺样体和扁桃体一样,出生后随着年龄的增长而逐渐长大,4~6岁是增殖最旺盛的时期,青春期以后逐渐萎缩。上呼吸道感染、鼻咽部及其毗邻部位的炎症或腺样体自身的炎症反复刺激,使腺样体发生病理性增生,堵塞上呼吸道。该病在小儿常见,常与慢性扁桃体炎合并存在。

2. 临床表现 反复出现鼻塞、张口呼吸等症状,尤以夜间加重。患儿表现为打鼾、睡眠不安、张口呼吸、仰卧时明显,睡眠中常不时翻身,使睡眠质量下降。

【影像表现】

小儿腺样体可采用鼻咽部侧位平片、CT 或 MRI 检查,以观察病变程度,在小儿能配合的情况下推荐 MR 检查。平片检查要注意拍摄标准的鼻咽部侧位片;CT 要注意横断面扫描后行矢状面 MPR,观测鼻咽部软组织轮廓;MRI 检查要行矢状位扫描方便观察病变。各种检查的共同表现为(图 8-4-3):鼻咽顶后壁的软组织(增生的腺样体为主)不同程度增厚,严重者呈轮廓不规则的软组织肿块突向鼻咽腔,鼻咽腔狭窄。上述变化随病程变化时轻时重。小儿腺样体增生常伴发鼻窦炎。

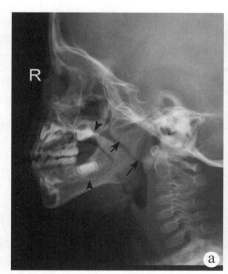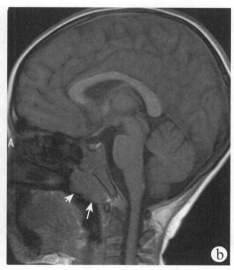

图 8-4-3 小儿鼻咽部腺样体增生影像表现

a. 鼻咽部侧位片;b. 小儿鼻咽部 MRI 矢状面 T_1WI。鼻咽顶后壁软组织明显增厚(↑),轮廓不规整,鼻咽腔狭窄,平片可见多个发育中的恒牙牙胚(▲)。

小儿鼻咽部腺样体增生肥大发病率高,临床医师常申请鼻咽部平片检查,观察鼻咽顶后壁厚度和鼻咽腔狭窄程度,常用鼻咽部标准侧位平片检查。要获得高质量的X射线片,投照体位必须准确。影像科技师应注意了解临床医师的检查目的,与家人沟通说明检查目的和注意事项取得配合。X射线检查过程中注意操作细致认真,态度亲切,语言和蔼,与患儿沟通,取得患儿的配合,采取标准的投照体位,防止因患儿体位歪斜、呼吸、哭闹等导致检查失败。同时检查过程中应注意患儿和陪检者的射线防护。

(二)咽部脓肿

【疾病概要】

咽部脓肿按部位分为咽后壁脓肿和咽旁脓肿,急性者多为化脓性炎症,慢性者多为结核引起的寒性脓肿。急性型临床表现为发热、寒战、咽痛、吞咽困难,进而颈部僵硬,头部偏斜。慢性型表现为咽部阻塞症状、结核中毒症状等。

【影像表现】

1. X射线影像表现　咽后壁脓肿于侧位片上可见咽后壁弥漫性软组织增厚。急性型颈椎曲度变直,生理性弯曲消失甚至反向后突,脓肿内可见积气或气液平面,但一般无骨质破坏。慢性型邻近颈椎可有骨质破坏及椎间隙变窄。

2. CT影像表现　CT可在口咽、喉咽层面显示椎前软组织肿胀增厚或低密度脓腔。咽旁脓肿CT显示患侧咽旁间隙扩大,内可见低密度或软组织密度区。增强检查,脓肿壁见环状强化。

3. MRI表现　MRI除形态改变外,还可显示脓腔内脓液呈长 T_1 长 T_2 信号。增强后脓肿呈边缘环形强化。

四、咽喉部肿瘤

(一)鼻咽纤维血管瘤

【疾病概要】

鼻咽纤维血管瘤又称为青少年出血性纤维瘤,多见于10~25岁男性。临床症状以进行性鼻塞和反复顽固性鼻出血为主,肿瘤较大时可压迫周围组织出现鼻、鼻旁窦、耳、眼等异常症状。鼻咽检查可见突向鼻咽腔的粉红色肿块,易出血。

【影像表现】

1. X射线影像表现　侧位平片虽可显示鼻咽腔软组织肿块,但不能显示其范围,通常需进一步行CT扫描等检查。

2. CT影像表现　可见软组织肿块充满鼻咽腔,肿块境界清楚,一般密度均匀。病变多经后鼻孔长入同侧鼻腔；蝶腭孔扩大，肿瘤可长入翼腭窝、颞下窝；向上可破坏颅底骨质，侵入蝶窦或海绵窦。增强检查肿瘤可见明显强化。

3. MRI 表现 肿块 T_1WI 呈低信号，T_2WI 呈明显高信号，增强扫描强化明显，肿瘤内可见低信号条状或点状影，称为"椒盐征"。

【鉴别诊断】

鼻咽血管纤维瘤 CT 和 MRI 检查有明显强化，尤其 MRI 上的"椒盐征"富有特征，一般不难诊断。本病应与腺样体肥大、鼻咽部淋巴瘤、淋巴管瘤等鉴别。CT 应作为主要检查方法，MRI 主要用于鉴别诊断。

（二）鼻咽癌

【疾病概要】

鼻咽癌是起源于鼻咽部黏膜上皮的癌肿，为头颈部常见的恶性肿瘤，南方沿海地区发病率较高，男性多于女性。病因不明，近年来发现与遗传、环境和 EB 病毒感染等多种因素相关。组织学上，鳞癌最多，其次是未分化癌，腺癌少见。病变好发于鼻咽顶壁及咽隐窝区，其次为侧壁。鼻咽癌极易转移至颈部淋巴结，并扩展至邻近组织。本病早期临床表现隐匿，病变发展可表现为涕血或痰中带血。部分患者以颈部浅表淋巴结肿大为首发症状。

【影像表现】

1. X 射线影像表现 X 射线侧位片可见鼻咽顶后壁软组织弥漫性增厚，表面不规则，有时呈软组织团块样，鼻咽腔狭窄，颅底骨质可有破坏。

2. CT 影像表现 CT 平扫鼻咽腔不对称或有肿物隆起，咽隐窝变浅或消失。咽壁或咽旁软组织增厚模糊、密度增高。咽旁间隙变形、移位、狭窄甚至消失。鼻咽癌可累及翼腭窝、颞下窝，向上侵犯蝶窦。晚期常侵犯颅底造成骨质破坏，最常经破裂孔区向颅内浸润转移。增强检查肿块见不同程度强化，多为轻中度强化，且多为不均匀强化（图 8-4-4）。

3. MRI 表现 MRI 显示病变范围清晰，肿块 T_1WI 呈中、低信号，T_2WI 呈中、高信号，如较大肿瘤发生坏死，T_2WI 可见片状更高信号区。增强检查，肿块呈中等。此外，MRI 对颅底骨质受累破坏，肿瘤复发与放疗后纤维化的判定亦有重要价值。

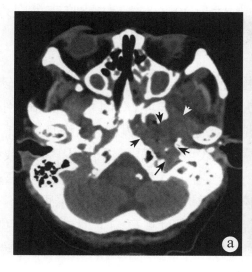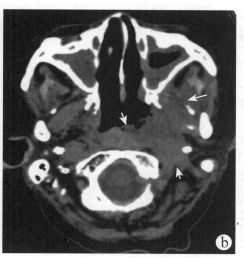

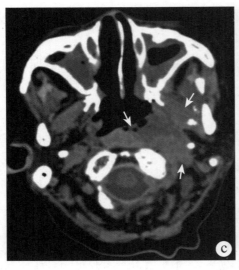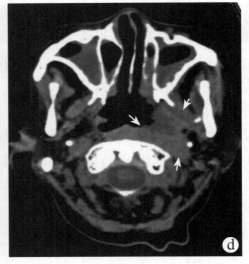

图 8-4-4　鼻咽癌 CT 影像表现

CT 平扫横断面示左侧咽隐窝区软组织肿块,边界不清,颅底骨质受侵破坏,边界不清(↑);左侧乳突小房浑浊、透光差,双侧上颌窦、筛窦多发鼻窦炎,该例应进一步行增强扫描,显示病变更为清楚。

【鉴别诊断】

需要和其他鼻咽部肿块性病变如血管纤维瘤、腺样体肥大、鼻咽部淋巴瘤、淋巴管瘤等鉴别。在中老年患者,影像检查发现鼻咽部不规则软组织肿块,应首先考虑该病,特别是发现颅底骨质破坏和颈部淋巴结肿大等更可明确诊断。

（三）喉癌

【疾病概要】

1. 病因病理　喉癌是喉部常见恶性肿瘤,病因不明,多与喉部炎症、长期有害因素刺激有关。喉癌的组织学类型多为鳞癌,其次为腺癌。喉癌按发生部位分为四型。①声门型:癌瘤局限于声带。②声门上型:癌瘤发生于声带以上的结构(如喉室、喉室带、杓会厌皱襞、会厌)。③声门下型:癌瘤原发于声带以下的结构。④混合型:晚期癌瘤超越各型范围甚至侵及喉全部结构。

2. 临床表现　喉癌发病男性多于女性,好发于 40~60 岁。主要临床表现为喉部异物感、声音嘶哑、吞咽和呼吸困难、咽喉痛、痰中带血等。

【影像表现】

1. CT 影像表现　喉癌诊断首选 CT 检查。主要表现为喉腔内结节状软组织密度肿块,喉腔变形、狭窄或闭塞,钙化的甲状软骨可有破坏,有时可见颈部软组织肿胀(图 8-4-5)。①声门型:声带增厚,边缘不规则或有结节状肿块,声带固定,声门裂不规则、偏移或闭塞。②声门上型:依病变部位不同可表现为声门上区软组织块影或结节影;杓会厌皱襞或会厌增厚;喉室带增厚或呈结节状突出;声门上区喉腔变形、狭窄;梨状窝或会厌谷变浅、闭塞。③声门下型:声带及喉侧壁增厚或见不规则肿块,两侧不对称,常合并声带活动障碍或固定。④混合型:有声带改变,同时有声门上型或声门下型改变或全喉广泛受累。CT 增强检查,肿块有不同程度强化,并有利于发现颈部淋巴结转移。

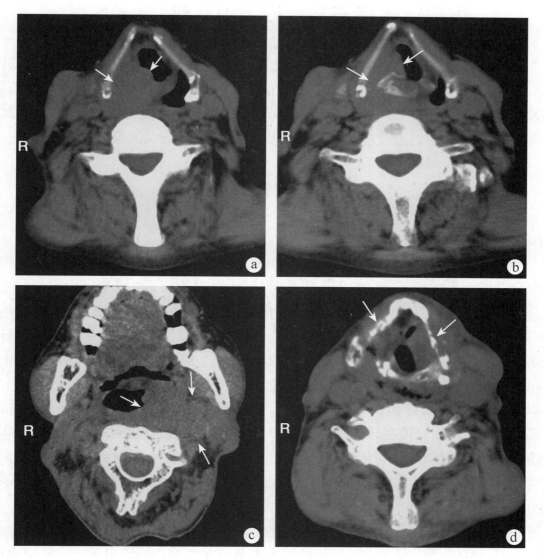

图 8-4-5 喉癌 CT 影像表现

a+b. 患者一，CT横断面影像示声门上区右侧不规则软组织密度肿块，喉腔狭窄变形（↑）；c+d. 患者二，晚期喉癌 CT 横断面影像示声门上区左侧不规则软组织密度肿块，喉腔狭窄变形，甲状软骨广泛破坏（↑）。

2. MRI 表现　肿瘤组织在 T_1WI 为等或略低信号，坏死区可表现为更低信号；T_2WI 为稍高信号，坏死区表现为更高信号。增强后病变呈不同程度强化，MRI 有利于明确肿瘤浸润程度，显示软组织病变的范围和较多发现颈部淋巴结转移。

在中老年患者，若有喉功能障碍，影像检查发现喉部声门区或声门上、下区肿块、喉腔变形，首先应考虑该病，特别是有软骨破坏者，更提示为喉癌，为尽早明确诊断，临床及时进行活体组织学检查有重要意义。

第五节　口腔颌面部

口腔颌面部疾病的影像诊断主要包括上、下颌骨及牙齿疾病和唾液腺疾病等的诊断。牙齿和颌骨疾病的发病率高,颌面部外伤也很常见。近些年,随着技术进步和设备更新,传统 X 射线检查逐渐被 CT 取代。全身多排螺旋 CT 扫描颌面部,显示口腔及颌面部各结构清楚,通过多种后处理技术,可以很好地显示牙齿及牙周组织等结构,发现病变。

一、正常影像表现

(一)牙

人一生有乳牙和恒牙两组牙。①乳牙 20 颗,上、下颌左、右侧各 5 颗。其名称由中线向两旁分别称为乳中切牙、乳侧切牙、乳尖牙、第 1 乳磨牙和第 2 乳磨牙。出生后 6 个月乳牙开始萌出,3 岁左右出齐;6 岁左右开始脱落,被恒牙取代,除第 3 磨牙外,其他各恒牙 14 岁左右出齐。②恒牙 32 颗,上、下颌左、右侧各 8 颗。其名称由中线向两旁分别称为中切牙、侧切牙、尖牙、第 1 双尖牙、第 2 双尖牙、第 1 磨牙、第 2 磨牙和第 3 磨牙。第 3 磨牙在 17~25 岁萌出或终生不出,故又称为迟牙。发育中的恒牙或乳牙称为牙胚。

解剖学结构方面,牙包括牙体和支持牙体的牙周组织。牙体可分为牙冠、牙根和牙颈三部分。①牙釉质被覆在牙冠的表面,是人体内钙化最高、最坚硬的结构。②牙本质围绕牙髓构成牙的主体,形态与牙外形一致,硬度仅次于牙釉质。③牙骨质是牙根表面的一层致密骨质。④牙髓位于牙髓腔内,由富于细胞、血管、淋巴和神经的疏松结缔组织构成。牙周组织包括牙周膜、牙槽骨、牙龈等。

牙的 X 射线和 CT 影像能清楚显示上述牙体、牙周组织等结构:

1. 牙体　人体的各牙齿在不同年龄的 X 射线和 CT 影像均可以显示。X 射线和 CT 影像可清楚显示牙的形态和结构,能区分牙釉质和牙本质,牙骨质与牙本质密度则无差别,牙髓腔在牙体内部呈低密度。

2. 牙周组织　①牙槽骨分为松质骨和皮质骨,松质骨为骨小梁结构,皮质骨致密称为硬骨板,X 射线和 CT 影像表现为牙槽窝内面致密的线状影。②牙周膜位于牙根表面骨质与牙硬板之间,呈线条状透亮影,正常厚度为 0.2~0.5mm。

3. 牙胚　发育中的牙位于牙囊内,牙囊为圆形低密度结构,边缘光滑清楚,有硬化缘。囊内有致密的发育牙。牙冠处与牙囊的间隙称为冠周间隙,正常为 1~2mm,冠周间隙明显增大时即形成含牙囊肿。

(二)颌骨

上颌骨和下颌骨和颞骨等组成口腔的骨性支架,下颌骨通过颞下颌关节与上颌骨形成咬颌关系。上颌骨可分为体部和四个突起:体部内含上颌窦,四个突是额突、颧突、牙槽突和腭突。下颌骨可分为一体两支,体部与支部交界处为下颌角,下颌支上端有髁突和冠突两个突起及二者间的下颌切迹等结构,下颌体上缘为牙槽突。口腔内的牙齿分列根植于上、下颌骨的牙槽突上。

上、下颌骨的结构多采用CT断面影像,结合后处理影像,除了观察牙槽突和牙槽骨以外,上、下颌骨的其他结构如上颌窦、各骨突等可清楚显示。

(三)颞下颌关节

颞下颌关节影像常采用双侧对比的方法观察,双侧颞下颌关节侧位(许氏位)片,分别在闭口位和张口位摄取,可清楚显示颞下颌关节结构,并了解其活动范围及功能。平片显示颞下颌关节由关节凹、关节结节和髁突表面光滑致密的薄层骨皮质构成,关节凹、关节结节显示清楚,髁突位于关节凹中间,顶端呈半圆形。髁突和关节凹之间的弧形透光影为关节间隙,宽约2mm,两侧对称。正常颞下颌关节的活动范围是:①张口位时,髁突向前下滑动至关节结节的下方或稍前下方,但一般不超越关节结节。②闭口位时,髁突又回到关节凹内,两侧运动对称。CT对颞下颌关节骨质结构显示更为清楚。

二、影像技术比较

口腔颌面部影像检查方法有平片检查、CT、MRI、DSA及超声检查等多种影像技术。传统根尖X射线片、曲面体层摄影近年逐渐被淘汰,DSA检查也较少应用于口腔颌面部。多排螺旋CT检查成为颌面部及其病变的常规影像技术,广泛应用于颌面部损伤、颌骨和腮腺肿瘤性疾病的诊断和鉴别;肿瘤性疾病的诊断应注意结合CT增强扫描。MRI检查由于任意方位成像及优越的软组织信号对比,颌面部应用也逐渐增多,最常用于肿瘤性病的诊断与鉴别。

近年临床口腔专科三合一CT机应用逐渐增多,该设备集拍摄口腔全景数字片、头颅数字片、口腔三维CT于一身,具有多种影像后处理功能。该设备在扫描取得数字影像信息后,运用多种后处理软件,对口腔颌面部骨及牙齿的影像结构进行详细分析,通过多层面重组、曲面重组、MPR、VR等技术获得不同类型的影像,观察各牙齿的排列关系和病变,对颌面骨及牙齿病变的诊断、口腔牙齿畸形等的矫正和牙齿种植技术的应用有很大帮助(图8-5-1)。

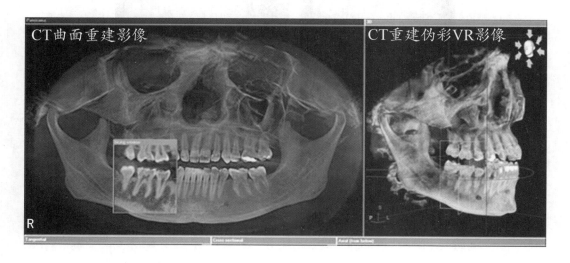

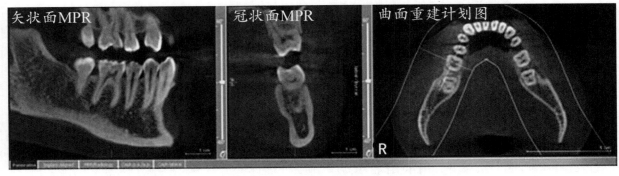

图 8-5-1　口腔全景 CT 影像后处理界面图

三合一 CT 机根据各医院的具体情况，可以安装在影像科，也可安装在口腔科，口腔疾病的影像检查可以在口腔科进行。对口腔疾病的影像诊断尤其应提倡多学科合作，影像科、口腔科、肿瘤科等多学科联合，有利于患者疾病的正确诊断和治疗。

三、颌面部损伤

【疾病概要】

口腔颌面部是人体的暴露部位，在各种损伤中很易受累。颌面骨损伤多由直接暴力引起，除了临床体征外，其诊断主要依靠 CT 和 X 射线。影像检查即可明确骨与关节损伤的有无、部位、类型及有无并发症，也可在临床治疗过程中观察疗效。多排螺旋 CT 由于具有先进的影像后处理功能，在口腔颌面部损伤的诊治过程中可发挥重要作用。

【影像表现】

颌面部上颌骨骨折多见于牙槽突、鼻突、颧突等部位，上颌窦多受累，复杂的上颌骨骨折多合并眶底、鼻骨、颧骨的骨折。下颌骨骨折好发于髁突颈部、下颌角区、下颌颏孔区及下颌正中联合部。颌面部损伤的主要影像表现：骨皮质和骨小梁的连续性中断；骨折部位错位变形；牙齿断裂或脱离；上颌窦积血积液；颌面部软组织肿胀、皮下积气及异物存留等（8-5-2）。

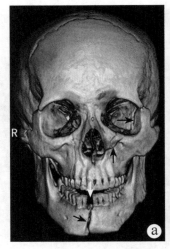
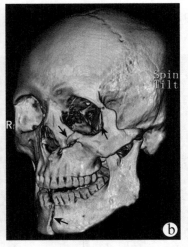

图 8-5-2　上下颌骨骨折 CT 重建 VR 影像

a. 正面观；b. 左前斜面观。下颌骨、左上颌骨见多处骨折（↑）。

四、龋　病

【疾病概要】

龋病是牙齿硬组织破坏缺损的一种疾病,是最常见的牙齿疾病,好发于牙冠部的咬合面,也可见于牙的其他部位,常多发。

【影像表现】

X射线和CT影像表现为牙表面有边缘不规则、深浅不一的缺损。龋病根据破坏的程度可分为:①浅龋,破坏仅限于牙齿的表层(牙釉质或牙骨质)。②中龋,破坏牙本质浅层,出现较深的龋洞。③深龋,破坏牙本质深层,出现接近髓腔的深龋洞(图8-5-3)。④病牙修补后,破坏区被不同填充物填充,有的呈高密度,在X射线平片和CT可清楚显示,有的高密度修补金属CT扫描可形成放射状伪影。

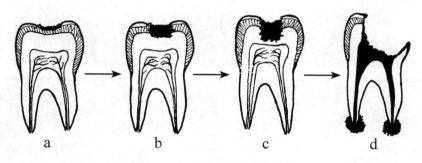

图8-5-3　龋齿示意图

a. 浅龋;b. 中龋;c、d. 深龋。

五、牙源性囊状病变

(一)根尖肉芽肿

根尖肉芽肿指根尖周围组织感染而形成一团炎性肉芽组织。CT和X射线影像表现为根尖周围圆形或卵圆形透光区,边缘清楚,但不锐利,周围多无明显骨硬化,直径一般不超过1cm。

(二)根尖脓肿

根尖脓肿指根尖周围因炎症所致局部性骨质破坏并形成小脓腔。CT和X射线影像表现为根尖周围有一圆形或类圆形透光区,边缘清楚整齐,其周围骨质可因硬化而致密。

(三)根端囊肿

根端囊肿又称为根尖囊肿,系在慢性牙髓炎和根尖肉芽肿基础上发生的囊肿,是颌骨囊肿中最常见的。CT和X射线影像表现:在深龋、残根端处有圆形或卵圆形囊状透光区,边缘光滑锐利,有细而致密的硬化边缘。病牙的牙根端突入囊内。囊肿大小不等,大的囊肿可使颌骨膨胀,骨壁薄如蛋壳,颜面部畸形。

（四）含牙囊肿

牙胚发育晚期，造釉器的星网状层变性、液化所致，囊内含有一个牙齿，以下颌骨多见。CT和X射线影像表现：多为单房，呈圆形或卵圆形囊状透光区，囊壁光滑锐利，绕以硬化边缘。囊肿较小时囊壁与牙颈部相连，牙冠突入囊内，囊肿较大时整个牙齿位于囊内，但牙冠仍指向囊腔。局部颌骨可膨胀，骨壁菲薄。

牙源性囊状病变影像表现见图8-5-4。

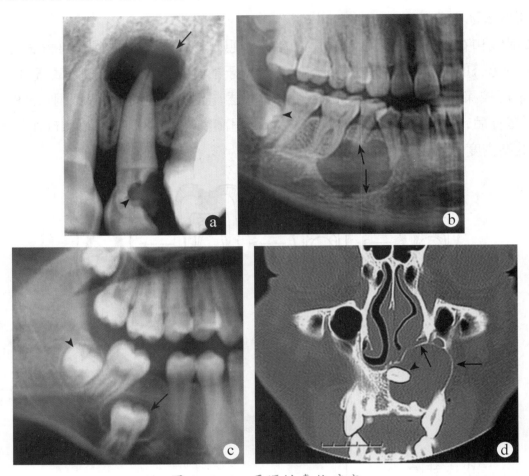

图8-5-4　牙源性囊状病变

a. 根尖脓肿平片（↑），病牙可见深龋与牙髓腔沟通（▲）；b. 根端囊肿平片，病变位于病牙根端（↑），同侧第三磨牙向前生长形成阻生牙（▲）；c. 含牙囊肿平片（↑），同侧第三磨牙牙胚（▲）尚未萌出；d. CT冠状面，含牙囊肿（↑），囊内包含一颗牙（▲）。

六、成釉细胞瘤

【疾病概要】

1. 病因病理　成釉细胞瘤又称为造釉细胞瘤，是颌骨上皮性牙源性肿瘤，肿瘤主要来自牙釉质原基上皮层的基底细胞。肿瘤中央的瘤组织易坏死而囊性变，囊壁周围的瘤组织又可向囊内生长。肿瘤可分为实体型、囊型和混合型，以混合型多见。

2. 临床表现　成釉细胞瘤常见于下颌角区,青壮年多发,肿瘤生长缓慢,晚期瘤体较大,常造成颌骨膨大畸形、牙齿脱落。

【影像表现】

成釉细胞瘤影像表现可分为多房型、单房型和实质型三种,以多房型常见。①多房型主要表现为颌骨内多个大小不一、密度不均、分隔不均、相互重叠的圆形、椭圆形囊状透光区,各囊之间的骨性间隔较平滑,厚薄均匀或不一致。囊腔的大小相差很明显,参差不齐,交互排列。囊腔内可含牙,并可见斑点状钙化。肿瘤边界清楚锐利,有硬化边缘,但边缘不整齐,有切迹或波浪状改变。肿瘤较大时,使颌骨局部呈囊状膨胀,骨皮质变薄甚至消失。肿瘤邻近的牙根常有明显移位和吸收。②单房型表现为颌骨内单个类圆形囊状透亮区,边缘清楚,常有分叶、切迹,囊内密度不均,可见斑点状钙化。颌骨膨胀突出,相邻牙根移位或吸收等。③实质型少见,是早期改变,表现为蜂窝状多发小囊状透亮区,边界较清,形态不规则。

成釉细胞瘤影像表现见图 8-5-5。

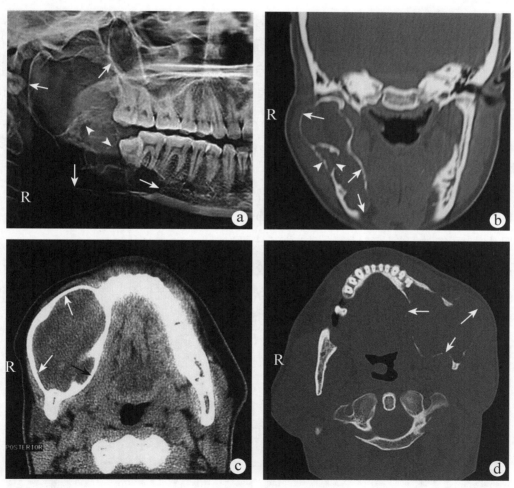

图 8-5-5　成釉细胞瘤影像表现

a. 患者一,右侧下颌角区多房型成釉细胞瘤,曲面体层片;b. 患者一,CT 重建 MPR 影像,示病变范围大(↑),内见多发大小不等的蜂窝状病灶(▲);c. 患者二,右侧下颌单房型成釉细胞瘤 CT 软组织窗;d. 患者三,左侧下颌单房型成釉细胞瘤 CT 骨窗,患者二和患者三均可见明显不规则囊状骨质破坏,病变范围大(↑),下颌骨膨胀变形。

七、腮腺肿瘤

【疾病概要】

1. 病因病理　腮腺肿瘤组织学类型多,分类较复查;90%来自腺上皮,属于上皮性肿瘤;多见于腮腺浅叶。良性肿瘤的发病率高于恶性肿瘤,良性、恶性发病率约4:1。良性腺瘤以多形性腺瘤最多见,沃辛瘤(Warthin tumor,又称为腺淋巴瘤)其次;恶性肿瘤以黏液表皮样癌最多见。

2. 临床表现　良性肿瘤病史长,可达30余年,主要表现为无痛性包块,肿块质软,边界清楚,沃辛瘤多见于有长期吸烟史的老年男性。恶性肿瘤病史短,病变侵犯面神经易引起疼痛和面神经麻痹,侵犯咀嚼肌群发生开口困难。

【影像表现】

1. CT影像表现　良性肿瘤呈圆形或分叶状边界清楚的等或稍高密度灶,轻、中等强化。腮腺混合瘤密度多不均匀,增强扫描多呈延迟强化即"慢进慢出"强化方式(图8-5-6);沃辛瘤则呈"快进快出"强化方式。恶性肿瘤呈境界不清楚的稍高密度灶,其内密度不均匀,呈不均匀强化,下颌骨受累可见骨质破坏,常合并颈部淋巴结肿大。良性肿瘤因周围炎症或出血可使CT影像表现为肿瘤边缘模糊而难以与恶性肿瘤鉴别。低分级的黏液表皮样癌影像常呈良性肿瘤表现,形态规则,边缘光整,可有囊性低密度区,偶尔可见局灶性钙化,与良性混合瘤相似。

2. MRI表现　T_1WI肿瘤呈低—中等信号,T_2WI呈高信号。良性肿瘤边界清,呈圆形或分叶状,恶性呈不规则状,多伴淋巴结肿大。良性肿瘤强化较均匀者居多,恶性肿瘤不均匀强化者居多,转移淋巴结呈均匀或环状强化。

腮腺肿瘤影像易于发现病灶,但定性常较困难,需结合临床病史、体征综合分析鉴别。影像检查可明确腮腺恶性肿瘤的范围及有无转移,腺外有无侵犯,特别是颈动脉鞘区和颅底是否受累,这些是决定能否手术切除的关键。

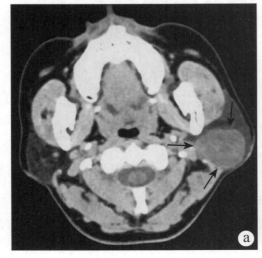
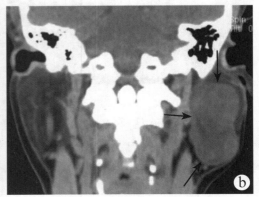

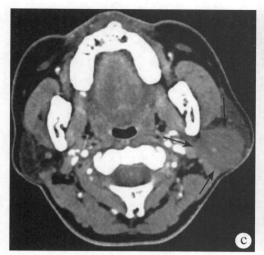
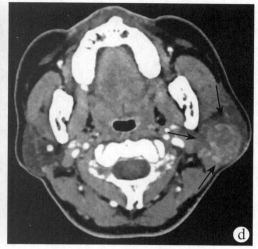

图 8-5-6　腮腺混合瘤 CT 影像表现

a. CT 平扫左侧腮腺见类圆形略高密度结节，边界清，密度均匀（↑）；b. 冠状面多平面重组影像，病灶显示清楚（↑）；c. CT 增强扫描动脉期，病灶轻微强化（↑）；d. CT 增强扫描静脉期，病灶明显不均匀强化（↑）。

本章小结

　　眼耳鼻咽喉口腔解剖结构复杂，是影像诊断的难点内容。本章主要学习了眼耳鼻咽喉口腔的解剖学基础，重点介绍其正常影像和常见病的 CT 影像表现、MRI 表现，以及部分结构如鼻旁窦、颌骨、牙等的正常 X 射线影像表现及常见病的诊断基础知识。同学们要牢记，解剖结构是该系统疾病诊断的基础，影像技术是检查疾病的方法，希望大家全面、认真地学习。

（赵洪全　兰天明）

? 思考题

　　1. 眼眶外伤首选的影像技术是哪种？如何分析眶部外伤影像？如何全面正确诊断？

　　2. 慢性中耳乳突炎的 CT 影像表现有哪些，合并胆脂瘤的 CT 主要诊断依据有哪些？

　　3. 鼻窦炎的主要 CT 影像表现有哪些？

　　4. 上颌窦癌的主要 CT 影像表现有哪些？如何与内翻乳头状瘤鉴别？

　　5. 鼻咽癌的主要 CT 影像表现有哪些？

附　录

实　训　指　导

实训一　阅读呼吸系统正常影像表现 X 射线片和 CT 片

【实训目的】

1. 掌握呼吸系统各组织器官的正常 X 射线影像表现。

2. 熟悉呼吸系统各组织器官的正常 CT 影像表现。

【实训前准备】

1. 实训资料　正常胸部(正侧位)X 射线片、正常胸部 CT(肺窗、纵隔窗)片、教学课件。

2. 实训器械　观片灯或多媒体设备。

【实训学时】

2 学时。

【实训方法】

1. 讲解演示胸部各位置平片的摆放和观察 X 射线胸片时注意事项。提示学生注意照片的投照技术条件是否符合诊断要求。

2. 讲解典型正常胸部(正侧位)X 射线片、正常胸部 CT(肺窗、纵隔窗)片的各组织器官的表现。

3. 指导学生分组观察正常胸部(正侧位)X 射线片、正常胸部 CT(肺窗、纵隔窗)片的各组织器官的表现。

4. 分组阅片、讨论,对学生提出的疑点、难点作以讲解。

【实训结果】

1. 通过讲解及读片讨论,使学生掌握阅片的顺序,全面系统地进行影像观察。

2. 通过教师讲解和学生分组阅片,使学生认识呼吸系统各组织器官在 X 射线片上的正常表现。

3. 学生能够区分胸部 CT 肺窗和纵隔窗,认识呼吸系统重要的组织器官在 CT 片上的正常表现。

4. 学生能够较好地书写读片报告。

【作业】

写出胸部 X 射线片、CT 片上标注的结构名称(实训图 1-1 和实训图 1-2)。

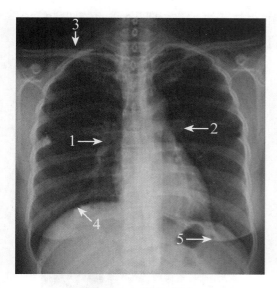

实训图 1-1　影像表现 1-1

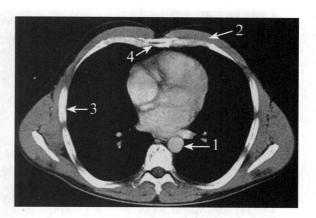

实训图 1-2　影像表现 1-2

实训二　阅读呼吸系统异常病变、支气管疾病、
肺炎 X 射线片和 CT 片

【实训目的】

1. 掌握呼吸系统常见病变、支气管疾病、肺炎的 X 射线影像表现。

2. 熟悉呼吸系统常见病变、支气管疾病、肺炎的 CT 影像表现。

【实训前准备】

1. 实训资料　呼吸系统常见病变、支气管疾病、肺炎的典型 X 射线片、CT（肺窗、纵隔窗）片、教学课件。

2. 实训器械　观片灯或多媒体设备。

【实训学时】

2 学时。

【实训方法】

1. 教师讲解呼吸系统常见病变、支气管疾病、肺炎的影像表现的主要内容，指导学生观看各种改变的典型影像征象。

2. 分组阅片，引导学生在观片灯上正确放置教学用片，并按照一定顺序，由上到下，由外到内，或者由下到上，由内到外，仔细观察，找出病变部位指导学生描述病变部位的分布、形态、大小、密度与边缘等，指出并确认是何种改变，从而完成实验报告单的书写。

【实训结果】

1. 通过教师讲解和学生分组阅片，使学生认识呼吸系统基本病变 X 射线片上的影像表现。

2. 学生能够认识呼吸系统基本病变在 CT 片上的影像表现。

3. 学生能够较好地书写呼吸系统基本病变读片报告。

【作业】

1. 写出胸部 X 射线片、CT 片上标注的异常表现名称,并进行描述(实训图 2-1~ 实训图 2-3)。

2. 患儿,女性,3 岁,咳嗽、发热 3d 入院,X 射线胸片见实训图 2-4,请模拟书写诊断报告。

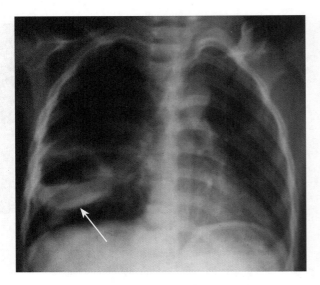

实训图 2-1　影像表现 2-1

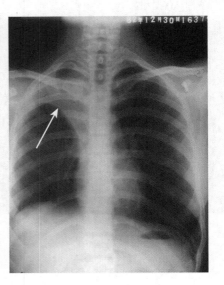

实训图 2-2　影像表现 2-2

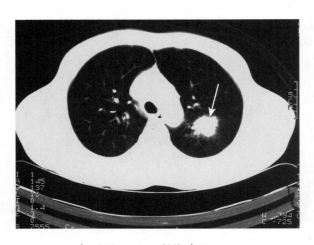

实训图 2-3　影像表现 2-3

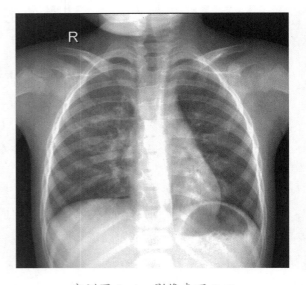

实训图 2-4　影像表现 2-4

实训三　阅读肺常见病和纵隔肿瘤
X 射线片和 CT 片

【实训目的】

1. 熟悉呼吸系统常见病肺结核、肺癌、纵隔肿瘤、胸部损伤的 X 射线影像表现。

2. 了解呼吸系统常见病肺结核、肺癌、纵隔肿瘤、胸部损伤的 CT 影像表现。

3. 了解呼吸系统常见病肺结核、肺癌、纵隔肿瘤的鉴别诊断。

【实训前准备】

1. 实训资料　肺结核、肺癌、纵隔肿瘤、胸部损伤的典型 X 射线片、CT 片、教学课件。

2. 实训器械　观片灯或多媒体设备。

【实训学时】

2 学时。

【实训方法】

1. 教师讲解典型肺结核、肺癌、纵隔肿瘤、胸部损伤的 X 射线片、CT 片影像表现。

2. 指导学生分组观察肺结核、肺癌、纵隔肿瘤、胸部损伤的 X 射线片、CT 片影像表现。

3. 学生讨论,提出疑点、难点问题。

4. 教师集中解答学生提出的疑点、难点问题。

【实训结果】

1. 通过教师讲解和学生分组阅片,使学生认识肺结核、肺癌、纵隔肿瘤在 X 射线片上的影像表现差别。

2. 学生能够认识肺结核、肺癌、纵隔肿瘤、胸部损伤在 CT 片上的影像表现。

3. 学生能够根据肺结核、肺癌、纵隔肿瘤、胸部损伤的影像表现,结合临床各项检查进行分析、判断,提出影像诊断。

4. 学生能够较好地书写肺炎、肺结核和肺癌的读片报告。

【作业】

写出胸部 X 射线片、CT 片上的疾病名称,并进行描述(实训图 3-1~ 实训图 3-5)

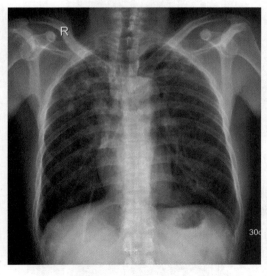

实训图 3-1　影像表现 3-1

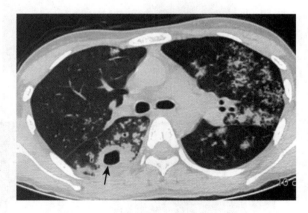

实训图 3-2　CT 影像表现 3-2

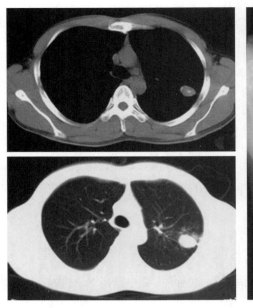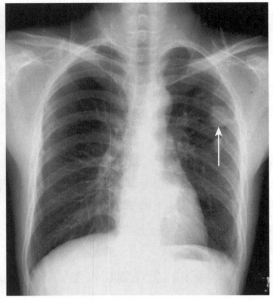

实训图 3-3　影像表现 3-3

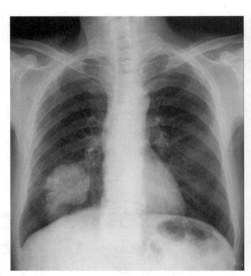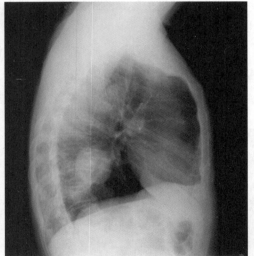

实训图 3-4　影像表现 3-4

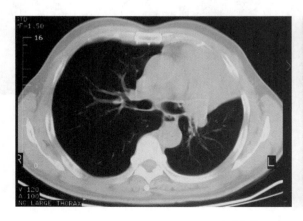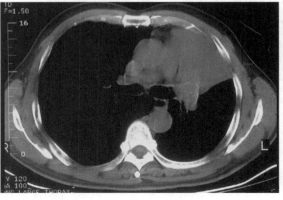

实训图 3-5　影像表现 3-5

实训四　阅读循环系统正常和异常影像表现 X 射线片和 CT 片

【实训目的】

1. 掌握心脏大血管的正常 X 射线影像表现、异常病变 X 射线片表现。

2. 熟悉心脏大血管的正常 CT 影像表现、异常病变 CT 影像表现。

【实训前准备】

1. 实训资料　正常胸部（正位、侧位、双斜位）X 射线片、CT 片、PPT；心脏大血管常见病变 X 射线片、CT 片、PPT。

2. 实训器械　观片灯或多媒体设备。

【实训学时】

2 学时。

【实训方法与结果】

（一）实训方法

1. 教师讲解典型心脏大血管在各个体位的 X 射线片、CT 片的正常及异常表现。

2. 指导学生分组观察心脏大血管在各个体位的 X 射线片、CT 片的正常及异常表现。

3. 学生讨论，提出疑点、难点问题。

4. 教师集中解答学生提出的疑点、难点问题。

（二）实训结果

1. 通过教师讲解和学生分组阅片，使学生认识心脏大血管在各个体位的 X 射线片、CT 片的正常及异常表现。

2. 学生能够认识心脏大血管在 X 射线片、CT 片上正常及异常表现。

3. 学生基本学会书写循环系统正常和异常 X 射线片、CT 片读片报告。

【作业】

1. 写出 X 射线片中标注的心脏大血管结构名称，并描述其正常表现（实训图 4-1）。

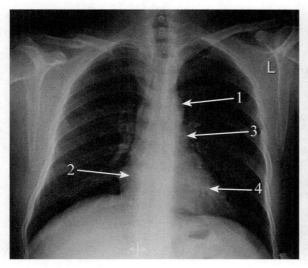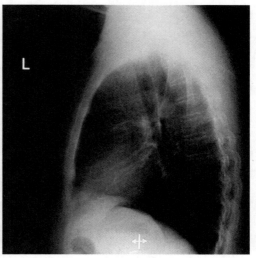

实训图 4-1　影像表现 4-1

2. 描述 CT 层面的主要解剖结构,重点描述图中标注的心脏大血管结构(实训图 4-2)。

3. 描述图片中标注的心脏大血管异常表现,并解析其形成原因(实训图 4-3)。

4. 判断图片是否正常,说明判断依据,描述图中标注的心脏大血管结构名称(实训图 4-4)。

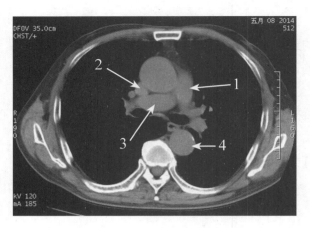

实训图 4-2　影像表现 4-2

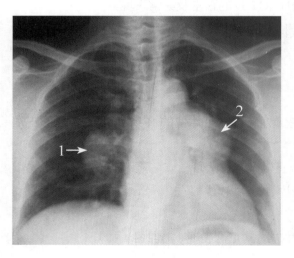

实训图 4-3　影像表现 4-3

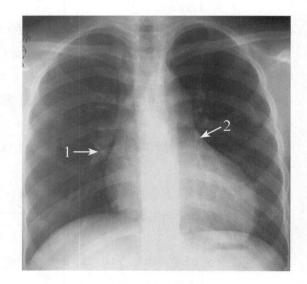

实训图 4-4　影像表现 4-4

实训五　阅读循环系统常见病 X 射线片和 CT 片

【实训目的】

1. 熟悉常见先天性心脏病、获得性心脏病的 X 射线影像表现。

2. 了解常见先天性心脏病、获得性心脏病的 CT 影像表现。

3. 了解常见先天性心脏病、获得性心脏病的鉴别诊断。

【实训前准备】

1. 实训资料　各种常见先天性心脏病、获得性心脏病的 X 射线片、CT 片、PPT。

2. 实训器械　观片灯或多媒体设备。

【实训学时】

2 学时。

【实训方法与结果】

（一）实训方法

1. 教师讲解各种典型的先天性心脏病、获得性心脏病的 X 射线片、CT 片的影像表现及差别。

2. 指导学生分组观察各种典型的先天性心脏病、获得性心脏病的 X 射线片、CT 片的影像表现。

3. 学生讨论，提出疑点、难点问题。

4. 教师集中解答学生提出的疑点、难点问题。

（二）实训结果

1. 通过教师讲解和学生分组阅片，使学生认识各种典型的先天性心脏病、获得性心脏病的 X 射线片、CT 片的影像表现。

2. 学生能够认识各种典型的先天性心脏病、获得性心脏病的 X 射线片、CT 片的影像表现的差别。

3. 学生基本学会书写循环系统常见病的读片报告。

【作业】

1. 判断图片是否正常，说明判断依据，分析可能的诊断意见（实训图 5-1）。

2. 判断图片是否正常，说明判断依据，分析可能的诊断意见（实训图 5-2）。

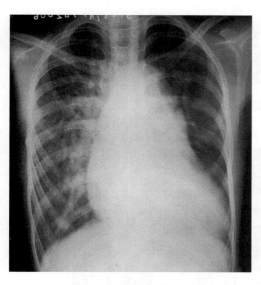
实训图 5-1　影像表现 5-1

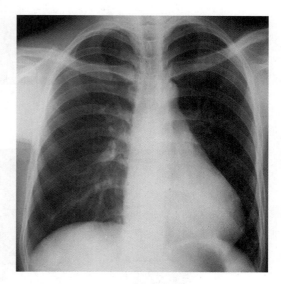
实训图 5-2　影像表现 5-2

3. 图片是哪种影像技术获得的影像？描述所显示的病变（实训图 5-3）。

4. 箭头所示的部位是哪个房室增大的影像表现（实训图 5-4）？该患者最可能的诊断意见是什么？

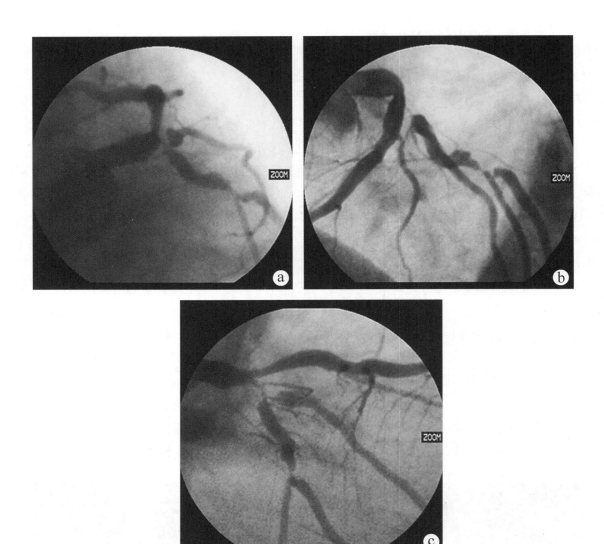

实训图 5-3　影像表现 5-3

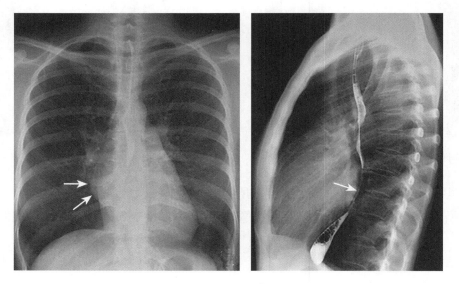

实训图 5-4　影像表现 5-4

实训六　阅读消化系统正常和异常影像表现 X 射线片和 CT 片

【实训目的】

1. 掌握消化道正常及异常 X 射线造影表现；肝、胆、胰、脾正常 CT 影像表现。

2. 熟悉消化道的正常及异常 CT 影像表现，肝、胆、胰、脾异常 CT 影像表现。

【实训前准备】

1. 实训资料　消化道各器官正常和异常 X 射线造影片、腹部 CT 片、PPT。

2. 实训器械　观片灯或多媒体设备、PACS 系统。

【实训学时】

2 学时。

【实训方法与结果】

（一）实训方法

1. 教师讲解消化道各器官典型的正常及异常 X 射线造影片、腹部 CT 片的影像表现。

2. 指导学生分组观察消化道各器官正常及异常 X 射线造影片、腹部 CT 片的影像表现。

3. 学生讨论，提出疑点、难点问题。

4. 教师集中解答学生提出的疑点、难点问题。

（二）实训结果

1. 通过教师讲解和学生分组阅片，使学生认识消化道各器官在 X 射线造影片及 CT 正常表现。

2. 认识消化道重要的常见异常表现如位置异常、形态异常、黏膜皱襞及管壁异常等在 X 射线造影片及 CT 片上的影像表现。

3. 学生能够较好地书写读片报告。

【作业】

1. 图片是哪种检查的影像？写出箭头所示结构的名称（实训图 6-1）。

2. 图片是哪种检查的影像？写出箭头所示结构的名称（实训图 6-2）。

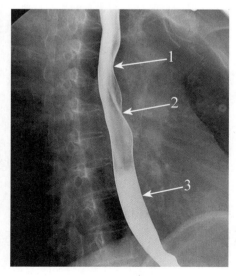

实训图 6-1　影像表现 6-1

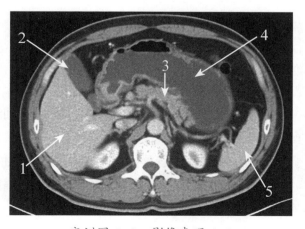

实训图 6-2　影像表现 6-2

3. 描述消化道 X 射线造影片，提出初步诊断意见（实训图 6-3）。

4. 描述 CT 检查影像，提出初步诊断意见（实训图 6-4）。

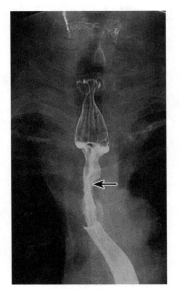

实训图 6-3　影像表现 6-3

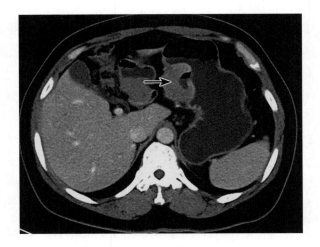

实训图 6-4　影像表现 6-4

实训七　阅读胃肠道常见病 X 射线片和 CT 片

【实训目的】

1. 掌握食管异物、食管癌、食管静脉曲张、胃炎、胃溃疡、胃癌、溃疡性结肠炎及结肠癌的 X 射线影像表现。

2. 熟悉食管异物、食管癌、食管静脉曲张、胃癌及结肠癌的 CT 影像表现。

3. 了解食管异物、食管癌、食管静脉曲张、胃炎、胃溃疡、胃癌、溃疡性结肠炎及结肠癌等的鉴别诊断。

【实训前准备】

1. 实训资料　胃肠道各种常见病 X 射线片、CT 片、PPT。

2. 实训器械　观片灯或多媒体设备、PACS 系统。

【实训学时】

2 学时。

【实训方法与结果】

（一）实训方法

1. 教师讲解典型食管异物、食管癌、食管静脉曲张、胃炎、胃溃疡、胃癌、溃疡性结肠炎及结肠癌等的 X 射线影像表现。

2. 教师讲解典型食管异物、食管癌、食管静脉曲张、胃癌、结肠癌的 CT 影像表现。

3. 指导学生分组观察食管异物、食管癌、食管静脉曲张、胃溃疡、胃癌、溃疡性结肠炎及结肠癌等 X 射线片、CT 片的影像表现。

4. 学生讨论，提出疑点、难点问题。

5. 教师集中解答学生提出的疑点、难点问题。

（二）实训结果

1. 通过教师讲解和学生分组阅片，使学生认识食管异物、食管癌、食管静脉曲张、胃炎、胃溃疡、胃癌、溃疡性结肠炎及结肠癌等在 X 射线片上的影像表现。

2. 学生能够认识食管异物、食管癌、食管静脉曲张、胃癌、结肠癌等在 CT 片上的影像表现。

3. 学生能够较好地书写食管各种常见病读片报告。

【作业】

1. 描述 X 射线片所示病变，提出诊断意见（实训图 7-1）。

2. 描述 X 射线片所示病变，提出诊断意见（实训图 7-2）。

3. 描述 X 射线片所示病变，提出诊断意见（实训图 7-3）。

4. 描述 CT 影像所示病变，提出诊断意见（实训图 7-4）。

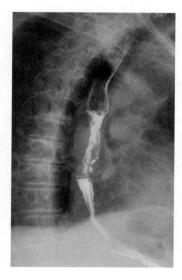

实训图 7-1　影像表现 7-1

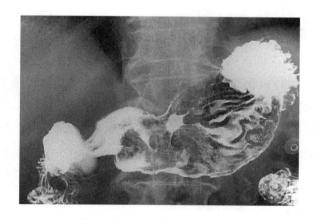

实训图 7-2　影像表现 7-2

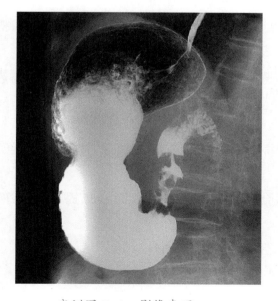

实训图 7-3　影像表现 7-3

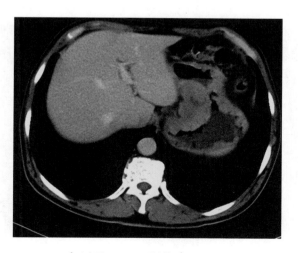

实训图 7-4　影像表现 7-4

实训八 阅读肝、胆、胰腺常见病、急腹症 X 射线片和 CT 片

【实训目的】

1. 掌握肝脓肿、肝癌、肝血管瘤、肝硬化、胆石症、胰腺炎、胰腺癌的 CT 影像表现；急腹症的 X 射线和 CT 影像表现。

2. 熟悉肝脓肿、肝癌、肝血管瘤、肝硬化、胆石症、胰腺炎、胰腺癌的鉴别诊断。

【实训前准备】

1. 实训资料 肝、胆、胰腺正常和常见病 CT 片、急腹症的 X 射线和 CT 片、PPT。

2. 实训器械 观片灯或多媒体设备、PACS 系统。

【实训学时】

2 学时。

【实训方法与结果】

（一）实训方法

1. 教师讲解典型肝、胆、胰腺常见病如肝脓肿、肝癌、肝血管瘤、肝硬化、胆石症、胰腺炎、胰腺癌等 CT 片的影像表现；急腹症的 X 射线和 CT 片影像表现。

2. 指导学生分组观察肝、胆、胰腺常见病如肝脓肿、肝癌、肝血管瘤、肝硬化、胆石症、胰腺炎、胰腺癌等 CT 片的影像表现；急腹症的 X 射线和 CT 片影像表现。

3. 学生讨论，提出疑点、难点问题。

4. 教师集中解答学生提出的疑点、难点问题。

（二）实训结果

1. 通过教师讲解和学生分组阅片，使学生认识肝、胆、胰腺正常 CT 影像表现。

2. 学生能够认识肝、胆、胰腺重要的常见病如肝脓肿、肝癌、肝血管瘤、肝硬化、胆石症、胰腺炎、胰腺癌等的 CT 影像表现；急腹症的 X 射线和 CT 片影像表现。

3. 学生能够较好地书写肝、胆、胰腺常见病如肝脓肿、肝癌、肝血管瘤、肝硬化、胆石症、胰腺炎、胰腺癌、急腹症等的读片报告。

【作业】

1. 患者，女性，52 岁。患者常规体检超声发现肝内病变，行 CT 检查，请描述下列典型层面影像，提出初步诊断意见（实训图 8-1）。

2. 患者，男性，62 岁，上腹痛半年逐渐加重，行 CT 检查，请描述下列典型层面影像，提出初步诊断意见（实训图 8-2）。

3. X 射线平片影像是否正常，请分析该影像写出影像诊断报告（实训图 8-3）。

4. 描述 CT 影像，写出影像诊断报告（实训图 8-4）。

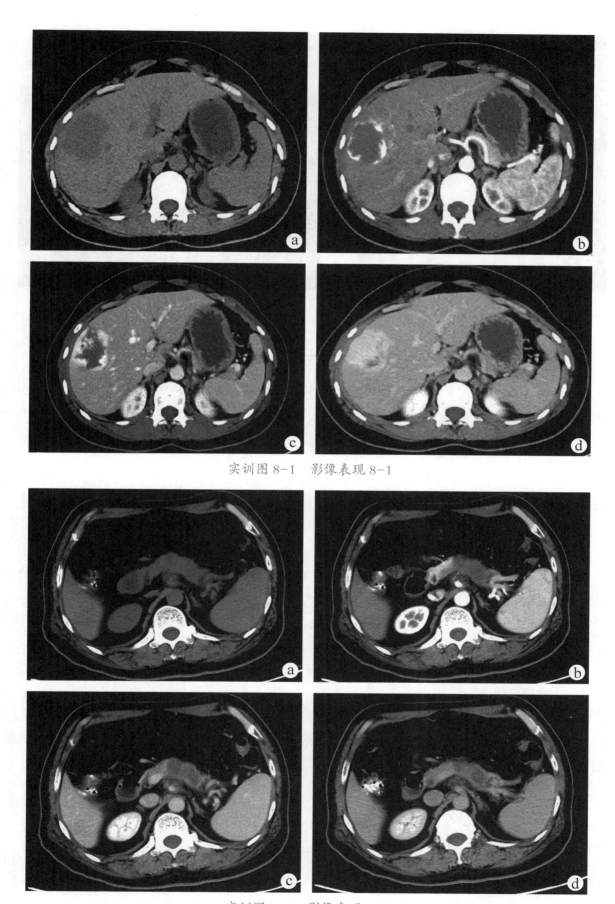

实训图 8-1　影像表现 8-1

实训图 8-2　影像表现 8-2

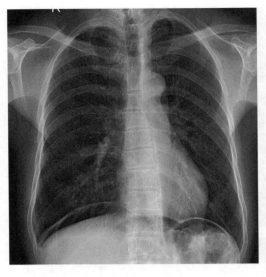
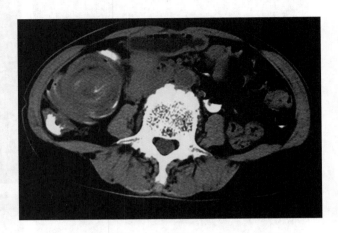

实训图 8-3　影像表现 8-3　　　　　　　实训图 8-4　影像表现 8-4

实训九　阅读泌尿生殖系统正常和
常见病 X 射线片和 CT 片

【实训目的】

1. 掌握泌尿生殖系统正常及异常表现的 X 射线、CT 影像表现。

2. 熟悉马蹄肾、肾癌、膀胱癌、泌尿系结石、前列腺癌、前列腺增生、子宫肌瘤、宫颈癌、乳腺癌正常及异常表现的 CT 影像表现。

3. 了解泌尿生殖系统常见病的鉴别诊断。

【实训前准备】

1. 实训资料　泌尿生殖系统各器官正常及异常表现的 X 射线平片、造影片,腹部 CT 片、PPT。

2. 实训器械　观片灯或多媒体设备。

【实训学时】

2 学时。

【实训方法与结果】

（一）实训方法

1. 教师讲解泌尿生殖系统各器官正常及异常表现 X 射线平片、造影片,腹部 CT 片的影像表现。

2. 指导学生分组观察泌尿生殖系统各器官正常及异常表现 X 射线平片、造影片,腹部 CT 片的影像表现。

3. 学生讨论,提出疑点、难点问题。

4. 教师集中解答学生提出的疑点、难点问题。

（二）实训结果

1. 通过教师讲解和学生分组阅片,使学生认识泌尿生殖系统器官正常及异常表现 X 射线平片、造影片影像表现。

2. 学生能够认识泌尿生殖系统各器官正常及异常表现在 CT 片上的影像表现。

3. 学生能够较好地书写读片报告。

【作业】

1. 分别描述 X 射线和 CT 影像所示病变的影像表现,提出诊断意见（实训图 9-1）。

2. 患者,男性,58 岁,无痛性血尿 2d,来源行 CT 检查,请描述下列典型层面影像,提出初步诊断意见（实训图 9-2）。

3. 此图哪种检查的影像? 请描述该患者的影像,并作出初步诊断意见（实训图 9-3）。

4. 此图是哪种检查的影像? 请描述该患者的影像,并作出初步诊断意见（实训图 9-4）。

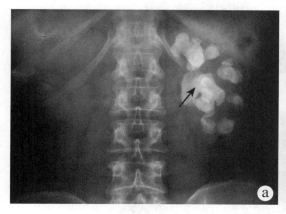
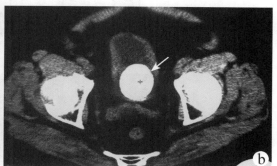

实训图 9-1　影像表现 9-1

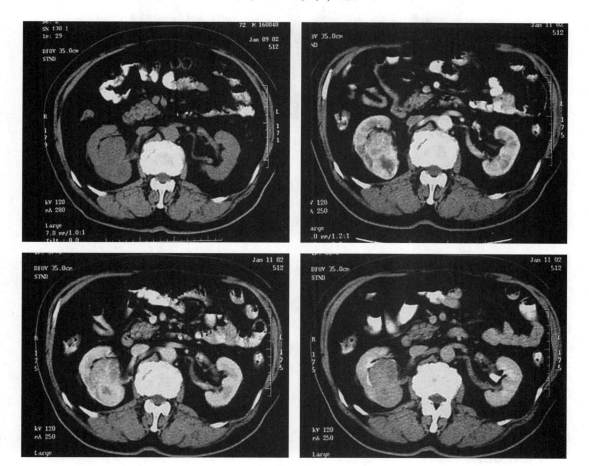

实训图 9-2　影像表现 9-2

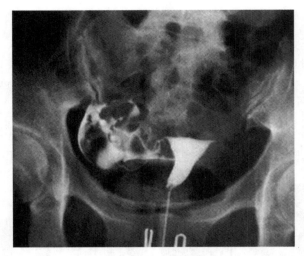

实训图 9-3　影像表现 9-3

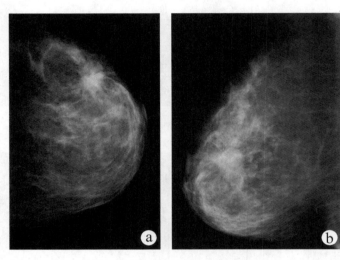

实训图 9-4　影像表现 9-4

实训十　阅读骨与关节系统正常和异常影像表现 X 射线片和 CT 片

【实训目的】

1. 掌握骨与关节的正常和常见病变 X 射线影像表现。

2. 熟悉骨与关节的正常和常见病变 CT 影像表现。

【实训前准备】

1. 实训资料　各部位骨与关节正常和常见异常 X 射线片、CT 片 50 份左右。

2. 实训器械　观片灯或多媒体设备,有条件的情况下可以采用虚拟 PACS 读片。

【实训学时】

2 学时。

【实训方法与结果】

（一）实训方法

1. 教师讲解骨与关节正常和常见病变 X 射线和 CT 影像表现。

2. 指导学生分组观察、分析骨与关节正常和常见病变X射线和CT影像。

3. 学生讨论,提出疑点、难点问题。

4. 教师集中解答学生提出的疑点、难点问题。

（二）实训结果

1. 通过教师讲解和学生分组阅片,使学生认识骨与关节正常和常见病变的X射线影像表现。

2. 学生能够认识骨与关节正常和常见病变的CT影像表现。

3. 学生能够较好熟悉诊断报告的结构,正确描述骨与关节常见病变的影像表现。

【作业】

1. 写出X射线影像上标注的结构名称（实训图10-1）。

2. 写出CT影像上标注的结构名称（实训图10-2）。

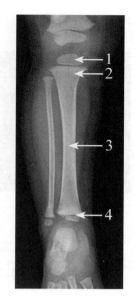

实训图 10-1　影像表现 10-1

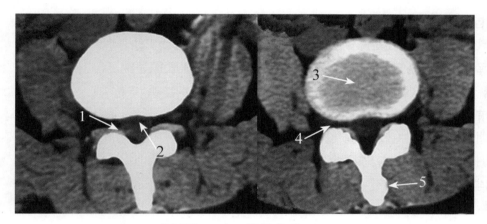

实训图 10-2　影像表现 10-2

3. 写出X射线影像标注的异常病变名称,并进行简要描述（实训图10-3）。

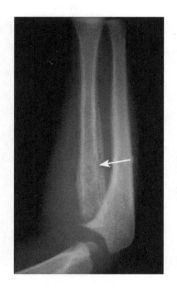

实训图 10-3　影像表现 10-3

4. 写出 CT 影像标注的异常病变名称，并进行简要描述（实训图 10-4）。

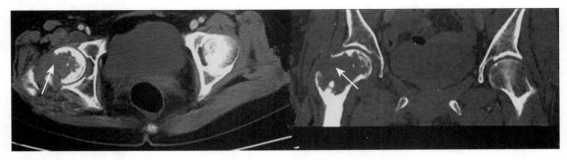

实训图 10-4　影像表现 10-4

实训十一　阅读骨与关节创伤、化脓性炎症、结核 X 射线片和 CT 片

【实训目的】

1. 熟悉骨与关节创伤、发育异常、化脓性炎症、结核的 X 射线影像表现。

2. 了解骨与关节创伤、发育异常、化脓性炎症、结核的 CT 影像表现。

3. 了解骨与关节创伤、发育异常、化脓性炎症、结核的鉴别诊断。

【实训前准备】

1. 实训资料　骨与关节创伤、化脓性炎症、结核 X 射线片、CT 片 50 份左右。

2. 实训器械　观片灯或多媒体设备，有条件的情况下可以采用虚拟 PACS 读片。

【实训学时】

2 学时。

【实训方法与结果】

（一）实训方法

1. 教师讲解骨与关节创伤、化脓性炎症、结核的 X 射线和 CT 影像表现。

2. 指导学生分组观察、分析骨与关节创伤、化脓性炎症、结核的 X 射线和 CT 影像。

3. 学生讨论，提出疑点、难点问题。

4. 教师集中解答学生提出的疑点、难点问题。

（二）实训结果

1. 通过教师讲解和学生分组阅片，使学生认识骨与关节创伤、化脓性炎症、结核的 X 射线影像表现。

2. 学生能够认识骨与关节创伤、化脓性炎症、结核的 CT 影像表现。

3. 学生能够书写骨与关节创伤、化脓性炎症、结核的读片报告。

【作业】

1. 描述 X 射线影像上骨与关节损伤的情况，并写出初步诊断报告（实训图 11-1）。

2. 写出 X 射线影像所见疾病的名称，并进行简要描述（实训图 11-2）。

3. 写出 X 射线影像所见疾病的名称，并进行简要描述（实训图 11-3）。

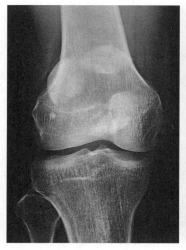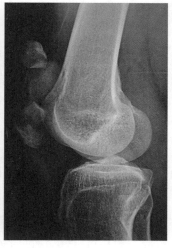

实训图 11-1　影像表现 11-1

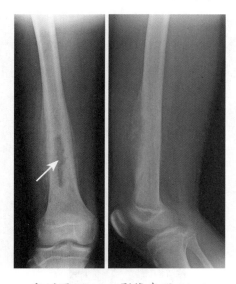

实训图 11-2　影像表现 11-2

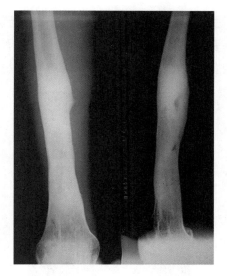

实训图 11-3　影像表现 11-3

实训十二　阅读骨与关节肿瘤、慢性骨关节病、骨质疏松症 X 射线片和 CT 片

【实训目的】

1. 熟悉骨与关节常见肿瘤、慢性骨关节病、骨质疏松症的 X 射线影像表现。

2. 了解骨与关节常见肿瘤、慢性骨关节病、骨质疏松症的 CT 影像表现。

3. 了解骨与关节常见肿瘤、慢性骨关节病的鉴别诊断。

【实训前准备】

1. 实训资料　骨与关节常见肿瘤、慢性骨关节病 X 射线片、CT 片 50 份左右。

2. 实训器械　观片灯或多媒体设备,有条件的情况下可以采用虚拟 PACS 读片。

【实训学时】

2 学时。

【实训方法与结果】

（一）实训方法

1. 教师讲解骨与关节常见肿瘤、慢性骨关节病、骨质疏松症的 X 射线和 CT 影像表现。

2. 指导学生分组观察、分析骨与关节常见肿瘤、慢性骨关节病、骨质疏松症的 X 射线和 CT 影像。

3. 学生讨论，提出疑点、难点问题。

4. 教师集中解答学生提出的疑点、难点问题。

（二）实训结果

1. 通过教师讲解和学生分组阅片，使学生认识骨与关节常见肿瘤、慢性骨关节病、骨质疏松症的 X 射线影像表现。

2. 学生能够认识骨与关节常见肿瘤、慢性骨关节病、骨质疏松症的 CT 影像表现。

3. 学生能够书写骨与关节常见肿瘤、慢性骨关节病的读片报告。

【作业】

1. 写出 X 射线所见疾病的名称，并进行简要描述（实训图 12-1）。

2. 写出 X 射线所见疾病的名称，并进行简要描述（实训图 12-2）。

3. 描述 X 射线和 CT 影像所示病变的影像表现，比较两种影像技术的影像特点（实训图 12-3）。

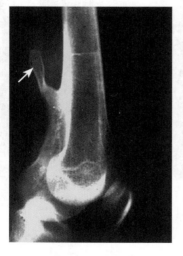

实训图 12-1　影像表现 12-1

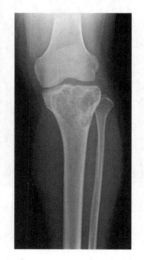

实训图 12-2　影像表现 12-2

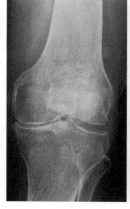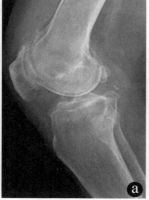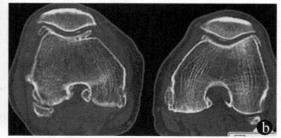

实训图 12-3　影像表现 12-3

实训十三　阅读中枢神经系统正常影像表现、脑外伤、脑血管病 CT 片和 MRI 片

【实训目的】

1. 掌握中枢神经系统 CT 及 MRI 的正常表现；脑梗死、颅内出血、硬膜外血肿、硬膜下血肿的影像表现。

2. 了解弥漫性轴索损伤、颅内血管畸形、颅内动脉瘤等影像表现。

【实训前准备】

1. 实训资料　中枢神经系统正常表现 CT 及 MRI 片、颅脑外伤和各种脑血管病的 CT 片、MRI 片、PPT。

2. 实训器械　观片灯或多媒体设备，有条件的情况下可以采用虚拟 PACS 读片。

【实训学时】

2 学时。

【实训方法与结果】

（一）实训方法

1. 教师讲解中枢神经系统 CT 及 MRI 正常影像资料，常见颅脑外伤和脑血管病的 CT 片、MRI 片。

2. 指导学生分组观察中枢神经系统 CT 及 MRI 正常影像资料，常见颅脑外伤和脑血管病的 CT 片、MRI 片。

3. 学生讨论，提出疑点、难点问题。

4. 教师集中解答学生提出的疑点、难点问题

（二）实训结果

1. 通过教师讲解和学生分组阅片，使学生认识颅脑外伤、脑梗死、脑出血等常见病的 CT、MRI 的表现。

2. 学生能够较好地书写颅脑外伤和各种脑血管病如脑梗死、脑出血、脑血管畸形等的读片报告。

【作业】

写出下列脑血管病的疾病名称，并进行描述。

1. 患者，男性，51 岁，突发言语不清，口角歪斜 2h（实训图 13-1）。

2. 患者，男性，62 岁，突发昏迷 1h（实训图 13-2）。

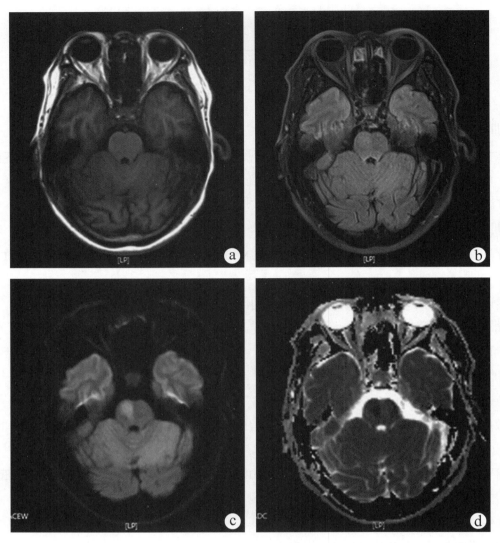

实训图 13-1　影像表现 13-1

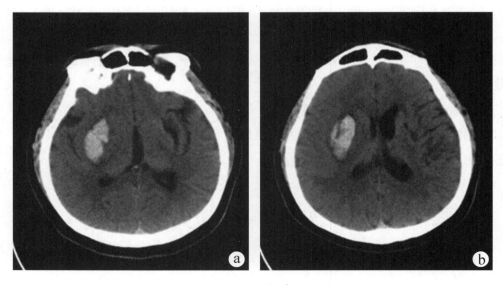

实训图 13-2　影像表现 13-2

实训十四　阅读中枢神经系统常见病 CT 片和 MRI 片

【实训目的】

1. 熟悉星形细胞瘤、脑膜瘤、垂体瘤、颅咽管瘤、听神经瘤、脑转移瘤的 CT 和 MRI 表现；颅内感染性疾病的 CT 表现和 MRI 表现；各种影像技术在中枢神经系统肿瘤诊断中的优势及临床应用。

2. 了解中枢神经系统常见肿瘤的鉴别诊断。

【实训前准备】

1. 实训资料　有关脑脓肿、星形细胞瘤、脑膜瘤、垂体瘤、颅咽管瘤、听神经瘤、脑转移瘤的 CT 片、MRI 片、PPT。

2. 实训器械　观片灯或多媒体设备，有条件的情况下可以采用虚拟 PACS 读片。

【实训学时】

2 学时。

【实训方法与结果】

（一）实训方法

1. 教师讲解星形细胞瘤、脑膜瘤、垂体瘤、颅咽管瘤、听神经瘤、脑转移瘤、颅内感染性疾病的 CT 片、MRI 片的影像表现。

2. 指导学生分组观察各种常见中枢神经系统肿瘤和颅内感染性疾病的 CT 片、MRI 片的影像表现。

3. 学生讨论，提出疑点、难点问题。

4. 教师集中解答学生提出的疑点、难点问题

（二）实训结果

1. 通过教师讲解和学生分组阅片，使学生认识脑脓肿、星形细胞瘤、脑膜瘤、垂体瘤、颅咽管瘤、听神经瘤、脑转移瘤的 CT、MRI 表现。

2. 学生能够较好地书写脑脓肿、星形细胞瘤、脑膜瘤、垂体瘤、颅咽管瘤、听神经瘤、脑转移瘤的读片报告。

【作业】

写出下列脑肿瘤疾病名称，并对病变进行描述。

1. 患者，男性，57 岁，头痛、恶心、呕吐半年，加重 2d（实训图 14-1）。

2. 患者，女性，47 岁，头痛 2 年余（实训图 14-2）。

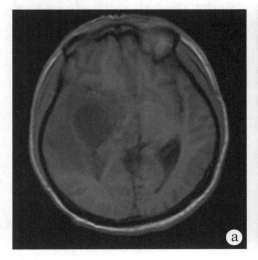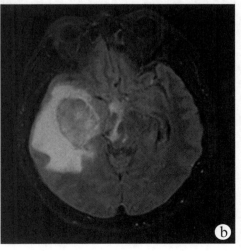

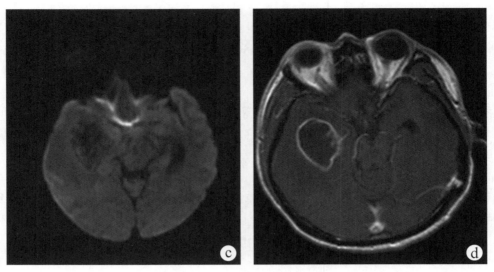

实训图 14-1　影像表现 14-1

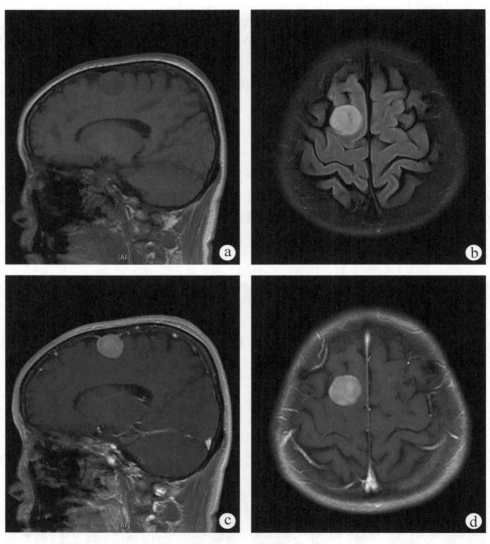

实训图 14-2　影像表现 14-2

实训十五　阅读眼耳鼻咽喉口腔正常和常见病 X 射线片和 CT 片

【实训目的】

1. 掌握眼耳鼻咽喉口腔的正常 CT 影像表现；眼耳鼻咽喉口腔常见病的主要影像表现。

2. 熟悉眼耳鼻咽喉口腔疾病影像的分析方法。

【实训前准备】

1. 实训资料　眼耳鼻咽喉口腔正常 X 射线片、CT 片 50 份左右。

2. 实训器械　观片灯或多媒体设备，有条件的情况下可以采用虚拟 PACS 读片。

【实训学时】

2 学时。

【实训方法与结果】

（一）实训方法

1. 教师讲解眼耳鼻咽喉口腔 X 射线片和 CT 片正常影像表现。

2. 指导学生分组观察、分析眼耳鼻咽喉口腔 X 射线和 CT 片的正常影像。

3. 学生讨论，提出疑点、难点问题。

4. 教师集中解答学生提出的疑点、难点问题。

（二）实训结果

1. 通过教师讲解和学生分组阅片，使学生认识眼耳鼻咽喉口腔在 X 射线和 CT 片上的正常表现。

2. 学生能够较好熟悉诊断报告的结构，了解眼耳鼻咽喉口腔疾病的诊断方法。

【作业】

1. 指出颜面部外伤 CT 影像上所标示出的各异常结构部位并描述各异常表现（实训图 15-1）。

2. 患者，男性，15 岁，间断反复流脓涕 8 年，加重 7d。请描述异常 CT 影像表现，提出初步诊断意见，并书写诊断报告（实训图 15-2）。

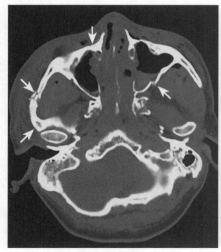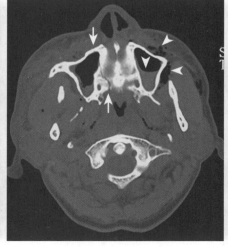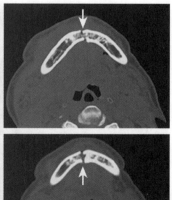

实训图 15-1　影像表现 15-1

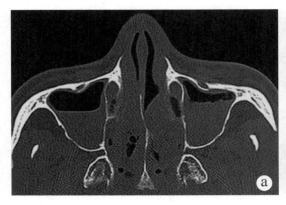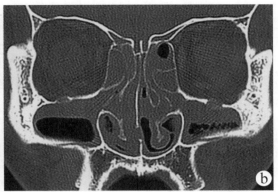

实训图 15-2　影像表现 15-2

3. 患者,男性,65 岁,右侧鼻塞、面部麻木并右侧上颌牙齿松动 6 个月。请描述病变的 CT 影像表现,提出初步诊断意见,并书写诊断报告(实训图 15-3)。

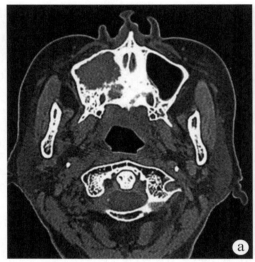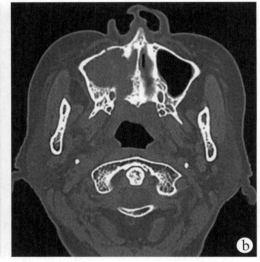

实训图 15-3　影像表现 15-3
a. 平扫软组织窗;b. 平扫骨窗(不同平面)。

4. 描述图片所示三例牙源性囊状病变的 X 射线影像表现,提出诊断意见,并进行鉴别(实训图 15-4)。

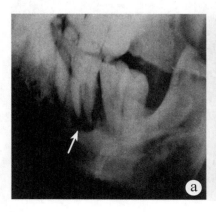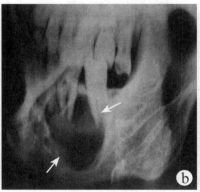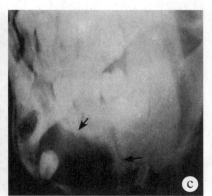

实训图 15-4　影像表现 15-4

教学大纲（参考）

一、课程性质

医学影像诊断基础是中等卫生职业教育医学影像技术专业的一门专业核心课程。主要内容包括医学影像诊断的原理及方法，人体各系统正常影像及异常影像表现，各系统常见病的影像表现等。本课程的任务是学生在掌握一定的医学基础知识、医学影像成像原理及影像技术的基础上，通过学习各系统正常影像表现、异常影像表现，掌握各系统常见病的影像表现，初步具有各系统常见病影像诊断的基本技能，能够运用诊断学的知识和技能解决医学影像技术的临床应用问题，培养学生的医学核心素养，为进一步学习奠定坚实的专业基础。

二、课程目标

通过本课程的学习，学生能够达到下列要求：

（一）职业素养目标

1. 具有良好的人文精神、职业素养、人际沟通能力和团结协作精神。

2. 具有良好的法律意识，自觉遵守有关卫生健康法规，依法执业。

3. 具有良好的爱伤意识，能融入临床工作实践。

4. 具有良好的身体素质、心理素质和较好的社会适应能力，能适应卫生健康工作的实际需要。

（二）专业知识和技能目标

1. 掌握各系统正常影像表现等基础知识与基本技能。

2. 熟悉各系统常见病的主要 CT 及 X 射线影像表现及诊断相关基础知识。

3. 了解各系统常见病的 MRI 影像表现等知识。

4. 具有医学影像常用设备技术操作和基础的维护保养能力。

5. 具有一定传染病防控能力，对常用医学影像设备表面和检查室、控制间等工作环境进行消毒等医院内感染控制的能力。

6. 具有常用医学影像设备获取的影像进行分析、处理、储存和打印的能力。

7. 具有运用医学影像诊断基本知识对常见病、多发病的影像征象作出初步描述与分析的能力。

三、学时安排

各章教学学时分配（参考总学时 108）

教学内容		学时			
		理论教学	实践教学		合计
			随堂实践教学	综合实践教学	
第一章	总论	2	0		2
第二章	呼吸系统	10	4	6	20
第三章	循环系统	8	2	4	14
第四章	消化系统	10	4	6	20
第五章	泌尿生殖系统	8	2	2	12
第六章	骨与关节系统	10	4	6	20
第七章	中枢神经系统	6	2	4	12
第八章	眼耳鼻咽喉口腔	4	2	2	8
合　计		58	20	30	108

四、课程内容和要求

单元	教学内容	教学目标与要求		教学活动建议	参考课时	
		知识目标	技能目标		理论	实践
第一章　总论	第一节　医学影像诊断应用原理 一、常用影像技术的成像原理及影像特点 二、常用影像技术比较 第二节　医学影像诊断的原则及诊断报告的书写 一、医学影像诊断的原则 二、正确书写医学影像诊断报告 三、影像存储与传输系统在影像诊断工作中的应用	一、掌握 医学影像诊断的原则及影像诊断报告的内容 二、熟悉 常用医学影像技术的诊断原理、临床应用优势和不足 三、了解 1. 了解影像诊断报告书写的注意事项及方法步骤 2. 影像存储与传输系统在影像诊断工作中的应用	1. 能简述常用影像技术的临床应用方法、原理和影像诊断方法，学会在临床工作中向患者或相关医务人员推荐合适的医学影像检查项目 2. 具有较强的辐射防护意识和能力 3. 建立对本课程的学习兴趣，树立学好影像诊断基础知识的信心 4. 具有良好的人文关怀、爱伤观念；较强的沟通能力	理论讲授结合多媒体演示	2	0
第二章　呼吸系统	第一节　正常影像表现 一、正常X射线影像表现 二、正常CT影像表现 第二节　异常影像表现 一、异常X射线影像表现 二、异常CT影像表现 第三节　影像技术比较 一、X射线检查的应用价值与限度 二、CT检查的应用价值与限度 三、MRI检查的应用价值与限度 四、常用影像技术的优选和综合应用	一、掌握 1. 正常X射线影像表现 2. 正常CT影像表现 3. 肺、支气管、胸膜异常X射线影像表现 4. 肺、支气管、胸膜异常CT影像表现 二、熟悉 1. 支气管扩张、大叶性肺炎、支气管肺炎、肺结核、肺癌的影像表现和临床表现	1. 具有为不同患者推荐选择呼吸系统影像检查方法的能力和良好的沟通合作能力 2. 具有呼吸道传播疾病的防控技能 3. 能对正常胸部X射线影像进行分析 4. 能识别典型代表层面CT影像的主要影像结构	1. 结合多媒体课件讲授理论知识，实行理实一体化教学 2. 通过正常胸部平片和CT断面片的讲解、分析，学会胸部影像的分析方法 3. 通过呼吸系统典型病例X射线和CT影像分析，学会常见病的分析诊断方法	10	10

单元	教学内容	教学目标与要求		教学活动建议	参考课时	
		知识目标	技能目标		理论	实践
第二章 呼吸系统	第四节 支气管疾病 一、慢性支气管炎 二、支气管扩张 第五节 肺部疾病 一、大叶性肺炎 二、支气管肺炎 三、间质性肺炎 四、新型冠状病毒感染 五、肺脓肿 六、肺结核 七、肺肿瘤 【附】低剂量CT肺癌筛查 第六节 纵隔肿瘤和囊肿 一、胸内甲状腺肿 二、胸腺瘤 三、畸胎瘤 四、淋巴瘤 五、神经源性肿瘤 六、纵隔囊肿 第七节 胸部损伤 一、肋骨骨折 二、肺挫伤 三、纵隔气肿	2. 慢性支气管炎、新型冠状病毒肺炎、肺脓肿、纵隔肿瘤和囊肿、胸部损伤的影像表现 3. 以新型冠状病毒感染为例熟悉影像专业传染病及院内感染防控相关知识 4. 常用影像技术的优势与临床应用 三、了解 1. 纵隔异常X射线和CT异常表现 2. 膈异常X射线和CT异常表现	5. 能在X射线和CT影像中发现常见异常病变，并做初步分析，提出诊断建议 6. 能描述常见肺、支气管、胸膜异常改变的主要X射线和CT影像表现 7. 能描述胸部常见病的主要X射线和CT影像表现 8. 通过呼吸系统常见病变和疾病影像诊断知识的学习，具有"同病异影，异病同影"的影像鉴别诊断思维	4. 通过综合实训教学活动，熟悉胸部疾病的影像检查方法，了解疾病的诊断过程		
第三章 循环系统	第一节 正常影像表现 一、正常X射线影像表现 二、正常CT影像表现 第二节 异常影像表现 一、异常X射线影像表现 二、异常CT影像表现 第三节 影像技术比较 一、X射线检查的应用价值与限度 二、超声检查的应用价值与限度	一、掌握 1. 心脏正常X射线影像表现 2. 正常冠状动脉CTA影像表现 3. 各房室增大X射线影像表现 二、熟悉 1. 常用影像技术的优势与临床应用	1. 具有良好的人文关怀、爱伤观念；良好的职业道德、人际沟通和团队协作能力；良好的法律意识，自觉遵守相关医疗卫生法规 2. 具有为不同患者推荐选择循环系统影像检查方法的能力	1. 结合多媒体课件讲授理论知识，实行理论实践一体化教学 2. 通过正常心脏平片和造影影像的讲解、分析，学会心脏大血管影像的分析方法	8	6

单元	教学内容	教学目标与要求		教学活动建议	参考课时	
		知识目标	技能目标		理论	实践
第三章 循环系统	三、CT检查的应用价值与限度 四、MRI检查的应用价值与限度 五、常用影像技术的优选和综合应用 第四节 先天性心脏病 一、房间隔缺损 二、室间隔缺损 三、动脉导管未闭 四、法洛四联症 第五节 获得性心脏病 一、风湿性心脏病 二、肺源性心脏病 三、冠状动脉粥样硬化性心脏病 第六节 心包和大血管疾病 一、心包炎 二、肺栓塞 三、主动脉夹层	2. 房间隔缺损、室间隔缺损、风湿性心脏病、冠状动脉粥样硬化性心脏病、肺栓塞、主动脉夹层等疾病的影像诊断 3. 动脉导管未闭、法洛四联症、肺源性心脏病、心包炎等疾病的主要影像表现 三、了解循环系统常见病的病因、病理及临床表现。	3. 能对正常心脏四相位片进行分析 4. 能对正常冠状动脉分支进行分析，指出各主要分支名称 5. 能描述常见心脏大血管疾病的主要X射线和CT影像表现	3. 通过循环系统典型病例X射线和CT影像分析，学会常见病的分析诊断方法 4. 通过综合实训教学活动，熟悉循环系统疾病的影像检查方法，了解疾病的诊断过程		
第四章 消化系统	第一节 正常影像表现 一、正常X射线影像表现 二、正常CT影像表现 三、正常MRI表现 第二节 异常影像表现 一、异常X射线影像表现 二、异常CT影像表现 三、异常MRI表现 第三节 影像技术比较 一、X射线检查的应用价值与限度 二、超声检查的应用价值与限度 三、CT检查的应用价值与限度	一、掌握 1. 消化系统正常影像表现 2. 消化系统异常影像表现 二、熟悉 1. 食管癌、胃溃疡、胃癌、结肠癌、肝癌、肝海绵状血管瘤、胰腺癌等等疾病的影像表现 2. 胃肠道穿孔、肠梗阻、肠套叠、腹部闭合损伤、食管裂孔疝、肝脓肿、胰腺炎、胆石症与慢性胆囊炎等疾病的主要影像表现	1. 具有主动为患者解决困难的职业意识和态度，积极工作 2. 具有合理选择消化系统影像检查方法的能力 3. 能对正常胃肠及腹部实质性器官X射线和CT影像进行分析 4. 能识别腹部脏器典型代表层面CT影像的主要影像结构	1. 结合多媒体课件讲授理论知识，实行理实一体化教学 2. 通过正常胃肠及腹部脏器造影片和CT断面影像的讲解、分析，学会消化系统影像的分析方法 3. 通过消化系统典型病例X射线和CT影像分析，学会常见病的分析诊断方法	10	10

单元	教学内容	教学目标与要求		教学活动建议	参考课时	
		知识目标	技能目标		理论	实践
第四章 消化系统	四、MRI检查的应用价值与限度 五、常用影像技术的优选和综合应用 第四节 食管疾病 一、食管异物 二、食管癌 三、食管静脉曲张 四、食管裂孔疝 五、贲门失弛缓症 第五节 胃与十二指肠疾病 一、慢性胃炎 二、胃溃疡 三、十二指肠溃疡 四、胃癌 第六节 结肠疾病 一、溃疡性结肠炎 二、结肠癌 第七节 肝脏疾病 一、肝弥漫性病变 二、肝脓肿 三、肝囊肿 四、肝海绵状血管瘤 五、肝细胞癌 六、肝转移瘤 第八节 胆囊疾病 一、胆石症与胆囊炎 二、胆囊癌 第九节 胰腺疾病 一、胰腺炎 二、胰腺癌 第十节 急腹症 一、胃肠道穿孔 二、肠梗阻 三、肠套叠 四、腹部闭合损伤	3. 常用影像技术的优势与临床应用 三、了解 1. 消化系统常见病的病因病理、临床表现及各种影像检查方法的应用与选择 2. 食管异物、脂肪肝、肝硬化等影像表现 3. 以病毒性肝炎为例了解该类传播疾病及院内感染防控相关知识	5. 能在胃肠及腹部实质性器官X射线片和CT影像中发现异常病变,并做初步分析,提出诊断建议 6. 能描述常见胃肠及腹部实质性器官异常改变的主要X射线和CT影像表现 7. 能描述胃肠及腹部实质性器官常见病的主要X射线和CT影像表现	4. 通过综合实训教学活动,熟悉消化系统疾病的影像检查方法,了解疾病的诊断过程		

单元	教学内容	教学目标与要求		教学活动建议	参考课时	
		知识目标	技能目标		理论	实践
第五章　泌尿生殖系统	第一节　泌尿系统 一、正常影像表现 二、异常影像表现 三、影像技术比较 四、先天性发育异常 五、泌尿系结石 六、泌尿系统肿瘤 七、肾囊性疾病 八、肾外伤 第二节　男性生殖系统 一、正常影像表现 二、异常影像表现 三、影像技术比较 四、前列腺增生 五、前列腺癌 第三节　女性生殖系统 一、正常影像表现 二、异常影像表现 三、影像技术比较 四、女性生殖系统发育异常 五、女性生殖系统肿瘤 第四节　乳腺 一、正常影像表现 二、异常影像表现 三、影像技术比较 四、乳腺疾病	一、掌握 1. 泌尿生殖系统正常影像表现 2. 泌尿生殖系统异常影像表现 二、熟悉 1. 泌尿系结石的影像诊断 2. 泌尿系统肿瘤、肾囊性疾病、前列腺癌、子宫肌瘤等疾病的影像表现 3. 泌尿系统先天性发育异常、乳腺疾病、肾外伤、前列腺增生、子宫癌等疾病的主要影像表现 4. 常用影像技术的优势与临床应用 三、了解 泌尿生殖系统常见病的病因、病理及临床表现	1. 具有良好的人文精神、职业道德和人际沟通能力，能将预防疾病、维护大众健康视为己任 2. 具有为不同患者推荐选择泌尿生殖系统影像检查方法的能力 3. 能对正常泌尿生殖系统X射线和CT影像进行分析 4. 能在X射线片和CT影像中发现泌尿生殖系统异常病变，并做初步分析，提出诊断建议 5. 能描述常见泌尿生殖系统异常改变的主要X射线和CT影像表现 6. 能描述泌尿生殖系统常见病的主要X射线和CT影像表现	1. 结合多媒体课件讲授理论知识，实行理实一体化教学 2. 通过正常泌尿生殖系统造影片和CT断面影像的讲解、分析，学会泌尿系统影像的分析方法 3. 通过泌尿生殖系统典型病例X射线和CT影像分析，学会常见病的分析诊断方法 4. 通过综合实训教学活动，熟悉泌尿生殖系统疾病的影像检查方法，了解疾病的诊断过程	8	4
第六章　骨与关节系统	第一节　正常影像表现 一、正常X射线影像表现 二、正常CT影像表现 三、正常MRI表现 第二节　异常影像表现 一、异常X射线影像表现 二、异常CT影像表现 三、异常MRI表现 第三节　影像技术比较 一、X射线检查的应用价值与限度	一、掌握 1. 正常X射线影像表现 2. 正常CT影像表现 3. 正常MRI表现 4. 骨与关节系统异常影像表现	1. 具有对骨与关节常见病、多发病作出合理影像检查的基本素质 2. 具有为不同患者推荐选择骨与关节系统影像检查方法的能力	1. 结合多媒体课件讲授理论知识，实行理实一体化教学 2. 通过正常骨与关节系统平片和CT断面影像的讲解、分析，学会骨与关节系统影像的分析方法	10	10

单元	教学内容	教学目标与要求		教学活动建议	参考课时	
		知识目标	技能目标		理论	实践
第六章　骨与关节系统	二、CT检查的应用价值与限度 三、MRI检查的应用价值与限度 四、常用影像技术的优选和综合应用 第四节　骨与关节创伤 一、骨折 二、关节创伤 第五节　骨与关节发育异常 一、发育性髋关节脱位 二、椎弓峡部不连及脊椎滑脱 第六节　骨软骨缺血性坏死 一、股骨头骨骺缺血性坏死 二、成人股骨头缺血性坏死 第七节　骨与关节化脓性感染 一、化脓性骨髓炎 二、化脓性关节炎 第八节　骨与关节结核 一、脊椎结核 二、关节结核 第九节　慢性骨关节病 一、退行性骨关节病 二、类风湿关节炎 三、强直性脊柱炎 四、椎间盘突出与膨出 第十节　骨肿瘤 一、骨软骨瘤 二、骨瘤 三、骨囊肿 四、骨巨细胞瘤 五、骨肉瘤 六、骨转移瘤 第十一节　骨质疏松症 【附】骨密度测定	二、熟悉 1. 骨与关节损伤、慢性骨关节病、骨肿瘤、骨质疏松症等疾病的影像表现 2. 骨关节发育异常、骨软骨缺血性坏死、骨与关节化脓性感染、骨关节结核等疾病的主要影像表现 3. 常用影像技术的优势与临床应用 三、了解 骨与关节常见病的病因病理及临床表现	3. 能对正常骨与关节系统X射线片进行分析 4. 能识别脊椎典型层面CT影像的主要影像结构 5. 能在X射线片和CT影像中发现异常病变，并做初步分析，提出诊断建议 6. 能描述常见骨与关节系统异常改变的主要X射线和CT影像表现 7. 能描述骨与关节系统常见病的主要X射线和CT影像表现	3. 通过骨与关节系统典型病例X射线和CT影像分析，学会常见病的分析诊断方法 4. 通过综合实训教学活动，熟悉骨与关节系统疾病的影像检查方法，了解疾病的诊断过程		

单元	教学内容	教学目标与要求		教学活动建议	参考课时	
		知识目标	技能目标		理论	实践
第七章 中枢神经系统	第一节 正常影像表现 一、正常CT影像表现 二、正常MRI表现 第二节 异常影像表现 一、异常CT影像表现 二、异常MRI表现 第三节 常用影像技术比较 一、X射线检查的应用价值和限度 二、CT检查的应用价值和限度 三、MRI检查的应用价值和限度 四、常用影像技术的优选和综合应用 第四节 颅脑外伤 一、颅骨骨折 二、脑挫裂伤 三、硬膜外血肿 四、硬膜下血肿 五、蛛网膜下腔出血 六、弥漫性轴索损伤 第五节 脑血管疾病 一、脑梗死 二、颅内出血 三、脑血管畸形 四、颅内动脉瘤 五、脑白质疏松症 第六节 颅内感染性疾病 一、病毒性脑炎 二、脑脓肿 第七节 中枢神经系统肿瘤 一、胶质瘤,胶质神经元肿瘤和神经元肿瘤 二、脑神经和椎旁神经肿瘤 三、脑(脊)膜瘤 四、鞍区肿瘤 五、中枢神经系统转移性肿瘤	一、掌握 1. 正常CT影像表现 2. 正常MRI表现 3. 脑梗死、颅内出血、硬膜外血肿、硬膜下血肿、脑挫裂伤的影像诊断 二、熟悉 1. 常用影像技术的优势与临床应用 2. 中枢神经系统异常影像表现; 3. 颅骨骨折、颅内肿瘤、椎管内肿瘤等疾病的影像表现 三、了解 弥漫性轴索损伤、颅内血管畸形、颅内动脉瘤、颅内感染等疾病的主要影像表现	1. 具有为不同患者推荐选择中枢神经系统影像检查方法的能力和救死扶伤的职业精神 2. 能对正常中枢神经系统CT影像进行分析 3. 能识别典型代表层面CT和MRI的主要影像结构 4. 能在CT影像中发现异常病变,并做初步分析,提出诊断建议 5. 能描述中枢神经系统常见病的主要CT影像和MRI表现	1. 结合多媒体课件讲授理论知识,实行理实一体化教学 2. 通过中枢神经系统CT和MRI断面影像的讲解、分析,学会中枢神经系统影像的分析方法 3. 通过中枢神经系统典型病例CT影像和MRI表现分析,学会常见病的分析诊断方法 4. 通过综合实训教学活动,熟悉中枢神经系统疾病的影像检查方法,了解疾病的诊断过程	6	6

单元	教学内容	教学目标与要求		教学活动建议	参考课时	
		知识目标	技能目标		理论	实践
第八章　眼耳鼻咽喉口腔	第一节　眼和眼眶 一、正常影像表现 二、影像技术比较 三、眼眶损伤和眶内异物 四、眼和眼眶肿瘤及肿瘤样病变 第二节　耳 一、正常影像表现 二、影像技术比较 三、耳部损伤 四、化脓性中耳乳突炎 五、胆脂瘤 第三节　鼻和鼻旁窦 一、正常影像表现 二、影像技术比较 三、鼻和鼻窦损伤 四、鼻窦炎 五、鼻窦囊肿 六、鼻腔及鼻窦肿瘤 第四节　咽喉部 一、正常影像表现 二、影像技术比较 三、鼻咽部炎症 四、咽喉部肿瘤 第五节　口腔颌面部 一、正常影像表现 二、影像技术比较 三、颌面部损伤 四、龋病 五、牙源性囊状病变 六、成釉细胞瘤 七、腮腺肿瘤	一、掌握 眼耳鼻咽喉口腔正常 CT 和 X 射线影像表现 二、熟悉 1. 常用影像技术的优势与临床应用 2. 眼耳鼻咽喉口腔常见病的影像诊断 三、了解 眼耳鼻咽喉口腔 MRI 表现及疾病的 MRI 表现	1. 具有严谨细致的工作作风 2. 具有为不同患者推荐选择眼耳鼻咽喉口腔影像检查方法的能力 3. 能对正常眼耳鼻咽喉口腔 CT 和 X 射线片进行分析 4. 能在 X 射线片和 CT 影像中发现 CT 和 X 射线异常病变,并做初步分析,提出诊断建议 5. 能描述常见眼耳鼻咽喉口腔疾病的主要 X 射线和 CT 影像表现	1. 结合多媒体课件讲授理论知识,实行理实一体化教学 2. 通过正常平片和 CT 断面影像的讲解、分析,学会眼耳鼻咽喉口腔影像的分析方法 3. 通过眼耳鼻咽喉口腔典型病例 X 射线和 CT 影像分析,学会常见病的分析诊断方法 4. 通过综合实训教学活动,熟悉眼耳鼻咽喉口腔疾病的影像检查方法,了解疾病的诊断过程	4	4

五、说明

(一)教学安排

本课程教学大纲主要供中等职业学校医学影像技术专业教学使用,第四学期开设,建议总学时为108 学时,其中理论教学 58 学时,实践教学 50 学时。考虑到本课程的教学特点,将实践教学的 50 学时分为随堂实践教学 20 学时和综合实训 30 学时,部分实践教学内容与理论教学一起进行,采用多媒体演示等教学方式进行,结合临床实际情况讲解分析各种影像信息,提高教学效果。课程总学时各教学单位可根据学校的实际情况略作调整,但理论和实践教学课时比总体应控制在 1∶1 左右。建议本课程的学分为 5 分。

(二)教学要求

本课程的教学过程中,要合理安排教学内容;教学内容应以基础知识和基本技能为主,体现以学生为本的原则,突出素质教育和应用型人才的培养目标,将专业基础知识与临床实际应用相结合,并重视对学生实践能力和创新精神的培养。结合放射技士考试大纲,教学内容以"必需、能用、够用"为原则,达到学生学习能力、水平与教师教学方法和内容相适应的目标。教学过程中应将本课程内容与相关课程如解剖学基础、病理学基础、医学影像设备、医学影像技术等多方面知识和技能有机整合,前后连贯、相互衔接,避免知识割裂;并充分体现理论与实践融合的课程教学理念,努力培养和提高学生的实际工作能力。加强立德树人教育,结合本教材具体内容对学生进行医德医风教育,做到爱岗敬业、认真工作、关心爱护患者。

(三)教学建议

1. 教学方法　根据不同教学内容建议选用适合的教学方法。

(1)理实一体化教学:影像诊断学以影像为基础,教学目的是让学生明确正常影像和疾病影像的变化,引起变化的原因和机制,进而能对疾病作出诊断;这种能力的培养非常适合理实一体化教学。建议将理实一体化教学作为本课程的主要教学模式,要充分发挥现代科技如多媒体、网络信息、数字资源等技术优势,实施理实一体化教学,提高教学效率。

(2)启发式教学:倡导"以学生为主体"的教学理念,结合医学影像诊断基础知识及其在临床的应用有关知识特点,开展以学生为中心的启发式教学,培养学生灵活用脑,扎实学习知识和掌握技能的能力。

(3)项目教学:在实践教学中,以提高学生的知识水平和实践动手能力为目标。实施的教学项目要促进学生学习的主动性,激发学生的学习兴趣。针对某一病例和影像资料,首先让学生独立观察分析,提出语言描述和结论及诊断依据,请其他同学指出优、缺点,补充完善有关内容,教师最后给予指导及评价。通过该项目的实施,学生能了解并把握影像分析诊断技巧,避免死记图片,片面追求诊断结论,从而由被动接受知识者变为主动追求知识者。

(4)情景教学:通过校内模拟实训室和医院实训基地的实践教学,针对教学目标,提出各部位影像检查的临床应用价值,解决患者的需求,完成理论学习和临床实践的结合。

(5)示范操作教学:通过实训基地现场观摩,结合多媒体图片、视频观看,结合实训基地老师带领下的操作实践,完成各部位影像检查过程和影像分析方法的学习。做到"教、学、做"相结合,充分调动学生对本课程的学习兴趣,不断深入学习理论知识,提高学生的动手能力。同时,注意培养学生踏实工作、严谨务实的作风和认真负责的岗位责任意识。

2. 评价方法　采用理论考核与实践考核相结合的评价方法。

理论考核成绩包括日常考核成绩(课堂提问、作业、阶段测试)和学期阶段考核成绩(期中、期末成绩)。实践考核可通过考勤、课堂积极程度评价、与同学的协作关系、操作熟练程度及对教学设备的爱护、保养等多方面综合评价,体现综合技能评价。

考核类型	成绩	权重	折合课程成绩
理论考核	100	50%	50
实践考核	100	50%	50
合　计		100%	100

3. 教学条件

（1）课堂教学条件要求：多媒体教室、多媒体资料及设备、各种影像胶片及 PACS 信息资料。

（2）综合实训基地条件要求：医院实训基地的工作现场，具备 DR、多排螺旋 CT 和 MR 设备各一台以上，具备有关影像信息资料，PACS 读片系统。建议施行小班化教学，师生比不小于 1∶20。

4. 数字化教学资源开发　建设集纸质、电子、网络资源于一体的立体化教学资源库，包括课堂教材、实训指导、教辅资料、教学视频资料及多媒体课件等；充分发挥本教材数字教学资源等增值服务相关教学内容的作用，将教学内容用多种教学手段展示在学生面前，创造直观、生动、活泼的教学环境，提高学习效率。尝试将二甲以上医院影像科局域网与校园网相连接，学生通过校园网平台即可浏览医院影像科信息，实现资源共享，提高教学水平。

参 考 文 献

［1］刘林祥,夏瑞明.医学影像诊断学实训与学习指导［M］.北京:人民卫生出版社,2021.

［2］夏瑞明,刘林祥.医学影像诊断学［M］.4版.北京:人民卫生出版社,2020.

［3］陈敏,王雪英.中华影像医学.泌尿生殖系统卷［M］.3版.北京:人民卫生出版社,2019.

［4］赵洪全,于德新.CT常规检查技术［M］.北京:人民卫生出版社,2019.

［5］徐克,龚启勇,韩萍.医学影像学［M］.8版.北京:人民卫生出版社,2018.

［6］孙贞超,刘元涛.医学影像诊断基础(上册)［M］.北京:人民卫生出版社,2018.

［7］刘元涛,温兆霞.医学影像诊断基础(下册)［M］.北京.人民卫生出版社,2018.

［8］韩萍,于春水.医学影像诊断学［M］.4版.北京:人民卫生出版社,2017.

［9］陆云升.医学影像诊断学基础［M］.3版.北京:人民卫生出版社,2016.

［10］申楠茜,张佳璇,甘桐嘉,等.2021WHO中枢神经系统肿瘤分类概述［J］.放射学实践,2021,36
（7）:818-831.

［11］刘斯润,蔡香然,邱麟.新版(2020)WHO骨肿瘤分类解读［J］.磁共振成像,2020,11（12）:
1086-1091.